国家卫生和计划生育委员会"十二五"规划教材
全国高等医药教材建设研究会"十二五"规划教材
专科医师核心能力提升导引丛书
供临床型研究生及专科医师用

急 诊 医 学

Emergency Medicine

第 **2** 版

主　　编　黄子通　于学忠

副 主 编　吕传柱　陈玉国　刘　志

编　　者（以姓氏笔画为序）

于学忠	北京协和医学院	李丽君	西安交通大学
马中富	中山大学	李超乾	广西医科大学
马岳峰	浙江大学	何　庆	四川大学
卢中秋	温州医科大学	余　涛	中山大学
吕传柱	海南医学院	陈玉国	山东大学
刘　志	中国医科大学	姚咏明	中国人民解放军医学院
刘保池	同济大学	黄子通	中山大学

学术秘书　方向韶（中山大学）

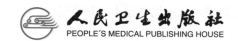
人民卫生出版社
PEOPLE'S MEDICAL PUBLISHING HOUSE

图书在版编目（CIP）数据

急诊医学 / 黄子通，于学忠主编. —2 版. —北京：人民卫生出版社，2014.5

ISBN 978-7-117-18740-4

Ⅰ. ①急… Ⅱ. ①黄…②于… Ⅲ. ①急诊－研究生－教材 Ⅳ. ①R459.7

中国版本图书馆 CIP 数据核字（2014）第 055991 号

| 人卫社官网 | www.pmph.com | 出版物查询，在线购书 |
| 人卫医学网 | www.ipmph.com | 医学考试辅导，医学数据库服务，医学教育资源，大众健康资讯 |

版权所有，侵权必究！

急 诊 医 学

第 2 版

主　　编：黄子通　于学忠

出版发行：人民卫生出版社（中继线 010-59780011）

地　　址：北京市朝阳区潘家园南里 19 号

邮　　编：100021

E - mail：pmph @ pmph.com

购书热线：010-59787592　010-59787584　010-65264830

印　　刷：三河市君旺印务有限公司

经　　销：新华书店

开　　本：850×1168　1/16　　印张：16

字　　数：484 千字

版　　次：2008 年 10 月第 1 版　　2014 年 5 月第 2 版
　　　　　　2019 年 11 月第 2 版第 5 次印刷（总第 7 次印刷）

标准书号：ISBN 978-7-117-18740-4/R·18741

定　　价：65.00 元

打击盗版举报电话：010-59787491　E-mail：WQ @ pmph.com

（凡属印装质量问题请与本社市场营销中心联系退换）

主　编　简　介

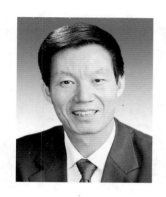

黄子通　中山大学二级教授，急诊医学及生物医学工程博士生导师，急诊科、急诊医学教研室主任，中山大学心肺脑复苏研究所所长。国际人道救援医学学会理事，中华医学会急诊医学分会第六、七届副主任委员、中国医师协会急诊医师分会副会长，中国中西医结合学会急救专业委员会常务委员，广东省医学会急诊医学分会第四、五届主任委员，广东省医师协会常务理事、急诊医师分会主任委员，广东省急诊医学医疗质量控制中心主任，广东省生物医学工程学会理事长，岭南急诊医学杂志主编，中华急诊医学杂志副主编，中国急救医学、广东医学等杂志编委。卫生部同行评议专家、"健康中国2020战略规划"研究专家，教育部留学回国人员科研启动基金评审专家，全国医疗事故鉴定委员会专家，国家应急专家委员会专家。

发表学术论文190多篇，其中SCI 22篇。主编急诊医学专著7部，主编卫生部十一五规划教材2部，主编卫计委十二五规划教材3部，参编卫生部教材4部，参编专著15部。承担国家、省部级科研项目20多项，获国家专利6项（其中发明专利2项），获省部科技奖4项，医疗成果奖6项、教学成果奖1项。中山大学精品课程《急诊医学》负责人。获广东省"五一"劳动奖章、一等功臣。

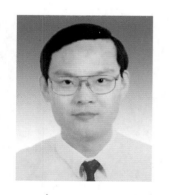

于学忠　出生于困难时期，成长于动乱年代，沐改革开放之春风，赶打倒四人帮之后恢复高考之大潮，20世纪80年代先后就读于第四军医大学、中国协和医科大学、LEUVEN大学，此期间偶遇急诊医学在中国快速发展之机遇，有幸成长为急诊医学教授、博士生导师，现就职于北京协和医院，任急诊医学科主任、科研处处长，蒙急诊同仁厚爱，同时兼职中国医师协会急诊医师分会会长、中华医学会急诊医学分会主任委员、卫计委急诊质量控制中心主任，《中国急救医学杂志》编委会主任委员，《中华急诊医学杂志》、《中国全科医学杂志》《中国转化医学》等多种杂志编委、卫生部应急专家委员会专家。从事急诊医学近30年，一路摸爬滚打，饱尝学科发展之酸甜苦辣，倍感从事急诊医学之艰辛，也曾先后在国内外学术杂志发表论文100余篇，主编学术专著多部，参与有关学术专著编写30余部。

全国高等学校医学研究生规划教材
第二轮修订说明

为了推动医学研究生教育的改革与发展,加强创新人材培养,自2001年8月全国高等医药教材建设研究会和原卫生部教材办公室启动医学研究生教材的组织编写工作开始,在多次大规模的调研、论证的前提下,人民卫生出版社先后于2002年和2008年分两批完成了第一轮五十余种医学研究生规划教材的编写与出版工作。

为了进一步贯彻落实第二次全国高等医学教育改革工作会议精神,推动"5+3"为主体的临床医学教育综合改革,培养研究型、创新性、高素质的卓越医学人才,全国高等医药教材建设研究会、人民卫生出版社在全面调研、系统分析第一轮研究生教材的基础上,再次对这套教材进行了系统的规划,进一步确立了以"解决研究生科研和临床中实际遇到的问题"为立足点,以"回顾、现状、展望"为线索,以"培养和启发研究生创新思维"为中心的教材创新修订原则。

修订后的第二轮教材共包括5个系列:①科研公共学科系列:主要围绕研究生科研中所需要的基本理论知识,以及从最初的科研设计到最终的论文发表的各个环节可能遇到的问题展开;②常用统计软件与技术介绍了SAS统计软件、SPSS统计软件、分子生物学实验技术、免疫学实验技术等常用的统计软件以及实验技术;③基础前沿与进展:主要包括了基础学科中进展相对活跃的学科;④临床基础与辅助学科:包括了临床型研究生所需要进一步加强的相关学科内容;⑤临床专业学科:通过对疾病诊疗历史变迁的点评、当前诊疗中困惑、局限与不足的剖析,以及研究热点与发展趋势探讨,启发和培养临床诊疗中的创新。从而构建了适应新时期研究型、创新性、高素质、卓越医学人才培养的教材体系。

该套教材中的科研公共学科、常用统计软件与技术学科适用于医学院校各专业的研究生及相应的科研工作者,基础前沿与进展主要适用于基础医学和临床医学的研究生及相应的科研工作者;临床基础与辅助学科和临床专业学科主要适用于临床型研究生及相应学科的专科医师。

全国高等学校第二轮医学研究生规划教材目录

13	医学分子生物学实验技术（第3版）	主　编	药立波		
		副主编	韩　骅　焦炳华　常智杰		
14	医学免疫学实验技术（第2版）	主　编	柳忠辉　吴雄文		
		副主编	王全兴　吴玉章　储以微		
15	组织病理技术（第2版）	主　编	李甘地		
16	组织和细胞培养技术（第3版）	主　审	宋今丹		
		主　编	章静波		
		副主编	张世馥　连小华		
17	组织化学与细胞化学技术（第2版）	主　编	李　和　周　莉		
		副主编	周德山　周国民　肖　岚		
18	人类疾病动物模型（第2版）	主　审	施新猷		
		主　编	刘恩岐		
		副主编	李亮平　师长宏		
19	医学分子生物学（第2版）	主　审	刘德培		
		主　编	周春燕　冯作化		
		副主编	药立波　何凤田		
20	医学免疫学	主　编	曹雪涛		
		副主编	于益芝　熊思东		
21	基础与临床药理学（第2版）	主　编	杨宝峰		
		副主编	李学军　李　俊　董　志		
22	医学微生物学	主　编	徐志凯　郭晓奎		
		副主编	江丽芳　龙北国		
23	病理学	主　编	来茂德		
		副主编	李一雷		
24	医学细胞生物学（第3版）	主　审	钟正明		
		主　编	杨　恬		
		副主编	易　静　陈誉华　何通川		
25	分子病毒学（第3版）	主　编	黄文林		
		副主编	徐志凯　董小平　张　辉		
26	医学微生态学	主　编	李兰娟		
27	临床流行病学（第4版）	主　审	李立明		
		主　编	黄悦勤		
28	循证医学	主　编	李幼平		
		副主编	杨克虎		

29	断层影像解剖学	主　编	刘树伟		
		副主编	张绍祥	赵　斌	
30	临床应用解剖学	主　编	王海杰		
		副主编	陈　尧	杨桂姣	
31	临床信息管理	主　编	崔　雷		
		副主编	曹高芳	张　晓	郑西川
32	临床心理学	主　审	张亚林		
		主　编	李占江		
		副主编	王建平	赵旭东	张海音
33	医患沟通	主　编	周　晋		
		副主编	尹　梅		
34	实验诊断学	主　编	王兰兰	尚　红	
		副主编	尹一兵	樊绮诗	
35	核医学(第2版)	主　编	张永学		
		副主编	李亚明	王　铁	
36	放射诊断学	主　编	郭启勇		
		副主编	王晓明	刘士远	
37	超声影像学	主　审	张　运	王新房	
		主　编	谢明星	唐　杰	
		副主编	何怡华	田家玮	周晓东
38	呼吸病学(第2版)	主　审	钟南山		
		主　编	王　辰	陈荣昌	
		副主编	代华平	陈宝元	
39	消化内科学(第2版)	主　审	樊代明	刘新光	
		主　编	钱家鸣		
		副主编	厉有名	林菊生	
40	心血管内科学(第2版)	主　编	胡大一	马长生	
		副主编	雷　寒	韩雅玲	黄　峻
41	血液内科学(第2版)	主　编	黄晓军	黄　河	
		副主编	邵宗鸿	胡　豫	
42	肾内科学(第2版)	主　编	谌贻璞		
		副主编	余学清		
43	内分泌内科学(第2版)	主　编	宁　光	周智广	
		副主编	王卫庆	邢小平	

44	风湿内科学（第2版）	主　编	陈顺乐　邹和健

45	急诊医学（第2版）	主　编	黄子通　于学忠
		副主编	吕传柱　陈玉国　刘　志

46	神经内科学（第2版）	主　编	刘　鸣　谢　鹏
		副主编	崔丽英　陈生弟　张黎明

47	精神病学（第2版）	主　审	江开达
		主　编	马　辛
		副主编	施慎逊　许　毅

48	感染病学（第2版）	主　编	李兰娟　李　刚
		副主编	王宇明　陈士俊

49	肿瘤学（第4版）	主　编	曾益新
		副主编	吕有勇　朱明华　陈国强
			龚建平

50	老年医学（第2版）	主　编	张　建　范　利
		副主编	华　琦　李为民　杨云梅

51	临床变态反应学	主　审	叶世泰
		主　编	尹　佳
		副主编	洪建国　何韶衡　李　楠

52	危重症医学	主　编	王　辰　席修明
		副主编	杜　斌　于凯江　詹庆元
			许　媛

53	普通外科学（第2版）	主　编	赵玉沛　姜洪池
		副主编	杨连粤　任国胜　陈规划

54	骨科学（第2版）	主　编	陈安民　田　伟
		副主编	张英泽　郭　卫　高忠礼
			贺西京

55	泌尿外科学（第2版）	主　审	郭应禄
		主　编	杨　勇　李　虹
		副主编	金　杰　叶章群

56	胸心外科学	主　编	胡盛寿
		副主编	孙立忠　王　俊　庄　建

57	神经外科学（第2版）	主　审	周良辅
		主　编	赵继宗　周定标
		副主编	王　硕　毛　颖　张建宁
			王任直

58	血管淋巴管外科学(第2版)	主　编	汪忠镐		
		副主编	王深明	俞恒锡	
59	小儿外科学(第2版)	主　审	王果		
		主　编	冯杰雄	郑珊	
		副主编	孙宁	王维林	夏慧敏
60	器官移植学	主　审	陈实		
		主　编	刘永锋	郑树森	
		副主编	陈忠华	朱继业	陈江华
61	临床肿瘤学	主　编	赫捷		
		副主编	毛友生	沈铿	马骏
62	麻醉学	主　编	刘进		
		副主编	熊利泽	黄宇光	
63	妇产科学(第2版)	主　编	曹泽毅	乔杰	
		副主编	陈春玲	段涛	沈铿
			王建六	杨慧霞	
64	儿科学	主　编	桂永浩	申昆玲	
		副主编	毛萌	杜立中	
65	耳鼻咽喉头颈外科学(第2版)	主　编	孔维佳	韩德民	
		副主编	周梁	许庚	韩东一
66	眼科学(第2版)	主　编	崔浩	王宁利	
		副主编	杨培增	何守志	黎晓新
67	灾难医学	主　审	王一镗		
		主　编	刘中民		
		副主编	田军章	周荣斌	王立祥
68	康复医学	主　编	励建安		
		副主编	毕胜		
69	皮肤性病学	主　编	王宝玺		
		副主编	顾恒	晋红中	李岷
70	创伤、烧伤与再生医学	主　审	王正国	盛志勇	
		主　编	付小兵		
		副主编	黄跃生	蒋建新	

全国高等学校第二轮医学研究生规划教材
评审委员会名单

顾　问

韩启德　桑国卫　陈　竺　赵玉沛

主任委员

刘德培

副主任委员（以汉语拼音为序）

曹雪涛　段树民　樊代明　付小兵　郎景和　李兰娟　王　辰
魏于全　杨宝峰　曾益新　张伯礼　张　运　郑树森

常务委员（以汉语拼音为序）

步　宏　陈安民　陈国强　冯晓源　冯友梅　桂永浩　柯　杨
来茂德　雷　寒　李　虹　李立明　李玉林　吕兆丰　瞿　佳
田勇泉　汪建平　文历阳　闫剑群　张学军　赵　群　周学东

委　员（以汉语拼音为序）

毕开顺　陈红专　崔丽英　代　涛　段丽萍　龚非力　顾　晋
顾　新　韩德民　胡大一　胡盛寿　黄从新　黄晓军　黄悦勤
贾建平　姜安丽　孔维佳　黎晓新　李春盛　李　和　李小鹰
李幼平　李占江　栗占国　刘树伟　刘永峰　刘中民　马建辉
马　辛　宁　光　钱家鸣　乔　杰　秦　川　尚　红　申昆玲
沈志祥　谌贻璞　石应康　孙　宁　孙振球　田　伟　汪　玲
王　果　王兰兰　王宁利　王深明　王晓民　王　岩　谢　鹏
徐志凯　杨东亮　杨　恬　药立波　尹　佳　于布为　余祥庭
张奉春　张　建　张祥宏　章静波　赵靖平　周春燕　周定标
周　晋　朱正纲

前　言

研究生教育是培养高层次专业人才及师资队伍的主要途径。第 1 版《急诊医学》研究生教材于 2008 年出版发行至今，各高校教师和学生提出了许多很好的修订意见。在全国高等医药教材建设研究会的指导和组织下，编委们在第 1 版教材的基础上，对其进行了认真的修订，完成了第 2 版教材的编写工作。

修订后的该教材仍以急诊医学范畴内的临床常见急症和研究的热点为主题，同时体现各学科间的交叉渗透及与各临床专科的对接，但与内科学、外科学及《急诊医学》本科教材又有根本区别：不追求系统性、完整性和全面性，而注重综合临床能力培养，突出急危症救治特色，体现本学科的新进展。在研究生科研能力（科研的思维、科研的方法）和临床能力（临床思维、临床技能）的培养过程中为学生的创新提供探索、挖掘新知识的工具与技能；培养学生进一步获得知识、挖掘知识以及提高临床实际工作的能力。

本版《急诊医学》教材的特点有：①保持了研究生教材编写的主线"回顾 - 现状 - 展望"；②秉承第 1 版教材编写的理念和风格；③经编委会研究，删除了理化因素损伤的章节；④强调对研究生的人文精神、心理学及法律意识的培养。

本教材的修订、编写过程中，得到了人民卫生出版社以及中山大学等有关领导的支持和指导；按要求，编委会吸收了本学科部分中青年教师参与本版教材的编写工作。学术秘书方向韶副教授在本书的编排、出版过程中做了大量卓有成效的工作；同时，姚蓝、王鹏博士等对教材的资料整理、校对付出了辛勤的劳动，在此一并表示衷心的感谢。尽管每位作者在修订过程中都几易其稿，但仍可能存在缺点和不足，敬请读者不吝赐教和指正。

黄子通　于学忠

目　　录

第一章 绪 论

第一节 急诊医学的发展历史

急诊医学（emergency medicine）作为医学领域中一门独立的医学学科，已经历了40多年的发展历史。医学科学的发展和人类社会发展的需求促使急诊医学快速发展。急诊医疗体系在全球建立，并得到不断的发展和完善。

在西方发达国家，如美国，早在20世纪60年代，由于工业的高度发展，高速公路发展迅速，交通意外死亡占青、壮年死亡原因的第一位。随着社会经济的发展，人们生活水平的提高，高血压、冠心病发病率迅速增加，心脏性猝死发生率随之增高。灾难性事故、恐怖事件频繁发生。应急救援成为全球性的突出需求。

在急诊医学发展早期，美国也实行急诊室医生、护士的轮转制度，但逐步意识到要挽救这许多急危重症患者的生命，必须要有一批急诊专业医师和护士。因此，他们要求固定在急诊室工作的医生，成为急诊专科医师。并于1968年成立了美国急诊医师学会（American College for Physician，ACEP），1973年创刊了急诊医学杂志——《急诊医学月刊》（*Annals of Emergency Medicine*）。1972年由美国国会颁布加强急救工作法案，1979年美国国会颁布《急救法》确定急诊医学为一门独立医学学科。各医学院校把急诊医学定为医科学生的必修课程，还成立了急诊医学进修学院。各州、市卫生当局下设急诊医疗服务办公室，负责计划和履行对危重病、创伤、灾害急救实施专业救援，以及领导、训练和考核急救人员。建立了完善的急诊医疗体系（emergency medical service system，EMSS），实行急诊专科医师制度，对急救医疗技师（emergency medical technician，EMT）进行国家登记和考试。美国《急救法》规定：全国18岁以上的公民要接受现场心肺复苏术（cardiopulmonary resuscitation，CPR）的培训及考核。美国心脏学会与国际心肺复苏联合会从2000年起，每5年修订一次《心肺复苏和心

血管急救国际指南》（*Guidelines for CPR and ECC*）。

因此，医学界公认1979年美国国会颁布《急救法》作为国际上确认急诊医学为独立的医学学科的起点。

我国现代急诊医学的发展起于20世纪80年代。1980年10月原卫生部颁布了卫医字（80）34号文《关于加强城市急救工作的意见》，1984年6月颁布了卫医司字（84）36号文《关于发布医院急诊科（室）建设方案（试行）的通知》。推动了我国大中城市急诊医疗体系及综合医院急诊科（室）的建设与发展，全国统一急救电话号码为"120"。急诊医学界1980年8月在哈尔滨举行了全国危重病急救医学学术会议，1981年创刊了《中国急救医学》杂志。以邵孝鉷教授为首的全国急诊医学学会筹备组于1986年10月在上海组织召开了第一次全国急诊医学学术会议，同年12月中华医学会常委会正式批准成立中华医学会急诊医学学会，1987年5月在杭州举行了成立大会。至此，我国的急诊医学正式成为医学领域的一门独立学科。

从此，我国的急诊医学得到了高度重视和发展，各省市（区）相继成立了急诊医学分会，北京、上海、广州等大中城市相继建立了急救（指挥）中心。1990年创刊了《急诊医学》，2001年更名为《中华急诊医学杂志》。1997年3月中华医学会下属的专科学会全部更名为相应的分会，如中华医学会急诊医学分会。在对外交流活动中仍沿用中华医学会急诊医学学会（Chinese Association of Emergency Medicine，CAEM）的名称。随着急诊医学的发展，先后成立了全国危重病急救医学专业委员会、中国中西医结合急救医学专业委员会、院前急救专业委员会、中华医学会重症医学分会等，大大促进了急诊医学相关领域的学术交流。

急诊医疗体系中的"三环理论"（院前急救-院内急诊-危重症监护），其不可分割性已成为医学界的共识。急诊医学分会设立8个专业学组：复苏学、院前急救、危重症医学、创伤急救、急性中毒、儿科急诊、灾难医学、继续教育。全国性的急诊医学学

术年会成为常规性的最高级的学术会议。2003年一种严重急性呼吸综合征（severe acute respiratory syndrome，SARS）在我国及全球蔓延；2008年南方的冰雪灾、汶川大地震，医学界尤其急诊医学界经受了一场前所未有的严峻考验。在突发公共卫生事件和灾难救援中，我国的急诊医疗体系发挥了重要作用。国务院颁布《突发公共卫生事件应急条例》、《国家地震应急预案》等法规条例。

1985年国务院学位评定委员会批准中国协和医科大学附属北京协和医院设立第一个急诊医学硕士研究生点。目前，全国所有重点大学及大部分普通高等医学院校均成为急诊医学硕士学位授权学科，纳入国家研究生统一招生计划。2003年9月中山大学成为国内第一个急诊医学博士学位授权学科点，2004年招收急诊医学博士研究生，2007年第一批急诊医学博士毕业。目前，全国重点大学中多数具备招收急诊医学博士研究生的资格。研究生教育已成为培养急诊医学高层次专业人才及师资队伍的主要途径。早在1995年，《急诊医学》已纳入医学本科、大专、护理及口腔系的教学内容。2004年南京医科大学建立了国内第一个急诊医学系，王一镗教授任系主任，招收大学本科急诊医学专业。目前，国内部分高等医学院校建立了急诊医学系。复旦大学、暨南大学开设灾难医学本科班；中西医结合急救、危重症急救均取得了长足进步。

第二节 急诊医学的"三环理论"及发展的三个阶段

早在全国急诊医学学会成立之前，北京协和医院邵孝鉷教授、上海瑞金医院蒋健教授及原浙江医学院郑树校长等组织了不同层次的研讨会，如在杭州召开的"全国城市急诊医学模式讨论会"，对我国急诊医学和急诊科的建设与发展达成共识：在建立独立的急诊科的同时，要重视院前急救，建立城市的急救中心，开通120急救电话，建立危重病监护病房（intensive care unit，ICU），建设符合我国国情的急诊医疗体系。提出了院前急救-院内急诊-危重症监护三方面组成的构想，为我国急诊医学的建设和发展奠定了基础，明确了方向。经过近30年的建设，我国的急诊医疗体系不断完善，院前、急诊、ICU三部分都得到快速的发展。

从患者发病之初或在事故现场立即对伤病员实施有效的初步急救，然后用配备有急救器械及无线电通信装置的运输工具（救护车或直升飞机等）把伤病员安全护送到急救中心或医院急诊室，接受快速的诊断和有效的抢救治疗，病情稳定后，转送到ICU或专科病房。把院前急救-院内急诊-危重症监护三个部门紧密地联系起来，形成急救链环，这就是急诊医疗体系（emergency medical service system，EMSS）。中华医学会急诊医学分会形象地设计了学会的三环徽标，标志的含义：第一个环为红色，代表院前的紧急救援；第二个环为绿色，代表院内急诊快速准确的抢救，强调急救绿色通道；第三个环为蓝色，代表危重症监护。三环相连形成完整的急诊医疗体系，三环相扣缺一不可。急诊医学的"三环理论"体现了急诊医学的整体性和协作性，院前急救的时效性，院内急诊的有效性及急危重症监护的整体连续性。这就是中国特色的急诊医疗体系的标志。

我国急诊医学的发展过程大致可划分为三个阶段。

第一阶段：急诊医学被确定为独立学科。国家卫生部要求有条件的医院建立急诊科（室），有条件的大中城市要建立急救（指挥）中心，全国统一急救电话"120"，这标志着我国急诊医学从无到有。中华医学会急诊医学学会的成立作为我国急诊医学正式成为独立学科的里程碑。此阶段全国急诊医学的总体水平不高，着重在急诊科的硬件建设及人员、设备的配置；多数医院采取护士固定，医生少数固定多数轮转的方式来解决急诊临床医疗问题；120急救（指挥）中心的建设取决于政府的重视和投入，由于各级政府的重视和支持，院前急救成为优先发展而且是发展最快的部分。学术交流也偏重急救模式的探讨。

第二阶段：急诊医学快速发展阶段，建立了较完善的院前急救-院内急诊-急危重症监护的急诊医疗体系，急诊医学的"三环理论"付诸实施。急诊科发展成自主型的急诊模式，临床急救医疗水平不断提高，开展许多临床急救新技术如院前溶栓、急诊介入、急诊微创等。ICU/EICU的建立，连续的生命指征监护和器官功能支持技术，使各种急危重症、心肺复苏的抢救成功率显著提高。急诊专业人员队伍不断壮大、稳定，急诊科的规模也由小变大，许多医院形成专科急诊特色。急诊医学初步形成8个专业，开展了国内外广泛的学术交流。除中华医学会急诊医学分会外，还相继成立了全国危重病急救医学会、中国中西医结合急救医学委员会、院前急救专业委员会、灾难医学专业委员会等。

《中华急诊医学杂志》及中华急诊网等一批专业杂志及网站为学科学术、信息提供了交流平台。

专业杂志有《中华急诊医学杂志》、《岭南急诊医学杂志》、《中国急救医学》、《中国危重病急救医学》等；专业网站有中华急诊网（www.cem.org.cn）、中华急救网（www.china-em.com）、急救快车（www.em120.com）、中国急救网（www.emss.cn）等。

急诊医学的人才培养及医学教育纳入国家计划，急诊医学系（医学本科）、急诊医学硕士、博士学位授权学科的建立，培养了高层次的专业人才。院前急救、危重症监护、创伤急救初步形成急诊医学的三级临床学科。

第三阶段：急诊医学成为成熟的二级临床学科。我国目前实行的三级医院建制中，一、二、三级医院都设置了急诊科，有统一的建设标准和管理规范。部分三级医院已把院前急救、危重症监护、创伤急救作为急诊医学的三级临床专科规范建设和管理。急诊医学教育已纳入国家医学教育规划，原卫生部教材办公室、全国高等医药教材建设研究会已将《急诊医学》系列教材编写列入国家级规划教材，形成五年制临床医学专业（本科）、研究生、专升本以及住院医师规范化培训等系列规划教材。急诊专科医师培训已纳入国家临床医师培训计划，急诊专科医师培训（3＋2方案：即本科毕业后，前3年综合临床轮训，后2年专科临床培训）已在全国实施。2003年我国经历了抗击严重急性呼吸综合征（SARS），又称为传染性非典型肺炎；南方冰雪灾、汶川大地震、泥石流、台风等灾难救援，考验了我国的急诊医疗体系和应急救援体系。国家和各级政府部门高度重视对各类突发公共（卫生）事件的应急决策指挥和紧急救援，急诊医疗体系（EMSS）及灾难事故的应急救援系统得到快速发展。国家卫生和计划生育委员会（简称卫计委）将急诊医学列入国家临床重点专科建设项目，全国有30家医院急诊科得到国家财政的重点扶持。成立了全国急诊医学质量控制中心，颁布了一批急诊指南和规范。

第三节　急诊医学学科建设发展机遇和面临瓶颈

我国急诊医学经过30多年的建设和快速发展，缩短了与国际急诊医学发展水平的距离。随着我国社会经济的发展以及频繁的灾难、灾害事故发生，国家对急诊医疗体系及应急救援体系的建设高度重视，加大投入，规范管理。国家卫计委将急诊医学列入国家临床重点专科建设项目。国家加快中西部发展战略规划，为我国中西部地区急诊医学的发展提供了机遇。

一、急诊科的建设和规范管理

国家卫计委颁发了《三级医院急诊科建设和管理规范》等条例，为急诊科的规范建设和发展提供了保证。国家和各省、自治区临床重点专科建设项目为急诊科的建设提供了专项资金。目前，大多数急诊科（尤其是三级医院）的医疗用地、各类人员的配备、医疗设备的配置能满足临床救治的需求。院前区、急诊区、抢救区、观察区、EICU、急诊病房的配置和布局趋向合理，管理逐步规范化。

医院急诊是EMSS中最重要而又复杂的中间环节，是院内急救的第一线，承担24小时的急诊和救治医疗服务。医院急诊的能力及质量是能够体现出医院的管理、医护人员素质和技术的急救整体水平。急诊科作为跨多学科专业的二级临床科室，在医院又相对独立区域、布局机构合理、急救设备齐全，相对人员固定，能承担医疗、教学和科研工作的综合性科室。主要任务是担负急危重患者的医院内急诊救治和部分危重患者的急诊监护治疗。

各级医院急诊科的建设规范和标准全国已基本统一。急诊科运行模式大体有三种：

1. 独立型 急诊科具有相对独立的综合性诊治能力，配备所有专业的专科医生，可以处理各种急危重症，可不依赖其他临床专科而独立运作；一般是大型综合医院或急救中心。

2. 全科型 急诊科配备的医生在所有临床专科轮训后再固定于急诊工作，急诊值班时对所有急症患者作出初步处理，病情危重或属专科急症再转专科处理或会诊。一般是县级（二级）以下医院。

3. 支援型 急诊科相对固定部分急诊医生（如内科、外科），不足的部分医生由各科派出轮转医生。此型的急诊科医生专业思想不牢，急救意识不强，抢救技术不熟练。一般是医院不重视急诊科建设，采取应付态度。

危重病监护作为EMSS重要组成部分，在急诊科或急诊病房的监护设备齐全的抢救区内完成抢救和监护功能，每张抢救床单位都具备完善的危重症监护、生命及器官支持功能。危重病医学（critical care medicine）的两个基本特征：①在严重伤病发生后的"黄金时间"内给予适当的救治，以避免死亡和伤残；②经特别培训的危重病医护人员比内、外专科人员治疗危重患者会更有效。Peter Safar 也认为，急危重病医学（emergency and critical care medicine，ECCM）体系应包括：现场生命支持，经转运至急诊科、手术室、ICU 的救治。

根据我国现阶段医疗资源分布不平衡的状况，在大型综合医院急诊科中普遍建立了急危重病监护病房（emergency intensive care unit，EICU）。急诊所救治的危重患者很难按时间要求决定患者入院，危重症患者长时间在急诊科滞留则需要对急危重症患者的密切监护，这类急危重症患者有如下特点：①心肺复苏后需要不间断循环和呼吸支持的患者；②不能轻易搬动转运的患者；③只需要短时间加强监护治疗而不需要住院的患者；④其他专科难以收住院的危重患者。这是 EICU 收治的主要对象。

EICU 从急危重症综合救治的理念和急诊实用功能上是值得提倡的，EICU 应更注重快速有效的抢救生命，加强对各器官的监护及支持，如对社区获得性感染的危重患者采取尽早危险评估，经验性初始抗感染治疗，液体治疗和器官功能支持为主。对急性中毒患者采取反复洗胃，活性炭吸附以及血液灌流，器官功能支持等。

有条件的医院已建立了全院综合性危重症监护病房（ICU），ICU 归属急诊医学统筹管理，把院前急救 - 院内急诊 -EICU- 综合 ICU 统一管理，形成医院的 EMSS 或急救绿色通道。有条件的医院或急救中心应配备移动式监护单元，器官功能监护与支持在现场抢救时就实施。EICU 应将重患者适时收入 ICU 加强后续监护治疗，以提高急危重症患者救治质量。

急诊科的建设和发展很不平衡，受到医院发展规模以及医院领导的重视程度的影响，也受到区域经济发展水平及政府卫生行政管理部门的投入的影响。目前较普遍存在生产用地不足、各类人员配备不足、抢救设备不足，造成急诊科人满为患，医护人员超负荷工作。医疗保险限额、二个或以上器官功能不全的患者专科拒收。创伤外科受到传统专科的制约，无法开展手术治疗。

二、急诊医疗体系及应急救援体系建设

我国的急诊医疗体系（EMSS）及应急救援体系得到快速发展。尤其是经历了南方冰雪灾、汶川大地震、泥石流、台风等灾难救援，考验了我国的急诊医疗体系和应急救援体系。

目前公认的完整急诊医疗体系（EMSS）包括院前急救、医院急诊、危重病监护三位一体的模式。

在具体实施中，我国各地还没有统一规定其建设和发展的模式。急诊医疗体系的建设与突发灾害事故的应急救援密切相关，120 院前急救系统是突发灾害事故应急救援的基础平台。目前，我国部分中等城市（地级市）尚未建立完善的 120 急救中心及开通"120"急救电话；部分城市医疗急救由"110"并列调度指挥；或"120"、"110"、"119"三套呼救系统并存或联动。"120"依托卫生行政机构，以"110"警察来弥补抢救中困难的模式，其弊端在于职责分工不明易延误急救，使急救程序复杂化。国家已投入建设华中、华南、华西、华北区域性国家级紧急救援中心，建立国际灾难及国家级紧急救援队。我国大城市急救中心建设由于政府的重视和投入，成为优先发展的部分。具有代表性的城市院前急救模式有：专业型（北京、上海模式）；指挥型（广州模式）；依托型（重庆、福州模式）。急诊医疗体系及应急救援体系以大中城市为中心建立区域性的急救（指挥）中心，并与若干中心急救站联网。主要任务包括：①对有求救的急危重和创伤患者的院前急救，完成现场抢救生命、稳定病情、安全转运至医院；②对突发公共卫生事件或灾难事故的紧急医疗救援；③对特殊重大集会、重要会议、体育赛事等承担应急救护，以防意外；对区域内社会经济发展以及人民生命财产安全起保障作用。

我国急诊医疗体系及应急救援体系建设和发展还很不平衡，大城市的急救（指挥）中心已建立较完善的体系，中小城市仍有相当部分未建立急救中心。仍需各级政府加大投入并给予足够的重视。使我国急诊医疗体系及应急救援体系建设更加完善。

三、急诊医学专科人才培养

目前，我国急诊医学专科人才仍然相当缺乏。尽管 20 多年来逐步建立和完善了急诊医学的本科、硕士、博士培养体系，但所培养的人数远远不能满足临床的需求。这是制约急诊医学学科发展最大的瓶颈。如何加快急诊医学专科人才的培养是我们面临的问题。教育部与卫计委正在探讨住院医师规范化培训与临床硕士研究生培养并轨的可行性。

第四节　急诊医学研究生应具备的科研和临床素质

急诊医学研究生作为未来临床和科研骨干，入门选择了急诊医学，首先是热爱这门学科，熟悉这

门学科的范畴以及与其他学科差异。通过研究生的培养，熟练掌握急诊医学常见急症的临床诊治技能及各种抢救技术，掌握临床科研的基本方法；同时，学会和掌握基础（实验）研究的基本方法（见第十四章），逐步培养和训练自己的科研思维，独立研究的能力。

一、急诊医学的范畴与亚专科发展的关系

关于急诊医学的范畴，从急诊老前辈邵孝鉽、王一镗、蒋健、景炳文、王今达等教授的著作及新近的急诊医学专著都一致公认：急诊医学的范畴包括院前急救（初步急救）、复苏学（心肺脑复苏）、危重病医学、创伤外科学、灾难医学、急性中毒、儿科急诊和急诊医疗体系（EMSS）等。早在1979年，急诊医学在国际上被界定为第23个二级临床学科，随着二级临床学科的逐渐成熟，必然导致学科发展和分化，三级学科／亚专科或新兴交叉学科随之产生。急诊医学发展到今天，在学科分类上，急诊医学是成熟的二级临床学科，院前急救、危重病医学、医院急诊、创伤外科等成立的学会是三级学科，像内科学的心血管、内分泌、消化科一样，在自己特定的范围内体现自身的特色、摸索自身的特点。在我国，院前急救、创伤医学、危重症医学已形成相对独立的临床专科运作，并分别成立了相应的学术团体，如中华医院管理学会全国急救中心（站）管理分会，院前急救专业委员会，中华医学会危重病医学分会，创伤学会，中西医结合急救专业委员会等。这些专业委员会从不同的专业角度组织相应的学术交流，有利于推动急诊医学的三级学科建设与发展，同时，这些专业委员会又参与中华医学会急诊医学分会的学术年会。在临床实际工作中各个专业分工合作，院前急救－院内急诊－危重症监护三环相扣，形成中国特色的急诊医疗体系。

二、急诊医学专业特点与其他学科专业的差异

1. 整体与局部 现代临床医学专业学科均以解剖学系统为基础，同时根据是否需要手术为标准进行划分。如无需手术治疗的消化系统疾病归属消化内科，需手术治疗的消化系统疾病归属普通外科。随着现代医学的发展，专业越分越细，如普通外科已划分为胃肠外科、肝胆外科、胰腺外科、肛肠外科、器官移植外科、血管外科及微创外科等。这种分科模式主要的优点是使相关领域的医师能够更专业、更具特长，对某一疾病的研究更为深入，甚至深入至器官、组织、细胞、基因和分子水平去认识疾病。但分科过细对多系统疾病或多器官病变的交叉联系削弱，势必造成专业知识和思维方式局限性，各专科处理急危重症势必影响急救医疗质量。这里举一个实例：一个车祸致多发伤的患者被送到急诊抢救室，当时患者的生命体征基本稳定，头面部、四肢及腹部外伤，涉及颅脑外科、颌面外科、眼科、骨科及普通外科。一边抢救一边组织紧急会诊，没等各专科医师发表完会诊意见，患者血压下降，没有伤口的腹部越来越胀，终因肝脾破裂大量失血，以及其他部位的创伤，终究无法挽救患者的生命。这就暴露了该模式的最大缺陷：往往忽略了人的整体性，只关注和处理与自己专科相关的某一系统病变，只关注森林中的某一棵树木，这种只顾局部忽视整体做法，在抢救危重患者时会导致严重的后果。急诊医学根据其专业理论、临床实践特点可弥补专科会诊诊治方式的弊端。

2. 临床思维 急诊医生要在最短的时间内，根据有限的病情资料对急危重症患者作出快速的诊断和处理意见，这里有着急诊医生独特的临床思维，与其他临床专科医生的临床思维差异较大。临床思维是医生对临床客观事件的理性认识过程。在长期的临床实践中，急诊科医生头脑中储存着反复叠加的信息和判断程序与模式，面对各类急危重症患者时，立即启动急诊医生常用的思维方式（如直觉思维、经验思维、逆向思维等）来判断、分析（否定分析、因果分析、排比分析、历史分析等）。其他传统专科的医师面对患者时会先想疾病部位在哪？什么性质的疾病？病情严重吗？遵循先诊后治的程序逻辑。而在病情危急时，往往是先稳定病情再弄清病因，急诊医师倾向于采用这种逆向思维。面对急症患者考虑的顺序是：患者有危及生命的情况吗？最可能的原因？原发病可能的性质和部位？注重对急症的评价和处理，并非能立即确诊为某种疾病，因为疾病的急危阶段有其不同的规律和特点，临床症状常常并不表现出原发病的特征。对于急诊医师来说，要克服临床思维偏差就必须从患者整体出发，全方位、全过程观察病情，洞察临床症状变化，知微见著。

3. 时间窗概念 急救的时效性反映了急救的时间与救治效果之间的关系，即在救治时间窗内通过相应的措施，达到单位时间内的最佳救治效果。世界上公认创伤急救"黄金1小时"，是以伤后在院前－院内抢救的连续性为基础，提高生存率的最佳

时间窗。心跳呼吸骤停抢救的黄金时间为 4 分钟内实施 CPR，8 分钟内实施高级生命支持（ACLS），生存希望加大。急危重症变化进展快，缺少代偿，后果更严重，尽早控制病情发展较滞后的积极处理代价低、结果更好。急诊医学应用"时间窗"的概念，在时间窗内实行目标治疗并取得较好的临床预后。时间就是生命，这在急诊医疗体系的三个环节中都体现出来。与其他传统的临床专科相比，急诊医学更具有鲜明的时间特性。

4. "多能一专" 在急诊医学的学科建设与发展过程中，人才培养及其发展模式是最大的困惑。王一镗教授首先提出急诊医师应该走"多能一专"的发展模式。众所周知，"一专多能"是传统临床专科医师的专业理念，而急诊医学则需要"多能一专"的专业人才。急诊医学在人才梯队培养方面已有医学本科、硕士及博士研究生，急诊医学专科医师培训（3＋2）方案已纳入国家卫生计生委、中国医师协会《全国专科医师培训计划》的二级学科培训。专科医师培训（试点）基地已通过原卫生部评审。急诊医学已有独立的教学、培训、职称晋升的系列。作为一名年轻的急诊医师，经历了医学本科教育、急诊专科医师培训，掌握了急诊医学的基本理论和技能，又经过临床实践锻炼，逐步成为一名合格的急诊医生，除了临床医疗工作的多能外，还具有一定的教学和科研能力，可称之为多能。成为急诊医学的高级医生后根据个人兴趣和经历，注重急危重症的某个专科领域，如内科急危重症、急诊创伤、危重症监护、复苏医学、急性中毒、儿科急症、急诊介入等，也可涉及各种辅助检查和特殊治疗，甚至精神心理、灾害救援、法律保护等。将会摆脱原来"通才"或"万金油"的俗套，使从事急诊医学专业的医生成为卓有所长的多能一专型人才。例如危重症监护（ICU 或 EICU）医师，除各种危重症的诊疗、监护外，还需要熟练掌握各种抢救技术如呼吸机应用、动静脉插管、床旁血液透析或超滤、纤维支气管镜、床旁彩色 B 超等抢救及治疗技术。

急诊医学以其肩负的特殊社会职能，以其独特的视角和临床思维，它服务的范围不局限于院内，而是涵盖院前急救、灾害救援、院内急诊以及危重症监护等领域。这是其他任何传统学科都无法比拟的，也没有哪个学科能形成一个从院前到院内的完整的服务体系。但急诊医学在医学领域中还是最年轻的学科之一，有许多问题需要研究、探讨、完善，使之与社会的发展和进步相适应。

（黄子通）

第二章　急诊医学中的人文精神、心理学和法律问题

第一节　急诊医学与人文精神

一、人文精神与人文主义

英文 humanities 直接来源于拉丁文 humanitas，而拉丁文 humanitas 继承了希腊文 paideia 的意思，即对理想人生的培育、优雅艺术的教育和训练。在所有动物中，只有人才追求这种知识，接受这种训练，因此被称作"humanitas"或"humanity"（人性）。

汉语"人文"一词最早见于《易经》："观乎天文，以察时变，观乎人文，以化成天下。"天文是指天道自然，人文是指社会人伦，喻义人的教化关乎天下兴衰。

中国《辞海》中这样写道："人文指人类社会的各种文化现象"。人文就是人类文化中的先进部分和核心部分，即先进的价值观及其规范。其集中体现是：重视人、尊重人、关心人、爱护人。简而言之，人文，即重视人的文化。人文的核心是"人"，以人为本，关心人、爱护人、尊重人。这就是我们常常说的人类关怀、生命关怀。

人文精神是人文的核心，是指人类发展中形成的优秀文化积淀，凝聚而成的精神，是人一种内在的精神品格。人文精神可分为三层内涵：第一是人，解决人的人格塑造和人性发展；第二是文，解决社会应当培育什么样的文化素养和文化品格；第三是精神，是回答一个社会应该有什么样的价值观。人文精神所涵盖的对生命价值和生活意义的追求与关怀，囊括了对生命和对人的基本权利的敬畏以及以尊重为主题的人文思想，体现为语言、思维、情感、仪态、意志、文化技能等方面的人文素养，富含着对民族文化兴衰存亡的理性认识，富含着对国家、社会、他人以及自然的关切。

著名作家周国平是这样定义"人文精神"的："我理解的人文精神是什么呢？很简单地说是尊重人的价值。……实际上就是人的主义，人是最重要的，人是最根本的，把人放在中心，这样的一种思想，就叫人文精神、人文主义。具体展开来说，我觉得人文精神就体现在对人的尊重，包括对生命价值的尊重、对头脑价值的尊重、对灵魂价值的尊重"。

二、医学人文学

医学人文学（medical humanities）至今尚无一个确切、权威的解释，其概念有多重涵义。其一是指"医学人文精神"，即人类的终极关怀与人性的提升，承认"医学的限度"，强调尊重人、敬畏生命；其二是指"医学人文关怀"，强调对待他人的善行，如医学研究、临床治疗中的伦理价值、良好的医患沟通能力；其三是指"医学人文学科"，即研究与探询医学本质与价值的人文学科，如医学史、医学哲学、医学伦理学等。医学人文精神和医学人文关怀是观念层面和实践层面，而医学人文学科则介于两者之间，是从观念到实践，从知识到行动的桥梁。

医学人文学涉及人类健康事业的方方面面，大致可分为医学人文学科、诊疗艺术和医学人文运动三大类。

医学人文学科包括医学史、医学伦理学、医学哲学、医学文学、医学美学、医学心理学、医学社会学、医学人类学、医学法学等人文社会学科。

诊疗艺术是指医生应用自然治愈力（如人体的自身免疫力）、科学治愈力（诊断治疗技术、药物、手术等）和医生个人治愈力（对医生的信赖、医生的精神和心理安抚）的综合能力。这种能力至少包含三个方面，即专门的知识与技术、良好的判断力和自信心，以及对待患者的诚挚态度和良好的沟通能力。古人云："业医者，志必诚，术必良，人必君子"。

而医学人文运动的主要标志是尊重患者的权利。20世纪60年代以来，人们对医学新技术的广泛应用进行了深刻的反思，现代科技所带来的诊疗技术虽然一定程度上推动的医学的进步，但人们发现医生花了更多的时间在实验室，而不是在患者的床边聆听患者的陈述，与患者进行交流，医生更多的是关注患者的躯体而忽视患者的情感。同时，新

技术还带来了许多医学发展本身未料到的后果，医源性和药源性的疾病大大增加。另外，在二战时纳粹医生非人道的医学试验的揭露，引起了有识之士的深刻反思，人类究竟需要什么样的医学，患者是一个有生命的机器还是有情感的人。以还原论为主导的生物医学模式由于忽视了人的社会性和人文性，越来越受到广泛的质疑。

1977年，美国纽约州罗彻斯特大学精神和内科教授恩格尔（G.L.Engel）提出："生物医学模式关注导致疾病的生物化学因素，而忽视社会、心理的维度，是一个简化的、近似的观点"，"为理解疾病的决定因素，以及达到合理的治疗和卫生保健模式，医学模式必须考虑到患者、患者生活的环境以及由社会设计来对付疾病破坏作用的补充系统，即医生的作用和社会保健制度。"生物-心理-社会医学模式取代生物医学模式已经得到广泛的认可。医学不仅仅是对疾病的治疗，而且更需要对患者的关怀和照料。医生也从"家长制"神坛上走了下来。

1981年，世界医学联盟在里斯本发表了"病人权利宣言"，患者的权利包括：获得良好质量医疗照护的权利；自由选择医疗方式的权利；自主决定的权利；获得信息的权利；诊疗秘密被保守的权利；获得健康教育的权利；保有个人尊严的权利；获得宗教协助的权利。

2012年，中国医师协会发表了《中国医师宣言》，呼吁"作为健康的守护者，医师应遵循患者利益至上的基本原则，弘扬人道主义的职业精神，恪守预防为主和救死扶伤的社会责任。应以人为本、敬畏生命、善待患者，自觉维护医学职业的真诚、高尚与荣耀，努力担当社会赋予的增进人类健康的崇高职责"。

医学人文学不是一个单一的研究领域，而是引入现有的学科，如伦理学、哲学、文学和历史等对医学进行批评性反思的多学科活动。医学人文学并非只是书斋中的一种闲情雅致，也不只是概念辨析的一种智力游戏，而是直面当代复杂的医患关系和日益严峻的医患矛盾，直面医疗活动中利益和价值的激烈冲突，直面重症监护室里生死抉择时医生和家属的两难困境。因此，医学人文学是理论与实践密切关联的探究。

三、现代医学的人文困惑

医学自诞生以来，就一直与人文主义息息相关。无论是中国古代的医学，还是西方古希腊的医学，无不体现了对患者的人文关怀。中医强调"医乃仁术"，仁者人也，人者仁也，"仁术"即为"人术"。医圣孙思邈提出"大医精诚"的六项要求：①博施济众，仁爱救人；②普同一等，一心赴救；③不贪钱财，廉洁行医；④精勤不倦，深究医术；⑤秘方公开，医术传人；⑥尊重同道，谦和不矜。这六条充分体现了尊重生命和敬畏生命的含义。古希腊医学家希波克拉底认为："哪儿有人类之爱，哪儿也就有医学之爱"；"无论何时登堂入室，我都将以患者安危为念，远避不善之举"；"医学有三个因素——疾病、患者、医生。医生是这种艺术的仆人"。

直至20世纪之前，医学技术的进展是相当缓慢的，医生只能凭借有限的药物和实践中摸索的经验为患者减轻痛苦，因此更注重对待患者的态度和行为方式，通过对患者的同情、关心、安慰等，给予患者情感的关照。医院的兴起，也与仁爱、照顾和关怀息息相关，无论是古罗马时期一位慈善家变卖家产创办的第一家医院，还是我国北宋时期苏轼为照顾无家可归患者的"安乐病坊"，以及中世纪欧洲的"修道院医院"和法国大革命时期的"普通医院"，都是以照顾和医治贫困患者为己任，洋溢着人道主义的关爱之情。

进入20世纪后，由于现代科技的飞速发展，医疗技术取得了革命性的进展。各种现代化的诊断技术和治疗技术纷纷从实验室迫不及待地进入了临床，患者在医生眼里逐渐变成了一个个孤立的脏器、细胞、基因和毫无生命的数据和影像图片。医生不再关注患者的情感和患者所处社会群体中的复杂关系，只是对着一大堆数据和图片，通过还原论来诊断，按程序化的临床路径来诊治疾病。专科化的发展，导致患者在专科医生眼里只是一个器官。医生毫无节制地在患者身上试验着各种新设备、新技术、新药物。他们从来不会考虑患者在一个四周封闭、没有丝毫安全感的现代化设备中躺上几十分钟是什么感受，身边没有一个陪同人员，因为工作人员害怕射线而躲得远远的。更为可怕的是，这种医学技术至上主义的背后是赤裸裸的利益追求，医生已成为医药公司追求利润的工具。高技术已与高利润紧密结合，公司为了追求高利润不断地研发新产品，医院为了追求高利润不断地引进新设备，医生为了追求高名利不断地追逐新技术新药物。所有这一切，都有一个十分响亮的名头——"科技创新"。而患者的现状，癌症还是癌症，晚期肿瘤患者遭受了一轮又一轮的手术、化疗、放疗、介入治疗、免疫治疗、生物治疗后，散尽钱财、受尽折磨后离开了人世，留给家人沉重的包袱。广谱、超

广谱、超超广谱的抗生素一代又一代地闪亮登场，价格越来越高昂，而细菌的耐药力越来越强。人工肾、人工肝、人工肺、人工心，只有人工脑尚未问世，一切的高技术给社会和家庭带来了深层次的沉重问题。美国有人报道，有30%~40%的手术是不应该做的，在成千上万种药物中，确切有效的仅占10%，可有可无的占30%，根本无效的占60%。英国的类似研究表明确实有效的药物仅占15%。

过去的20世纪，医学从表面看来确实取得令人骄傲的成就，但这些成就仅与医院、医生、医药公司、医学科研工作者有关，患者被动地接受着这些成就，不管他是否需要，不管他能否承受。由此可以看出，为什么医患矛盾会越来越剧烈？为什么医学界在社会中受信任和受尊重的程度越来越低？为什么人们对医学界产生强烈的不满和提出尖锐的批评？为什么医改成为世界性难题？

四、人文回归医疗

"To Cure Sometimes, To Relieve Often, To Comfort Always。"这是长眠在纽约东北部的撒拉纳克湖畔的特鲁多医生的墓志铭，中文翻译简洁而富有哲理：有时是治愈；常常是帮助；总是去安慰。

现代医学科技归根到底还处在非常初级的阶段，对大多数疾病还知之甚少。医生对患者能做的更多的是安慰和帮助，能治愈疾病仅占很小的比例。然而，现代医疗保健体系在自由市场的经济体系中，已演变成为"医疗产业复合体"；"高技术 - 高费用 - 高利益"已成为"医疗产业复合体"的目标。因此，有学者批评说："科学主义技术崇拜与商业化像沙尘暴一样风干医学科学的肌体，使它失去丰满与弹性。""20世纪的医学前一只脚刚迈出半巫半医的丛林，另一只脚又陷入了科学主义与技术的迷误。"更有人批评："正如我们不相信军火工业的目的是保卫国家安全一样，我们也难以相信医药保健产业的目的是为了增进人类的健康。"

为此，许多有识之士急切呼唤人文精神回归医学，重新定义医学的目的。生物 - 心理 - 社会医学模式的提出，显示医学开始出现新的转向，认识到生物机械论的局限性和人的整体有机联系，医学的目的是以人为本，医学不仅只是对疾病的治疗，更是对患者的关怀和照料。

医学人文精神应当通过医学活动的每一个环节表现出来，存在于医者的每一句问候、每一次嘱咐、每一次微笑、每一个精心设计的治疗方案之中，存在于医院的建筑和环境、科室的布局和安排、医院的每

一方寸之间。医生对患者应做到"五知"——知主诉、知不适、知苦恼、知生活不便、知社会问题。世界知名的梅奥医学中心（Mayo Clinic）提出 PLEASECARE 医学模式，其核心价值就是将医学从对"病"的关注转向到对"人"的关注——"患者的需要第一"。

医患沟通是体现人文关怀的重要环节。在机械唯物论的影响下，医学从交谈的艺术变成了沉默的技术。医生已习惯于从实验室检查和影像图片中去诊断疾病，只花很短的时间来聆听患者的主诉，也不愿意花更多的时间和患者耐心交流。医生习惯于用家长制的口气来要求患者如何做，而不会设身处地去考虑患者面临的难处。医生总是很忙，忙不完的门诊、忙不完的手术、忙不完的会议……就是没有时间坐下来与患者好好聊聊，就是没有想到患者心里有很多忧虑希望能得到医生的建议。美国著名医学家、人文主义者奥斯勒（W.Osler）指出，"作为医生需要不断提醒自己，在看患者时，应当坐下来，哪怕只是30秒钟，患者会因此放松，更容易交流思想，至少感到医生对他的患者有兴趣，并且愿意花时间。这是医生的基本哲学。"医患沟通是诊疗工作的一个基本原则，通过良好的沟通实现技术和非技术两种水平的交流。医患沟通是人际交流的一部分，包括：人际吸引、语言交流、非语言交流、动态无声、静态无声、副语言等。学习医患沟通的技术和技巧，是体现医学人文精神的重要内容。每一个医务工作者都必须时刻提醒自己，自己面对的是患者，而不是疾病。

新世纪医师宣言强调了医生的三条基本原则和十条职业责任——原则：将患者利益放在首位的原则，患者自主原则，社会公平原则。责任：提高业务能力，对患者诚实，对患者保密，和患者保持适当关系，提高医疗质量，促进享有医疗，对有限资源公平分配，促进科学知识完整和合理应用，解决利益冲突、维护患者信任，维护医生的职业责任。

五、急诊医学与人文精神

与其他医学专科相比，急诊医学更需要人文关怀，更富有人文精神。无论在情况瞬间万变的急救现场和空间狭窄的救护车内，还是在拥挤不堪的医院急诊室和充满危机的抢救室，或是在警戒森严、报警声此起彼伏的监护室内，人文关怀和人文精神显得弥足珍贵。中国的急诊医学学科起步于20世纪80年代，虽然近30年来，急诊医学学科无论从硬件设施、医疗设备，还是学科内涵和专业力量都得到了快速的发展，但急诊医学所必需的人文关怀

却没有提升，可怕的职业冷漠在急诊从业人员中蔓延。急诊医生和急诊护士听惯了患者痛苦的呻吟声，见惯了病情的剧变和生命的消逝，习惯了常规的诊疗流程，虽然整体急救水平有所提升，但职业思维不再是急患者所急、想患者所想，危重患者在他们眼里只是冷冰冰的监测数据，很少去关注患者的痛苦，更不要说去关注患者家属的心情了。急救中心贩卖患者信息，烧伤儿童奔走数家医院因救治无门而亡，天价医药费事件，急诊医生被打被砍……此类事件层出不穷，正是医学人文精神缺失所致。

急诊医学在中国已经过了 30 年多年的曲折发展历程，由中华医学会急诊医学分会第五届主任委员江观玉教授提出的"三环理论"对急诊医学作为一门学科进行了完善的阐述。急诊医学学科范畴涵盖了院前急救 - 院内急诊 - 重症监护三个环节：院前急救包括快速有效的现场急救和安全的转送，目的是将患者活着送到医院；院内急诊包括迅速有效的抢救和快速准确的评估，确保患者脱离危险状态，强调急救绿色通道；重症监护包括对危重患者的监测和脏器功能支持治疗，让危重患者转危为安。急诊医学虽然不覆盖患者诊治的整个过程，但贯穿了危及患者生命最严峻的过程，稍有不慎，就会导致最严重的后果。无论是患者，还是患者家属及亲友，都来不及做好接受这种危急情况的心理准备，迫切需要急诊的技术支撑和人文关怀。我们常常可以在电影中看到这样的场景：一个危重患者被呼叫而来的救护车送到医院急诊室，一群脚步匆匆的医生护士推着患者送进抢救室，一段时间后，一个护士出来告诉在抢救室外焦急等待的患者家属不良后果，于是一阵极其悲惨的哭声响彻急诊室，整个过程自始至终没有一个医护人员对患者的家属进行抚慰。这虽然是电影中的镜头，却正是中国大多数医院急诊室的现状，缺乏人文关怀。

急诊医学本应该是所有医学专业中最富有人文精神的学科，同时也是最需要人文精神的医学专业，而现状是令人失望，其原因是多方面的：

（1）急诊室过度拥挤已是世界上各大医院面临的严峻问题：急诊室过度拥挤不但造成急诊患者评估处理延迟，在急诊室滞留时间延长，增加患者痛苦、负担甚至死亡，导致患者及家属对急诊医生的不满和抱怨，甚至发生严重的医患冲突。同时急诊室过度拥挤也严重影响急诊医生和护士的情绪和体力，工作积极性和效率下降，对规范和指南的依从性下降，发生医疗差错和医疗纠纷的几率增加。研究发现急诊室和 ICU 的医务人员已成为倦怠综合征（Burnout syndrome）的高发人群。

（2）急诊医务人员由于长期面临急危重症患者，这种工作性质决定了他们会经受巨大的情感打击，导致"同情心疲劳"，易向患者和家属发怒，进而导致回避患者和家属，出现沟通障碍，甚至影响治疗的决策。面对悲痛欲绝的家属，他们习惯保持冷漠。

（3）由于急诊医务人员长期的职业冷漠，他们在面对急危重症患者时，只想着如何用最快的措施来挽救患者的生命，而很少考虑到患者正在承受的痛苦，也不会考虑到患者家人和亲友此时的心情和现实的困境。他们习惯以命令的口气吩咐家属去做什么，因为他们把自己当成患者的救世主。他们会不假思索地在患者身上插满许多管子，使用许多昂贵的药物和仪器，甚至为了防止管子脱落而将患者手脚束缚住，从不考虑患者的感受（如果有意识）和家人能否承担得起高额的医药费。

（4）为回避自己的风险，急诊医生常常会用冷漠的语气要求患者家属签署一大堆"知情同意书"，把治疗的风险转嫁到对医学一无所知、内心充满焦虑和恐惧的家属身上。目前医院通用的疾病"知情同意书"是医学人文精神缺失的最直接证据。医生行医本应遵循四项原则：行善原则、无害原则、自主原则、公平原则。而目前通行的"知情同意书"不但没有体现患者的自主原则，反而成为医生免责的法律豁免书。

（5）在拥挤的急诊室、嘈杂的抢救室、ICU 内，患者必须 24 小时承受着此起彼伏的机器报警声、医务人员的叫喊声、永不熄灭的灯光、没有家人的陪护，不但要忍受躯体的疼痛，更要忍受心灵的折磨。研究证实，对危重患者人文关怀的缺失直接影响到治疗成功率。

现代医学技术的提高决不能弥补医学人文精神的缺失，医生的专业能力不能代替人文关怀。现代医学认为一名合格的医生，必须符合：各项能力（competence）是合格的，具有知识（knowledge），还要有怜悯（compassion）、正直（integrity），要有领导力（leadership），要学会中立（art of detachment），有系统观（virtue of method），要仔细（thoroughness）、谦卑（humility）、稳重（equanimity）。这些要求中绝大部分与人文素养有关，只有小部分的专业要求。美国急诊住院医生要通过 6 种核心能力的系统评估：医疗能力、医学知识技能掌握和运用能力、从实践中学习和提高的能力、人际交往和语言交流能力、敬业精神（包括对职业的热爱和对别人的尊重）、对各工作环境和体系的适应能力。

因此，要成为一名优秀的急诊医学专科医生，在掌握精湛专业技能同时，必须学习人文学科，提高自己的人文素养，将仁爱之心融入自己的职业生涯之中。无论在急救现场、急诊室，还是重症监护病房里，作为一名急诊专业医生，务必牢记：

（1）你面对的是一个人而不仅仅是一个病：无论患者是否有意识，你必须尊重他，保护他的隐私，用心去理解他的感受和心情。你不能用数学的思维去判断病情，心率大于 100 次 / 分就是心动过速，99 次 / 分就是正常心率。不能只见树叶，不见森林，要从患者的整体情况来评估病情，而不能只关注局部症状和体征。

（2）你面对的是一个社会而不仅仅是一个人：你在关爱患者的同时，必须去了解患者的家庭和与患者有关的社会情况，帮助患者及其家人做出合适的决定。一个急诊患者有可能毁掉一个家庭，作为急诊医生，要用一颗仁爱之心避免发生雪上加霜的悲剧。

（3）你可能无法挽救患者的生命，但你必须解除患者的痛苦，不能为了治疗而增加患者的痛苦，不能让患者在生命的最后时刻失去尊严，"无痛"的理念必须贯穿于急诊医学每个环节。

（4）在危急时刻，你必须做到镇定自信、举重若轻、指挥有方，成为患者和家属的坚强靠山。你不能仅仅把疾病的危险和治疗的风险告诉患者家属，而应该把你准备做的，如何来减少危险的具体措施耐心地告诉患者家属，让他们既能理解疾病的严重性和治疗的高风险，同时又对你的治疗措施产生信心，并能接受不良后果。只要医生有真诚的仁爱之心和良好的沟通能力，不能接受患者不良预后的家属是非常少的。现在医患矛盾激烈主要原因是事先没有进行有效的沟通。

大爱无疆，尽管现有急救技术还不能挽救每一个生命，尽管现有的资源还不能满足每一个急诊患者的需要，但我们可以通过我们的人文精神来弥补物质的缺乏。急诊医学只有加上人文主义才能成为一门让患者敬仰和依赖的艺术。

第二节　急诊医学与心理学

一、从"生物医学模式"到"生物心理社会医学模式"

现今，日新月异的科技进步和社会文明极大地促进了医学的发展，也导致了医学模式的不断更新、转变，同时，也为医学和心理学的相互融合和渗透提供了良好的契机。

所谓医学模式（medical model），是指人们对健康和疾病总体的认识和本质的概括，体现了一定时期内医学发展的主导思想，是心身观、健康观和疾病观的集中体现。由于人类疾病谱及死亡结构的不断变化，和人们对健康需求的不断提高，单一的生物医学模式（biomedical medical model）已不能解决临床上复杂的病因、症状、诊断、治疗、康复等一系列问题，因此，新的医学模式——生物 - 心理 - 社会医学模式（biopsychosocial medical model）应运而生，从此，医学发展也进入了一个崭新的时代。

（一）生物医学模式

17 世纪以来，生物科学的发展为人类健康带来了许多历史性的变化。1628 年，以哈维（Harvey）创立的血液循环的理论作为近代医学的起点，随后，琴纳（Jenner）研制成功牛痘疫苗，开辟了预防医学的道路。生物科学在这一时期相继取得了很多巨大成就。到了 19 世纪，自然科学的三大发现（即能量守恒定律，细胞学说和进化论）又进一步推动了生物科学的发展，科学方法被广泛应用于医学实践，这时对健康的认识已有很大的提高，并建立了健康的生物医学观念。20 世纪后，由于遗传物质 DNA 双螺旋结构模型的确立与遗传密码的破解，生物科学跨进了分子生物学的时代，人们对生命本质的认识发生了质的变化。生物医学模式认为每种疾病都必然可以在器官、细胞或分子上找到可以测量的形态学或化学改变，都可以确定出生物的或物理的特定原因，都应该能够找到治疗的手段。生物医学模式是医学发展的重大进步，它奠定了实验研究的基础，推动了疾病诊断及治疗的发展，有效地控制了急性传染病和寄生虫病，提高了全人类的健康水平。但是，随着人类学、社会学和心理学的发展，生物医学模式逐渐暴露出了种种缺陷和弊端，最重要的是它从根本上偏离了"人"的完整性，忽视了人是生物性与社会性的统一体，把人类疾病仅仅归结为细胞器官的病理生理变化，没有考虑到患者的心理社会因素，限制了人们对健康和疾病的全面认识。

（二）生物心理社会医学模式

20 世纪以来，人类的疾病谱和死亡谱发生了很大的变化，环境和心理因素在人类健康和疾病中的作用也日益突出。过去主要威胁人类健康的急性传染病和寄生虫病已大为减少，目前心脑血管疾病、癌症等与心理社会因素密切相关的"心身疾病"呈逐年上升趋势，死亡率也大幅提高，人们也逐渐认识到，以往的生物医学模式已不足以阐明人类健康和疾病的全部本质。1977年，美国精神病学和内科学教授恩格尔（G.L.Engel）在 *Science* 上发表了题为 *The need for a new medical model: a challenge for biomedicine* 的论文，他尖锐地批评了生物医学模式的局限性，并呼吁修改或摒弃。他提出"为了理解疾病的决定因素，以及合理的治疗和卫生保健的目标，医学模式必须考虑到患者、患者的生活环境和生活因素，以真正消除疾病的破坏作用。生物医学模式逐步演变成为生物-心理-社会医学模式是医学发展的必然"。所谓生物-心理-社会医学模式是一种系统论的模式，它从生物、心理、社会三个轴系统综合看待健康和疾病的问题，是在整合水平上将三者有机地结合起来，也揭示了三种因素相互作用导致了生物学变化的内在机制，形成了一个适应现代人类健康观念的新医学模式，其核心不仅是生物的人，而且是社会的人。医学模式的转变，不仅是理论上的创新，而且涉及医学领域中的许多实际问题，如医学研究的思维和方法的创新，医学教育的改革，医护人员知识的更新，以及卫生部门政策和措施的制定等。它促进了医学问题的社会化和社会问题的医学化，要求医学从更广阔的角度考虑人类的健康和疾病问题，加强心理社会因素的健康影响的研究。

目前，医学模式的转变在生物学、医学、心理学、社会学等多学科界进行着激烈地讨论，新型的医学模式被不断地提出。布鲁姆（Blum）提出了环境健康医学模式，它更注重于强调环境因素，尤其是社会环境因素对健康的影响。拉隆达（Lalonde）和德威尔（Dever）又提出了综合健康医学模式，进一步修正和补充了影响人类疾病和健康的主要因素是环境因素，生活方式与行为因素，生物遗传因素，医疗服务因素。另外，还有学者提出整体医学模式，他们认为健康是整体素质健康，即生理素质、心理素质和社会素质三者密切地结合。

二、急诊医学中的心身疾病

随着医学模式的转变和现代心身医学的发展，心理社会因素在疾病的发生、发展、治疗中的作用日益受到重视。心身疾病（psychosomatic disease）或心理生理疾患（psychophysiological disease）是介于躯体疾病与神经症之间的一类疾病，最早是1980年由美国心身医学研究所正式命名的。关于心身疾病的定义有狭义和广义两种。狭义的心身疾病是指心理社会因素在疾病的发生和发展过程中起重要作用的躯体器质性疾病。而心理社会因素在疾病的发生和发展过程中起着重要作用的躯体功能性障碍称为心身障碍。广义的心身疾病是一类由心理社会因素在疾病的发生和发展过程中起着重要作用的躯体器质性疾病和躯体功能性障碍。因此，广义的心身疾病包括狭义的心身疾病和心身障碍。通常，我们基本上采用广义的心身疾病的概念。

心身疾病的范围很广，可累及躯体各个系统并涉及临床各科，本节重点介绍一些与急诊医学密切相关的心身疾病，如冠心病、高血压病、消化性溃疡等。

1. **冠心病** 冠心病是危害人类健康的常见病，常可发生心脏急症，导致心源性猝死。同时，它也是一种被公认的心身疾病，其发生发展与生物、心理、社会多种因素有关，其病情的严重性和病程长短与患者紧张等情绪状态密切相关。国外研究发现，在冠心病监护病房（CCU），80%患者有焦虑，58%抑郁，2%敌对情绪，16%烦躁不安，这些情绪因素对冠心病病情进展和治疗有重要影响。克伦威尔（Cromwell）和利文克朗（Leven-Kron）综述了有关急性心肌梗死（AMI）心理学后遗症的研究发现，大部分AMI住院患者都发生抑郁。另有报道，对CCU的445名患者的调查发现，有33%患者请过精神科会诊，其原因有焦虑、抑郁、敌意、谵妄、家庭干扰、睡眠障碍、征求用药意见等，通常第1天为焦虑，第2天有部分患者呈现"否认"的心理反应，第3天主要为抑郁，其持续时间比焦虑长。这些心理问题影响着疾病发展和进程。以上研究结果均显示社会因素与冠心病密切相关，如果说躯体危险因素（高血压、高血脂、高血糖和肥胖等）的组合或累积会导致冠心病的发生，而社会、心理因素就会进一步加剧冠心病的危险系数。

2. **高血压病** 高血压病是危害人类健康最严重的心身疾病之一，长期高血压可引起高血压急症，还可成为多种心脑血管疾病的重要危险因素，并影响重要脏器的功能，最终导致器官功能衰竭。目前认为，高血压病是多因素疾病，除了高盐饮食、肥胖和家族史等原因外，心理社会因素也参与了发病。据流行病学调查显示，在高应激区（即社会条件差，暴力行为多，人口密度高、迁居率高和离婚率高的地区），人群中高血压的发病率高于低应激区。第一次世界大战中，前线士兵的血压明显高于预备兵和普通居民。从事精神紧张、注意力高度集中、责任过重工作的职业者容易发生高血压。长期慢性应激比急性应激更易导致高血压的发生，如失业、离婚、长期生活不稳定或长期处于噪声环境的人群中，高血压的发病率高。另外，一般高血压患者具有易激动、刻板主观、求全责备、不善表达情绪、压抑情绪但又难以控制。具有这些人格特征的人群往往在遭遇应激时压抑自己的情绪，但由于难以控制自己的情绪，所以导致心理不平衡，并伴随着自主神经功能的紊乱，最终导致高血压的发生。

3. 消化性溃疡　消化性溃疡是临床的常见病和多发病，严重者可引起急性消化道穿孔、腹膜炎，甚至感染性休克、死亡。目前认为胃酸和胃蛋白酶等进攻性因素的侵袭作用与胃十二指肠黏膜屏障之间的平衡失调是溃疡病发生的直接原因；而不良的心理、社会因素可造成或加剧这种平衡失调，因此，是导致消化性溃疡的重要因素。亚历山大（Alexander）从心理动力学观点提出了 3 个因素参与溃疡形成：遗传易感倾向、长期的内心冲突、社会应激的激活。心理因素可引起自主神经系统和内分泌系统活动的变化，影响到胃肠系统，进而造成溃疡的发生。此外，还有许多学者从生活事件、人格因素、职业应激、抑郁症状与消化性溃疡的关系等方面进行了研究和探讨。调查发现，患者的各种负性生活事件明显高于正常人群，国内有学者对消化性溃疡和正常成年人各 100 例进行霍尔姆斯（Homes）生活事件量表调查，发现溃疡病组前 1 年的生活事件数、生活事件紧张总值高于对照组。溃疡病的发生还与人们的职业有关，国外前瞻性研究发现，从事空中交通管制员的溃疡病发生率比其他人群高 2～3 倍，监狱看守、教师、记者、医生等职业都有工作负担过重、恐惧、烦躁不安等应激体验，这些人群更易导致溃疡病发生。因此，溃疡病患者应学会调节情绪，尽力消除紧张，发泄愤怒烦恼情绪，解除心理上的悲伤等，消除不良情绪刺激所造成的危害。

三、心理干预在急诊

随着社会进步和医学发展，医学模式由生物医学模式向生物 - 心理 - 社会医学模式转变，急诊医学也经历了急诊室 - 急诊科 - 急救部的发展模式，其地位由分类站、中转站上升到了有固定急救专业以及人才的队伍。近年来，急救设备不断完善、更新，急诊技术广泛开展、应用，急诊医学事业得到了空前的发展。急诊科是抢救危重症患者的第一线，每天需要接纳大量各种疾病的患者及其家属，他们既有复杂的病情变化，又有复杂的心理变化，分析不同病情、年龄、文化层次的患者及其家属的心理变化，采取相应的治疗方案和沟通技巧，取得患者及其家属的支持和理解，从而有效提高急诊患者的抢救成功率。

（一）急诊患者的心理状态与心理干预

急诊患者多为急、危、重症患者，具有发病突然，进展快、复杂多变等特点，这造成了急诊患者复杂的心理状态。急诊患者的心理特征常表现为以下 3 类：

（1）焦虑、惧怕：见于创伤、慢性病急性发作和急腹症患者。急症突然发作或慢性疾病病情急剧加重等，过强的紧张刺激可以摧毁一个人的自我应对机制，出现心理异常。创伤患者对于创伤所致的出血、疼痛、伤残等缺乏思想准备，加之医院环境生疏等，表现为惧怕、紧张过度。急腹症患者发病急，疼痛剧烈，容易产生焦虑、紧张不安的心理。

（2）急躁、愤怒：常见于酗酒和打架斗殴的患者，这类患者对当时受到的创伤难以承受或承受能力下降，易产生急躁心理，稍有不顺，就会产生抱怨，甚至有敌对、攻击心理。

（3）抑郁、绝望：见于慢性疾病患者，因疾病时间长，病情反复迁延，长期受疾病的折磨和医疗费用等的困扰，对生活失去信心，产生悲观、失落、绝望的心理。年轻患者因学业、工作、情感等方面受挫处于不能和不愿意接受已经改变的现实状况，从而产生消极、悲观情绪，导致绝望、轻生心理。

不同病因的患者来诊时都有各自针对性表现，根据其表现不同检查其病因因素，从而针对性的给予心理干预，可达到事半功倍的效果。首先，要建立良好的医患关系和护患关系。医护人员应具备良好的沟通技巧、应变能力，以便建立良好的互信关系。其次，要提高医护人员自身的技术水平，专业的技术水平、人性化的工作流程、严谨的工作态度、到位的细节处理，才能充分展示急诊医护人员高素质、高品质的医疗服务内涵，也是赢得抢救时间使患者转危为安的保证。不同类型的急诊患者具有不同的心理状态，因此，医护人员必须根据患者的不同心理状态采取针对性的干预措施，这对最后的抢救成功也至关重要：

（1）对于以焦虑、惧怕心理为主的患者，医护人员应冷静、机智、沉着应对，做到有条不紊的处理各种复杂情况。在抢救工作中镇静自若，操作准确，取得患者的信任，消除焦虑惧怕心理。例如急腹症患者，一方面要迅速给予患者正确的检查，尽快明确诊断；另一方面要理解患者剧烈疼痛时的心情，陪送患者做检查，鼓励患者树立战胜疾病的信心。

（2）对于以急剧、愤怒心理为主的患者，医护人员应采取宽容、隐忍的态度理解患者的心情，让患者的愤怒和压抑情绪得到适当的释放。用温和的语调疏导患者，使其尽量配合治疗，但对于严重出格和违法的行为，在劝说无效情况下要善于保护自己，避免正面冲突，必要时采取法律手段。

（3）对于以抑郁、绝望心理为主的患者，医护人员应用同情、关心、耐心疏导患者，让其倾诉痛苦，释放抑郁的情绪，重新点燃对生活的希望和信心，引导正确对待人生中的挫折，从而消除心理负担，使良好的心理状态配合积极的治疗。

大量研究和实践已证实，有效性和个性化的心理干预可提高急诊患者健康心理状态，而良好的心理状态可促进疾病的康复。因此，医护人员在进行抢救工作的同时针对患者不同的心理特征，用爱心、细心、耐心对每一位急诊患者给予人文关怀和心理支持，使其达到最佳心理状态，能够在短时间内积极配合诊断治疗，以保证抢救工作顺利进行，从而提高抢救成功率和医疗质量。

（二）急诊患者家属的心理状态与心理干预

急诊患者往往发病急剧，在接受救治的过程中，家属的心理和生理也面临着巨大的压力，往往会出现一些负性情绪，不利于患者病情的救治和康复。家属的心理状态主要表现以下方面：

（1）急切与紧张：患者因为突然发病，家属缺乏足够的思想准备，带着缓解病痛的急切心理来就诊。急诊科对于患者及其家属来说是一个陌生的环境，加上抢救过程中患者与家属相互隔离，家属不能与患者实时交流，表现为精神紧张、手足无措、急切和紧张。

（2）焦虑与恐惧：家属对于患者病情常常缺乏全面认识，例如抢救时紧张忙碌的气氛，抢救结果的不可预知性，医生能否使患者从危急阶段扭转过来，从而使病情控制，害怕出现难以接受的严重后果，以及担心医护人员的操作过程出现疏漏等。这些不良心理状态常常会使家属出现焦虑和恐惧，也增加了医疗纠纷的风险。

（3）忧郁与烦躁：家属对急救抢救工作缺乏足够的了解，救治过程紧张压抑的气氛，家属的不合理要求得不到满足或认识上出现偏差，缴费、取药等流程中的不顺利，家属认为救治费用过高等，诸多因素会使家属产生忧郁与烦躁情绪，甚至将其不满转嫁到医院方面，甚至发生过激事件，干扰正常的救治工作。

（4）无助和依赖：许多患者在家中担任重要角色，突发疾病或意外伤害的发生对家属是沉重的打击，害怕失去家庭依靠，转而对抢救寄予很高的期望，当救治在短时间无法治愈患者或病情继续恶化时就会感受到无所适从，不能控制自己的情绪，表现为无助和依赖。

家属是患者最重要的看护者和社会支持来源，家属的身心健康是为患者提供社会支持的重要前提，他们的心理状态是否良好，直接或间接地影响患者的恢复，因此做好患者家属的心理干预至关重要。医护人员一方面应迅速、熟练、有条不紊地救治患者，减轻患者躯体痛苦，同时应重视家属的心理安慰，使患者家属产生安全感，最主要和有效的方法是提高沟通技巧，针对影响家属的心理问题，给予不同的心理干预。另外，急诊患者的家属因突然受到巨大打击，对外界事物及其语言刺激的承受能力非常弱，而且对患者病情非常关切，很想了解疾病救治效果及预后，因而特别容易提出问题，这时医护人员应时刻注意自己的言行，言语要求亲切、谨慎，耐心解释家属担心的问题，从而减轻家属的心理问题，增强安全感。因此，了解急诊患者家属的心理状态，提高自身的沟通技巧，应用同情、耐心、关切的态度，对家属进行科学、有效的心理干预，提供更多的社会帮助，有助于促进患者的早日康复。

（三）急诊护士的心理状态与心理干预

急诊护理是一项高风险职业，应激性强，易造成职业性损伤，因此，急诊护士的心理健康问题是心理卫生的一个薄弱环节。她们不仅要承担超负荷的工作量，而且经常面临死亡现象的刺激和人际冲突的压力，易产生许多心理健康问题，造成机体平衡失调和身心疾病。

国内调查发现，急诊护士出现心情抑郁、精神紧张和焦虑失眠的发生率较高。高强度的压力和复杂的环境使其产生疲倦感、人际关系敏感、躯体化、强迫症状、缺乏理解和尊重的烦恼。而影响急诊科护士这些心理状况的因素是多方面的，主要包括以下几类：①高强度的工作和高标准的要求是造成心理压力的重要因素；②医患纠纷和冲突增加，护理人员心理压力增大；③劳动价值得不到社会尊重；④工作环境复杂；⑤职业危险因素多；⑥缺乏定期的心理辅导和培训。

研究表明，因护士的情绪引起护理差错发生率高达50%～70%。如果急诊科护士不具备良好的心理素质，很难胜任护理工作，直接影响到急救护理质量，甚至发生严重的医疗事故。因此，如何通过干预措施提高护士的心理健康是亟待解决的问题。首先，我们要建立良好的护患关系、医护关系，消除压力源，社会应给予急诊护士更多的支持、尊重、肯定及关爱，教育护士加强自我防范意识，加强心理健康知识的培训，提高抗压能力，学会宣泄和释放情绪等综合干预措施；另外，医院管理者应加强宣传急诊护理工作的重要性，提高急诊护士的待遇和地位，保障人身安全，改善急诊工作条件，优化急诊工作环境，切实地提高急诊科护士的心理健康，同时也提高了急诊护理质量。

（四）急诊医生的心理状态与心理干预

急诊医生担负着抢救一线危重患者的重任，长期处于应激状态，易引起身体疲乏，情绪紧张，严重影响着他们的心身健康、工作热情及工作效率。急诊医生每日接诊大量的危重患者，工作繁重，且经常接受患者死亡的刺激，患者家属紧张焦虑情绪的影响等诸多因素导致急诊医生承受巨大的心理压力。国内调查显示，急诊医生心理及身体健康水平低于一般人群，其中突出的问题是：人际关系敏感、躯体化、抑郁和焦虑等。据北京地区三级甲等医院急诊科医生的调查分析，急诊科医生在工作压力及心身压力方面明显高于内科医生，且离异率显著高于后者。其原因是多方面的，主要取决于急诊的工作性质。①工作环境：急诊科是医院抢救患者的最前线，人员流量大且复杂、频繁，工作环境繁杂，易产生烦躁、焦虑等情绪。②工作强度：急诊医生每日周而复始的繁重工作，无休止的夜班、无假期的生活、超负荷的工作，都易产生疲倦感、抑郁等情绪。③职业风险：急诊患者病情多较重，人员复杂，酗酒、斗殴、吸毒等情况时有发生，而且急诊医生配置相对不足，人身安全经常无法保障，导致急诊医生遭受患者及家属的辱骂、威胁，甚至殴打、杀害；因此，易产生恐惧、躯体化、焦虑等情绪。④精神压力：急诊工作独立性强，知识面要求广，专业技能要求高，应变能力要求快。急诊患者的病情复杂多变，因此要时刻准备应付各种紧急情况，迅速做出正确的判断，决不允许技术及操作上出现差错，使急诊医生容易精神紧张、倦乏。

目前急诊医生处于巨大的生理及心理压力状态下工作，为保证急诊医疗质量，急诊医生的身心健康问题应予以重视。第一，必须努力提高急诊医生对急诊医学专业特点和专业特殊性的认识，加强培训，提高工作效率，同时应壮大急诊医生的队伍以减轻工作负荷，努力提高急诊与医院其他科室的协作，减轻急诊科的压力；第二，应加强对急诊病房的管理，完善制度，强化绿色通道，减少急需系统治疗患者滞留急诊的时间；第三，完善急诊人员的休假制度，保证急诊医生有足够时间来缓解工作及心理压力，有足够时间尽应有的家庭责任，以保证家庭稳定；第四，应加强对新闻媒体的监督管理，正确引导媒体对医院方面的不正当行为进行监督，避免舆论导向增加患者对急诊医生的不信任度；第五，推进医疗体制改革，建立完善社区诊疗制度，减少上级医院的压力。

第三节 急诊医学中的法律问题

随着医疗体制改革不断深入、公民自我维权意识不断提高，急诊工作的紧急性、技术性、特别是容易涉及法律问题等特点也日益凸显。工作中稍有不慎，就可能引发医疗纠纷，甚至导致法律诉讼。这就要求急诊医护人员必须提高法律素养，遵守有关法律法规，在保障好患者合法权利的同时，也能维护好自身的权益。

一、与急诊医学有关的国家法律规定

急诊医护人员应熟悉国家有关法律法规，在工作中严格遵守：

（1）《中华人民共和国执业医师法》

（2）《中华人民共和国药品管理法》和《中华人民共和国药品管理法实施条例》

（3）《中华人民共和国精神卫生法》

（4）《中华人民共和国传染病防治法》和《中华人民共和国传染病防治法实施办法》

（5）《中华人民共和国人口与计划生育法》

（6）《医疗机构传染病预检分诊管理办法》

（7）《突发公共卫生事件与传染病疫情监测信息报告管理办法》

（8）《处方管理办法》

（9）《精神药品管理办法》

（10）《灾害事故医疗救援工作管理办法》

（11）《麻醉药品管理办法》

（12）《医疗事故处理条例》

（13）《突发公共卫生事件应急条例》

（14）《医疗机构管理条例》

（15）《医疗器械监督管理条例》

（16）《抗菌药物临床应用管理办法》

以上具体内容，请参见有关法律法规，在此不一一赘述。

二、与医患纠纷处理有关的法律法规

急诊科是医院内的纠纷多发场所之一。随着我国社会整体水平的不断提高，公众对生命健康权益的诉求越来越强烈，而医疗资源的有限性和医疗技术的局限性，必然引发两者间尖锐的冲突，一定程度上导致医患纠纷数量增加。作为急诊医护人员应当掌握处理医患纠纷有关的法律法规，以正确面对和解决医患纠纷，化解与病患及其家属之间的矛盾。急诊工作者可能面对且应当了解法律法规包括：

（1）《中华人民共和国民事诉讼法》

（2）《最高人民法院关于民事诉讼证据的若干规定》

（3）《中华人民共和国刑法》

（4）《中华人民共和国行政许可法》

（5）《卫生行政处罚程序》

（6）《中华人民共和国民法通则》

（7）《最高人民法院关于贯彻执行〈中华人民共和国民法通则〉若干问题的意见（试行）》

（8）《中华人民共和国侵权责任法》

（9）《最高人民法院关于审理人身损害赔偿案件适用法律若干问题的解释》

（10）《最高人民法院关于确定民事侵权精神损害赔偿责任若干问题的解释》

（11）《医疗事故处理条例》

（12）《最高人民法院关于参照〈医疗事故处理条例〉审理医疗纠纷民事案件的通知》

（13）《医疗事故技术鉴定暂行办法》

（14）《医疗事故分级标准（试行）》

（15）《病历书写基本规范（试行）》

（16）《处方管理办法》

（17）《合同法》

（18）《消费者权益保护法》

上述具体内容，请参见有关法律法规，在此不一一赘述。

三、急诊救治中可能涉及的法律问题及预防措施

（一）院前急救中可能涉及的法律问题

1. 出诊前存在的法律问题 因地址信息错误的缘故，使救护车空跑、延误患者的抢救时间，造成医疗资源的挤占，无故增加患者的救治费用、延误病情；因急救电话中病情告知错误或过于简单，导致急救药物、医疗器械、人员配备出现偏差，导致抢救效果不理想或抢救不及时。

2. 急救现场存在的法律问题 急救过程中，因急救物品准备不足、操作不规范、急救技术操作不熟练或速度慢，如静脉输液通路的建立，气管插管多次失败，直接影响院前急救的医疗质量，导致纠纷的发生。

由于情况紧急，急诊医护人员往往容易忽视患者及家属的知情权，根据《医疗事故处理条例》第十一条的规定，"在医疗活动中，医疗机构及其医务人员应当将患者的病情、医疗措施、医疗风险等如实告知患者，及时解答其咨询；但是，应当避免对患者产生不利后果。"特别是在进行某些有创性操作时，医护人员在操作前必须向清醒的患者及家属解释清楚，征得其同意后才可进行。

3. 急救记录中存在的法律问题 急救记录的书写应当秉持严谨、负责的态度，要求书写标准、完整、及时。医护人员急救中常急于完成各项急救操作，忽视记录书写。导致记录中可能存在问题：如记录时间与某些治疗时间不一致；遗漏了某阶段的救治信息；对是否告知家属权利义务部分记录不全等。

4. 执行医嘱中存在的法律问题 医嘱通常是医护人员对患者施行诊断和治疗措施的依据。在院前急救过程中，通常护士执行的是口头医嘱，在执行的过程中，可能因为医师的口误没有得到纠正，或护士误听都可能发生执行错误的医嘱，从而导致纠纷的发生。

（二）院内急诊科可能涉及的法律问题及对策

1. 依法执业问题 从事急诊一线的医护人员必须合法的执业证书，切不可把进修医生和实习生单独放在急诊一线岗位上，如果是无证上岗，一旦发生医疗事故，就是刑事责任。因此必须保证急诊医护人员的持证上岗。

2. 岗位责任性问题 急诊岗位特别强调岗位责任性，急诊患者的抢救是分秒必争的，一旦发生急诊值班医护人员脱岗造成后果，就是刑事责任。

3. 诊疗程序问题 诊治急诊患者，必须严格执行诊疗规范，规范规定的程序一步都不能漏掉。此类违法行为常发生在医护人员的亲朋好友中，医护人员一番好心，省略就诊环节，而病情变化是任何人也不能预料的。一旦发生病情突变，好友马上翻脸，对簿公堂，由于未执行规范而输掉官司的比比

皆是。因此，一切按诊疗程序和医院规范进行，不要为徇私情而给自己带来麻烦。

4. **盲目自信，判断病情有误**　急诊患者病情瞬间万变，急诊医生在诊治患者时应留有余地，不能把话说死，切忌说"我说没问题就没问题"、"我是医生，听你的还是听我的"等此类大话。应详细告知患者和家属可能发生的后果，包括疾病的转归、药物的副作用、注意事项，并在病历上一定写明"有情况及时就诊"。

5. **急诊病历书写和医疗记录问题**　抢救患者时往往因为时间紧张而没有及时书写病历、记录抢救过程，务必及时完成。作为一名急诊医生，应牢记一句格言："凡是病历上没有写的，就等于没有做过。"你所做的每一个抢救措施、与患者及家属所沟通的每一个医疗问题都必须在病历上记载。另外，要防止出现医生记录和护士记录不一致的情况，不要在病历上随意涂改，如有错误，应在错误处修改并签名和记录修改日期，并能看清错误修改的内容。

6. **医患沟通问题**　大部分医疗纠纷的发生原因就是医患沟通不足，患者及家属不能理解病情变化和救治措施的合理性。特别在非常繁忙拥挤的急诊室，一方面医生确实忙于应付患者急救，分身乏术，另一方面是焦急等待的患者家属，他们对患者的病情变化和预后，以及可能需要的医疗费用等一切都茫然无知，迫切需要医生耐心地向他们作一个详细的说明。因为沟通不足，一旦患者病情恶化，医患冲突在所难免。因此，无论时间多紧迫，都应该与患者家属作详细的沟通，让患者家属理解病情的严重性和治疗措施的合理性。

7. **医疗资源不足引发的问题**　现今大医院急诊室人满为患，急诊室拥挤现象已成为世界性难题。虽然大医院急诊室都分为 A、B、C 三个区域，A 区收治危重患者，B 区收治重患者，C 区收治一般急诊患者，但那是从医生角度来划分的。对于患者来讲，即使只是阑尾炎，也会令他疼痛难忍，一分钟不愿意等待。要防范由此带来的医患矛盾，不是急诊医生个体能解决，医院领导、卫生行政部门领导应认识到医疗急救资源不足所带来的严峻问题。作为急诊医生，应做好自己的本职工作，让患者看到你的辛苦，不要引火上身。另外，当本院的急救资源已饱和时，对送到急诊室的患者要妥善处置，安排好接待医院和运送的救护车，并做好运送途中的医疗安全工作。

8. **确保急救设备的正常运行**　急诊室是一个充满医疗急救设备的场所，应定期检收，确保急救设备能随时投入使用，对于除颤仪等需要充电的设备，平时应处于充电状态。医疗设备要有维护保养记录，能证明其运行正常。

（马岳峰）

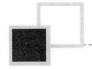

第三章　心肺脑复苏

第一节　心肺脑复苏发展历史、现状及展望

一、远古时代的复苏案例对现代复苏医学的影响

回顾心肺复苏（cardiopulmonary resuscitation，CPR）的发展历史，了解人类发展复苏技术的精髓，对理解、掌握和发展现代心肺复苏技术与理论甚为必要。回顾心肺复苏术的历史形成过程，有助于我们更好理解当前心肺脑复苏的现状和存在问题，提示我们继续探索悬而未决的问题，最终提高心肺脑复苏抢救成功率和生存率。

早在1700多年前的东汉时期，名医张仲景（145—208年）所著的《金匮要略》已对缢死复苏方法进行过详尽阐述："救自缢死……徐徐抱解，不得截绳，上下安被卧之。一人以脚踏其两肩，手少挽其发，常弦勿纵之；一人以手按据胸上，数动之；一人摩捋臂胫，屈伸之。若已僵，但渐渐强屈并按其之，并按其腹。如此一炊顷，气从口出，呼吸眼开而犹引按莫置，亦勿苦劳之……"这应该是世界上最早有关于心肺复苏的详细描述。对照现代复苏方法注释为：①"安被卧之"是处于平卧体位；②"登肩挽发"可使患者头后仰，开放气道；③"以手按据胸上，数动之"，连续胸外心脏按压；④"摩捋臂胫屈伸之"，屈伸臂胫，舒展胸廓，助以呼吸；⑤腹部按压助以通气和血液回流；⑥"呼吸眼开而犹引按莫置"，复苏有效后，强调了不可中断心脏按压，直至最终成功。可见我国最早采用的有效综合复苏方法已趋成熟。晋代葛洪（284—364年）所著《肘后方》中述："……塞两鼻孔，以芦管内其口中至咽，令人嘘之。……更递嘘之。"更直接描述了人工呼吸和复苏的连续性，还使用芦管为"口咽通气管"，至今仍被国内外复苏者使用。用针刺人中穴救治突然意识丧失或实际猝死的患者，在我国已有1000多年的历史。明代时，口对口人工呼吸等复苏技术已被普及到民间，并广泛应用，如《醒世恒言》中就有对"口对口人工呼吸"的详实记载。时至清代，已出版了不少急救方面的专著，如《急救危症简便验方》（1673年）、《救急备用经验汇方》（1801年）和《急救广生集》（1803年）等，这些著作都不乏对各种危重症复苏的记述。

16世纪以前，死亡一直被人们认为是上帝的旨意和召唤。随着文艺复苏时期的到来，人们开始产生复苏"死亡患者"的意愿，如被Perter Safar称为现代复苏之父的意大利帕多瓦的Andreas Vesalius，当时认识到气管插管通气对逆转窒息的重要性，然而他保守的同事们称他为精神错乱，为了躲避宗教裁判的迫害，他远程朝圣并在海难中丧生。

人们很早即认识到为防止死亡必须保持身体温暖。16世纪，人们常用风箱将壁炉里的热空气和烟吹入需要救生的患者口内，这个方法几乎沿用了300年。18世纪，人们在救治溺水的过程中发展了复苏技术。有一种复苏方法是将患者横放在奔跑的马背上。当时认为躯体受颠簸，而反复颠动，胸压随颠簸撞击的频率而有节律地变化，则可恢复呼吸。1767年创建的荷兰溺水复苏协会曾建议：①温暖溺水者的方法，在溺水者附近点燃炉火，或者将其埋入暖沙中，或为其洗热水澡，或让两个志愿者与其同卧一张床上进行取暖；②使患者头低脚高位，按压腹部，用羽毛刺激咽后壁诱发呕吐，以除去吞咽吸进的水；③刺激患者，特别是肺、胃和肠，如用烟草的烟气熏蒸直肠，或者用浓香料；④用吹风器辅助呼吸；⑤放血疗法。当时的资料表明，其他方法有物理和触觉刺激，如叫喊、掌击、甚至鞭笞都曾用于复苏的尝试，目的是试图唤醒患者。1788年，查理·凯特医生发表了名为《关于目击下死亡的复苏》的论文，凯特描述的故事是一个3岁的女孩从二层楼的窗户掉下来，"所有目击者都以为女孩死了"。住在事故发生地对面的医生想用电流复苏女孩，20分钟后，医生才用上电击，除了能在胸部产生震动，电击在身体其他部位不起作用。最终女孩开始呼吸，被认为这是首次成功的电除颤。凯特首次分析了 125 个复苏成功的病例和 317 个成功的病例资料。他认为，导致死亡的最重要因素是"运用有效治疗前的时间长短"。正如当今的认识，凯特已意识到挽救心搏骤刻不容缓。约 100 年前，荷兰人马歇尔·豪采用了以胃部为轴线，每分钟将患者滚动 16 次。当患者面向下（呼气阶段）时，压力作用于其背部，能达到 300～500ml 的潮气量，不久，皇家拯救溺水协会接受了这一方法。

二、复苏学的近代研究及发展

（一）呼吸复苏：开放气道和人工通气

直到 20 世纪初，由于手术室麻醉意外的发生，复苏才被开始真正实施。对于院外呼吸复苏，1850 年 Marshall Hall 的误导使得呼吸复苏正确方法迟到 100 年，他认为口对口呼吸或风箱辅助呼吸会导致肺破裂。他们推荐压胸抬臂法，如 Silvester 方法（患者仰卧位，急救人员用力抬高患者手臂高过头部使肋骨上抬，帮助吸气；随后放下手臂按压胸部帮助呼气），Howard 法（仰卧单纯压胸），Schaefer 法（俯卧单纯压胸），Holger-Nielsen 法（俯卧压胸抬臂）。对于院内呼吸复苏，尽管当时上呼吸道软组织阻塞的机制还不为人所深入了解，1870 年手术教科书推荐将下颌推向前，或者用镊子将舌头拉扯，和压胸抬臂通气法。

1956 年 10 月水牛城的麻醉医生 James Elam 和 Peter Safar 会面商谈，讨论 Elam 的关于麻醉患者口对面罩或气管插管通气的数据记录。他的资料显示假如给予两倍正常潮气量通气的话，呼出的气体是可以满足复苏通气需要的。Elam 的数据和他对紧急救援的浓厚兴趣点燃了 Safar 对复苏研究的兴趣。Safar 着手开展在成人身上不给予气管插管和面罩时，口对口人工呼吸和传统手动人工通气方法的比较研究。30 位医生和学生志愿者在没有气管插管下接受镇静和箭毒诱导的几个小时呼吸暂停。在实验步骤 A，昏迷的患者全部出现上呼吸道阻塞，翘高头部、提起舌头和使会厌不贴附气道可以改善气道阻塞情况。此外部分患者需要提颌和张开口，也就是现代称的三线手法。在实验步骤 B，各种手动人工通气方法都伴有不同程度的气道阻塞，Brosch 方法（改良的 Silvester 方法）由于通过垫高肩膀从而使得头部翘高相对而言比较有效。最古老的口对口人工呼吸，被证明最有效！未经训练的旁观者均能对所有患者给予大潮气量的通气，实验表明五次的通气能使因呼吸暂停导致动脉氧饱和度低的动脉血快速重新氧合。Gordon 等在儿童身上证实了口对口人工呼吸比手动人工通气优越。一年后，Elam、Safar 和 Gordon 等说服全世界接受他们的有关急救的"抬头和吹气"技术。

（二）心脏复苏：胸外按压

19 世纪 80 年代开始德国外科医生最先探讨在氯仿诱导心搏骤停的动物上，开胸或者不开胸情况下的人工循环。Schiff 对动物的气管吹气，开胸用手按压动物心脏，并且记录到脉搏压力波动。1990 年挪威的 Igelsrud 开胸复苏首次成功复苏一个氯仿导致心搏骤停（cardiac arrest，CA）的患者。1878 年德国的 Boehm 发表研究结果表明不开胸可以复苏心搏骤停动物的血液循环，他应用风箱通气和胸外按压按摩心脏成功复苏氯化钾诱发心搏骤停的猫。1892 年 Maass 首次记录患者闭胸心肺复苏法。Maass 应用改良的 Silvester 法 -Brosch 方法："我用力在呼气阶段时压胸到达心脏位置……大约一小时胸外按压后桡动脉搏动恢复……小孩昏迷十天后逐渐康复"。然而这个突破性的发现在接下来的 50 年没有得到人们重视。

1957 年，长期在狗身上从事关于心室颤动（ventricular fibrillation，VF）和即时除颤的霍普金斯大学电工程退休教授 William Kouwenhoven 拜访当时正在进行口对口通气实验的 Safar。他们探讨如何在不开胸的情况下增加人工血液循环，Safar 让同事 Redding 在狗身上试用高压力通气试图增加血液循环，但是这种方法没有奏效。他们当时并不知道 Maass 的研究结果。Knickerbocker 当时是跟随 Kouwenhoven 作研究的博士生，1958 年在狗实验中一个意外的、伟大的发现使他重新审视体外心脏按压：在进行致颤和即时除颤过程中，当他用力按压除颤板到胸廓时，他观察到动脉血压的波动。Kouwenhoven 立刻意识到这一观察发现的重要性，并在狗身上验证这一技术。外科医生 Jude 在患者以及当时新麻醉药三氟溴氯乙烷导致的无脉性患者身上验证这一发现。1960 年 Safar 阐明在动物身上，不管有没有心搏骤停、有没有气管插管，单独的胸骨按压能增加血液循环。至此，他把这一步骤 C，和先前他发现的步骤 A、B 整合起来形成现代复苏术构成基础生命支持的 ABC 三大步骤。

胸外按压可以产生人工循环的重新审视过程，令人回忆起 Fleming 发现青霉素的过程。维也纳的 Neither Billroth 早于 Fleming 70 年描述了青霉素效果，Maass 早于 Kouwenhoven 和 Knickerbocker 70 年前就通过胸外按压成功复苏患者，但是两人都没有重视他们的重要发现，伟大的发现就这样和他们擦肩而过。

（三）电击除颤

20 世纪初，日内瓦的 Prevost 和 Batelli 最先揭示在动物实验中，低电流不管是体外，还是体内通过心脏，能诱发心室颤动，而高电流能终止心室颤动。他们的这项研究结果直到 40 年后才被别人意识到其重要性。1947 年美国克里夫兰的 Beck 首次在患者开胸情况下交流电除颤成功。莫斯科的 Gurvitch 和 Yuniev 在 20 世纪 40 年代开展狗闭胸直流电除颤研究。1956 年波士顿 ZOLL 等首次临床上用交流电体外除颤抢救成功一例室颤患者。1961 年 Lown 等人发明了应用 R 波触发同步电除颤技术，可有效地防止刺激落在心动周期中的易损期上，该方法被命名为心脏电复律法。

三、复苏学范畴变迁

复苏学（resuscitology）是对呼吸循环骤停的病理生理以及脑复苏的重要性不断加深理解，并发展了各种针对性复苏急救措施，改进了复苏疗效之后才逐步形成、逐步发展起来的一门具有百年历史的学科。它的发展起源于麻醉意外导致的呼吸心搏骤停，这也是为何心肺脑复苏研究最早由麻醉学专家开始主导研究的原因之一。

当前心肺脑复苏研究，已经成为急诊医学的一个重要分支，已经成为多学科专家共同参与的独特学科。心肺脑复苏研究毫无疑问已经广泛扩展到多个领域。涉足本领域的专业学科，已不再是传统的临床医学或者病理生理学，其已经广泛包括了生物医学工程、人工智能分析，当代最新的基础研究进展如干细胞工程、人工器官等也开始在本领域中开展。心肺脑复苏，不仅仅是单纯的生物医学问题，更加涉及了伦理学、政府相关部门立法等问题。正是多学科的共同参与，近几年来，从基础研究到临床应用，从大体到细胞水平、甚至分子水平的生理和病理生理变化水平的深入研究，心肺脑复苏微观和宏观研究的紧密结合，新理论的提出以及新技术的应用，心肺脑复苏研究获得到了长足发展。

四、现代心肺脑复苏术的建立

20 世纪 60 年代把 Pater safar 发明的口对口人工呼吸、Kouwenhoven 发明的胸外按压术、Lown 发明的同步电除颤术等三项技术称为心肺复苏的里程碑——现代心肺复苏术。CPR 作为一项基本的

救命技术，经过 50 年的实践，不断尝试，改进，创新。50 年过去了，心肺复苏的最终临床效果仍然令人失望。无论是院外还是院内发生的心搏骤停，复苏成功率和出院生存率均不尽人意。在过去 50 年，许多新的干预措施和技术提高了院外心搏骤停的复苏成功率，院外心脏性猝死的生存在过去 50 年里有提高吗？问题的答案是肯定的，生存有所改善，从 50 年前几乎零到今天介乎于 1%～15%。

尽管如此，目前心搏骤停和心肺脑复苏仍然是医学上的难题之一，国内外的专家们长期以来致力于本领域的研究，以期寻找的最佳方法从而最大限度地提高生存率和减少致残率。在这一探索过程中，以 Peter Safar 等为首的国际先驱们，分别在各自的研究领域中，对心肺脑复苏做出了巨大的贡献。从 1992 年的国际心肺复苏指南首次发行到 2010 年复苏指南的出版，从 1975 年举办的首届国际 Wolf Creek 心肺复苏高峰论坛到 2013 年的第十二届 Wolf Creek 心肺复苏高峰论坛，在这一系列现代心肺脑复苏研究过程中，正是他们锲而不舍、严谨治学、无私的科学态度，极大地推动了心肺脑复苏研究的向前发展。

1961 年 Peter Safar 正式整合、系统化各种急救措施，使之形成一个有效的心肺脑复苏系统，现代心肺脑复苏术由此正式形成。它包括基础生命支持部分的开放气道、人工通气和胸外按压；进一步生命支持部分的药物、除颤和液体补充；后期生命支持的评价、低温治疗和重症监护等。Safar 说明复苏预后取决于整个系统中最薄弱的一环节。对这一系统的一项详细调查研究表明，在 20 世纪初，整个系统仅仅缺失的环节是头部后仰的人工气道管理和重症监护，20 世纪初人们掌握的知识直到 60 年代才开花结果。Safar 分析这一情况后认为五个原因导致了这一情况：①发现者没有意识到他们所发现的重要性；②临床医生、实验室研究人员和现场急救人员缺乏相互沟通；③整个系统没有整合起来，导致其结构不完整；④强权专家教授抗拒改变；⑤当时没有记录着生理学监测数据的文件。

现代心肺复苏经过近 50 年的发展，核心就是突出一个"早"字，及早发现、及时诊断、及时抢救、及时脑保护。1966 年美国国家科学院及美国心脏病协会联合召开心肺复苏会议，制定了心肺复苏（cardiopulmonary resuscitation，CPR）和心血管急救（emergency cardiovascular care，ECC）的标准与指南。此后在 1973、1979、1986、1992 年又先后召开了四次 CPR 与 ECC 专题会议，不断改进与完善心

肺复苏与心血管急救指南，并推动了CPR技术在公众中的普及。当时，该指南主要适用于美国国内。

由于心搏骤停事件的突发性，1992年美国心脏学会提出了生存链的概念，核心就是突出一个"早"字，及早发现、及时诊断、及时抢救和及时脑保护。其目的是尽快恢复患者的自主循环和呼吸。生存链：①早期发现，立即识别心搏骤停并启动急救系统（EMS）；②早期心肺复苏（CPR），即刻的心肺复苏能使心室颤动导致的心搏骤停患者存活机会提高2～3倍；③早期电除颤，心搏骤停事件发生3～5分钟内实施CPR的同时电击除颤能把生存率提高到49%～75%；④早期高级生命支持。

CPR操作步骤已经形成国际公认的九步法：A，airway，开放气道；B，breathing，人工呼吸；C，circulation，人工循环；D，drug，药物治疗，或defibrillation，电击除颤；E，ECG，心电监护；F，fibrillation，电除颤；G，gauge，评估分析；H，hypothermia，低温脑保护；I，intensive care unit，重症监护。

五、心肺脑复苏研究现状

国际复苏联合会（ILCOR）和美国心脏学会（AHA）分别于2000年、2005年、2010年制订了心肺复苏和心血管急救国际指南。成为全世界抢救心搏骤停患者的行动指南。

（一）复苏方法学研究及其发展趋势

复苏方法的有效性是关系到复苏成功率的最主要因素之一，因此复苏方法学的研究一直是复苏的核心问题。心肺复苏术经过长期的探索和发展，形成了开胸心肺复苏术、闭胸心肺复苏术和微创心肺复苏术三大类别，目前以闭胸心肺复苏术为主流。由于闭胸心肺复苏术的成功率不高，人们一直在探索如何提高复苏成功率。其发展经历了这样几个阶段：20世纪60年代主要是将闭胸复苏术的操作规范化、标准化制定了标准复苏术。70年代研究重点是如何提高收缩压，改进复苏术；在血流动力学机制的方面，提出胸泵学说。80年代认识到冠脉灌注压与复苏成功率密切相关，强调提高冠脉灌注压是最重要的，从而在这一方面作了不少的努力；心泵学说和胸泵学说之讨论，提出了多种改良复苏方法。90年代的研究注重胸内负压，如何调动肺循环，期望大小循环较好地运行起来，出现了相应的改良复苏方法。最近几年，心肺复苏的方法学研究，重点仍旧在寻找更有效更安全的复苏方法，出现了几种新的心肺复苏术，并且意识到为人工通气过多地中断按压，对复苏血液循环状态产生不利的影响，提高了按压通气比。

50多年来，无数学者在复苏方法学研究上付出巨大努力，并取得一定的进展，为了提高复苏成功率，出现了十几种的改良心肺复苏术。对于这些改良复苏方法的评价，研究者普遍认为冠脉灌注压是一个基本的血流动力学评价指标，但最终评价还是依靠患者生存出院率及神经系统恢复。因此不少复苏方法已经被淘汰，目前80年代的VEST-CPR、IAC-CPR及高频复苏术还没有放弃，90年代的ACD-CPR、双泵复苏术和PTACD-CPR的仍在继续论证，近几年来，胸骨按压配合胸廓束带同步加压复苏术（SST-CPR）、pGz-CPR等新的心肺复苏术不断涌现。

众所周知，心肺复苏的成功率受众多因素影响，生命链的各个环节都十分重要。但是产生较为有效的循环和呼吸，使组织细胞有一定的血供，为一切抢救的基础，因此，进一步加强复苏的方法学研究以及复苏方法的有效性和安全性评估，是今后该领域研究的一个主要方向。对于心搏骤停患者的血液循环而言，在用人工的方法充分有效地调动体循环和肺循环，使其协调运转，在产生较高的收缩压、舒张压、冠脉灌注压和脑灌注压的基础上，合理应用血管活性药物和抗心律失常药物，改善心脑等重要器官的血供。对于通气而言，因为通气一般在终止胸部按压或在放松期进行通气，如何以最少的通气次数就能维持组织中的血中氧饱和度，尽可能减少按压的停顿，即按压与通气的比例是当前复苏领域还未定论的问题。

（二）高质量胸外按压的重要性

当前心搏骤停急救强调有效高质量的胸外按压。胸外按压通过增加胸腔内压力和直接按压心脏驱动血流，正确的胸外按压能产生动脉收缩压60～80mmHg，但是舒张压低，颈动脉的平均压很少超过40mmHg。有效的胸外按压产生的前向血流尽管量少，但是给心脑带来了很重要的氧供和代谢底物。胸外按压能明显提高电击除颤的成功率，对于那些心室颤动时间超过4分钟的患者在首次电击除颤前胸外按压尤其重要。指南强调高质量的胸外按压应该"用力按压、快速按压"，并保证按压间期胸廓充分回弹。尽量减少因分析心律、检查脉搏和进行其他治疗措施引起的胸外按压中断，在给予干预措施诸如气管插管、除颤时，中断胸外按压的时间不应超过10秒。

胸外按压的频率与人工呼吸的比率、按压的深度都在实践中不断地修正。在 2000 年之前，推荐的比率为 5:1；在 2000 年国际心肺复苏指南中该比率为 15:2；而 2005 年国际心肺复苏指南推荐的比率为 30:2。其比率的变动是在大量的实验数据的基础上进行归纳总结而得出的结果，是直到目前为止最佳的按压/呼吸比率。但至少在目前世界各国在 30:2 的基础上所进行的所有科学研究包括临床研究就有了纵向和横向对比的可能性。按压的频率 2005 年指南为大约 100 次/分，2010 年指南修改为至少 100 次/分；按压的深度 2005 年指南为 4～5cm，2010 年指南修改为至少 5cm。更强调高质量的 CPR，2010 年指南取消了"一听二看三感觉"判断呼吸的操作，CPR 操作步骤中"A-B-C"修改为"C-A-B"，强化有效的连续胸外按压。2010 年指南在"早期发现/呼救、早期 CPR、早期电除颤、早期高级生命支持"的生存链中加上"复苏后综合征的治疗"，强调心肺复苏成功后的器官功能支持。

（三）电击除颤策略

心搏骤停患者的初始心律最常见的是心室颤动，电击除颤是主要治疗手段。如果得不到及时有效的救治，可在几分钟内恶化为心室静止。在电击除颤之前作胸外按压，可改善心肌氧供给，提高除颤成功率，电击后胸外按压可使无灌注心律转为有灌注心律。由此可见，目击者对患者立即实施高质量的胸外按压，尤其是早期实施有效不间断的按压，是最为重要的救命措施。单纯实施 CPR 一般不可能终止心室颤动和恢复有效血流灌注，电击除颤是终止心室颤动的有效治疗方法。早期电击除颤是决定心搏骤停患者存活的关键。既往强调遇到心搏骤停患者立刻电击除颤，当前认为不能单独强调除颤，应当根据具体情况优化策略，心搏骤停患者存活的关键是能否快速整合 CPR 和电击除颤。

（1）当院外心搏骤停事件被目击或者发生医院内的心搏骤停事件，假如在现场可获取 AED 或人工除颤器的话，急救人员应当立刻进行 CPR 和尽早使用除颤器。同时给予人工呼吸。

（2）当院外心搏骤停事件发生未被急救人员目击时，尤其是从呼叫至到达现场的时间超过 5 分钟时，先实施大约 2 分钟（5 个轮回）的 CPR，每轮 CPR 包括 30 次胸外按压和 2 次人工呼吸，再给予电击除颤。

（3）双向波除颤器首次除颤效能达到 90%，当心室颤动或无脉性室性心动过速发生时，急救人员应当电击除颤一次，然后立刻进行 CPR，之后再进行检查心律和脉搏，需要的话再进行另外一次的电击除颤。

（4）双向波除颤器的除颤效能和安全性比单向波除颤器好。目前市场上的双向波除颤器其波形和能量略有差别，推荐双向方波首次除颤能量 120J，双向切角指数波 150～200J，随后的除颤能量选择可使用第一次的能量或更高的能量。尽可能不用单向波除颤器，因为单向波除颤的能量选择至少 300J，高能量除颤可对心肌造成一定的损伤。

2000 年指南建议给予 3 次电击后，实施 CPR 1 分钟后评估循环情况，每次电击期间不进行 CPR。2005 年国际心肺复苏指南建议应用 AED 时，给予 1 次电击后应该实施 CPR，而循环评估应在实施 2 分钟 CPR 后进行。大多数电击除颤可 1 次终止室颤，中断按压去检查可能并不存在的室颤，其合理性值得怀疑。室颤终止后数分钟内，心脏并不能有效泵血，立即实施 CPR 十分必要。

（四）复苏药物的选择

迄今为止，没有任何安慰剂对照临床试验表明在心室颤动、室性心动过速、无脉性心电活动或心室静止的任何阶段中，某种血管加压药物能提高具备完整神经功能的出院存活率。然而有证据表明应用血管加压药物有助于初始的自主循环恢复。

1. 肾上腺素 2010 年指南仍然推荐在成人患者每隔 3～5 分钟经静脉或经骨给予肾上腺素 1mg。

2. 血管加压素 血管加压素是非肾上腺素能外周血管收缩剂，它同时也能导致冠状动脉和肾动脉收缩。

六、展望

当前的心肺复苏研究成果解决了部分问题，然而在具体实践中人们不断遇到新的挑战，新的指南也在随着时代的变化而不断改进，所有心肺复苏的基础与临床研究都应该围绕如何进一步提高心搏骤停患者的抢救成功率和出院生存率。

（一）人工智能辅助复苏装置对心肺脑复苏的指导价值

2010 年心肺复苏指南强调了胸外按压的质量问题，强调用力按压、快速按压、使胸廓充分弹回和尽量减少中断按压的时间。理论上的预期再有效的新的心肺脑复苏策略，假如没有真正得到执行，其实际效果也和旧的干预措施复苏效果毫无差别。研究表明即使是专业的急救人员，其实际操作和指南要求也存在较大地差别，表现为胸外按压的频率和深度和指南建议相差甚远。上述心搏骤停和复苏过程暴露的问题，新型自动体外除颤器不仅具有分析心律必要时给予电击除颤功能，还具备反馈提示功能。当急救人员进行胸外按压时，它能实时监控按压的深度和频率，并给予即时的语音提示反馈，提示急救人员进行符合质量的胸外按压。

在具体的胸外按压过程中，主观上急救人员竭尽全力按照心肺复苏指南要求进行胸外按压，然而客观的数据显示在心搏骤停现场或模拟现场中，由于高强度的体力消耗导致体能的下降，胸外按压频率和深度质量不可避免随着时间推移而明显下降，尽管双人CPR定期轮换操作可能可以部分解决这一问题，但是由此带来的中断按压不可避免地降低了复苏的效果，对这一问题已经引起国际上复苏专家们的高度重视。在国际论坛上，已有专家明确指出，恒定高质量的胸外按压不可能由人工完成，机械装置辅助的胸外按压是解决这一问题的有效办法。因此，当前国际上对机械辅助胸外按压装置高度重视，多个研究机构已经或正在继续完善低能耗、高效率、便携式的机械胸外按压装置。自动体外除颤器和便携式人工智能辅助复苏装置广泛配备在社区或者心搏骤停高发场所，将能明显提高心肺复苏的成功率。

（二）院外心脏性猝死的预警机制

大部分的心搏骤停事件发生在家中，推广全民心肺复苏健康教育，落实到每个社区，必将能更好地提高心搏骤停的抢救成功率。当公众除颤计划到社区，能明显提高心搏骤停的抢救成功率。能否在发生时第一时间到达现场早期进行心肺复苏，或者在专业人员到达之前由受过培训的旁观者进行急救？根据国内实际情况，区域性家庭-社区-医院-急救中心监测网络平台的构建和发展给我们提供了良好的途径，将心搏骤停的预防和抢救延伸向家庭，同时培训高危人群的家属，掌握基本现场救命术，实施公众除颤计划及公共场所、家庭安放AED，加上快速反应的120急救系统，形成区域性心脏性猝死的综合防治网络。构建区域性家庭-社区-医院-急救中心监测网络平台将成为未来的趋势，国内外的部分研究结果已经显示了其良好的效果。

（三）脑复苏的亚低温疗法

亚低温治疗已成为颅脑神经损伤的常规治疗方法，其脑保护作用已有大量报道，有关心跳呼吸停止后脑复苏亚低温治疗的特殊性如下。适应证：①心跳呼吸停止10分钟以内开始CPR者；②60分钟以内复苏成功者，复苏后30分钟GCS<5分，或来院时<8分；③循环系统功能基本稳定。不宜施行亚低温者：①使用升压药，BP<90mmHg，对药物无反应；②昏迷原因尚有颅脑损伤，脑血管疾病和药物中毒；③<16岁、>65岁；④可疑妊娠；⑤复苏后由他院转来，已很长时间；⑥有缺血性心脏病、肝硬化、肾功能不全或恶性肿瘤晚期。中度低温为32～33℃，轻度低温为34～36℃（适用于血压低者），使用全身降温方法在保障循环功能稳定前提下，尽快降到目标温度32℃，一般35℃之前慢慢下降，为防止恶寒颤抖，应使用肌肉松弛剂和麻醉用药，如咪唑地西泮0.2mg/(kg•h)。一般亚低温持续2～5天，最长一周以内。其目标为ICP<20mmHg、脑灌注压>70mmHg，平均动脉压>90mmHg，颈内静脉氧饱和度70%～80%，心脏指数2.5～3L/(min•m²)。为确保亚低温治疗成功，防止ICP升高，应缓慢升温0.5～1℃/d，到35℃停止，保持该温度，观察患者稳定后可恢复到37℃，以后才能停用麻醉药和松弛剂。基本管理方法与重症颅脑损伤的亚低温治疗相似。但疗效比颅脑损伤的效果差。

（四）线粒体功能与心肺脑复苏

线粒体是真核细胞内的一个必需的细胞器，它在维持细胞能量代谢、离子稳定、氧化还原平衡及细胞凋亡等方面发挥重要作用。心肺脑复苏前后线粒体功能发生了很大程度的改变，线粒体的功能的受损伤程度与心肺脑复苏的预后密切相关。

心肺脑复苏本质的生理基础是全身性的缺血再灌注，缺血再灌注会造成身体多个部位如心脏、大脑、肺等的器官的可逆或者不可逆损伤，而细胞内部的线粒体超微结构也会通常随之发生很大的改变，如线粒体肿胀，嵴崩解，外膜破裂，空泡化等，这些跟缺血再灌注时期细胞的有氧呼吸降低、氧化应激增强，钙离子超载等引起的线粒体损伤有关。

心肺复苏后脑功能的恢复代表着复苏的最终成功，然而临床上只有少数心肺复苏成功的患者能完全恢复脑功能，脑功能的恢复与脑细胞能量代谢障碍密切相关。在心肺复苏时由于氧气供应不足，造成体内细胞的能量代谢由有氧呼吸转为无氧呼吸，这样引起细胞内ATP的合成减少。由于血供缺氧造成无氧呼吸加强，从而引起细胞内酸化。细胞内高浓度的Ca^{2+}可以通过线粒体上的钙离子单向装运体转运至线粒体内部，从而引起线粒体内部Ca^{2+}的超载，这样会降低线粒体的氧化磷酸化水平，并会加剧线粒体的损伤，引起细胞凋亡。在心肺脑复苏的缺血期，线粒体呼吸链复合体由于受到缺氧的影响，复合体的酶活性显著降低，线粒体呼吸产生的电子从复合体泄漏而形成活性氧（reactive oxidative species，ROS）。过量的活性氧还可以造成蛋白或脂质的过氧化，造成细胞膜及线粒体膜的损伤，进一步可造成细胞死亡。

心肺脑复苏时可以通过多种途径引起线粒体的损伤和功能异常，线粒体的损伤是心肺脑复苏损伤的关键环节，因此越来越多调节线粒体功能的药物正在被研究用于心肺脑复苏的治疗，如线粒体能量调节剂、抗氧化应激药物、钙离子拮抗剂等，然而它们在临床上的疗效仍需进一步验证。探索研究心肺脑复苏时线粒体的损伤变化及分子机制，将有助于加深对心肺脑复苏的认识，有利于开发更有效的针对心肺脑复苏损伤的线粒体靶植药物，并可能为心肺脑复苏的治疗提供更有效的治疗方法。

（五）骨髓间充质干细胞移植在脑复苏中的应用

目前骨髓间充质干细胞（MSCs）在疾病治疗中应用的实验和临床研究结果令人欢欣鼓舞，MSCs移植治疗脑复苏也显现了诱人的前景，MSCs可能通过细胞和基因治疗的方式在脑复苏中发挥其独特的治疗作用。但要应用于临床，还有很多问题需要解决：① MSCs表型复杂，无特异性表面分子，使得MSCs的鉴定存在一定的困难；② MSCs定向迁移和向神经细胞分化的具体机制不清，有必要进行相应的研究以促进移植后MSCs在脑组织分布、增殖以及分化为神经细胞以提高移植治疗的成功率；③目前关于MSCs在神经组织修复中的应用研究都是围绕局灶性脑缺血模型进行，而脑复苏针对的全脑缺血性脑损害的损伤范围、幅度更广，损伤的机制也不尽相同，对前者有效的治疗在后者中不一定有效，因而还需要进行相应的应用研究以提供更多的理论依据和实验基础；④有必要进行进一步研究探寻更优的基因治疗策略以提高基因转染效率和安全性；⑤有研究者认为MSCs并非单源性细胞成分，而是三种胚层干细胞的合源成分。如果是这样，MSCs移植到体内后理论上有形成畸胎瘤的可能，我们应该进行相关研究探讨MSCs移植治疗的安全性。

心搏骤停后缺血缺氧性脑损害直接威胁到人类生命和健康，我们急需改进脑复苏的治疗措施提高救治成功率。作为理想的"种子细胞"，MSCs可以通过细胞治疗和基因治疗的方式促进神经组织修复和神经功能恢复而在脑复苏中发挥独特的作用。目前，临床上多采用自体骨髓干细胞治疗。

（黄子通）

第二节　脑复苏的现状及进展

心肺复苏的最终目的是恢复患者神志和工作能力，脑复苏的成功与否决定着患者的生存质量，故主张把心肺复苏改为心肺脑复苏。可以说心肺复苏是决定预后的基础，脑复苏则是决定预后的关键。但到目前为止，心搏骤停后特异性针对脑复苏的治疗手段进展甚少，而且也没有发现对心搏骤停后神经系统功能恢复确切有效的脑特异性治疗措施。研究心肺复苏过程中的脑代谢及循环的改变，缺血再灌注损伤的病理生理过程，对探索脑复苏病理生理及采取有效的脑复苏措施有着重要的意义。

脑是人体代谢最为旺盛的器官之一，流经脑组织的血液约占心排血量的20%，耗氧量占全身耗氧量的20%～30%，因此脑组织对缺血、缺氧非常敏感。脑细胞的能量代谢与体内其他组织代谢相似，但也有许多独特之处，包括：①脑对能量的需求量很高，脑组织的有氧代谢占脑全部代谢的85%～95%，而无氧代谢（无氧酵解）仅占全部代谢的5%～10%；②脑具有特殊载体机制，完全缺氧的情况下，不仅无ATP合成，而且脑内储存的ATP也很快被耗竭，没有ATP，钠泵、钙泵、蛋白质、核酸、脂质的合成全部终止；③维持正常的脑功能需要神经递质的参与，脑缺氧时葡萄糖代谢产生的γ-氨基丁酸、谷氨酸、门冬氨酸、丝氨酸、及丙氨酸的量要比正常情况下降低40%～60%。由于脑细胞的高代谢率及连续需要大量的氧和底物，故缺血缺氧或低血糖易导致脑功能紊乱。如果能量减少，在短时间内可发生不可逆性脑细胞损害，而且神经元几乎无再生功能。

正常人脑静脉血氧分压约为34mmHg，当降至28mmHg以下可出现神经错乱等；降至19mmHg以下时可出现意识丧失；低达12mmHg时将危及生命。缺氧引起脑组织的形态学变化主要是脑细胞变性、坏死、脑细胞肿胀及脑水肿。有数据表明心搏骤停短期存活者中有50%死于脑障碍，而20%～50%长期存活者中则存在神经系统后遗症。

20世纪初即有学者将脑作为复苏的靶器官，但随后的几十年学者们更多地关注于如何使心搏骤停的患者恢复自主呼吸和循环。直至20世纪70年代脑复苏的研究才开始逐步得到重视，此时由于现代复苏学的发展，有更多的患者得以恢复自主循环，学者们开始认识到脑缺血损伤的严重性和脑复苏的重要性。1985年，第四届全美复苏会议对过去的 CPR 标准进行了修订，特别提出了脑复苏的概念，从而诞生了现代的心肺脑复苏学科。最近十余年来，脑复苏的研究得到较快的发展，对脑缺血损伤的机制有了进一步的了解，亚低温脑复苏治疗显示了广泛的应用前景。

一、心搏骤停后全脑缺血损伤的认识

（一）概念与特征

目前对于发生于心搏骤停事件后的脑缺血损伤缺乏统一的定义，通常情况下将其称为心搏骤停后全脑缺血损伤，特指发生于心搏骤停后因脑血流中断引起的以缺血再灌注损伤为主要机制，以脑细胞死亡和脑功能障碍为主要表现的临床病理过程。

这一概念主要强调与局灶性脑缺血以及休克等引起的全脑缺血损伤相区别。心搏骤停后全脑缺血损伤常与局灶性脑缺血损伤相混淆。但实际上两者的损伤原因和病理生理机制均不同，病理损伤表现也存在较大差别。局灶性脑缺血损伤的病理损伤是以血流影响为基础形成缺血中心区、半暗区及梗死周围区等改变，而心搏骤停后全脑缺血形成多灶性损伤区域，其细胞死亡数量不足以形成类似于局灶性缺血的梗死灶，也无半暗带等改变。

选择性和延迟性是心搏骤停后全脑缺血损伤两个最为重要的特征。尽管心搏骤停时全脑血流中断，但各个区域对缺血损伤耐受程度不同，动物实验和临床影像学资料表明，海马、丘脑、皮层等部位是全脑缺血时的易损区域。各类细胞对缺血敏感性也存在差异，神经元缺血敏感性最高，其次为星形胶质细胞、少突胶质细胞和内皮细胞。延迟性是指缺血发生和细胞形态学死亡之间存在明显的延后现象，一般为数小时至数天。心搏骤停后出现延迟性和选择性脑缺血损伤的机制尚不明确，还有待进一步研究探讨。

（二）心搏骤停后全脑缺血损伤病理与病理生理机制

心搏骤停后全脑缺血损伤机制并未十分清楚，曾有学者提出各种学说试图解释脑缺血损伤的原因，但目前更倾向于认为脑缺血损伤的发生并非由单一因素引起，而是多个环节的众多损伤因素相互影响相互作用的结果。一般来说心搏骤停后全脑缺血损伤可分为启动环节、中间环节和损伤效应三个基本过程。

1. **启动环节** 心搏骤停后脑血流完全中断和伴随的能量代谢障碍是最直接的损伤因素。血流中断后，ATP 和糖等能量储备最终被耗竭而引起能量障碍，导致维持细胞自稳态的细胞膜离子泵衰竭，主要是 Na^+-K^+-ATP 酶依赖泵和 Ca^{2+}-ATP 酶依赖泵的功能衰竭，从而引起 Na^+、Ca^{2+} 内流并带动 Cl^- 和水内流入细胞内，导致细胞去极化和细胞内水肿。脑细胞去极化后，轴突释放的谷氨酸等兴奋性神经递质进一步放大了损伤效应。一方面，谷氨酸通过激活 N- 甲基 -D- 天冬氨酸受体（NMDA 受体）和 α- 氨基 -3- 羧基 -5- 甲基 -4- 异唑丙酸受体促进钙、钠内流，另一方面谷氨酸还可激活 G 蛋白介导的第二信使如 cAMP 进一步促进缺血的发展。尽管脑血流恢复后能量供应得到恢复，谷氨酸也被再摄取，但脑细胞正常生理功能的破坏以及离子通道异常为再灌注阶段损伤的进一步进展奠定了基础。

2. **中间环节** 脑细胞损伤的中间环节是启动因素所激活的各种细胞间和细胞内损伤信号，各损伤信号相互作用影响，形成瀑布样级联反应，最终导致广泛的细胞损伤。主要的中间环节包括：

（1）钙超载：细胞内钙超载是脑细胞损伤最为重要的中间环节。缺血时由于电压门控和配体门控通道异常，细胞外钙离子大量流入细胞内，内质网和线粒体也有部分钙释放进入细胞浆，从而引起钙超载。细胞内高浓度的钙通过直接作用或激活各种钙相关酶而启动其他损伤环节或直接导致细胞器损伤、蛋白质降解和 DNA 断裂。

（2）一氧化氮（NO）合成增加：细胞内钙超载可激活一氧化氮合酶（NOS）而产生大量 NO，产生的 NO 可激活 NOS 而导致 NO 进一步增加。NO 的损伤效应包括：阻止线粒体摄取钙；与超氧阴离子（O_2^-）形成更具破坏作用的过氧亚硝基阴离子；激活细胞因子和化学介质等致炎因子；直接损伤 DNA；促进及早期基因以及细胞凋亡基因转录表达。

（3）蛋白激酶和基因激活：细胞内钙超载可通过磷酸化作用激活丝裂原活化蛋白激酶、蛋白激酶 C 等蛋白激酶系统而促进基因表达。脑缺血再灌注后数分钟内即有大量基因转录表达，主要包括及早期基因（包括 c-fos, c-jun, junB）、热休克蛋白、*Bcl-2*、*Bax* 基因、生长因子、NOS、环氧酶 -2、细胞因子（如白介素 -1β，肿瘤坏死因子 -α）。这些基因表达所引起的具体损伤或保护效应尚未十分清楚。

3. **损伤效应** 各种损伤因素引起的最主要组织学损伤效应是脑细胞死亡和脑水肿形成，并最终导致脑功能障碍。脑细胞死亡是脑功能缺失最为重要的原因。动物研究表明在缺血损伤敏感区域脑细胞损失可达 30% 以上。脑细胞的死亡与活性氧和钙敏感性蛋白激酶激活有关，线粒体再灌注损伤引起的继发性能量障碍也可能是导致细胞死亡的原因之一。实验研究表明心搏骤停后全脑缺血损伤过程中存在坏死和凋亡两种细胞死亡形式，但没有资料表明何种方式占主导地位。

缺血初期由于钠内流以及乳酸性酸中毒可发生细胞性水肿，表现为细胞肿胀，间隙缩小。再灌注阶段由于活性氧损伤和蛋白酶作用，正常血脑屏障遭到破坏而产生血管源性脑水肿，主要表现为颅内压增高。血管源性水肿的发展有两个高峰，第一个高峰出现于再灌注后数小时，第二个高峰出现于 24～72 小时。脑水肿的形成和发展进一步加重了脑功能的恶化。

二、心搏骤停后全脑缺血损伤的评估

根据心搏骤停后患者出现的脑功能障碍表现诊断心搏骤停后全脑缺血损伤并不困难。昏迷是心搏骤停后患者最常见的表现，其中部分患者自主循环恢复后不久即可清醒过来，另一部分患者也可于数天后清醒并完全恢复，也有相当多的患者最终死亡、陷于植物状态或表现为其他形式的意识障碍。评估心搏骤停患者的预后对于决定治疗强度、控制医疗费用、合理分配医疗资源具有重要意义。

在心搏骤停后 3 天评估脑功能预后可能具有较高的可靠性。目前还是更多地依赖意识状态和脑干功能的临床评价。复苏后患者常进行脑电图检查以协助判断预后，但其对于复苏后转归的预测价值如何尚不清楚，有小样本的研究表明心搏骤停后 24～48 小时进行脑电图检查有助于预后判断。72 小时后进行体感诱发电位检查可能对患者预后有较好的预测意义。

神经元特异性烯醇酶（neuron specific enolase，NSE）和 S-100B 是反映神经损伤的生化指标。常规 CT 检查对于明确患者心搏骤停的原因和排除颅脑外伤有意义，对于明确脑缺血损伤病灶也有一定帮助。采用 MRI 特殊序列如弥散加权成像、液体衰减反转恢复序列等检查可在早期发现脑缺血病灶，具有较高的敏感性和特异性。

三、脑复苏治疗策略

脑复苏治疗的原则为：尽快恢复脑灌注；维持合适的脑代谢状态；中断细胞损伤级联反应，减少神经细胞丢失。脑复苏的治疗措施主要包括一般治疗和特异性脑保护治疗。

（一）一般治疗

一般治疗是通过非特异性综合治疗措施促进脑血流恢复和防止继发性脑损伤，主要包括：

（1）尽快恢复自主循环：决定脑缺血损伤程度的最重要的因素是缺血的时间和程度。因此尽快开始心肺复苏以恢复患者自主循环和脑灌注是最为重要的脑复苏治疗措施。

（2）复苏后体位：将患者头抬高 30°，可降低颅内压且不影响脑灌注压和血流。

（3）纠正低血容量：尽量补充等张液或者低张液纠正血容量不足。

（4）保持正常或轻度偏高的平均动脉压：在复苏早期维持正常或稍高的平均动脉压（80～100mmHg）对恢复脑组织灌注是有利的。

（5）控制血糖：血糖升高与心搏骤停后预后不良有关。应积极控制血糖在 80～110（mg·dl^{-1}）。除非有低血糖发生，避免输注含糖液体。

（6）控制高颅压：当颅内压高于 20mmHg 时予降颅压治疗。

（7）避免缺氧：通过呼吸机或氧疗将患者动脉血氧饱和度维持在正常或偏高的水平（80～120mmHg）以保证脑组织得到充分的氧供。

（8）控制高热：应该监测患者的中心体温，如果患者出现体温过高或发热，给予退热剂或予以物理降温。

（9）抗癫痫治疗：癫痫可进一步加重脑缺血损伤和促进意识障碍加深，应予以积极处理。通常可采用苯二氮䓬类、苯妥英钠以及巴比妥类。

（二）特异性脑保护治疗

1. 亚低温治疗　低温治疗的应用可追溯到希波克拉底，他提倡通过雪包裹降温以救治出血患者。随后研究者观察到低温情况下中断血流不引起明显的器官损伤，从而奠定了现代心脏外科学基础。20 世纪 50 年代，Safar 等最早将低温应用到脑复苏治疗，尽管取得一定的效果，但也观察到低温带来感染机会增加、心律失常、血液凝滞等并发症，因此相关研究停滞不前。直到 20 世纪 70 年代，研究者发现 32～36℃ 的亚低温同样具有脑保护效果，并且发生并发症的机会大大减少。随后进行的多个多中心临床研究取得了令人振奋的结果，亚低温治疗将室颤性心搏骤停患者存活率最高提高到 52%，神经功能结局较历史数据改善两倍，并且未发现与低温治疗相关的明显副作用。目前达成的共识是院外心搏骤停患者应予以 32～34℃ 的低温治疗 12～24 小时，对于其他初始心律和院内心搏骤停的患者，这一治疗同样有益。

低温治疗的脑保护作用最初被认为与降低脑组织代谢率相关，随后的研究表明低温还可显著影响蛋白质合成和离子通道活性，目前认为亚低温的脑保护治疗效果主要与以下因素相关：①减少兴奋性氨基酸释放；②抑制 NO 合酶的激活，减少 NO 的产生；③降低组织氧耗，延缓继发性脑能量代谢障碍的发生，减少 ATP 消耗和防止细胞膜去极化；④抑制钙超载的发生；⑤改善脑血流紊乱和减轻脑水肿；⑥减轻细胞内酸中毒；⑦减弱自由基反应；⑧抑制蛋白激酶 C 的活性；⑨减轻缺血导致的微管相关蛋白 2 的丧失，维持正常的神经元细胞骨架。

亚低温是目前唯一在临床研究中证实有效的脑保护治疗措施，可以预见其在脑复苏治疗中将起到越来越重要的作用。最适的降温时限、达到目标体温的最长间隔时间、最佳的目标温度和复温速度目前均无定论，快速输入冰（4℃）的晶体液可以快速降低患者核心温度，但不适宜应用于肾功能不全和严重肺水肿患者。头部是身体散热的有效部位，也是低温治疗的目标部位，因此如何进行头部选择性快速降温可能是将来研究的重点之一。近年来，已有血管内温度管理系统及体表低温装置应用于临床。

亚低温治疗过程需要监测体液和电解质的变化。诱导降温时，患者外周血管显著收缩，血管内容量明显减少，中心静脉压升高并伴有多尿。复温时则血管扩张，CVP 下降，患者可出现相对性的低血容量。此时应密切观察血容量状态，必要时增加输液量以维持血压，同时监测尿量。降温时伴随体液在细胞内外转移可能出现低钾血症、低磷血症和低镁血症，复温期则可能出现高钾血症，应注意监测电解质情况并及时纠正失衡。

2. 药物治疗　目前没有一种药物在临床研究中证实具有脑保护效果。研究者早期探讨了硫喷妥钠、钙离子拮抗剂、镁离子和地西泮等药物在脑复苏中的应用，尽管实验研究表明有效但脑保护效果在临床研究中得不到证实。这提示我们脑缺血损伤是多种机制参与的病理过程，单纯阻断其中的一条途径可能难以取得好的治疗效果。

3. 其他　目前基因治疗和干细胞治疗方兴未艾，为脑复苏治疗提供了新的思路。通过病毒载体等转入保护性基因可能调控脑细胞存活，减少组织损伤。已有研究表明转入凋亡抑制基因 Bcl-2，可减少全脑缺血后脑细胞凋亡的发生，减轻组织损害程度。而通过外源性或内源性补充干细胞可能替代缺血损伤的脑细胞，尽可能保持正常的神经功能。目前临床上试用自体干细胞移植治疗脑缺血性损伤，其治疗效果有待观察，尤其是远期疗效。同时干细胞移植的安全性问题也需要进行研究观察。

（黄子通）

第三节　复苏研究的 Utstein 模式

一、Utstein 模式的提出

复苏涉及急诊、麻醉、心脏、创伤等多个学科，但每个学科各自独立的对复苏进行研究，研究结果与结论往往有分歧，难以比较，难以评价。在确立国际规范之前，复苏的有关名词没有统一的定义，以致造成结果判定的大相径庭。为了对复苏研究进行规范，使不同的研究具有可比性，1990 年由欧洲麻醉学会（EAA），美国心脏学会（AHA），欧洲复苏委员会（ERC）、加拿大心脏与卒中基金会（HSFC）、澳大利亚与新西兰复苏委员会（ANZCOR）、美国心脏基金会（IAHF）及南非复苏委员会（RCSA）等多家心肺复苏研究学术团体的代表在挪威 Mosteroy 岛 Utstein 举行非正式集会，就"复苏研究资料报告一体化"问题进行研讨并达成共识，统一制定了"Utstein 模式"，这是第一次国际心肺复苏评估学术会议，于 1991 年发表了第一个院外心搏骤停复苏报告推荐指南 Utstein 模式，确立了一系列心肺复苏术语定义、心肺复苏报告模式以及心肺复苏中的一些重要标准和数据。随后 10 余年，国际上多次举行心肺复苏评估学术会议，先后公布了儿童心肺复苏评估 Utstein 模式（1995 年）、院内心肺复苏评价报告与临床研究指南 Utstein 模式（1997 年）、创伤心肺复苏评估 Utstein 模式（1999 年）、淹溺报告模式推荐指南 Utstein 模式（2003 年）、复苏后治疗评估报告研究指南 Utstein 模式（2005 年）、更新与简化的心肺复苏评价 Utstein 模式（2007 年），逐渐形成国际共识的心肺复苏评估 Utstein 模式理论体系。

二、Utstein 模式的主要内容及分类

（一）Utstein 模式的规范化要求

1. 名词定义规范化　Utstein 模式推出了可被广泛接受的"名词汇编"（glossary of terms），每项名词均给予详细的定义和说明。主要通用关键词有：

（1）核心资料（core data）：指应被收集和报告的基本数据。包括：患者特点，院前急救服务体

系，急诊科或医院复苏系统以及能反映复苏后果的内容。核心资料是不同体系研究比较分析所必需的，而且容易收集，应作为常规收集。

（2）辅助资料（supplementary data）：是附加的更具广泛性阐述高级生命维护系统的特殊事例，能进一步增强对不同系统复苏后果的评估并做出详细的比较和正确的分析。

（3）复苏（resuscitation）：在本文中，复苏是一个通用术语，并不仅指对无脉搏、无呼吸患者的治疗，而是泛指所有基础与高级生命维护的措施。

（4）急救医疗系统（emergency medical system，EMS）：指从院前目击者急救到医院重症监护病房的全过程。

（5）心搏骤停（cardiac arrest）：指心脏机械运动的停止。根据无脉搏，无呼吸，无反应（指意识状态）可确诊。包括心脏电机械分离，又称无脉性电活动。

（6）呼吸停止（respiration ceases）：指没有呼吸。临终呼吸虽然要求立即给予辅助呼吸但这并不包括在呼吸停止项中。

（7）心肺复苏（cardiopulmonary resuscitation，CPR）：是一个广义的名词，指恢复自主有效的通气和循环的方法。

（8）自主循环恢复（restoration of spontaneous circulation，ROSC）：指心脏停搏患者自主脉搏恢复，不论持续时间长短。ROSC 进一步又分为间歇性和持续性。为了便于标准化和统一报告，持续 ROSC 定义为恢复自主循环 20 分钟或更长。

（9）自主呼吸恢复（restoration of spontaneous ventilation，ROSV）：指恢复自主呼吸，这不包括濒死或痉挛性呼吸。

（10）间期（interval）：指两个事件间时间长短。成人 ROSC 决定因素是从昏倒到开始 CPR 的间期长短，是存活与否的决定因素。

（11）呼叫 - 反应间期（call-response interval）：指 EMS 接到呼叫，到救护人员到达现场的时间间隔。这时间段包括求助电话，派遣救护人员，救护人员赶到救护车上，救护车行驶到达现场的时间等几大要素。

2. 心搏骤停报告资料的模式化 在收集和记录任何资料时，Utstein 模式推荐使用核心资料和辅助资料两种形式进行表达。核心资料可供分析和比较，若缺少核心资料则系统内或系统间的数据难以比较或无意义。核心资料一般容易收集。辅助资料非常广泛、具体，它能提供更加详细的比较

和精确的数据分析，但这类资料收集起来较难，也不可能非常精确。

心搏骤停资料报告流程对大量心搏骤停患者资料分析报告时，Utstein 模式推荐按下列流程图进行（图 3-3-1）。

Utstein 模式对流程中每一项目均有说明，如在项目 1 EMS 服务对象中应统计服务的总人口数，包括性别、年龄、知识水平、社会经济状况的构成比及该地区冠心病的发病率、死亡率、CPR 培训情况等；项目 3 不需要复苏指患者有明显的不可逆的死亡证据，如尸斑、腐烂、断头等，这组患者也包括立下了"不予复苏指令"（DNAR）遗嘱的患者；项目 14 确定 10～13 项中有无目击者，可对心搏骤停早期接受目击者 CPR 与晚期才接受急救人员 CPR 的预后作对比，可以证实心搏骤停早开始 CPR，将改善存活率。

3. 临床资料收集和评估的规范要求 很多专家推荐收集资料时使用填表的形式，表格的范围和包括的内容相应广泛，如临床的、流行病的及关于救援者的相关内容。表格的应用使得收集资料更简便规范。

心肺脑复苏的主要目标是将神经系统功能恢复到患者发病前的状况。因此，没有对神经系统病理变化程度和持续时间的评估就不能很好评估复苏的结果。不仅要报告死亡结果，还应评估 EMS 对其他患者预后所起的作用，即对代价与效益做出评估。

Utstein 模式推荐使用 Glasgow-Pittsburgh 分级法对复苏结果进行评估，以此来反映患者在每个阶段的情况，已成为成功复苏后使用最广泛有关患者生活质量的评估措施。Glasgow-Pittsburgh 分级法又分为脑功能分级（the cerebral performance categories，CPC）和全身功能分级（the overall performance categories，OPC）两类，分别评估脑及全身的功能状态，两类评级的同时使用可以更好地反映复苏存活患者的生活质量。OPC1 级指正常状态，2 级指中度残疾，但意识清醒，3 级指有意识但重度残疾，4 级指昏迷或植物状态，5 级即死亡。

（二）三种主要 Utstein 模式的规范要求

1. 院外复苏 Utstein 模式 院外复苏研究的 Utstein 模式定义最早，于 Utstein 模式建立的当年即推广应用。与复苏模式的各个记录内容一致的同时，院外心搏骤停复苏可遇到多种特殊情况或问题，因此在收集资料时 Utstein 模式特别强调记录事件发生的时间及有关间期（图 3-3-2），当然这些

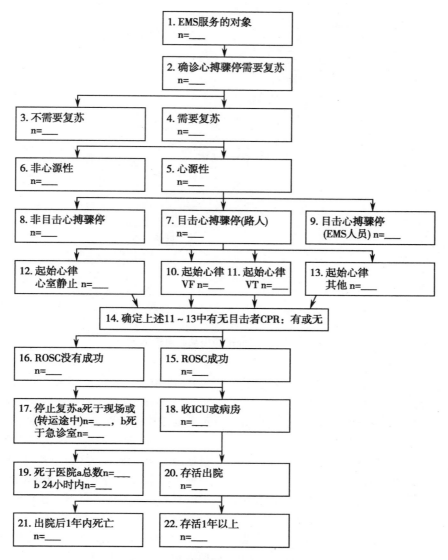

图 3-3-1　心搏骤停资料报告流程图

时间与间期也有核心及辅助之分。

（1）Utstein 模式推荐记录的临床资料：

1）心搏骤停发生的地点：家、路上、单位、公共场所等（核心）。

2）发病前的健康状态：OPC 及 CPC 评级为几级（辅助）。

3）有无目击者：有或无（核心）。

4）可能的原因：急性心梗、创伤、大出血、中毒、缺氧等（辅助）。

5）救护车到达时患者临床情况：有无呼吸、有无脉搏、有无目击者 CPR（核心）。

6）是否在急诊人员到达时发生心搏骤停：是、否（核心）。

7）最初记录到的心律：VF/VT，PEA，心搏停止；（核心）。

8）治疗情况：除颤、插管、用药等（核心）。

9）离开现场时患者的情况：死亡、继续 CPR、呼吸及脉搏情况（核心）。

10）到达急诊室时患者的情况：继续 CPR、死亡的具体时间、Glasgow 昏迷评分（辅助）。

11）在急诊室治疗后患者的情况（核心）。

12）入院时患者的情况：血压、呼吸、Glasgow 昏迷评分（核心）。

13）是否存活出院：死亡时间、ROSC 后存活时间、出院时 CPC 及 OPC 评级（核心）。

14）出院后的去向：家、护理院或其他（核心）。

15）1 年后是否存活：是、否，OPC 及 CPC 评级（核心）。

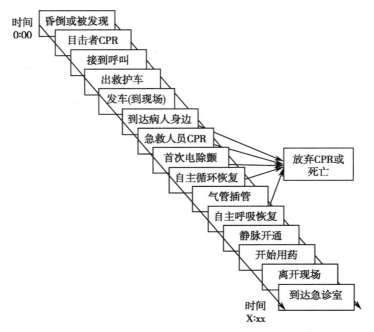

图 3-3-2　院外心搏骤停复苏有关情况

（2）心搏骤停的四个记时钟：在复苏启动到结束过程中，存在心搏骤停的四个记时钟：

1）病员的记时钟：在昏倒时开始运转，直到有效的循环和呼吸恢复为止。

2）派遣中心记时钟：接到呼叫时开始运转，终止于给现场人员 CPR 进行电话指导后。

3）救护车记时钟：始于出发，止于患者到达医院。

4）医院记时钟：始于患者送到急诊室，止于患者死亡或出院。

2. 院内复苏的 Utstein 模式　院内心搏骤停资料统计分类中有医院变数、病员变数、心搏骤停变数及预后变数，并推荐所有院内复苏报告均应包括下列四个间期：①昏倒 - 开始 CPR；②昏倒 - 第一次除颤；③昏倒 - 高级气道管理；④昏倒 - 复苏用药。专题组还提出院内心肺复苏标准化报告方式表，用以收集上述资料，这将改善患者监护及病历记录，减少医疗或法律风险。

（1）院内复苏 Utstein 模式的资料报告（图 3-3-3）：Utstein 模式基于下列原则：

1）模式起始方格表示总人数，以后各方格中数字计算都要用这一数字。

2）模式的中间一列方格是报告中最重要的人群（亚群）。

3）根据研究目的，可对某些分支进行分析研究。

4）为保证样本数，人群分组宜合不宜分。

（2）模式各项目及具体说明：

1）方格 1 说明：有脉搏的住院患者代表总人数，不需要计算精确数字，到达医院时有自主脉搏的患者都可入选，包括所有住院患者，没有时间限定也包括在急诊室发生心搏骤停者，但不包括到达医院已死亡者。在院外发生心搏骤停经抢救后自主循环恢复而送入院内者也属单独研究之列，这类患者更趋向于院前 Utstein 模式。

2）方格 3 说明：专业人员进行的任何复苏，包括因对 ALS 无效而停止复苏，救护人员无意中为 DNAR（无复苏要求）患者进行了充分复苏，均属于做了院内复苏，但不包括给 DNAR 患者提供瞬间的复苏，继而发现属于 DNAR 因而终止复苏，患者立即康复无复苏指征者也应列为未作复苏之列。一般胸外按压表明复苏开始，但并非所有患者一开始就需胸外按压，比如监护仅示 VF/VT，电击除颤就能成功复苏，而不需要胸外按压；呼吸疾患，特别是儿童，只要及时进行气道维护就可抢救成功。为此，专题组推荐除颤、胸外按压、气道维护、静脉给药中任何一项均可代表复苏开始。

3）方格 4 说明：血管迷走反应，虚脱，癫痫等，可能也填写了院内复苏表格，但这些资料不能作为院内复苏预后的比较。

4）方格 5 说明：无收缩指体表 ECG 记录到的波幅 <1mm；无脉性电活动（PEA）是无收缩以外任何非 VF/VT 的无脉搏心电活动，PEA 有多种亚

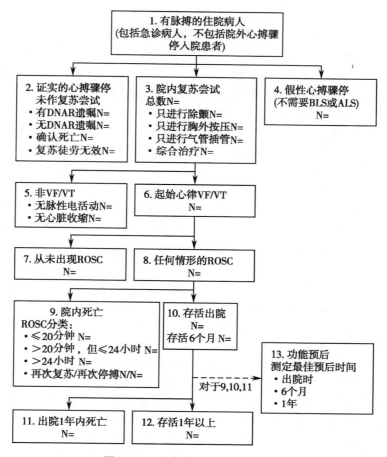

图 3-3-3 院内复苏的 Utstein 模式

类,狭窄的复合波群比宽大波形预后要好,特别在 PEA 速率较快时。

5) 方格 6 说明:初始心率为 VF/VT,VF 时电活动无规律,也不产生有效的心肌收缩,和心室静止的区别在于 VF 指体表 ECG 中波峰至波谷距离 > 1mm,且频率 >150 次 / 分钟。虽然以项目 1~4 为分母可计算出各种预后率,但专题组推荐项目 6 作为成人院内复苏统一报告计算预后的分母。

6) 方格 8 说明:短暂的 ROSC 指有短暂的自主循环恢复但仍需坚持 CPR 的情况。持续的 ROSC 指一次连续有脉搏搏动在 20 分钟上。如果已经有血流动力学监测装置的患者发生心搏骤停,那么可利用该装置检测心排血量(CO),这类患者即使不能触及脉搏,但 CO 可被记录到,这种情况称为"假性电 - 机械分离"(pseudo-electromechanical dissociation),与改善预后有联系。

7) 方格 9 说明:复苏成功但没有存活出院。ROSC≤20 分钟短暂复苏,CO 可能持续仅数秒钟,严格讲这种情况不属成功复苏。而 ROSC > 24 小时者即使没有存活出院也被认为复苏成功。

3. 复苏实验的 Utstein 模式 现代主要心肺复苏研究是用动物模型模仿人心搏骤停过程而进行,用以探讨新的治疗手段及方案,如药物剂量、胸部按压技术、除颤及脑复苏等,然而一个实验结果并不能在另一个实验或人的研究中再现。由于动物模型不能确切替代人,有差异是可以接受的,有些却是采用不同实验方法和模型设计所致的,为此 Utstein 会议拟定关于动物研究的 CPR 实验研究和报告的统一模式。

(1) 实验研究中的关键术语:

1) 心搏骤停(cardiac arrest):实验研究心搏骤停确定比临床研究精确得多,临床上心搏骤停是指心脏机械活动的停止,对周围刺激无反应、脉搏测不到及呼吸停止为主要诊断依据。多数实验用电刺激室颤来诱导心搏骤停,可用心电图证实;血流停止可通过血管内压力监测出动脉搏动波形消失;而由窒息或放血所致的心搏骤停,血压逐渐下降常不伴有心律和心电图的突然变化,不论以何种方式产生心搏骤停都需具有可复性。

2) 基线(baseline condition):是指产生心搏骤

停前生理状态，动物通常处于麻醉、气管插管、机械通气及监护状态，并不是动物正常生理状态，必须说明是怎样产生的及持续时间。

3）心搏骤停的诱发：室颤诱发心搏骤停的模型，心脏停搏时间较易确定，但窒息或放血模型，却难于精确确定。后者血流动力学变化需持续几分钟，而不是短暂改变，因此需说明从基线变化到预定临界血压值、心率、心律及心电图形式的时间过程。

4）标准 CPR：临床研究时 CPR 是指胸外按压和通气，但实验研究时需更加精确描述胸外按压和通气。标准胸外按压是指在胸前一定区域对一个闭合胸腔进行按压，部位取决于动物大小和种属，大动物按压频率通常每分钟 60～100 次，用力应足够，按与放比例为 1:1；力量定量和记录技术应该专业化，非正式测量方法会产生不准确结果，必须加以说明。因 CPR 实验模型不存在标准通气，对基线和实验通气参数进行详细描述相当重要。

5）通气：通气是气体进出肺部的运行。尤其在潮气量小于死腔容量时，通气并不一定导致肺泡血气交换；通气包括自主呼吸、机械通气和胸部挤压时产生的气体运动，若是正压通气，必须监测和控制通气参数（如使用容量控制呼吸机），CPR 时由于肺顺应性改变可导致压力控制呼吸机传送潮气量不一致。肺泡通气量是吸入气中用于气体交换的部分（每分钟通气量减去死腔通气量）。每分钟通气量、潮气量及呼吸频率这三个通气参数至少要记录两个。

6）按压和放松期压力的测量：自主循环时，血压用收缩压、舒张压及平均动脉压表示；胸外按压时，不存在传统的收缩期和舒张期（因自主心脏收缩已经停止），因此胸腔容积减少时测得压力为挤压期压（相应于心脏跳动收缩压），停止按压胸腔回弹时测得压力叫放松期压（相应于心脏跳动舒张压）。

7）冠脉或心肌灌注压（coronary perfusion pressure，CPP）：在动物或人的 CPR 研究中发现冠脉灌注压（CPP）与自主循环恢复紧密相关。胸部按压时 CPP 可作为冠脉血流量的代名词，是研究中一个重要参数。其计算方法较多，在心脏舒张期（即胸腔按压放松期）冠脉血流最大，多数是用该期的主动脉与右心房压力差来表示，不同计算方法测得值差异相当小，但标准计算方法将使不同实验结果更具有可比性。在"资料与方法"中，应说明计算 CPP 的方法。

8）血流量：指每单位时间内按一定方向流动的血液容量。区域血流量是指单位重量组织中的血流量，因较难测定，其具体测定方法应仔细描述。

9）除颤：用电击方法来去除实验诱发的室颤。但必须保证动物存活以便实验继续进行。其次数、时间及能量都应记录。

10）自主循环恢复（ROSC）：CPR 实验研究判断循环功能主要方法是测定动脉压，心搏骤停时虽无脉搏但维持 10～20mmHg 的动脉压，这只代表血管弹性而不是心脏收缩或血液流动产生的，自主循环恢复定义虽多，但应在动脉压力波形上出现脉搏波来表示。用特定时间内维持最小主动脉压的定义来确定自主循环恢复相当重要，同时必须说明血管活性药物使用情况，自主循环是指至少要维持收缩压在 60mmHg 以上并持续 10 分钟，此外血压平均值、中位数和可信区间以及自主循环恢复的持续时间需描述。

11）加强监护：在"资料与方法"及"结果"中应详细说明包括心搏骤停后的一些治疗或加强监护措施，如额外除颤，升压药及抗心律失常药的使用。

12）存活：指自主循环恢复一定时期内动物仍生存，确定复苏后 24 小时的生存情况叫存活研究，它可以确定神经系统状态、评定多器官衰竭及判断停止心血管药物支持的心血管生理状态，使用存活研究必须有一个合理定义，即存活达 24 小时以上。

13）间期（interval）和时点（event）：间期是指两个事件之间的时间长短，时点是指某事件发生时刻，报告中两个固定的事件包括开始和结束时间都应精确确定。

14）实验间期：指某一实验从开始到结束的整个时间过程，是实验重要组成部分，需详细描述。

15）无干预间期：指心搏骤停后没有治疗和胸外按压的时间，为决定预后的关键因素。在任何研究中需详细描述．且尽量避免使用难懂术语；多数研究把非干预间期确定为心搏骤停开始到胸外按压开始的这段时限内，然而有的研究药物治疗往往先于循环支持之前，因此就没有明确的非干预间期，这需加以说明。

16）实验时间曲线：应包括临界时间、事件及间期等（如心搏骤停诱发、无干预间期、治疗间期、除颤、实验间期及存活时间）。

（2）复苏实验研究报告模式的主要内容：

内容 1：研究设计

1）对照组：设对照组是前瞻性研究判断假设的理想方法，使双盲研究成为可能，可减少研究者对实验结果的主观干预，避免动物选择中的偏见及控制实验变异。

2）盲法：实验时必须使用盲法，由于研究者知道数据来源，真正盲法是做不到的，解决办法是使实验者和数据分析者分开，使后者无法知道实验干预因素。需说明盲法是如何设置的。

内容 2：实验动物

报告实验动物状态十分重要，尤其是啮齿类动物随环境条件变化而产生昼夜节律性生理变异，甚至温度、湿度、气流等参数对其肺生理均有直接影响。需说明实验动物是否处于健康无病状态，如犬恶丝虫感染、呼吸道感染，猪肺炎或肺纤维化等。

啮齿类动物的有些生理参数与其基因有关，因此必须说明其种类及提供者，如市售或家养猪等大动物，如随机提供往往不知道其既往情况或健康状态。既往情况是指没有疾病或已预防接种，没有特定致病菌感染的猪是指经有关部门许可饲养的，有目的饲养的犬是指特定为研究而饲养的。

选择和饲养实验动物时，应考虑其解剖和生理特征。不同动物对麻醉和药物反应不同，且需用不同剂量产生相同的生理效应，在 CPR 研究时应考虑；哺乳类动物存在代谢、生理功能及对缺血、缺氧和高碳酸血症的反应不同。其难于达到恢复自主循环，是由于其心血管解剖不同所致，如心肌血供、侧支循环、心律失常敏感性，以及影响胸外按压效率的胸廓形状和顺应性。啮齿类或小动物代谢不同使它对缺氧和高碳酸血症的耐受性增强。

动物年龄、性别、体重、健康状态、生理功能、体温、进食状态及昼夜的不同影响着结果，实验前需说明。CPR 动物必须无任何疾病，且需得到动物保护委员会的许可。

1）鼠：筛选或论证实验需用大量动物，采用小动物鼠有一定的好处；所得结果可用于设计与临床相关的大的动物实验。

2）犬：犬除了存在较多侧支循环及不同心肌血流量外，其心血管功能与人极为相似，不同繁殖犬的胸腔、心脏和脑大小及形状也会有差异，可能会影响结果和预后。

3）猪：人与猪在代谢和心血管功能和冠脉结构方面极为相似。若体重和年龄相似，不管如何饲养，猪胸腔、心脏和大脑的大小及形状比较一致。一般认为成人模型用体重 20～25kg 的猪或小儿用体重 4～5kg 的猪进行研究是最好的。

内容 3：动物准备

1）术前状态：实验前状态（有无未纠正的酸中毒、脱水、高低热及麻醉和镇痛的差异）对结果参数有重要影响，可能对自主循环恢复和长期存活影响更大，因此必须说明。

2）麻醉：用于 CPR 模型麻醉或镇痛药很多，它们大多会对血流动力学产生影响，且不同动物对缺血和麻醉有不同神经和心血管反应；应说明麻醉药剂量与体重比率、吸入和呼出气浓度等。

除脑缺血、缺血后昏迷或深低温等所致的失去知觉外，动物必须麻醉。在诱发心搏骤停前一刻应停止麻醉，以减少对心血管或大脑功能的影响而产生结果误差。

给足麻醉不仅是人道主义，而且是降低应激反应，避免儿茶酚胺释放增多导致大脑代谢增强而影响结果；麻醉深度、心率、血压及其他心血管参数必须记录。手术时血压增高或心率增快可能是疼痛刺激，应增加麻醉；若是用了神经肌肉阻滞剂，动物敏感性降低。

内容 4：监测方法

影响结果的参数必须监测并加以控制，CPR研究重要基本参数测定包括脉率、心排血量、CPR、血压、血管阻力、呼气末 CO_2、动静脉血气、电解质及深部体温等。

内容 5：实验步骤

实验从诱发心搏骤停或给予实验干预开始，到获得评估最后结果参数如自主循环恢复、24 小时存活率及 48 小时或更长的神经功能状态，称为实验持续时间。CPR 研究必须考虑：无干预间期持续时间、血流产生、通气、除颤、所用药物或其他治疗措施以及复苏后监护等因素。它们可能很复杂，但使动物存活的这些措施应加以说明。

创造一个临床相似的研究方案是研究者面临的最大挑战，无干预间期应看作是一个影响结果的重要参数，室颤没有治疗时间对除颤是否成功或自主循环恢复起决定性作用，人心搏骤停时室颤持续每一分钟，存活率大约下降 5%～10%。多数动物研究没有明确无干预间期，50% 实验均在 3 分钟内，问题在于较短的无干预间期在治疗上并不比长的无干预间期更有效。

1）通气：由于影响组织氧合、酸碱平衡及心排血量，通气在心搏骤停期间是一个重要参数。但很少研究测定和控制每分钟通气量；由于使用压力控制呼吸机进行通气，潮气量明显受到胸腔和肺顺应性的影响，由于在 CPR 时肺顺应性降低，若使用压力控制呼吸机，每分钟通气量也随着降低，最好能选用时间循环容量控制呼吸机以避免这些误差。

吸入氧浓度、气流控制方式及通气模式（自主或控制)是基本参数,若是自主通气,应描述如何测定有关参数;此外应说明心搏骤停前、心搏骤停期、CPR 期间有关参数的调整及调整方法。在 CPR 实施期间,潮气量、每分钟通气量及频率三项参数有两项就足够了,通气是否与胸部挤压同步也需说明,测定死腔和气道压力也有一定价值。

正常循环情况下,动脉血气是监测肺通气最有用方法。持续监测呼气末 CO_2 可减少动脉血的采集次数,CPR 时由于脉搏不正常最好不使用脉搏氧饱和度测定。

若在低血流状态下测定氧合情况,可用肺动脉、右心房、中心静脉及动脉血气监测。静脉血气比动脉血气更能反映组织氧合和酸碱平衡状态,动静脉氧分压差在低血流状态时是一个较好的生理监测指标,也可以用于心排血量的测定,此外大静脉、冠状动脉、组织及器官的 pH、PCO_2、PO_2 也很有用。

2)心搏骤停诱发和除颤:应说明诱发室颤的方法及次数,包括氯化钾、电压和电流(强度和时间),及是否用血管内电极或其他电刺激方法来诱发室颤,如使用窒息或放血法诱发,其方法及技术应说明。

应描述除颤时间和次数,所用能量、电压、电流、阻抗及每公斤体重电能,记录除颤后的心律;除颤器型号、生产者及维修和校正情况应说明,这对低能量除颤更有意义;除颤电极影响除颤成功率,电极大小、形状、位置及除颤时施加压力应说明;若用电极胶,应说明用量及生产者,抗心律失常药剂量、给药途径也需说明。

3)血流产生:应仔细描述 CPR 研究时血流产生的技术,并要有可重复性,结果应有重要波形的样本,要说明血流产生的有关参数校正方法(所用力量、产生力的方法),并说明按压深度、频率及循环周期。

4)血流测定:测定血管、心肌和大脑血流是许多研究的基本要点,胸外按压产生的血流和 CPP 是自主循环恢复重要因素,由于同一力量施加于不同动物产生不同血流,用胸外按压而产生的血流较难控制;此外血管弹力会改变心脏、大脑及外周的血流分布,尽管如此持续的胸外按压是存活的关键。

除非为实验变量,CPP 在实验组和对照组应一致,如 CPR 时验证两种除颤方法,两组值应相似;研究所用动物有限、CPP 不同结果不同,因此需加控制。

CPR 时监测仪需具有探测较低压力和流速的能力。但 CPR 时血压或血流测定是一个特殊难题,胸外按压时胸部及其结构产生剧烈运动可对血流测定产生巨大干扰,使仪器对声或电接触不良而无法进行测定;目前一些技术已能成功解决这个问题,如用新的导管技术可测定动脉压力,用热稀释法、盐水稀释法测定血流量等。

5)血流变化:血流变化应该用绝对值表示,若只说明有无变化,容易得出错误结论。CPR 时 A 技术产生 1ml/(min·100g),而 B 产生 2ml/(min·100g),血流量增加了 100%;当比较 A 产生 10ml/(min·100g) 和 B 产生 15ml/(min·100g),血流量只增加了 50%,就会产生误导;后者血流量绝对增加值(5ml)比前者(1ml)高得多;说明血液绝对增加量,方可得出准确的结论。

6)可植入血流探头:实验准备仓促可使探头和血管接触不良,采用探头植入技术则可避免。

7)导管技术:胸外按压时,导管可在器官内移动,很难确定其位置是否稳定。实验结束时其位置不能反映实验时位置,要是导管位置变化造成测定结果错误,就不应使用。

8)质量控制:质控可确保有效的血流测定,如在实验前后导管位置和刻度必须得到证实,移动可产生伪差,因此胸外按压时血流量测定质控十分重要;因测定技术轻微变化将引起结果显著改变,足够的质控包括定期数据和技术的总结,是确保实验可复性和坚持良好实验方法的保证。

内容 6:预后参数

支持假设最基本证据是预后判断,包括生理参数如心律、心率和血管内压力、血流、心室功能、呼气末 CO_2、自主呼吸压力、动静脉 pH 值、PO_2、PCO_2 值、电解质、及自主循环恢复等;多数研究都注重自主循环恢复和短期存活情况,因和人预后直接相关,复苏后长期存活和脑功能是 CPR 研究中最重要预后参数;如 Glasgow 昏迷评分、总行为评定、神经缺陷评分、组织病理损害评分和脑电图等都可用来评定神经功能,但必须明确它们的限制性和是否受动物生理功能的影响。

判断脑复苏是否有效最基本方法是 CPR 后的长期监护和自主循环恢复,为了防止脑外并发症和控制影响脑功能的因素,如停搏后动脉血压、深部体温、血渗透压和黏度、酸碱平衡、血糖及镇静等药物的使用,实行加强监护很有必要。脑功能紊乱和形态学改变在复苏再灌注后三天内是不稳定的,对脑复苏模型进行长期存活的评估十分重要。

脑预后应通过脑形态学(组织病理损害评分)

和功能（总行为和神经损害评分）来评定，动物复苏后早期脑电图变化比较一致，与功能和形态学预后并不相关。

内容 7：分析方法

使用的统计方法需说明，使读者一目了然；定量资料最好用适当的测定误差如可信区间表示，统计数据的无效假设必须明确，P 值需用明确值表示，少依赖假设检验，多依赖有效程度，如可用确定有效程度来代替简单说明数据是否支持假设，即要说明有效程度（如 A 使存活率绝对提高 20%）而不是方向（如 A 有较好的生存率，$P < 0.05$）。可信区间说明变异情况，统计假设验证时应使用。

使用比率、百分比时，说明并确定观察数和研究整体，动物脱离实验观察的缘由需说明，需说明用图表表示内容与研究整体不一致的原因。

"资料与方法"中对统计方法作一般的描述，在"结果"中总结，并用特定的统计方法分析，在例子和表格中不重复数据。

内容 8：结果

结果可用文字、表格和例子表示，应不重复表格和例子中数据，要强调或总结重要的观察。

内容 9：讨论和结论

强调研究中重要新内容，从此得出结论，不重复有关数据，讨论发现的线索以及将来研究方向及其限制性，把观察与其他相关研究联系起来；把结论和研究目的联系起来，但要避免不被数据支持的不合理说明。同时强调论文的出版要使用统一名词及数据形式。

三、Utstein 模式在实践过程中存在的问题及未来发展的趋势

以上是复苏国际规范的 Utstein 模式的主要内容，自从制定以来给临床及基础复苏研究提供了全面统一的参考标准，有利于对院外心搏骤停流行病学有更好的了解，及研究的规范化，提高了复苏研究的可信度及参考价值，改进了论文的质量，对不同系统间研究资料可进行横向比较，有助于局部计划评估及质量改进，有助于基础及临床研究，有助于判断病情预后是由于急救措施差异还是由于 EMSS 不同所致。此外，Utstein 模式有助于大规模多中心研究及资料积累。

由于各个地区，各个国家之间存在着巨大的差异，无论是经济、文化、治疗水平、医护人员的素质、EMSS 的完善程度不同等，均或多或少地影响着统计数据的准确性及完整性，因而横向比较对于这些巨大的差异而言可能比较困难。同时，随着医学科学的不断发展，该模式的内容也将跟着发生相应的变化和调整。因此需要在实践中不断修正与补充，以更好服务于今后的研究。

（于学忠）

第四节 亚低温治疗的进展和存在的争议

一、亚低温治疗的进展

低温是指恒温动物体温低于正常的状态。与体外低体温不同，低温治疗是指控制性降低机体体温。低温治疗的应用可追溯到古希腊，希波克拉底提倡通过雪包裹降温以救治出血患者。随后研究者观察到低温情况下中断血流不引起明显的器官损伤，从而奠定了现代心脏外科学基础。20 世纪 50 年代，Safar 等最早将低温应用到脑复苏治疗，尽管取得一定的效果，但也观察到低温带来感染机会增加、心律失常、血液凝滞等并发症，因此相关研究停滞不前。直到 20 世纪 70 年代，研究者发现 32～36℃的亚低温同样具有脑保护效果，并且发生并发症的机会大大减少。随后进行多个的多中心临床研究取得了令人振奋的结果，亚低温治疗将室颤性心搏骤停患者存活率最高提高到 52%，神经功能结局较历史数据改善两倍，并且未发现与低温治疗相关的明显副作用。

众多研究表明，低温治疗具有多重保护效应，可以同时作用于脑缺血级联损伤反应的多个靶点，其主要保护机制包括保持脂质膜流动性、抑制破坏性酶反应、降低再灌注期间脑低灌注区的氧需、抑制脂质过氧化、减轻脑水肿和细胞内酸中毒等。有研究发现低温治疗不但可以减少脑缺血后神经元细胞凋亡，还可以减轻脑白质损伤同时抑制星形胶质细胞增殖。据报道低温治疗应在缺血损伤后尽早进行，开始越晚，治疗效果越差。另一方面，由于缺血后损伤过程往往持续数天，因此延长低温治疗的持续时间可能对患者有益。

目前，无论是院外还是院内，心肺复苏的质量均不尽如人意，且复苏成功后的脑损伤也很常见。低温治疗有望成为新的复苏措施之一，改善心搏骤停的预后。

2002 年《新英格兰医学杂志》同期发表分别在奥地利和欧洲进行的院外心搏骤停患者低温治疗的两项临床研究，证明复苏后低温治疗能明显改善

复苏后神经功能,低温治疗再次引起了广泛的重视。美国心脏协会在2005年《心肺复苏指南》中明确推荐对复苏后患者实施亚低温治疗,低温治疗再次成为心肺复苏领域的新热点,并在2010年指南中得到进一步的认可。

(一)治疗性低温

复苏后自主循环恢复的患者总体预后未得到明显改善,院内病死率在60%~70%,其中神经系统损伤造成的死亡占很大的比例。100年前,美国学者Guthrie首次提出将脑作为复苏的靶器官,但长期以来更加强调呼吸、循环功能的复苏。直至20世纪70年代,脑复苏治疗才逐步得到重视。治疗性低温是目前唯一证明可以提高心搏骤停患者生存率及改善神经功能的治疗措施。将复苏后自主循环恢复的患者,用电降温毯或冰袋,加上冬眠肌松合剂,使体温降至32~34℃维持12~24小时的治疗,3~5天逐渐复温。有研究表明体温每降低1℃脑代谢率降低6%~7%,颅内压、脑脊液压和静脉压下降5.5%,脑容积减少4.1%,因而有利于改善脑水肿。轻度的低体温可以收缩脑血管而减少脑血流量,降低颅内压,起到抗惊厥作用。

(二)生理机制

关于低体温改善神经功能的机制尚未完全明确。心肺复苏后12小时内脑血流量仅有正常水平的50%,整个大脑严重缺血缺氧。随着脑灌注的恢复,又会发生再灌注损伤。低体温可以降低脑代谢率,进而降低细胞的需氧量以减轻缺氧。低温作用主要通过改变蛋白质分子的高级结构,使酶分子内的氢链增加,促使酶活性中心与周围水分子之间的作用增强,从而使酶活性降低。临床多中心研究证明,亚低温对患者是安全可行的,并能改善心搏骤停后的全脑缺血状态。低温治疗的脑保护作用最初被认为与降低脑组织代谢率相关,随后的研究表明低温还可显著影响蛋白质合成和离子通道活性,目前认为亚低温的脑保护治疗效果主要与以下因素相关:①减少兴奋性氨基酸释放;②抑制NO合酶的激活,减少NO的产生;③降低组织氧耗,延缓继发性脑能量代谢障碍的发生,减少ATP消耗和防止细胞膜去极化;④抑制钙超载的发生;⑤改善脑血流紊乱和减轻脑水肿;⑥减轻细胞内酸中毒;⑦减弱自由基反应;⑧抑制蛋白激酶C的活性;⑨减轻缺血导致的微管相关蛋白2的丧失,维持正常的神经元细胞骨架。

(三)适应证与禁忌证

1. 适应证 2005年和2010年《国际心肺复苏指南》提出,对于初始为室颤的院外心搏骤停心肺复苏自主循环恢复后无意识且血流动力学稳定的成年患者,应予低温治疗。对于院外非室颤或院内心搏骤停患者亦可实施治疗性低温。

2. 禁忌证 人工亚低温治疗的禁忌证包括:<18岁、孕妇、药物或中枢神经系统疾病引发的昏迷、心源性休克、平均动脉压<90mmHg以及体温<30℃等等。

(四)降温时机、目标和方法

1. 降温时机 心搏骤停后缺血-再灌注损伤可持续数天,研究表明6小时内开始降温治疗均可获益,6小时外是否有效尚不确定,但开始越早可能效果越好。

2. 降温目标 降温的靶目标建议为将核心体温降至32~34℃。持续时间目前尚无统一规定,取决于患者多方面的因素,如颅脑损伤程度、脑水肿或颅内压持续增高的时间等。有研究表明,32~34℃的治疗性低温持续12~24小时可以改善神经功能的预后。长时间的低温治疗对于呼吸机相关肺炎的发生率明显提高。因此,对于自主循环恢复的心搏骤停患者应进行至少12~24小时的持续低温治疗,必要时可延长至36~48小时。

3. 降温方法 常用的降温方法包括体表降温和侵入性降温。体表降温容易实施,但达到目标体温所需时间较长,且寒战的发生率增加。具体方法包括冰袋、冰毯、冷空气毯、酒精浴、冰帽等方法。侵入性降温方法包括鼻腔、胃腔、直肠、腹腔冷水灌洗、静脉滴注冷却液体(4℃乳酸盐溶液30ml/kg,30分钟)及血管内降温、体外循环降温等,可以更有效的降低靶器官(例如心脑)的温度,但操作技术难度大、费用高。目前尚没有研究表明哪种方法最好,需根据患者及医院的具体情况选择安全有效的降温措施。

4. 靶目标温度维持及复温 诱导达到靶目标温度后,维持中心体温过程中,需确保一定的脑灌注,维持血流动力学稳定。此外还需保持电解质和酸碱平衡,控制血糖,预防肺炎的发生,处理寒战和抽搐。低温治疗后过早过快复温会出现反弹性高温加重脑损害。以0.2~0.5℃/h甚至1~2℃/d的速度复温较为合适。当体温升至36.5~37.5℃时可适当应用降温措施来保持这一温度,防止复温后反应性高热。

(五)心搏骤停患者的亚低温治疗方法

动物研究表明,在心搏骤停时即开始接受低温治疗的动物神经功能预后好于复苏成功后才接受低温治疗的动物，且联合应用低温治疗和胸外心脏按压可以改善长时程心搏骤停后神经功能预后。还有研究发现，低温治疗对骤停心脏的心肌也有保护性作用，但如何在心肺复苏过程中快速诱导低温仍然是个难题。对于复苏再灌注期的低温治疗，动物研究证实常温复流后进行亚低温治疗可以减轻脑组织损伤。如果将低温治疗时间延长至48小时，其神经保护性作用可能持续到1个月以上。近年来，在欧洲和澳大利亚进行的多中心随机对照临床试验均证实，低温治疗可明显降低患者死亡率和改善神经系统预后。2005年美国心脏协会颁布的《心肺复苏指南》评价了人工亚低温治疗证据后指出，对于心搏骤停复苏后的患者，如血流动力学稳定，自发产生的轻度低温（>33℃）无需复温治疗。对院前和院内由心室颤动引起的心搏骤停，复苏后仍昏迷但血流动力学稳定者，应将其体温降至32~34℃，共持续12~24小时，对患者的恢复有益（Ea级）。对院外、院内非心室颤动引起的心搏骤停患者，可采用类似疗法（Eb级）。

二、亚低温治疗存在的争议

（一）存在问题

目前低温治疗仍存在着相当多悬而未决的问题，如是全身性降温好还是局部低温（如选择性头部降温）好？目前研究基本集中在全身性降温治疗，然而心搏骤停和心肺复苏过程中脑是最容易受损且明显影响预后的重要器官，从这个角度出发，应首先考虑头部低温。其次是早期还是晚期低温治疗好？目前在欧洲通常是采用复苏成功半小时后全身低温治疗。然而由于脑神经细胞对缺氧的耐受性极为有限，低温治疗宜尽快实施，甚至在心搏骤停和复苏的伊始开始实施。第三低温治疗的持续时间多长为宜？欧洲的临床研究采用12~24小时的低温治疗，是否为低温治疗的最佳时间？目前尚没有明确的临床证据。最后，低温治疗的最佳温度控制在多少？现有的临床研究虽采用32~34℃，但仍值得商榷，最佳的低温温度目前尚未有明确的定论。当前专家们已达成共识：复苏中和复苏后进行亚低温治疗能改善心搏骤停患者的预后和神经功能，越早越好！

（二）常见并发症

1. **寒战** 最常见的不良反应。当体温降低时，下丘脑体温调节中枢通过寒战增加产热以维持体温。寒战可以增加氧耗和代谢率。在低温治疗过程中要应用镇静或麻醉药物以抑制寒战的发生，不使用镇静药物可以部分甚至完全抵消低温的神经保护作用。

2. **心血管系统** 低体温对心血管有复杂的影响。低体温使心率减慢、心肌收缩力增强，低血压多发生于血容量不足或体温低于30℃时，而且通过补液很容易纠正。低温可以稳定细胞膜而降低心律失常风险，提高除颤成功率，严重的心律失常仅见于体温<28℃时。

3. **出血** 体温<35℃时血小板数量轻度减少并有功能障碍，<33℃时凝血功能受到影响，因此出血风险增加。

4. **感染** 低体温可以抑制白细胞的迁移和噬菌作用，抑制炎症介质的合成，增加了感染的风险。风险的高低主要与低体温的持续时间和患者自身情况有关，持续时间超过24小时，合并心肺疾病，感染风险明显增加。

亚低温治疗过程需要监测体液和电解质的变化。诱导降温时，患者外周血管显著收缩，血管内容量明显减少，中心静脉压升高并伴有多尿。复温时则血管扩张，CVP下降，患者可出现相对性的低血容量。此时应密切观察血容量状态，必要时增加输液量以维持血压，同时监测尿量。降温时伴随体液在细胞内外转移可能出现低钾血症、低磷血症和低镁血症，复温期则可能出现高钾血症，应注意监测电解质情况并及时纠正失衡。

亚低温是目前唯一在临床研究中证实有效的脑保护治疗措施，可以预见其在脑复苏治疗中将起到越来越重要的作用。进一步的研究有必要去甄别哪部分患者可能受益于低温治疗，并且尽可能优化低温治疗措施。最适的降温时限、达到目标体温的最长间隔时间、最佳的目标温度和复温速度目前均无定论，简便、高效的低温诱导技术也有待开发。表面降温适用于昏迷状态患者，但降温速度较慢。快速输入冰（4℃）的晶体液可以快速降低患者核心温度，但不适宜应用于肾功能不全和严重肺水肿患者。头部是身体散热的有效部位，也是低温治疗的目标部位，因此如何进行头部选择性快速降温可能是将来研究的重点之一。

（于学忠）

第五节 心搏骤停后综合征的认识和处理

随着现代心肺复苏（CPR）技术和急诊医务人员技术水平的不断提高，心搏骤停患者得到及时有效的救治，复苏患者自主循环恢复率（ROSC）不断提高，可达 40%～60%。但是，心搏骤停后，机体发生强烈的应激反应，神经、内分泌、血管活性物质都发生了剧烈改变，组织器官发生缺血再灌注损伤，机体有可能发生全身炎症反应综合征（SIRS），进而出现多器官功能障碍综合征（MODS），称为心搏骤停后综合征（post-cardiac arrest syndrome，PCAS）或复苏后多器官功能障碍综合征（post-resuscitation multiple organ dysfunction syndrome，PR-MODS）。CPR 患者发生 PR-MODS，导致患者病死率增加，出院率只维持在 2%～22% 的水平。PR-MODS 是复苏患者 ROSC 后死亡的主要原因。

一、心搏骤停后综合征研究的历史与启示

心搏骤停后综合征又称为复苏后多器官功能障碍综合征，由于心搏骤停而导致全身长时间的完全性缺血，机体在自主循环恢复（restoration of spontaneous circulation，ROSC）后又进入更为复杂的新的病理生理过程，主要包括：心搏骤停后的脑损害、心肌损害、全身性缺血 - 再灌注损伤、导致或促发心搏骤停的尚未消除的各种原有疾病（或病因）等。在 1943 年，Negovsky 提出心搏骤停患者的救治分为心跳停止或临床死亡阶段、开始 CPR 至 ROSC 阶段、ROSC 后阶段和恢复阶段，强调应重视复苏后阶段重要器官功能的恢复。20 世纪 70 年代，Vladimir 教授就认识到复苏后 ROSC 由于全身缺血 - 再灌注损伤而产生的各种病理生理状态，称之为复苏后病（post-resuscitation disease），但考虑到上述经复苏 ROSC 后的各种病理生理状态而表现多种不同的综合征，此后的学者将其称为"复苏后综合征"。心搏骤停经 CPR 而 ROSC 后，机体又进入到一个需要进一步复苏的新的病理生理过程。近期，国际上有多个相关学会的代表性专家形成了新的学术共识，将心搏骤停 ROSC 后的异常病理生理状态命名为心搏骤停后综合征。20 世纪 90 年代提出了 MODS 的概念：MODS 是指机体在遭受严重创伤、休克、感染及外科大手术等急性损害 24 小时后，同时或序贯出现 2 个或 2 个以上的系统或器官功能障碍或衰竭的临床综合征。心搏骤停后综合征研究的历史可以看出，PRS 或 PR-MODS 可以认为是 MODS 的一个特例，是指心跳停止时机体因严重缺血、缺氧、酸中毒及 CPR 后多种自由基和炎性细胞因子的大量释放，很多有害物质进入组织细胞内，使组织细胞出现弥漫性损伤导致的 MODS。

二、心搏骤停后综合征的发病机制

心搏骤停后综合征的发病机制很复杂，与 CPR 后机体全身的缺血 - 再灌注损伤、细胞凋亡、CPR 过程中机体经历强烈的应激反应释放的大量炎性细胞活性因子等有关。

（一）缺血 - 再灌注损伤

心搏骤停导致的严重而广泛的缺血贯穿于整个心肺复苏过程之中，当恢复自主循环后才缓解。器官对缺血的敏感度则取决于其代谢需求，在相同的停搏时间及复苏条件下，代谢需求高的器官（如心、脑）受缺血损伤的程度最严重。细胞的损伤不仅仅是因停搏过程中的缺氧直接导致，而且还与复苏后再灌注损伤有关。再灌注损伤包括一系列相互关联的过程：氧自由基生成、高能核苷酸减少及再合成障碍、细胞内钙超载、中性粒细胞激活等。

缺氧时黄嘌呤脱氢酶在钙离子依赖性蛋白酶作用下转化成黄嘌呤氧化酶，同时三磷酸腺苷（ATP）降解为 AMP、腺苷、肌苷及次黄嘌呤。当血流重建后并又有充足的氧分子时，次黄嘌呤在黄嘌呤氧化酶的催化下生成大量超氧阴离子。此反应引发了自由基生成的一连串反应，破坏了组织正常的抗氧化系统，从而破坏了细胞膜、离子通道及酶的活性。氧自由基的生成还可以由中性粒细胞激活所诱发。

心搏骤停时供氧的减少阻碍了高能核苷酸的有氧合成。通常情况下，人体在磷酸肌酸激酶的催化下，以磷酸肌酸为原料直接合成 ATP，然而，由于细胞内磷酸肌酸的储备有限，这种合成机制很快即告枯竭。另一种 ATP 的合成途径是无氧糖酵解，然而这种途径提供的三磷酸腺苷仅是有氧合成的 5%，因而在缺血时往往会导致 ATP 的缺乏。在再灌注阶段，再灌注恢复了氧的供应，但嘌呤前体合成的不足影响了 ATP 的合成，因此会出现 ATP 的耗损，可能与心搏骤停后心肌抑制有关。

线粒体中毒导致能量利用障碍、磷脂酶激活与细胞膜的破坏、蛋白水解酶激活导致结构蛋白的水解、进一步的 ATP 消耗等都可导致细胞内钙离子的超载，钠离子与氢离子交换系统的激活也与细胞内钙离子的超载有关。

在缺血及再灌注时，中性粒细胞可被内皮细胞及实质细胞所释放的局部炎性介质作用而激活。中性粒细胞激活并释放大量细胞毒性物质，细胞氧自由基、髓过氧化物酶、花生四烯酸、白三烯、血小板活化因子以及蛋白水解酶。激活的中性粒细胞

还可因其附着于血管内皮而阻塞微血管。

以上缺血-再灌注损伤引起组织细胞不同程度的功能损害,造成组织细胞膜脂质过氧化、组织广泛变性和坏死、血管内皮细胞严重损伤,引起微血管通透性增加和血栓形成,导致 MODS 的发生。

(二)炎性反应

CPR 成功后,机体发生了类似炎性反应的过程,血液中出现多种细胞因子含量的增加。细胞因子 IL-6、IL-8、IL-10 和肿瘤坏死因子 TNF 水平迅速升高。IL-6 与血乳酸浓度密切相关,乳酸是组织缺氧的标志,这表明缺血再灌注损伤与炎性反应关系密切。在这些因子中,TNF-α 的作用非常重要,复苏后血 TNF-α 明显升高并与脑及肺组织损伤有关,TNF-α 升高能刺激其他几种细胞因子生成,如 IL-1、IL-6、IL-8 等。这些炎性因子在全身炎症反应综合征的发生,进而出现多器官功能障碍综合征的过程中起到了重要的作用。

(三)细胞凋亡

CPR 后机体过度的炎性反应,细胞因子、热休克蛋白、内毒素、活性氧等调节物可作为引起细胞凋亡的连续性刺激信号。在心肺复苏后,多种过量的炎性信号同时作用可导致瀑布样的凋亡发生。内皮细胞损伤是 SIRS 的早期特征,内皮细胞凋亡可以直接导致 SIRS 早期血管内皮的损伤,引起器官微血管损伤和中性粒细胞在实质器官微血管床中积聚,从而导致多器官灌注不全。SIRS 过程中免疫受到抑制,淋巴细胞凋亡可能是调控致炎和代偿性抗炎因素之间平衡的重要因素,广泛的淋巴细胞凋亡可能削弱宿主的防御机制,导致免疫力的下降,最终将导致全身炎性反应和代偿性抗炎反应之间的失衡,引起 MODS。SIRS 可诱导中性粒细胞的凋亡从而诱导 MODS 发生。因此 CPR 后免疫炎性细胞凋亡紊乱及靶器官实质细胞大量凋亡与心搏骤停后综合征关系密切。

三、心搏骤停后综合征诊断方法的选择及必须注意的问题

目前,国内外尚无心搏骤停后综合征统一的诊断标准,心搏骤停是诊断心搏骤停后综合征唯一并且必备病因。机体在心搏骤停、复苏成功 24 小时后同时或连续出现 2 个或 2 个以上的脏器功能不全可诊断为心搏骤停后综合征或复苏后多器官功能障碍综合征(PR-MODS)。PR-MODS 的诊断标准可参照 MODS 的诊断标准,但目前国内外尚无MODS 统一的诊断标准,早在 1980 年 Fry 提出多

器官功能衰竭(MOF)诊断标准:

(1)肺:机械通气支持 5 天或 5 天以上,维持 $FiO_2 > 40\%$。

(2)肝:血清总胆红素 $> 34\mu mol/L$,AST、ALT $>$ 正常值 2 倍。

(3)肾:血肌酐 $> 176.8\mu mol/L$,不论其尿量多少。

(4)胃肠道:上消化道出血 100ml 以上。

此标准简单易操作但不能反映 MODS 时各器官变化的多样性和动态变化。Knaus 又提出较为全面 MODS 诊断标准(表 3-5-1)。功能障碍是一个从功能正常到功能异常尚能代偿,再到功能异常不能代偿的动态发展过程,为了既着眼于早期诊断和防治,又能正确根据具体患者所处的病情发展阶段采取正确的治疗策略,宜采用器官功能评分标准进行动态诊断。1995 年 Marshall 提出了 MODS 评分标准(表 3-5-2)。

表 3-5-1　Knaus 的 MODS 诊断标准

器官系统	标准(存在下列每一类一项以上)
心血管	心率≤54 次/分;平均动脉压≤6.53kPa;室性心动过速和(或)室颤;血 pH 值≤7.24,$PaCO_2$≤6.53kPa
呼吸	呼吸频率≥49 次/分,或≤5 次/分;$PaCO_2$≥6.67kPa;$AaDO_2$≥46.55kPa;呼吸机支持 > 3 天
肾	尿量≤479ml/24 小时或≤159ml/8 小时;BUN≥100mg/dl(71.39mmol/L);肌酐≥3.5mg/dl(309.41µmol/L)
血液	白细胞≤1×10^9/L;血小板≤20×10^9/L;血细胞比容≤0.20
神经	Glasgow 昏迷记分≤6
肝	凝血酶原时间 > 对照 4 秒;胆红素 > 102µmol/L

随着病情演变将 MODS 的病程又可分为 4 期(表 3-5-3),该分期表达有利于指导治疗和预后判断。

MODS 早期的实验室指标:近年来,人们在实验室诊断方面致力于寻找能反映器官功能障碍或提示器官损伤的有早期预警意义的指标,这些指标一般都是测定某些器官的标志酶或特定的代谢物质。其中反映肠黏膜损伤的有双胺氧化酶(DAO)、D-乳酸以及胃、肠黏膜内 pH 测定等指标;与代谢有关的如 IL-1、支链氨基酸与芳香族氨基酸的比值等;与过度炎症和免疫反应有关的如 TNF、IL-6、

表 3-5-2　Marshall 的 MODS 评分标准

器官系统	0分	1分	2分	3分	4分
呼吸（PaO_2/FiO_2）	>300	226～300	151～225	76～150	≤75
肾（血肌酐：μmol/L）	≤100	101～200	201～350	351～500	>500
肝（血胆红素：μmol/L）	≤20	21～60	61～120	121～240	>240
心血管（PAR）*	≤10	10.1～15	15.1～20	20.1～30	>30
血液（血小板：×10^9/L）	>120	81～120	51～80	21～50	≤20
神经系统（Glasgow 评分）	15	13～14	10～12	7～9	≤6

*PAR 指压力调整后心率：心率×右心房压（或中心静脉压）/平均血压

表 3-5-3　MODS 的分期

器官系统	1期	2期	3期	4期
一般表现	无明显体征	病情相对稳定	病情不稳定	终末期表现
心血管	补液量增大	高排容量依赖	休克，心排出量减少、水肿	心肌收缩力下降，血容量超负荷
呼吸	轻度呼吸性酸中毒	呼吸增快，低碳酸血症，缺氧	严重缺氧	高碳酸血症 气压伤
肾	反应受限	尿量固定，轻度氮质血症	氮质血症	少尿
代谢	胰岛素需要量增加	严重分解代谢	代谢性酸中毒，高血糖症	严重酸中毒，耗氧量增加
肝		实验室黄疸	临床黄疸	肝性脑病
血液		血小板减少，WBC 增加或减少	凝血障碍	幼稚细胞
神经系统	精神恍惚	变化不定	有一定反应	昏迷

IL-8、IL-10 等。新的诊断标准的产生还需依赖对 MODS 发病机制的最终阐明和更多经验及数据的积累。

四、心搏骤停后综合征的主要病理生理改变

（一）心搏骤停后的脑损害

脑损害是患者死亡与神经致残的常见原因。脑组织对缺氧耐受性差，脑血流突然停止 15 秒即可昏迷，1 分钟脑干功能停止（终末期呼吸、瞳孔固定）；2～4 分钟无氧代谢停止；4～6 分钟损伤不可逆。ROSC 后即使提供较高的灌注压，一方面，脑部灌注压的升高与脑血管自身调节的障碍通常会引起脑部再灌注性充血，由此导致脑水肿和再灌注损伤；另一方面，仍可见脑部微循环障碍，导致脑组织持续性缺血、灶性梗死。表现为昏迷、抽搐、肌阵挛、认知障碍、脑卒中、植物状态、脑死亡等。

（二）心搏骤停后的心肌损害

心搏骤停者在 ROSC 后血流动力学不稳定状态，表现为心排出量降低、低血压、心律失常；其发生机制包括心肌功能不全、血管内容量减少与血管自身调节失常。

（三）全身性缺血 - 再灌注损伤

系统性缺血与再灌注引起广泛的免疫系统与凝血系统活化，进而产生全身炎症反应综合征（SIRS）、高凝状态、肾上腺功能受抑、组织氧供 / 氧需受损、感染易感性增高、酸碱失衡与水电解质紊乱、应激性溃疡和肠出血、高血糖、多器官功能衰竭等。

五、心搏骤停后综合征治疗的研究进展

心搏骤停后综合征由于其发病诱因明确，切断发病的始动因素最为关键。心搏骤停后综合征发生后应强调机体各重要器官的整体性、综合性治疗，并维持内环境稳定。改善复苏后早期不稳定的血流动力学、有效脑功能复苏、提供心肺功能的支持以满足组织灌注都是十分重要的。应用正确的 CPR 技术可有效改善血液灌流，根据 2005 年 CPR 指南，在 CPR 过程中，胸外按压与通气比例为 30:2，电除颤之后立即实施 CPR，以胸外按压作为开始，施救者只有实施 5 个周期或大约 2 分钟 CPR

之后才可以停止胸外按压来检查循环情况,这种方法都能够促进 ROSC,可能有利于 PR-MODS 患者病情恢复。必须及时将院前心搏骤停患者转运至医院急诊科,再转运至设备完善的 ICU 病房。在转送患者去重症监护病房的过程中,必须持续给予机械通气、氧气供应和心电监护,并可以通过触诊颈动脉和股动脉的搏动、持续动脉内压力监测或肢端氧饱和度的监测对患者的循环状态做出评估,这样如果再次出现心搏骤停可以立即进行心肺复苏,同时转运时一定要有设备和人员随行,以便随即行电除颤和药物治疗。

(一)积极寻找心搏骤停原因,加强对原发病的治疗

导致心搏骤停的原因主要有心血管系统疾病、非心脏血管系统疾病、手术及其他诊疗技术操作中的心搏骤停、迷走神经反射致心搏骤停、麻醉意外等,在进行复苏的过程中及复苏之后应针对原发病采取紧急处理措施,减少 MODS 发生的诱因。临床医师应该仔细寻找心搏骤停的原因,特别需要注意是否有急性心肌梗死、电解质紊乱或原发性心律失常。如心搏骤停的原因是心室纤颤或室性心动过速,应考虑使用胺碘酮或利多卡因推注及维持静脉滴注治疗。如果出现影响血流动力学的心动过缓,可参考有关心动过缓治疗的方案。

(二)加强对重要器官系统的监测

心搏骤停后出现的酸中毒可通过给予足够的通气和组织灌注后自行纠正,但重要器官血流低灌注的情况只有通过密切的监测才可知其损伤情况并制订恰当的治疗方案。对所有患者都需要仔细、反复地评估其心血管功能、呼吸功能和神经系统功能、组织氧供和氧耗等,以最大程度地提高复苏后早期阶段器官组织的灌注,避免向 MODS 的进一步发展。

1. 循环系统功能的监测 循环系统功能监测的基本指标,如患者神志、皮肤色泽、体温、尿量和周围脉率和强度、心脏节律及血压等,这些指标至今在临床上仍有其重要的价值。

但在复苏后危重症患者如处于循环功能障碍状态,心排血量明显降低时周围脉搏难以触及,须通过动脉导管监测血压,或用右心漂浮导管连续监测心血管系统的压力,并检测心排血功能。还可通过心电监测心脏电生理活动,超声心动图监测和评价心脏活动及功能变化,无创性电阻抗方法监测心血管功能状况。胃、肠黏膜内 pH 值测定可反映胃肠黏膜缺血的情况,有助于判定内脏缺血情况。

2. 中枢神经系统监测 意识状况是中枢神经系统功能完善的重要标志。临床上根据患者的睁眼反应、口语反应和运动反应制定出 Glasgow 昏迷量表,在临床上比较实用,最高 15 分,最低 3 分,分数越高意识状态越好。对意识障碍患者的监测应注意有诊断学意义呼吸类型、眼球活动和瞳孔的变化以及病理反射的引出,对评估伴有意识改变的患者早期神经功能损伤的严重性是非常有用的。

对严重意识障碍的患者,在条件具备时还可进行电生理监测。脑电图监测既可及时判断脑电变化,又可动态观察病情发展之趋势,是一项重要的监测方法。脑干听觉诱发电位监测主要记录脑干各水平听觉通路的电活动,可反映各个水平的脑干功能状态。血清酶学、脑血流图、脑氧代谢率、CT、MRI 扫描等也可作为早期判断预后的依据。

3. 呼吸功能监测 床旁观察是呼吸功能监测既简单又实用的良好手段,任何精密的监测仪器都不能完全代替这些常规的监测方法。观察内容包括:①意识状态,有无兴奋、嗜睡、昏迷等;②皮肤黏膜和甲床,有无苍白、发绀、皮肤多汗等;③呼吸运动,呼吸频率、呼吸节律是否规整,有无呼气或吸气性呼吸困难;④呼吸音;⑤胸部 X 线,有无异常阴影或其他改变(急性期每 1～3 天复查一次)。

肺容量测定包括潮气量、补吸气量、深吸气量、补呼气量、残气量、功能残气量、肺活量、肺总量、静息通气量等。通气功能测定包括每分通气量、最大自主通气量、肺泡通气量与死腔通气量、用力肺活量和肺顺应性等。换气功能测定包括重复呼吸试验、肺弥散量、通气/血流比值、肺泡-动脉血氧压差($A-aDO_2$)、氧合指数(PaO_2/FiO_2)、动脉血气分析等。

脉搏血氧饱和度(SpO_2)是通过脉搏血氧监测仪利用红外线测定末梢组织中氧合血红蛋白含量,间接测得 SpO_2。呼气末 CO_2 监测主要根据红外线原理、质谱原理、拉曼散射原理和图-声分光原理而设计,主要测定呼气末二氧化碳。

气道压力过高和过低对机体都不利,气道压力的监测可帮助判断机械通气的疗效,及时发现和处理各种问题,以避免严重的并发症。

4. 其他器官系统功能的监测 消化系统功能监测包括胃肠道功能和肝功能监测。胃肠道功能目前主要的监测仪器有胃肠功能测定仪、胃肠测压仪、食管 24 小时 PH 监测仪、胃电图等。监测肝细胞受损的指标主要有谷丙转氨酶和谷草转氨酶、凝血因子、血清胆红素、白蛋白、血氨等。近年来采用监测胃肠黏膜 pH 值的方法来估计胃肠黏膜的功能，测定时将测定计经鼻或肛门置入待测部位测得 pH 值，可及时发现胃肠功能状态，并予以治疗的指导，对评价再灌注治疗的效果和判断预后有着重要作用。

肾功能的监测包括肾小球功能检测如肾小球滤过率、血浆肌酐及尿素氮浓度，肾小管功能检测如酚红排泄率、肾浓缩稀释试验和肾脏血流量检测。

在凝血功能监测方面主要注意预防弥散性血管内凝血（DIC）的发生。弥散性血管内凝血的临床表现有出血倾向、休克、微血管栓塞及微血管病性溶血，实验室检查应注意血小板、血浆纤维蛋白原、3P 试验、PT、纤溶酶原含量及活性、AT-Ⅲ含量及活性等的变化。

（三）心功能障碍的处理

复苏患者明确存在心功能不全，即使在复苏前无血流动力学不稳定的患者中也是如此。血流动力学不稳定多发生于复苏后 4～7 小时内，心功能大多于 72 小时内能够完全恢复。造成心功能不全的原因较多，最重要的影响因素有复苏所需时间，时间越长，复苏后心功能不全程度越严重；电击除颤是另一个加重复苏后心功能不全的原因，除颤的能量会影响复苏后的心功能，另一个加重复苏后心功能不全的原因与除颤的相位有关，使用双相除颤较单相除颤引起复苏后心功能不全的发生率较低。

临床上，对复苏患者的心脏收缩功能及舒张功能都要进行判断。如在改善了前负荷后仍未产生足够的心排血量满足全身供氧，就应试用药物来增加心肌收缩性，此时，正性肌力药物所带来的益处可能超过其增加心肌耗氧量的弊端。多巴酚丁胺 5～10μg/（kg·min）能够改善复苏后心肌的收缩功能和舒张功能，但应注意观察心率的变化。对顽固低血压状态药物治疗无效时，应考虑使用器械辅助循环支持，如主动脉气囊反搏、不完全心肺分流术及人工心脏泵等。

在复苏后早期，心律失常常导致心脏性猝死。对于急性心肌梗死或心肌严重缺血患者来说，最大危险是在出现症状后第 1 小时发生的严重心律失常所致猝死，此期间应尽可能早地行心电监测。高级生命支持急救人员必须能识别室上性与室性心律失常，同时应明确大多数宽 QRS 波心动过速均为室性心律失常。如患者出现无脉、休克或充血性心力衰竭时，此类危重病情是由室性心律失常所致，如发生此类病情应立即行 12 导联心电图检查，并立即处理心律失常。

心肺复苏指南 2005 中对常见快速心律失常推荐了治疗方案，也强调了心律失常时血流动力学的不稳定性和不同程度心室功能的损害。利多卡因可使原发性室颤的发生率减少 1/3，可使近 50% 的患者不再出现严重室性心律失常，但却未能使其总病死率降低，这可能与心脏收缩力减弱有关。因其中毒剂量与治疗剂量接近，已不建议给心肌梗死患者常规预防性使用利多卡因。胺碘酮可作用于钠、钾和钙离子通道，对 α 受体和 β 受体也有阻滞作用，可用于房性和室性心律失常。对心搏骤停患者，如持续性室颤或室速，在除颤和应用肾上腺素无效后，建议使用胺碘酮。更适宜严重心功能不全患者的治疗，如射血分数小于 0.40 或有充血性心力衰竭征象时，应作为首选的抗心律失常药物。

（四）中枢神经系统功能障碍的处理

心搏骤停后综合征与其他原因引起的 MODS 的治疗不同之处在于必须在第一时间就采取脑保护措施。除常规进行脑外器官的支持治疗保证脑组织灌注外，还有采取针对脑部的局部治疗包括低温和退热疗法、降低颅内压、及时处理癫痫的发作、促进脑细胞代谢等。

对无意识的患者应维持正常的或轻微增高的平均动脉压，减少增高的颅内压，以保证最好的脑灌注压。躁动可以增加需氧量，所以必须控制躁动，可以选用的药物有苯巴比妥、苯妥英钠或地西泮或巴比妥酸盐。头部应抬高 30°，并保持在中线位置以利于静脉回流。

亚低温脑复苏一直是临床研究的热点。亚低温可降低脑组织的耗氧量，减轻脑水肿，保护血脑屏障。脑缺血损伤如伴有体温升高可使神经系统功能恶化，体温每升高 1℃，脑代谢率大约增加 8%，因此，建议复苏后早期应用亚低温脑复苏。用电降温毯或使用冰袋，加上冬眠肌松合剂，使体温降至 32～35℃，3～5 天逐渐复温。低温作用主要通过改变蛋白质分子的高级结构，使酶分子内的氢链增加，促使酶活性中心与周围水分子之间的作用增强，从而使酶活性降低。临床多中心研究证明，亚低温对患者是安全可行的，并能改善心搏骤停后的全脑缺血状态。

另外，给予高压氧治疗对脑功能恢复具有一定作用，但高压氧治疗尚无统一治疗标准，有待进一步研究。此外，应用高张盐水可降低脑组织的过氧化物酶活性和血脑屏障的通透性，降低颅内压，减轻脑水肿，从而促进神经功能恢复。乌司他丁可以抑制炎症介质的过度释放，改善脑循环，清除自由基，维持细胞膜的稳定性，提高脑细胞对缺氧的耐受性，保护脑功能，可以在心搏骤停后综合征患者中应用。

（五）呼吸功能障碍的处理

在保持呼吸道通畅的条件下，改善缺氧，纠正二氧化碳潴留和代谢功能紊乱，从而为基础疾病和诱发因素的治疗争取时间和创造条件。

气道的管理和保持通畅的气道是十分必要的。对于大多数患者，在进行复苏的过程中都得开放呼吸道，如放置气管导管等，在获得复苏后的阶段，应该检查气管导管放置是否正确，由于患者头部的移位或其他原因而有可能使导管发生错位，X线胸片可以确定气管导管的位置。对于有自主呼吸的患者，判断导管放置是否正确可监测呼出的 CO_2。及时清除痰液，加强患者翻身拍背，并注意气道湿化，同时可配合使用黏液溶解剂和支气管扩张药，如使用沙丁胺醇雾化吸入，0.5%（5mg/mL）沙丁胺醇雾化溶液 1ml + 生理盐水 10～20ml 稀释后雾化吸入，可 6 小时重复用药。必要时可紧急使用纤维支气管镜进入气管和支气管吸痰。

呼吸机辅助呼吸对复苏后纠正低氧血症十分重要，它是通过人工器械代替患者自身的呼吸，便于给氧和二氧化碳的排除，是挽救患者生命的重要手段。复苏后常常发生成人呼吸窘迫综合征（ARDS），呼气末正压通气是治疗较为理想的模式，呼气末正压通气通过增加功能残气量，开通萎陷肺泡，提高肺顺应性，使肺泡内液体重新分布并变薄，有效地恢复一部分肺泡的通气功能，从而使分流获得改善。在一般情况下，5～10cmH_2O 的呼气末正压通气即可满足治疗需要，使用较高的呼气末正压通气时，必须注意对血流动力学的负性影响，压力宜渐升和缓降，同时要注意防止氧中毒和肺部感染的发生。

控制肺部感染，使用抗生素应注意了解过去用药情况，便于选择有效抗生素；及时送痰培养与药物敏感试验，根据试验结果选用抗生素。近年来厌氧菌感染已日益引起重视，用药时应予以考虑。此外，使用广谱抗生素的同时应注意肾功能监测，同时注意防止二重感染。

（六）肾功能障碍的处理

心搏骤停患者自主循环恢复后由于血流动力学不稳定、休克、肾血管痉挛导致急性肾功能障碍，因此，在未发生严重肾功能损害时即应注意保护肾功能，积极有效地复苏和增加肾脏血液灌流。留置导尿非常必要，以便每小时计算尿量和精确计算出量（出量包括胃液引流液、腹泻、呕吐物和尿量）。对于少尿患者，肺动脉楔压和心排血量的测量以及尿沉渣、电解质、滤过钠的测量可能对于鉴别肾脏功能障碍很有帮助。急性肾功能障碍一经确诊即应遵循量出为入的原则限制液体输入量，防止水和代谢废物的潴留及纠正电解质紊乱，呋塞米可以维持尿量，以避免发生肾脏功能障碍。小剂量多巴胺 1～3μg/（kg·min）并不增加内脏血流或给予肾脏特别保护，对于急性肾功能障碍少尿期已不再推荐使用。此时肾毒性药物和经肾脏排泄的药物要谨慎应用，及时监测肾脏功能，并调节用药剂量。

连续性肾替代治疗（continuous renal replacement therapy，CRRT）技术在危重症患者的应用与发展被认为是近年来的重要进展之一。对进行性加重的肾功能障碍以逐渐增高的血清尿素氮和肌酐为标志，并伴有高血钾，这些患者应及时进行 CRRT 治疗。

（七）胃肠道功能障碍的处理

复苏后由于组织血液灌注不良，缺血、缺氧、营养不良和其他应激因素均会使胃肠道成为受损的靶器官，致使胃肠黏膜屏障功能衰竭，肠道细菌内毒素移位，继而导致肠源性感染，表现为腹部胀气、肠鸣音消失、麻痹性肠梗阻、应激性溃疡。对于肠鸣音消失和机械通气伴有意识障碍患者，应该留置胃管。治疗应改善患者的全身营养状况，维护胃肠道功能、维持内环境的稳态，并尽早给予胃肠道营养，使用肠道营养激素、生长因子、补充谷氨酰胺等给予早期肠内营养，保护胃肠黏膜促进胃肠黏膜细胞再生。在应用血管活性药物改善全身血液循环的同时也可改善胃肠道血液灌注，给予微生态制剂恢复肠道微生态平衡，中药大黄对多器官功能障碍综合征时胃肠功能衰竭治疗有明显的疗效，可使中毒性肠麻痹得以改善。

（八）血液系统功能障碍的处理

弥散性血管内凝血（DIC）可以是多器官功能障碍综合征的病因，也可以是多器官功能障碍综合征的结果，需要及早检查和监测。一旦发生要尽快治疗，肝素和低分子肝素主要用于高凝期，密切监测凝血因子；在纤溶期有广泛地出血时可使用 6-氨基己酸进行治疗，中药无论在高凝或纤溶期均可使用，此外新鲜冷冻血浆和新鲜全血、血小板悬液均可输注。

（九）其他治疗

1. 营养及维持水、电解质平衡 复苏后由于体内儿茶酚胺、肾上腺皮质激素、胰高血糖素等激素分泌增加使代谢亢进，呈负氮平衡状态，导致难治性高血糖症和内源性脂肪利用障碍。因此在治疗上应用适量胰岛素有利于糖和脂肪的代谢；对中度至重度的应激患者应每日补充白蛋白和氨基酸，对维持肠黏膜完整和预防细菌移位均有作用，鼓励口服进食，经口补充谷氨酰胺等氨基酸，胃肠外营养虽很重要但不能完全代替胃肠营养。同时注意补充各种 B 族维生素和维生素 C 及镁离子等各种微量元素，并注意纠正水、电解质紊乱，维持其平衡。

2. 中药 大黄等中药对 MODS 发病始动因素、中间多种细胞因子、炎性介质相互作用过程、最终靶器官损害等多个环节均有阻断作用，能显著降低危重患者胃肠功能衰竭发生，并降低 MODS 伴有胃肠衰竭者血中 TNF-α、IL-6 的水平，在一定程度上缓解 MODS 的发生、发展。此外，黄芪能够抑制 CPR 后大鼠肝细胞的凋亡，无明显毒副作用，有一定的临床应用前景。

3. 激素治疗 糖皮质激素治疗 PR-MODS 尚有争议，目前只对并发脓毒症和感染性休克的患者应用激素有明确的原则，对于经足够的液体复苏仍需要升压药来维持血压的感染性休克患者，推荐静脉使用氢化可的松 200～300mg/d，分 3～4 次或持续给药，持续 7 天；无休克的全身性感染患者，不推荐应用激素；在应用激素过程中要应用抑酸剂，预防消化道出血。

六、展望未来

随着急救技术的不断完善，CPR 成功率会不断提高。心搏骤停后综合征患者越来越多，如何提高心搏骤停后综合征患者的最终出院存活率越来越重要，尤其是复苏后意识的恢复对患者未来的生活质量有较大的影响，因此，在努力提高 CPR 技术的同时，更应注重研究心搏骤停后综合征的救治。目前，对心搏骤停后综合征尚无绝对有效的治疗方法，应注重对多个器官缺氧和低氧损伤的详细评估和监测，机体各个脏器的整体性治疗，机体复苏最初阶段及时有效的氧供，CPR 成功后早期血流动力学的稳定和脑组织的有效保护对 CPR 患者的预后都是至关重要的。有效的治疗方法、预防其发生、发展最为关键。尽管已证明 SIRS 是 MODS 的发病关键环节，但临床以抑制炎性反应为主的免疫调控治疗却遭失败。随着分子生物学的发展，基因治疗应引起足够的重视。通过遵循循证医学模式进行多中心、大样本前瞻性研究，深入研究其发病机制，提出有效的治疗方法，以提高 PR-MODS 患者存活率。

（于学忠）

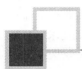# 第四章　急危重症的监护

第一节　急危重症监护的发展历史和现状

一、急危重症监护的发展历史

危重症监护是指通过各种现代化仪器、设备和技术方法对患者病情变化进行适时的生命和器官功能监测，及时评估病情、提供生命和器官功能支持以及细致的护理。危重症的监护内容广泛，既可以用于急性危重病，也可以用于慢性病急性加重，其目的是迅速掌握患者病情及变化情况，挽救患者生命和器官功能。

现代医学分工日趋精细，在促进某一领域纵深发展的同时，也限制了其向专科以外的发展。现阶段，由于大多监测设备昂贵、难以掌握，急危重患者病情复杂、变化大，一般都涉及多个专科的临床情况，治疗难度一般临床专科难以攻克，有必要给予此类患者单独且特殊的治疗和管理。因此，集中设备和人力的危重症监护单元（intensive care unit，ICU）孕育而生。

19世纪50年代，简易呼吸器在抢救室逐渐应用，同时心电监测技术也日趋完善。1958年，世界上第一个ICU在美国马里兰州成立，集中患者、专家、场地、设备的"四个集中"概念也被提出。1970年美国正式成立危重病医学会，至1997年，美国已有超过5000家ICU在运作。我国的重症监护病房成立相对较晚，1970年以后，北京、天津的一些医院创建了"三衰病房"（将呼衰、肾衰和心衰的患者集中在一个单元病房内）以及"集中观察室"等治疗危重病的单元。这些措施的实施逐渐实现了我国将危重患者集中在专门设立的区域或病房内集中管理的发展模式。1984年北京协和医院正式成立加强医疗科（危重病医学科），这是我国第一家ICU。2005年3月18日中华医学会重症医学分会在北京召开了成立大会，确立中国危重病医学学科的地位。2009年卫生部发出通知，规定在《医疗机构诊疗科目名录》中增加一级诊疗科目——"重症医学科"。

二、危重症医学与急诊医学的捆绑式发展战略

虽然目前急诊医学和危重症医学是两个不同学科但相互交叉的学科，急症中有部分同时也是危重症，而部分危重症则是急性发生，因而也属于急症，二者之间并没有绝对的界限。我国每年急诊人数约1亿多。在这庞大的急性病症群体中约5%～15%是危重症。卫生部公布我国居民死亡原因，排在死亡前五位中有4位与急诊医学有关，患者均首先就诊于医院急诊科。如心脑血管疾病、COPD以及居死亡第5位的"伤害"——创伤和中毒，这些占据死亡前五位的疾病如急性冠脉综合征、急性卒中、呼吸系统疾病伴发呼吸衰竭、多发伤等，既是急症又是危重症。因此急诊医学与危重症医学有不可分割的关系。

时间就是生命，急症与危重症，救治时间与疾病预后紧密相连。第一次世界大战期间，人们发现如果伤者在1小时内得到救治，死亡率约10%，但是如果得到救治的时间拖延到伤后8小时，死亡率则高达75%。美国休克创伤中心创始人R. Adams Cowley据此提出了著名的"黄金1小时"（golden first hour）理念，他说，在生存与死亡之间存在一个黄金1小时，如果伤者伤情严重，只有不到60分钟的时间争取生存。虽伤者不是在那段时间内死亡，可能在两三天甚至两周后死亡，但是在那一小时内发生在伤者体内的改变已经是不可恢复的了。当今，虽然新药和新技术带来了一定成效，但存在如何使这些药物与技术及时为患者发挥作用的问题。如急性心肌梗死，在冠状动脉堵塞后6小时内，几乎80%以上心肌已经坏死，延迟冠状动脉的开通等于是扩大心肌坏死，即使生命存活，心肌瘢痕导致的心衰将折磨患者余生。另有研究发现，H7N9急性病毒感染在最初24或48小时抗微生物治疗有效，许多感染患者因各种原因延迟抗生素治

疗，生存率即降低。抢救的药物和器械是固定的，治疗的越早，挽救的生命就越多。以急性心肌梗死为例，为了将救治所用的时间尽可能压缩到最低极限，需要多个科室如急诊科、心内科、麻醉科和放射科等共同完成，理应从院前救治到院内急诊再到重症监护，一线当班人员对患者的救治能够一气呵成。院前、急诊科和 ICU 是紧密连接的急危重症的救治医学体系。

将危重症医学与急诊医学割裂，与名称的解读混乱有关。英文"Emergency Medicine"、教科书书名 *Rosen's Emergency Medicine*、各种英文急诊杂志如 *Ann Emergency Medicine*、*America Journal Emergency Medicine* 等，其"Emergency Medicine"中文释义是"紧急"和"医学"，并非是紧急医学的医疗体系。美国建立了紧急医疗服务体系，其英文全称"Emergency Medical Service System"，简称 EMSS，涵盖院前急救（prehospital emergency）或称初步急救（first aid）、医院急诊（hospital emergency）、重症监护病房（critical care, intensive care unit, ICU），形成完整的的急救医疗体系。院前急救的时效性，院内急诊的有效性及急危重症监护的整体连续性，体现了紧急医学的整体性和协作性。显然，院前、院内急诊抢救室与重症监护室形成的无缝衔接，在急危重症发生后的"黄金时间"内给予救治，体现了分秒必争。减少了各科医生之间反复多次重新熟悉讨论病情等环节，利于对急危重症的连续观察治疗，体现出完整的急救思维和救治的连续性。经过整体救治的过程，使急诊科医生、护士更深地理解掌握急危重症的发病过程，且能将危重症领域的专业知识渗透到院前和院内，极大地提高了救治水平。这样的团队是高质量的、更具专业的急救团队。急诊 ICU 所涉及的患者是有救治时间紧迫性并涉及多脏器的急危重症，因此有别于如呼吸 ICU 等专科 ICU。无疑，这种以患者为中心的理念所建立的紧急医疗服务体系实质上就是互相捆绑的关系，优于院前、急诊科、ICU 各自独立的体系。院前、急诊科、ICU 紧密连接的紧急医学体系，其本质就是急诊医学与重症医学互为关联、相互捆绑的同一体系。将急诊医学与危重症医学割裂，源于对急诊医学的狭隘解释，源于对"Emergency Medical Service System"与"Emergency Medical"名称的混淆，源于紧急医疗服务体系观念及体系的混乱。对急诊医学的认识由混淆到清晰，符合人类对任何事物发展规律的认知。

中国幅员辽阔，人口众多，经济发展不平衡，院前急救、急诊科、ICU 的模式也不尽相同。未来，根据中国的实际情况，学习发达国家的先进经验，不仅是将院前、院内急诊与重症监护室整合即捆绑发展，而且还会利用远程和移动通讯技术等高科技，将大城市的急救中心医疗资源与基层医院整合亦即捆绑式发展，从而建立中国式紧急医疗服务体系，提高整体的国民医疗救治水平。

第二节　急危重症监护技术

急危重症监护是对病情危重的患者进行持续的病情监测、治疗和护理。千年来，生理学、病理生理学实验室的进步推动了危重症医学及其监护的发展。无论是生理或病理状况，人体组织器官之间都有复杂的关联，监测所得各个参数均受到多种因素影响。临床应根据生理学、病理生理学，综合评估多项参数，分析参数的连续性变化，结合症状体征综合判断，及时指导治疗。

一、血流动力学监测与治疗

血流动力学（hemodynamics）是血液在循环系统管道中运动的力学，主要研究血流量、血容量、血流阻力、血压及它们之间的相互作用。血流动力学监测的目的是维持人体各个器官的灌注。大部分危重症存在血流动力学异常，而血流动力学变化往往早于临床表现，在出现明显的临床症状和体征前捕获血流动力学改变并及时纠正，实为临床监测的意义所在。临床血流动力学监测是对心脏功能、体循环、肺循环、血容量、组织的氧供氧耗等功能进行连续地、动态地测量，结合生理学整合临床所测参数，推导其病理生理，适时了解病情变化并指导临床治疗。根据对机体有无机械性损害，习惯上分为无创伤性和有创伤性血流动力学监测。血流动力学治疗（hemodynamic therapy）是根据机体生理参数量的连续的变化，进行动态的参数整合、监测与干预的整合、治疗方法的整合，是近年出现的新概念。

（一）血流动力学：从生理学研究到临床应用

血液循环理论是人类最重要的科学发现之一。数千年来人类不断地探索血液是如何在人体内流通。我国古医书记载"心主身之心脉、诸血皆属于心"。约公元前 400 多年古希腊哲学家希波克拉底认为人体血管连通心脏，而血管搏动产生脉搏。约公元前 300 多年古希腊医生赫罗菲拉斯发现了血管，并区分了动脉和静脉。约公元前 250 多年古希腊埃拉西斯特拉特肉眼观察了动脉和静脉在人体全身的分布及微血管，描述了心脏的半月瓣、三尖瓣和二尖瓣等结构。约公元 100 多年间，古罗马医学家盖仑认为，把心脏分为两侧的间隔有看不见的孔，血液通过小孔，从心脏右侧到心脏左侧，再流经肺部。约公元 1511—1564 年期间，比利时医生安德烈·维萨里与西班牙医生米凯尔·塞尔维特发现血液从右心室流入肺部进行空气净化，净化后的血液通过曲折的路径又从肺流入左心室，澄清了盖仑学说的错误。然而，科学的发现引起宗教统治者的震惊，他们遭受了迫害。1628 年英国科学家威廉·哈维出版了《心血运动论》，强调心脏的收缩和舒张是血液循环的原动力，左右房室口的瓣膜及静脉瓣是单向阀，动脉血液从心脏流向全身，又循着静脉从肢端流回心脏，瓣膜防止血液倒流，推测在动脉和静脉之间是肉眼看不见的血管网。随着显微镜的发明，1661 年意大利科学家马尔比基用显微镜观察青蛙肺，证明了哈维的推断，青蛙肺动脉、静脉之间的毛细血管网把动脉和静脉连接成一个密封管道，血液在其中循环。经数千年的探索，人类血液循环理论得以完善，为血流动力学监测奠定了基础。公元 1733 年，英格兰杰出的生物实验学家斯蒂芬·黑尔斯首次发表了计算心排血量的方法并引进了外周阻力的概念。1820 年 Marquis de Laplace 通过观察肥皂泡发明了 Laplace 定律，该定律被用于心血管系统。1899 年德国生理学家 Otto Frank 进行离体蛙心实验，发现增加心肌牵拉能增强心肌收缩力，即心肌收缩前的长度影响心肌的收缩，并提出了容积-压力图的数学计算公式和左心室做功的机制。1914 年英国生理学家 Ernest Starling 证实了 Frank 的发现。1954 年英国生理学家 Donald Arthur McDonald 在生理学杂志发表了 *Observations on laminar flow in veins*，1968 年将血流动力学定义为"对流动的血液和血液所流经的所有脏器（心脏和血管等）的物理学研究"。1929 年德国 Werner Forssmann 首次报道中心静脉导管技术并因此于 1956 年获诺贝尔医学奖。1953 年瑞典的放射学家 Seldinger 在放射学报发表了在 X 射线的指引下穿刺进入人体的静脉系统的穿刺技术。借助 X 射线的发现及其应用，中心静脉穿刺技术促进了有创血流动力监测的发展。在 20 世纪 60 年代末，Jeremy Swan 和 William Ganz 合作研制了顶端带气囊的肺动脉漂浮导管（Balloon-tip flow-directed Catheter），并使用热稀释法测量心排血量，于 1970 年在《新英格兰医学杂志》发表论文 *Catheterization of the heart in man with use of a flow-directed balloon-tipped catheter*。通常把肺动脉漂浮导管称为 Swan-Ganz 导管。20 世纪 80 年代后 Swan-Ganz 导管在世界范围内被广泛应用，其所测得的肺动脉楔压和中心静脉压成为反映心脏前负荷的重要指标，是血流动力学监测的"金标准"，在血流动力学监测研究方面具有里程碑意义。但是不仅由于心脏顺应性、胸内压力等因素的影响，其所测的压力参数不能准确反映心脏前负荷，而且心内置管的有创性导致严重副作用，Swan-Ganz 导管的临床应用有争议。1983 年，Wesseling 等提出每搏容量（SV）与主动脉压力曲线下的收缩面积成正比，仅需动脉和静脉置管，无需 X 射线定位，除了近、远端温感探头的位置不同，与传统的热稀释方法相同，如脉搏指示剂轮廓分析连续心排血量技术（pulse indicator contour continous cardiac output，PiCCO）及动脉波形分析心排血量（arterial pressure-based cardiac output，APCO）技术。微创和可持续性检测为其优势，但血管顺应性的改变影响参数的准确性，需频繁校正是其缺陷。1998 年研究发现了动脉血流与心排血量的相关系数是 0.8，超声能准确测量主动脉内径，超声检测血流动力学逐渐增加，遂诞生了超声连续心排血量（ultra sound continuous cardiac output，USCCO）无创血流动力学检测技术以及经胸超声心动图监测血流动力学技术。此外，还有经皮电阻抗法（electrical bioimpedance）、经气道内二氧化碳稀释法等实时无创监测血流动力学的方法及设备不断问世。

回顾血流动力学研究及其临床监测的历程，是不断创新的过程，从单一到综合、从孤立到同步、从单次到连续适时、从有创到微创甚至无创监测的发展过程。

（二）血流动力学监测：不仅仅是孤立的参数

心脏收缩和舒张推动血液循环流动，血流动力学受心肌收缩力、心脏前负荷、后负荷的影响及神经体液调节。有创和无创监测的血流动力学参数（表 4-2-1）。

1. 心肌收缩力与心排血量——如何测量？ 心室舒张末期回心血液充盈量称为舒张末期容积（参考值 108±24ml），心室射血期末最小容积称为收缩末期容积（参考值 45±16ml），舒张末期容积与收缩末期容积之差，即为心室每搏容量（stroke volume，SV）。SV 是衡量心脏泵血功能的一个基本指标，是决定血液循环流动的主要决定因素，受心脏前负荷、心肌收缩力、后负荷的影响及神经体液调节。

表 4-2-1 常用血流动力学参数

	参数	中文名称	定义及公式	正常范围	监测方式	临床意义
反映心脏前负荷	CVP	中心静脉压	上腔或下腔静脉，即将进入右心房处的压力，可通过颈内、锁骨下、股静脉等周围静脉置管测定	2～6mmHg	1. 标尺法：中心静脉导管与装满液体的管路相连，标尺零点对准腋中线第四肋间，管路垂直，测量液面高度 2. 换能器：中心静脉导管通过换能器连于监护仪上显示压力波形及读数 中心静脉导管分单腔、双腔、三腔。有普通导管、带抗菌抗凝涂层导管、纯抗菌材料导管	1. 降低：心功能增强或血容量下降，予以输液 2. 升高：心功能减弱或血容量增高，予以强心利尿 3. 最近国外研究发现 CVP 不能正确预测血容量状况
	PAWP	肺动脉楔压	当漂浮导管前端气囊充气后阻塞了肺动脉分支，阻断了前向血流，导管尖端仅测量阻塞部位远端的压力	6～12mmHg	漂浮导管前端气囊充气后阻塞了肺动脉分支，通过换能器显示压力波形和数据在监护仪上，产品详见 RAP	在肺阻力正常时，PAWP=LAP 1. 小于 18mmHg：肺无充血，CO 低的话给予输液 2. 18～30mmHg：肺有不同程度的充血，CO 低的话给予强心药物 3. 大于 30mmHg：出现明显肺水肿，强心利尿
	SVV	每搏量变异度	在机械通气的情况下，由于胸内压力的变化导致 SV 动态变化，SV 变化值与 SV 平均值的百分比叫 SVV = $(SV_{max} + SV_{min})/SV_{mean}$	小于 13%	血流动力学监护仪连续显示，如 Edwards 的 Vigileo，Pulsion 的 PiCCO	在无自主呼吸的机械通气、VT 大于 8ml/kg、无心律失常的情况下 1. 大于 13%：通过输液能够提高 CO 或 SV 2. 小于 13%：通过输液不能够提高 CO 或 SV
反映心排血量	CO	心排量	在一分钟之内从心室射出的血液总量	4～8L/min	1. Fick 法，如 NICO 2. 染料/指示剂稀释法 3. 标准热稀释法，如 4 腔 Swan-Ganz、Arrow、BD，测得右心 CO。漂浮导管通过 IntroFlex 导入器或 AVA 进入血管 4. 连续热稀释法，如 Vigilance 使用 6 腔 Swan-Ganz，测得右心 CO。PiCCO 测得全心 CO 5. 动脉波形分析法，如 Vigileo 使用 FloTrac，测得左心 CO	1. 低：根据 PAWP 或 SVV 的数值来选择输液或强心药物 2. 高：可考虑利尿或降压药物
	CI	心排指数	每平方米体表面积的排血量 CO/BSA	2.5～4L/(min•m²)	同 CO	同 CO

续表

	参数	中文名称	定义及公式	正常范围	监测方式	临床意义
反映心排血量	SV	每搏量	每次心跳所射出的血液量 $CO/HR \times 1000$	$60\sim100$ml/beat	同 CO	同 CO
	SVI	每搏指数	每平方米体表面积的每搏量 $CI/HR \times 1000$ 或 SV/BSA	$33\sim47$ml/$(m^2 \cdot beat)$	同 CO	同 CO
反映心脏后负荷	SVR	外周血管阻力	左心室射血时所遇到的阻力 $80 \times (MAP-CVP)/CO$	$800\sim$1200dynes·sec/cm^5	1. 手工计算 2. Vigilance 和 Vigileo 衍生参数计算：输入 MAP、CVP、CO 即可	1. 高：血管收缩，如 BP 高给予扩血管药物 2. 低：血管扩张，如 BP 低给予缩血管药物
	SVRI	外周血管阻力指数	每平方米体表面积的外周血管阻力 $80 \times (MAP-CVP)/CI$	$1970\sim$2390dynes·sec·cm^{-5}/m^2	同 SVR	同 SVR
	MAP	平均动脉压	一个心动周期中动脉血压的平均值 $(SBP+2 \times DBP)/3$	$70\sim105$mmHg	1. 无创监测：血压计和听诊器测量、监护仪的电子血压计 2. 有创监测：通过穿刺将导管置入周围动脉（桡动脉、肱动脉、股动脉、腋动脉、足背动脉）连接换能器可以连续测得 SBP、DBP、MAP。并置于腋中线第四肋间	为了保证足够的灌注压，血压和心功能、血容量、血管张力有关 1. BP 高：考虑心功能亢进、血容量过多、血管收缩。使用扩血管和利尿药物 2. BP 低：考虑心功能衰竭、血容量减少、血管扩张。给予强心药物、输液、缩血管药物 血压正常不能保证器官血流灌注
	RAP	右房压	右心房内的压力，等于 CVP	$2\sim6$mmHg	漂浮导管漂入右心房时通过换能器显示的压力波形和数据在监护仪上	同 CVP
	RVP	右室压	右心室内的压力	收缩压（RVSP）$15\sim25$mmHg 舒张压（RVDP）$8\sim15$mmHg	漂浮导管漂入右心室时，压力突然升高，通过换能器显示的压力波形和数据在监护仪上，产品详见 RAP	右室压力高常见于先天性心脏患者
反映全身组织代谢	DO$_2$	氧供	单位时间内由左心室向全身组织输送的氧总量 $CaO_2 \times CO \times 10$	$950\sim$1150ml/min	Vigilance 和 Vigileo 衍生参数计算：输入 CO、SaO$_2$ 和 PaO$_2$ 即可	主要受 CO、Hb、SaO$_2$ 影响
	DO$_2$I	氧供指数	每平方米体表面积的氧供 $CaO_2 \times CI \times 10$	$500\sim600$ml/$(min \cdot m^2)$	同 DO$_2$	同 DO$_2$

续表

参数	中文名称	定义及公式	正常范围	监测方式	临床意义
反映全身组织代谢 VO$_2$	氧耗	单位时间内组织细胞实际消耗氧的量，代表全身氧利用的情况 $[C(a\text{-}v)O_2] \times CO \times 10$	200～250ml/min	Vigilance 衍生参数计算：输入 CO、SaO$_2$、PaO$_2$、SvO$_2$ 和 PvO$_2$ 即可	通过镇静镇痛可以降低 VO$_2$
ScvO$_2$	中心静脉血氧饱和度	上腔静脉的血氧饱和度	60%～80%	1. 血气分析法：通过置于上腔静脉的中心静脉导管抽取静脉血，做血气分析 2. PreSep 导管：可实现连续监测	1. 高于 70%：氧供需平衡 2. 低于 70%：氧供需失衡，根据 CO、Hb、SaO$_2$ 和 VO$_2$ 来选择治疗方案 3. 低于 65%：不良事件发生风险显著增大 4. 低于 30%：濒临死亡

心肌纤维的长度缩短，克服前负荷，此特性为心肌收缩力（contractility）。肌球蛋白和肌动蛋白交联数量增加，活化横桥数增多，所产生的心肌收缩力增加。当心脏前后负荷保持不变时，心肌收缩的力与速度反映心肌收缩状态。Frank-Starling 定律的心室功能曲线可用于评估心肌收缩力，但是心肌顺应性及后负荷影响评估的正确性。心肌收缩力的标准测量参数是等容收缩期心室的压力 / 速率（dp/dt）。迄今，尚无直接检测心肌收缩力的方法，临床没有可靠的监测心肌收缩力的参数。心脏导管能检测心肌的 dp/dt，但是不适用于危重症床旁监测。

心排血量（cardiac output，CO）指每分钟左心室或右心室射入主动脉或肺动脉的血量（CO = SV × HR）。在健康生理状况，左右心室输出量基本相等。临床上常用心排血量和每搏量评估心肌收缩的综合效果。Fick 法、燃料 - 指示剂稀释法、标准热稀释法、连续热稀释法和动脉波形分析法等均可获得 CO。直接 Fick 法：19 世纪 70 年代，根据 Adolph Fick 提出"物质通过流动系统的量等于两端物质的浓度差与流量的乘积"的理论，应用氧耗量或二氧化碳产生量计算 CO，是心排血量的"金标准"，然而不仅有创，而且需闭合的呼吸环路或需正常的肺功能，不适合多数危重症监测。染料 - 指示剂稀释法：19 世纪 90 年代，Stewart-Hamilton 提出将一定容量的指示剂混合未知容量的液体中，可以从指示剂稀释的程度计算未知液体的容量，藉此获得 CO，然而仍为有创，耗时长，短时间内无法重复。标准及连续热稀释法：20 世纪 50 年代，Fegler 提出利用温度变化作为指示剂测量 CO。但真正实施是 20 世纪 70 年代 Swan-Ganz 导管的发明，将冰水由导管的近端孔注入右心房，冰水立即与血液混合，随着这部分血液经过右心室并被泵入肺动脉，导管尖端的温度感受器可以感知这种温度的变化，继而计算得出 CO。改良的 Swan-Ganz 导管在右心房与右心室之间由加热线圈替代了冰盐水注射，得以连续监测 CO，但是仍为有创，二尖瓣反流误差、频繁测量需注射大量液体等而受限。动脉波形分析法 -PiCCO：脉搏轮廓波型曲线下面积结合热稀释曲线，获得持续脉搏轮廓心排血量（pulse contour cardiac output）、每搏输出量变异度（stroke volume variation，SVV），脉压变异率（pulse pressure variation，PPV）等参数，但是不容忽视外周血管顺应性等因素对其准确性的影响，其临床价值仍有待于更多的临床研究。

心室每搏输出量占心室舒张末期容积的百分比，即射血分数（ejection fraction，EF），是反映心室射血能力的参数，是临床评估心脏收缩功能的一个重要指标。在评价心脏泵血功能时，EF 比 SV 及 CO 更准确。检测 EF 最常用的方法是经胸壁超声心动图、放射性核素显像技术和对比剂心室造影法。超声心动图无创、适时、床旁、可重复性，适用于危重症监测。目前，由于超声技术需要专人操作，个人技术水平对判断病理的影响较大，部分患者的超声窗及切面不理想等因素，在重症监测的应用受到影响。但是，随着超声技术的不断改进，超声作为"可视听诊器"，它在重症监护的重要性将会逐渐增强。

2. 心脏前负荷——仅仅是容量与压力那么简单吗?

(1) 心脏前负荷与 Frank-Starling 定律:心室在收缩之前所承受的容量负荷,也就是指在舒张末期心室内的血液容量(ventricular end diastolic volume,VEDV)称为心脏前负荷,是决定心脏搏出量的主要因素。VEDV 容积增大,心肌收缩前的初长度增加,心肌收缩性增强,心脏每搏出量增加。这种在 VEDV 与 SV 之间的关系首先被德国工程师 Otto Frank 和英国生理学家 Ernest-Starling 发现,故又称之 Frank-Starling 定律。心脏前负荷与心脏做功之间的 Frank-Starling 关系可以用 3 条曲线图表达:压力 - 容积曲线、SV-EDV 曲线(又称心室功能曲线)(图 4-2-1)、舒张末压力 - 舒张末容积曲线(主要反映心肌顺应性)。Frank-Starling 定律将心肌细胞长度与收缩力联系起来,将心脏搏出量与左室舒张末容积联系起来,具有重要的临床意义。

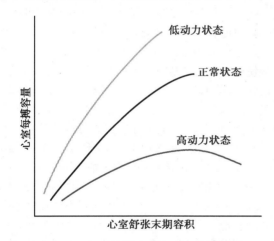

图 4-2-1 心室舒张末期容积与心室每搏容量的关系

(2) 反映心脏前负荷的参数:中心静脉压(central venous pressure,CVP),右心房压(right atria pressure,RAP),右心室舒张末压(Right Ventricular End Diastolic Pressure,RVEDP),肺动脉舒张压(pulmonary artery diastolic pressure,PADP),肺动脉楔压(pulmonary artery wedge pressure,PCWP,又称肺毛细血管血压)/ 左心房压(left atria pressure,LAP),左心室舒张末压(left ventricular end diastolic pressure,LVEDP)。近年利用动脉轮廓分析技术,监测胸腔内血容量(intrathoracic blood volume,ITBV)、SVV 以及 PPV 等容量指标。CVP 和 PAWP 是被临床广泛用于反映心脏前负荷的指标。常用中心静脉导管检测 CVP。CVP 是上腔静脉进入右心房处的压力,约等于右心房及右心室舒张末的压力。根据 Starling 定律,它反映右心室前负荷,影响右心室的搏出量,进而影响肺灌注与左心房回血量,从而间接反映左心室前负荷,故临床常将其看做是反映整个心脏前负荷 / 容量的指标。CVP 升高见于左或右心室衰竭等引起右房压力升高的各种疾病。CVP 降低主要是失血或周围血管扩张引起的低血容量,监测 CVP 对了解有效循环血容量具有重要意义,广泛用于诊断低血压的原因及指导治疗,是临床最常用的监测血流动力学的主要指标之一。肺动脉导管(pulmonary artery catheter,PAC)又称 Swan-Ganz 导管,经上或下腔静脉、右心房室进入肺动脉,导管插入肺动脉的小分支,给气囊充气后,阻塞肺动脉分支血流,导管顶端与肺微血管静脉腔之间形成自由通道时所测得的压力即 PCWP,是前向性肺毛细血管压而非肺动脉压,等同于 LAP,约等于 LVEDV,根据 Starling 定律,视为左室舒张末容积即左室前负荷。与 CVP 相似,测定 PAWP 的主要目的是以压力反映容量,评估 LAP,进而估计 LVEDP 及 LVEDV,也能反映肺内静水压而用于诊断肺水肿。ITBV 表示心脏舒张期胸腔内的总血量,由心脏舒张末总血量和肺血容量组成。SVV 反映胸腔内压力变化影响回心血量所致的 SV 的变化(%),是容量反应性指标。正常容量状态时,每搏量随呼吸运动变化的幅度不大,而容量不足则 SVV 增大。PPV 代表脉压的变化,临床意义与 SVV 相似。总之,ITBV 和 SVV 等容量指标能较好地反映心脏的前负荷、肺水肿和机体容量反应性,用以指导临床容量管理,但是肺动脉压急性上升时并不能准确预测容量反应性。就目前的临床证据,仍不足以代替 Swan-Ganz 导管监测参数。

(3) 心腔内压力参数能反映心脏前负荷吗?评估循环血容量理想的方法是测量血管内血容量,然而,临床测定血管腔内的容量是困难的,因此常用压力参数替代容量。通常,在无二尖瓣病变及肺血管病变的情况下,左心房和左心室无明显压力阶差时,LVEDP 与 LAP、肺静脉压及 PCWP 大致相当,临床用 LAP 或 PCWP 代替左心室舒张末容积(LVEDV),进而评估左心室前负荷。右心室前负荷常用 RVEDP 或 RAP 或 CVP 来表示。然而在一些病理状况时并非如此:主动脉瓣关闭不全反流血充盈左心室致二尖瓣提前关闭,LVEDP 则大于 PAWP。肺部疾病及呼吸衰竭等并低氧可致肺小静脉收缩,PAWP 大于 LVEDP。Frank-Starling 定律的压力 - 容积曲线并非呈线性正相关,尤其是右心室,其在容量改变很大的情况下,压力只有轻微改变（图4-2-2）。心脏容积不仅取决于心室内血液容量，而且与心室壁的顺应性及心脏后负荷有关。左心室顺应性正常，则LVEDP与LVEDV相关性良好，用Frank-Starling定律的舒张末压力-舒张末容积曲线表示，即容积增加压力也相应增加呈线性关系；左心室顺应性差，如伴心室壁僵硬的心室肥厚或心肌缺血，心房收缩后使僵硬的左心室产生快速的舒张末压升高，二尖瓣提前关闭，心室舒张末容积减少，压力与容量呈非线性关系即LVEDP常大于LVEDV，不能准确地反映心脏前负荷，致使高估了实际的VEDV。只有心室顺应性正常或恒定，VEDP参数才能准确地反映VEDV。值得关注，心室射血分数正常的心脏舒张功能不全，其病理生理是心肌顺应性降低，VEDP增加，静脉回流心脏的压差减小，回心血量降低致VEDV减少，通过Frank-Starling机制使CO降低。心室射血分数减少与射血分数正常的心功能不全的患者都存在VEDP升高，因此不能依据VEDP作为心室前负荷的指标鉴别二者。总之，PAWP大于LVEDP的病理状况有正压通气、呼气末正压（positive end-expiratory pressure，PEEP）、胸内压增加、慢性阻塞性肺疾病、肺动脉导管不在肺3区、心内左向右分流、肺血管阻力增加、心动过速、二尖瓣阻塞、肺静脉受压、二尖瓣反流；PAWP小于LVEDP的病理状况有主动脉瓣反流、左心室顺应性降低、肺动脉分支减少（肺栓塞、全肺切除等）。此外，心脏瓣膜病如三尖瓣狭窄可高估心室容积；神经体液调节所致的血管张力增加或降低也会影响CVP的大小。

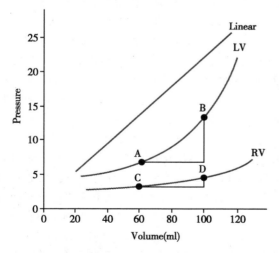

图4-2-2　心室的压力-容积曲线呈非线性相关

尽管临床广泛用CVP和PAWP等压力参数反映心脏前负荷，这些压力参数受胸腔内压变化、PEEP、

体位、右心泵血功能、循环血容量及血管紧张度等因素影响，提供错误的心脏容积及肺毛细血管静水压的信息。在实际应用中有可能误导医生对患者病情的评估，因此在临床使用中需注意。

（4）血管内压与跨壁压的临床意义是什么？血管腔内压力与腔外压力之差即为跨壁压，是使得血管及心室扩张、水肿形成的压力，具有重要的生理学意义。当CVP约等于RVEDV时，血管压力实指跨壁压。中心静脉置管所测的压力是血管内压，与大气压（0）有关，受血管内容积和血管外压力（如胸腔内压、外源性和内源性PEEP以及腹腔内压）的影响。只有当血管外压力等于大气压（即0）时，血管内压力与跨壁压相等，血管内的压力才能准确反映跨壁压。换句话，此时置管所测的压力才能反映有生理学意义的血管压力。健康人在正常呼吸频率呼气末时，胸腔内压（血管外压）才能回到大气压（0）。当记录胸腔内的血管压如CVP或PAP时，胸腔内的压力能传导并影响血管壁，导致胸腔内血管内压力变化，但不改变跨壁压。当胸腔内呈正压时，血管内外压力将有差别。有两种情况常使在呼气末胸腔内的压力高于大气压，其一是防止肺泡塌陷而使用PEEP的机械通气，其二如由于气道阻塞肺泡不能完全排空，导致肺泡压不能在呼气末降至大气压水平，分别称为外源性及内源性PEEP。当存在外源性PEEP时，理论上应暂停呼吸机并在呼气末测量CVP，但是临床实际应用中，由于终止PEEP可能导致肺泡塌陷和低氧血症等，即使终止PEEP所监测的CVP也并不能反映当前患者的状况，因此不应为了测CVP而终止PEEP；存在内源性PEEP时，准确地测量CVP是困难的。

（5）左右心的CO总是一致的吗？左右心室压力、排血功能以及心室的压力与容量的关系在生理与病理时是不相同的。低血容量状态时，心脏指数、LAP、PAP和PAWP均趋下降；经快速补液后，静脉返回右心的容量增多，则左心的排血量也随之增多；反之，减慢输液速度，则静脉返回右心容量减少，左心排血量也随之减少。在这种情况下，RAP与PAWP呈一致性变化。但是，在左室心肌收缩力减弱或左室壁顺应降低者，其左右心室压力、排血功能以及心室的压力与容量相关的正常生理学关系即出现改变，LVEDP、LAP及PAWP均升高，而RAP仍可在正常范围内，此时右心房不能反映左心情况。

（6）肺3区在监测PAWP中的意义何在？如果肺泡周围压大于肺毛细血管压（肺静脉压），Swan-

Ganz 导管尖端所测得的压力反映的是肺泡压而不是 LAP。根据肺泡压与肺循环血管的压力，将肺从上部到下部依次划分为 1 区、2 区及 3 区。3 区位置是在解剖位置左心房以下的肺区域，此区域肺泡毛细血管压力大于肺泡压。只有肺动脉导管尖端放置在肺 3 区，PAWP 才能反映肺静脉压即左心房压。由于肺相关区域的高血流，多数肺动脉导管能置于左心房水平以下的肺 3 区，仅 30% 的导管尖端在左心房水平以上。X 射线侧位胸片有助于识别导管与左心房的位置，而常规仰卧位则不能。

3. **心脏后负荷及影响因素——仅仅是动脉血压和血管阻力吗？** 心室收缩期射血时，心肌纤维所产生的张力，也即心室射血必须克服的阻力称为心脏后负荷。1820 年 Marquis de Laplace 通过观察肥皂泡发明了 Laplace 定律：泡壁张力 (T) 与其腔内压力 (P) 和半径 (r) 有关，即：$T = P \cdot r$。该定律用于心脏，T 代表心室壁张力峰值，r 代表舒张末期心腔半径，P 为心室收缩末期的透壁压。利用 Laplace 定律理清影响心脏后负荷的 3 个主要因素：动脉收缩压（动脉顺应性）、胸膜压及 EDV（前负荷）。因为心脏在收缩期必须将心腔的血液泵出，所以心室 EDV 也是影响心脏后负荷的因素之一。

血管的顺应性和阻抗是复杂的，不易测量。主动脉 / 肺动脉的阻抗分别是决定左心室 / 右心室后负荷的主要因素。有 2 个因素影响动脉阻抗，其一是大动脉顺应性，其二是血流相对稳定的外周小动脉或称阻力血管。后者对后负荷影响虽然较小，但是增高的小动脉阻力通过影响大动脉阻力而间接影响后负荷。临床没有准确的方法检测心室后负荷，常以血管阻力作为心室后负荷的指标，相应的监测参数是肺血管阻力 (PVR) 和外周血管阻力 (SVR)。血管阻力 (R) 能通过计算循环压差 (ΔP) 和流量 (Q) 的关系而获得 ($R = \Delta P/Q$)。将这种关系用于计算外周血管阻力 (SVR) 及肺血管阻力 (PVR)，公式：SVR = SAP（平均外周血压）－RAP（平均右心房压）/CO；PVR = PAP（平均肺动脉压）－LAP（平均左心房压）/CO。通过动脉导管测量 SAP，其余压力参数通过肺动脉导管获得。需注意，检测计算所得 SVR 或 PVR 反映的仅是动脉和静脉血管的总阻力。由于这些限制，不推荐将外周或肺血管阻力用于监测心脏后负荷。在生理情况下，当血管阻力增加，心排血量减少，但由于心脏舒张期末残留血液增加，EDV 增加，根据 Frank-Starling 定律，心脏收缩力会增强，最终使心排血量增加以满足机体需要而起到代偿作用。

胸膜压是影响心脏后负荷的重要因素。心脏后负荷实际是一种心室跨壁张力或称跨壁压。因此，心脏周围的胸膜压能影响心室壁跨壁压。胸膜腔内压通过影响心室跨壁压而既影响心室充盈（前负荷）又影响心室后负荷。当胸膜腔呈负压时，通过阻碍心室壁在收缩期向腔内的移位收缩，从而增加室壁跨壁压即增加心室后负荷，降低心室排空，导致短暂的收缩血压下降（反映心脏每搏量减少），这种现象发生于生理状况下的自主呼吸吸气相。胸膜压为正压时作用则相反，促进收缩期室壁向腔内移动，心脏后负荷降低，心室排血增加，收缩血压得以升高。

机械正压通气对心脏功能的影响是复杂的，涉及左右心的前后负荷。机械正压通气减少心室舒张期充盈可能的机制：胸内正压降低静脉流入胸内的压力阶差；胸内正压作用于心脏外部，阻碍心脏舒张期的扩大充盈；胸内正压压迫肺血管，肺血管阻力增加，右心室每搏容量减少，右室扩张致室间隔向左心室移位，进而使左心室充盈减少。胸内正压虽然减少心脏舒张期充盈，但是通过减少心室跨壁压而降低心室后负荷，进而增加心室收缩期排空。正压通气降低心室充盈、增加心室排空，其在心排血量的净效益取决于血容量。当血管容量正常且胸腔内压力无显著升高时，正压通气的主要作用是降低后负荷，增加心脏每搏量，血压短暂升高，这种现象被称为反向奇脉，也是心搏骤停胸外按压能增加心排血量的机制；同时，正压通气降低 LVEDV 和左心室收缩跨壁压，降低氧耗，提示胸腔内正压能提供心脏支持，有可能提供治疗心源性休克的新模式。然而，当低血容量时，胸腔内正压主要是减少前负荷，由于压迫腔静脉减少回心血量、右心室后负荷增加致右室扩大室间隔移位、左室充盈下降，减少心脏每搏输出量。因此，在呼吸机正压通气治疗期间，避免低血容量。在机械正压通气期间，当肺泡压超过肺毛细血管的静水压时，肺循环的血管压缩非常显著。此时，驱动血液流经肺循环的压力差不再是肺动脉与左心房的压力差 (PAP－LAP)，代之是肺动脉压与肺泡压力差 (PAP－Palv)，这种改变不仅减少肺血流，而且影响 PVR 的测算。

动脉血压参数有收缩压、舒张压、平均压和脉压。平均动脉压能更准确地反映中心动脉的压力。脉压随心脏每搏输出量和血管顺应性的变化而变化。动脉血压与 CO 和 SVR 直接相关，反映心脏做功、后负荷和周围组织器官的血流灌注，是判断血流动力学的重要指标之一。影响动脉血压的因素有血容量、外周血管阻力、SV、CO 等。无创血压监测是通过短时间加压袖带测量动脉血压。目前的监护仪多采用振荡测压法。放置动脉导管是最准确地监测血压的方法，是动脉血压测量的"金标准"。血流动力学不稳定、需反复取血或需严格调控血压的患者，应有创血压监测。动脉血压波形在不同患者之间及不同部位之间差异显著。因为大动脉有可扩张性，扩张使势能增加动能减少，所以血流在大动脉速度最慢。当压力波进入不可扩张的小动脉时，部分血流可能进入近心端血管，如果反流波与下一个压力波相遇，其综合效应产生更高的血压，导致远端外周动脉比主动脉血压高 $20\sim30mmHg$。了解血流在大动脉与外周动脉的生理特点，有助于根据动脉压波形及压力上升速率对患者的心功能和血流动力学特点进行评估。

影响心脏后负荷的其他因素还有血液黏度、循环血量等。

4. 血流动力学的深入——从流体力学到生物化学 传统的经典的血流动力学监测指标集中在容量、压力与流量等简单力学方面。现代血流动力学监测技术则逐渐走向组织代谢水平。因为血流动力学监测与治疗的目标不是血液流动与物质运输，而是组织细胞水平的物质供给予代谢需求之间的平衡。循环系统的根本功能是对组织细胞输入氧气与代谢底物，输出代谢终产物。一般来讲，机体组织在糖、脂肪、氨基酸等代谢底物的储备比较稳定，较少受到循环功能的影响。机体必须维持充分的氧才能维持正常的器官功能，但是氧在机体没有储存。危重症大部分影响组织对氧的供给与利用，因此，氧代谢变化是器官功能变化的敏感指标。监测氧的供需平衡，是血流动力学的重要监测部分。故目前对血流动力学的研究主要集中在氧的输送与利用及代谢终产物蓄积方面。

（1）血氧饱和度监测：氧经肺进入血液，与血液红细胞中的血红蛋白（Hb）结合，产生氧合血红蛋白（HbO_2）。血氧饱和度是血液中 HbO_2 的容量占全部可结合的血红蛋白（还原血红蛋白，Hb）容量的百分比，即血液中血氧的浓度。

1）动脉脉搏血氧饱和度监测：脉搏血氧饱和度监测在急危重症患者中得到广泛应用，是调整吸入氧浓度、脱机过程的评价、PEEP 的选择、反比通气等调整呼吸机参数的重要监测指标。通过在动脉搏动期间血管床对光吸收的变化，通常用指套式光电传感器监测。这种光电传感器使用波长 660nm

的红光和 940nm 的近红外光作为射入光源，测定通过组织床的光传导强度，来计算并显示人体血氧饱和度。因此，在监测脉搏血氧饱和度（SpO_2）时应避免房间的亮度过高并考虑末梢循环灌注障碍、皮肤色素沉着等影响。测量准确性的临床意义需结合氧化血红蛋白解离曲线。当血液存在碳氧血红蛋白（COHb）增高如吸入一氧化碳或吸烟及高铁血红蛋白（MetHb）如亚硝酸盐中毒等，影响脉搏 SpO_2 的准确性，应慎重解读。

2）静脉血氧饱和度监测：静脉血氧饱和度通过氧消耗间接反映组织氧供应，是组织氧利用的一个指标。正常值 $64\%\sim88\%$。如果比正常值低，应考虑有组织缺氧。当心排血量下降导致氧输送下降时，为维持组织细胞供氧而外周氧消耗增加，结果静脉氧饱和度下降；反之，外周氧消耗下降，静脉氧饱和度升高。有中心静脉血氧饱和度（$ScvO_2$）和混合静脉血氧饱和度（SvO_2）。SvO_2 实质上指肺动脉血的血氧饱和度，从放置的肺动脉导管远端取得的静脉血是最为理想的混合静脉血标本，应确定导管的顶端在肺动脉内，在体外测定，要注意隔绝空气。也可通过特殊的动脉导管（光电血氧肺动脉导管）连续测定。虽然 SvO_2 反映了全身氧化平衡和组织缺氧的变化，但是全身各个器官组织的血液供应和氧耗量不同，即使 SvO_2 正常，也不足以说明各个器官均已获得良好的氧供。$ScvO_2$ 可以从锁骨下静脉或颈内静脉导管抽血检测，也可以用中心静脉导管尖端氧饱和度监测仪测量。较之 SvO_2，$ScvO_2$ 反映了脑和躯体上半部分对氧的供需之间的关系，不能反映下腔静脉及冠状窦回流的血液影响，一般比 SvO_2 高 5% 左右。实际上，在评价末梢器官缺氧方面 $ScvO_2$ 具有与 SvO_2 相似的价值。

3）氧输送与氧消耗：氧输送（delivery of oxygen, DO_2）是指动脉血输送氧气的速率。$DO_2 = CO \times CaO_2 \times 10$，$CaO_2 = (Hb \times 1.37 \times SaO_2) + (0.003 \times PaO_2)$。正常参考值 $520\sim570ml/(min \cdot m^2)$。它从总体上反映了循环、呼吸系统向组织提供的氧。氧消耗（oxygen taken up）与静脉血氧分压有关，用 VO_2 表示，$VO_2 = CO \times (CaO_2 - CvO_2) \times 10$，$CvO_2 = (Hb \times 1.37 \times SvO_2) + (0.003 \times PvO_2)$。正常参考值 $110\sim160ml/(min \cdot m^2)$。它可反映组织的代谢水平与对氧的需求量。因为氧主要靠动脉系统提供，在了解了氧输送与氧消耗后，就可准确地评价循环系统从氧的角度是否满足了组织的需求。同时也更容易理解氧输送减去氧消耗得到的与氧剩余有关的 $ScvO_2$ 的概念。

4）乳酸值与动静脉二氧化碳间隙：人体组织在缺氧环境中无氧酵解增加，无氧代谢产物乳酸增加，同时因为循环衰竭，可导致乳酸清除效率降低，血清乳酸（lactic acid）水平可明显升高。组织细胞的基础代谢水平基本恒定，产生的二氧化碳正常情况下随血液循环迅速运送到肺脏并随气体交换排出。但在循环障碍的患者中，静脉血液中更容易滞留更多的二氧化碳，导致动静脉二氧化碳间隙（$Pcv-aCO_2$）的出现。这两个参数都是血流动力学监测与治疗的更远端，它们直接反映了组织代谢的改变与代谢废物的清除能力。可以作为血流动力学监测与治疗的下游指标。

（三）血流动力学——从监测到治疗

针对监测到的异常的血流动力学参数，进行针对性的治疗，达到改善血流动力学参数及整体循环功能，从而改善患者临床病情的治疗，称为血流动力学治疗。它始于血流动力学监测，重在血流动力学的持续干预与评价，终于患者临床情况的改善。血流动力学治疗，应该首先明确血流动力学各参数之间的内在关系。比如前负荷、心肌收缩力和后负荷共同决定每搏量，后者与心率共同决定了心排血量。心排血量与外周阻力相互作用产生了血压，后者与血管阻力共同决定了组织血流灌注。血流灌注、血红蛋白含量与氧饱和度共同决定了氧输送，后者与组织氧需求决定了静脉血氧饱和度、血乳酸值。血流灌注很大程度上影响着二氧化碳的清除效率从而导致了动静脉二氧化碳分压差的出现。其次，各个参数的意义及影响因素应该充分掌握，例如 CVP 可在一定程度上代表前负荷，但却受胸腔内压力、心功能等多种因素影响，不可盲目的将其作为评价前负荷的唯一指标。再次，各个血流动力学参数连续的、动态的、前后对照的观察其意义常较其绝对值更大。并且常应该将其与其他指标的变化联合起来观察以评价治疗效果。还应该注意将血流动力学参数与其他系统的指标相结合起来，比如与尿量、血氧分压、乳酸等其他指标一起结合起来指导与判断血流动力治疗效果。最后，应该指导血流动力学理论与方法源于全身的大循环，但其可深入到具体的器官灌注与代谢，比如通过测量肾动静脉压力与血流量，既可知晓肾脏血管阻力的变化，还可通过肾脏静脉局部采血了解单个器官的代谢状况。

二、呼吸系统功能监测

呼吸系统包括呼吸道（鼻腔、咽、喉、气管、支气管）和肺，是维持生命和机体内外环境稳定的重要生理结构。呼吸系统功能监测不仅能提供警报、预防呼吸衰竭、掌握救治机会，还有助于评估治疗反应和预后。尤其在气道阻塞和呼吸停止等危及生命的情况下，及时发现并予以解除成为抢救成功的关键。

人的呼吸过程包括三个互相联系的环节：外呼吸（肺通气和肺换气）、气体在血液中的运输和内呼吸（组织细胞与血液间的气体交换）。肺通气（pulmonary ventilation）是肺与外界环境之间的气体交换过程，实现肺通气的器官包括呼吸道、肺泡和胸廓等。肺通气的动力需要克服肺通气的阻力方能实现肺通气。阻力增高是临床上肺通气障碍最常见的原因。肺通气的阻力有两种：弹性阻力（肺和胸廓的弹性阻力）是平静呼吸时主要阻力，约占总阻力的 70%；非弹性阻力包括气道阻力，惯性阻力和组织的粘滞阻力，约占总阻力的 30%，其中又以气道阻力为主。潮气量（tidal volume，TV）：平静呼吸时，一次吸入或呼出的气量。正常人为 500ml 左右。临床通过潮气量计测得，后者也是任何一台床边呼吸机所必备的监测项目。当潮气量小于 5ml/kg 时，即为接受人工通气的指征。呼吸频率是与潮气量密切相关的另一监测指标，对呼吸幅度、形式及频率的观测是十分必要的，当呼吸频率小于 5 次 / 分钟或大于 35 次 / 分钟，成为人工通气的指征。

临床危重患者的呼吸功能监测既包括常规的物理检查，也涉及各种先进仪器对生理功能的监测。

（一）患者体征监护

呼吸频率是评估呼吸功能损害最早和突出的指标，正常呼吸率为 10～16 次 / 分，大于 20 次 / 分提示有潜在的呼吸功能不全，当大于 30 次 / 分通常提示有明显的呼吸窘迫，可能伴有呼吸系统病变。胸闷、气短、发绀等往往是呼吸功能障碍的线索和表现。

其他一些征象也表明机体可能存在呼吸窘迫，例如呼吸急促、呼吸困难、大汗、心动过速、洪脉、焦虑不安、躁动、神志不清、不能安静平卧，使用辅助呼吸机、肋间肌疲劳，腹部矛盾运动（吸气时腹部向内收缩），胸腹式呼吸运动交替出现（先胸部运动后腹部运动），皮肤黏膜缺氧出现发绀，CO_2 潴留可见皮肤、黏膜出血、潮红等。此外，临床触诊、叩诊、听诊也是呼吸监测简单、有效、可靠的方法。

（二）呼吸功能基本参数监护

1. 呼吸力学监护　主要从力学的观点对呼吸

运动进行分析，为呼吸功能的诊断和治疗提供依据。呼吸力学监测的内容主要包括气道压力、气道阻力、肺顺应性、最大吸气压和最大呼气压、跨膈压等。

气道压力在每一呼吸周期内不断变化，监测气道压力有助于更好的使用机械通气，评估胸肺弹性回缩力、估计呼吸肌的力度和患者自主呼吸能力以及心血管承受的压力。最大吸气压力 - 峰压（PIP）指机械通气时，患者吸气相最大的气道压力，反映气体进入肺内所克服的阻力。气道阻力增加或胸肺弹性回缩力增加可致峰压增高，当 PIP＞3.92kPa（40cmH$_2$O）时会造成气压损伤。平均气道压（P$_{mean}$）是数个周期中气道压的平均值，与影响 PIP 的因素及吸气时间长短有关，近似于平均肺泡压，其大小对心血管系统的影响直接相关。吸气末正压（holding pressure）：指吸气末肺泡内压，正常值0.49kPa～1.27kPa（5～13cmH$_2$O），维持一定的吸气末正压，有利肺泡内氧向肺毛细血管内弥散。但吸气末正压过高，将增加肺内血液循环负荷，增加发生气胸的危险。呼气末正压（PEEP）：指呼气末在呼吸道保持一定正压，避免肺泡的早期闭合，使一部分因渗出、肺不张等原因失去通气功能的肺泡复张，增加功能残气量，以提高血氧水平。但PEEP过高可使心排血量减少。在慢性阻塞性肺病（chronic obstructive pulmonary disease，COPD）和支气管哮喘等具有呼气受限的疾病应尽量减少 PEEP以避免相关并发症。具体的方法包括：通过抗炎和解痉等治疗以减少气道阻力并改善肺顺应性，在一定范围内减少每分钟通气量，合理调节呼气频率和呼吸比以延长呼气时间等。

2. 呼吸波形及呼吸功监护 临床对呼吸形式的监测主要观察患者的呼吸频率和节律，正常每分钟通气量（MV）约为 6L/min，潮气容积（TV）约400ml，呼吸频率（f）约 17 次 / 分。呼吸频率增加通常是面临呼吸障碍的早期体征，其增加程度与潜在疾病的严重性成比例。事实上，当呼吸频率＞30次 / 分时，常是呼吸肌失去代偿的征兆，意味着呼吸肌疲劳即将要发生。浅快呼吸一般在限制性呼吸困难时（胸痛、膈肌升高）出现，中枢神经系统损伤或颅内压升高时，常可引起张口、叹气、Biot 呼吸及过度通气，最后导致呼吸停止。呼吸抑制时则呼吸频率减慢，常见于碱血症（pH＞7.45）、严重低血糖、糖尿病昏迷、镇静麻醉药过量、体温过低等。其次，呼吸形式的监测要观察胸廓运动的变化。当呼吸肌疲劳时，吸气时间分数（吸气时间 / 总呼吸时间，Ti/Ttot）也发生变化。由正常延长，此时平时作为被动动作的呼气肌群将主动收缩，辅助呼吸肌如胸锁乳突肌也参与呼吸运作，出现三凹征，呼吸音减弱或消失，甚至出现胸腹部矛盾运动，即胸部与腹壁在呼吸时呈现不同步或反向运动，这更是呼吸肌疲劳的征象。再则，呼吸形式监测还应注意呼吸道通畅情况。上呼吸道阻塞时，患者呼吸用力，出现三凹征和鼻翼扇动，其原因有舌后坠、下颌松弛后退、分泌物、反流物以及鼻胃管刺激迷走反射而引起喉痉挛等。下呼吸道阻塞时，患者也可出现重度的呼吸困难，呼气时间延长，听到哮鸣音，其原因有支气管痉挛、痰液阻塞、急性左心衰竭、肺水肿、自发性气胸、胸腔积液等。

呼吸肌常用的波形有流速时间波形、压力时间波形、容积时间波形、压力容积环、流速容积环。监测和分析这些波形，有利于临床医生判断患者的呼吸功能，及时调整呼吸参数。根据压力容积环能够辅助了解呼吸肌做功、患者呼吸功、机械附加功和生理呼吸功，指导和调整呼吸支持参数，为成功脱机提供帮助。

3. 弥散功能监护 弥散（diffusion）是指肺泡与毛细血管中的氧和二氧化碳，通过肺泡—毛细血管膜进行气体交换的过程。弥散功能是以肺泡毛细血管膜两侧气体分压差为 0.1333kPa（1mmHg）时，每分钟可能通过的气量为指标，以弥散量（diffusion capacity）表示，二氧化碳的弥散能力很强，比氧大21 倍，临床上不存在二氧化碳弥散障碍，故主要是指氧气弥散障碍。弥散量的大小，取决于膜两侧气体分压差、弥散面积、距离、时间、气体分子量及其在弥散介质中的溶解度。肺气肿及其他肺组织病变，弥漫性肺间质纤维化等疾病时可引起弥散功能降低。临床上当肺部病变产生弥散功能障碍时，常同时有明显的通气 / 血流比例失调，其后果均导致缺氧。肺弥散功能监测方法很多，临床上多用一氧化碳弥散量进行弥散功能监测，但对危重患者较难进行。

4. 呼气末二氧化碳分压（PETCO$_2$） 指呼气终末期呼出的混合肺泡气含有的二氧化碳分压。正常值：35～45mmHg（4.6～6KPa）。理论上健康人 PETCO$_2$ 浓度与动脉二氧化碳分压值是相等的，但是正常人二氧化碳监测的 PETCO$_2$ 为 35mmHg，比动脉血气的 PaCO$_2$ 约低 5mmHg。PETCO$_2$ = FETCO$_2$ ×（PB － 饱和水蒸气压），FETCO$_2$ 是指呼气末 CO$_2$ 浓度，其中 PB 为大气压力。由于呼出气二氧化碳浓度在呼气末最高，接近肺泡气水平，可反映肺泡气 $PaCO_2$，且与动脉血 $PaCO_2$ 相关良好，绝对值接近。因此，$PETCO_2$ 可以代表 $PaCO_2$，而且根据 $PETCO_2$ 可以算出 $PaCO_2$。当通气/血流（V/Q）比例正常时，肺泡气体中的二氧化碳分压（$PACO_2$）接近于动脉血中的二氧化碳分压（$PaCO_2$）。而对伴有严重的通气/血流比例失调的危重患者，两者相差较大。$PETCO_2$ 作为一种无创监测技术，已经被认为是除体温、呼吸、脉搏、血压、血氧饱和度以外的第六个基本生命体征。连续监测呼气二氧化碳分压或浓度，能够了解肺泡无效腔和肺血流情况、反映患者通气功能及循环情况，还能帮助确定气管插管位置、及时发现呼吸机故障、帮助调整呼吸机参数及指导撤机时间选择等。在神经系统的重症监护中，当需要判断危重患者是否适宜转运及是否需行气管插管时，呼气末二氧化碳浓度的监测有一定帮助。

（三）肺功能监测

肺功能测定是以呼吸生理为基础的医学计量测试技术，是现代内、外科不可缺少的检测项目。

1. 肺容量监测 肺容量指肺活量和残气量的总和，它们间的关系，也是潮气量、补吸气量、补呼气量和残气量之和。在肺功能检测中肺容积和肺容量有基本相同的含义，肺容积是通过肺内所含气体量来表达的。肺容量的变化直接影响气体在肺毛细血管床进行气体交换，监测肺容量可以反映肺的力学功能、病情进展及患者对治疗的反应。

临床常用的肺容量测定项目有：肺活量（vital capacity，VC）、肺总量（total lung capacity，TLC）、残气量（residual volume，RV）、功能残气量（functional residual capacity，FRC）、潮气量（tidal volume，TV）、每分钟通气量（minute ventilation，MV）和每分钟肺泡通气量（alveolar ventilation，AV）等。

2. 潮气量（TV） 也叫潮气容积，是平静呼吸时每次吸入或呼出的气量，正常人为 $5\sim7ml/kg$，当 VT$<5ml/kg$ 是进行人工通气的指征之一。体位的改变亦可致 TV 减少，浅快呼吸、吸气肌衰竭时可使 TV 减少；发热或运动、代谢性酸中毒时呼吸代偿出现的深大呼吸、阻塞性通气障碍深慢呼吸时 TV 均增大。从机械通气过渡到自主呼吸时潮气量会下降，但如果下降>机械通气潮气量的 25%，则有可能需要重新上机。

3. 每分钟通气量（MV） 是平静呼吸时每分钟吸入或呼出的气量。VE＝潮气容积（TV）×呼吸频率（f），正常值 $3\sim10L/min$，大于 10L/min 提示过度通气，小于 3L/min 则提示通气不足。平均为 6L/min

（男 6.6L/min，女 4.2L/min）。当 MV 较正常增加时有可能是 $PaCO_2$ 在正常范围，此时患者呼吸深快，MV 增加与机体代谢需要相一致，如运动或发热时；或者是 $PaCO_2<35mmHg$，甚至 $<25mmHg$ 时，此时患者呼吸深快，通气过度，二氧化碳排出过多，MV 增加超过机体代谢需要，出现呼吸性碱中毒及血 pH 值增高，常见于机械通气时参数调整不当，精神因素等。当 MV 较正常降低，患者通气不足，不能完全排出机体代谢产生的二氧化碳，因而 $PaCO_2>45mmHg$，甚至 $>60mmHg$，此时可出现呼吸性酸中毒及血 pH 值下降，反之呼吸性碱中毒及出现 pH 值上升。

4. 肺活量（VC） 是深吸气后所能呼出的最大气量。正常值约为 $60\sim80ml/kg$，男性 3.5L，女性 2.4L。肺活量反映肺和胸廓扩张和收缩的能力，即能吸入和呼出气量的大小，也能反映患者呼吸肌力强弱和咳嗽清除呼吸道分泌物能力。实测 VC/预测 VC（%）可以判断限制性通气功能障碍的程度。当 VC$<10ml/kg$ 时，患者多不能维持有效的呼吸，一般均有潜在的呼吸衰竭，需要施行机械通气。当 VC 达到 $10\sim15ml/kg$ 时，患者才能有效的深呼吸和咳嗽，提示有脱机和拔除气管导管的指征。

5. 残气量（RV） 是最大呼气后肺内仍残留的气体容积，RV/TLC 可以评价肺气肿的严重程度。功能残气量（FRC）是平静呼气后肺内所含有的气量，是肺的弹性回缩力被作用方向相反的胸部弹性回缩力抵消时的肺容量。正常人 FRC 约为 40ml/kg。占肺总量的 35%～40%。正常成年男性 2300ml，女性 2600ml。

FRC 在呼吸气体交换过程中，缓冲肺泡气体分压的变化，减少通气间歇时对肺泡内气体交换的影响，FRC 减少说明肺泡缩小和塌陷。FRC 使平静呼气末肺内仍留有气体，吸气时又与吸入肺泡的空气进行混合，以维持呼吸周期中持续的供氧，使肺泡内以及动脉血氧和二氧化碳分压保持相对恒定。

FRC 异常增大或减少皆可引起低氧血症，呼气末正压（PEEP）能使减少了的 FRC 增加，PEEP 可使 FRC 增加 $400\sim600ml$，因此能改善由 ADRS 或其他原因所致的顽固性低氧血症。

（四）血气分析

血液气体和酸碱平衡正常是体液内环境稳定、机体赖以健康生存的一个重要方面。血液气体分析相对有创，不能实时监测，并且滞后于肺功能的改变，但仍然是临床上呼吸功能监测最好的指标，是判断呼吸衰竭和各种抢救措施是否有效的标准。

血气分析的标本分为动脉和静脉血两种，临床上常用动脉血，但两者的差别更能准确地判断组织气体代谢及其伴随的酸碱失调的状况。

1. 动脉血氧分压　动脉血氧分压（PaO_2）是指溶解在动脉血浆中的 O_2 分子所产生的张力，是反映机体氧合功能的重要指标。健康成人随年龄增大而降低，年龄预计公式为 $PaO_2 = 100mmHg -$（年龄 $\times 0.33$）$\pm 5mmHg$，并且在机体的不同部位氧分压不同，其中大气道最高，组织细胞最低，参考值为 $10.67\sim13.33kPa$（$80\sim100mmHg$）。PaO_2 对判断有无缺氧及缺氧的程度、有无呼吸衰竭的指标具有重要的临床意义。

2. 肺泡 - 动脉血氧分压差　肺泡 - 动脉血氧分压差是指肺泡氧分压（PAO_2）与动脉血氧分压（PaO_2）之差 $P_{(A-a)}O_2$，是反映肺换气功能的指标，较 PaO_2 更为敏感，反映弥散、通气血流比例和动脉静脉分流的综合变化。正常人 $P_{(A-a)}O_2$ 产生的原因主要是肺内存在生理性分流，正常支气管的静脉血未经氧合而直接进入肺静脉，其次营养心肌的最小静脉血直接进入左心室，使正常左心搏出的动脉血中，也有 $3\%\sim5\%$ 的静脉血掺杂。正常人呼吸空气时 $5\sim15mmHg$，随年龄增大而增大，但最大不超过 $30mmHg$。

$P_{(A-a)}O_2$ 用于测定气体交换的效率，是判断肺毛细血管血摄氧的指标。临床应用其观察病情，了解肺的换气功能。$P_{(A-a)}O_2$ 增大伴有 PaO_2 降低，提示肺本身受累所致氧合障碍，主要见于左右分流或肺血管病变使肺内动静脉解剖分流增加致静脉血掺杂，弥漫性间质性肺病、肺水肿、急性呼吸窘迫综合征等所致的弥散障碍，通气血流比例严重失调（如阻塞性肺气肿、肺不张或肺栓塞）等。$P_{(A-a)}O_2$ 增大而无 PaO_2 降低，提示见于肺泡通气量明显增加，而大气压、吸入氧浓度与机体耗氧量不变时。

3. 动脉血氧饱和度　动脉血氧饱和度（SaO_2）是指动脉血氧与血红蛋白的结合程度，即氧合血红蛋白占总血红蛋白的百分比，或血红蛋白结合的氧量与血红蛋白氧容量之比。以公式表示为 $SaO_2 =$（HbO_2/ 全部 Hb）$\times 100\% =$（HbO_2/ 氧容量）$\times 100\%$，正常值 $>90\%$。

临床意义同 PaO_2，在 Hb 正常时，SaO_2 反映动脉血中所含氧量，参考值 $95\%\sim99\%$。可作为判断机体是否缺氧的一个指标，但是反映缺氧并不敏感，而且有掩盖缺氧的潜在危险。主要原因为氧合血红蛋白解离曲线（ODC）呈 S 形的特征，即 PaO_2 在 $60mmHg$ 以上时，曲线平坦，在此段即使 PaO_2

有大幅度变化，SaO_2 增减变化亦很小，即使 PaO_2 降至 $60mmHg$，SaO_2 仍可接近 90%，只有 PaO_2 在 $60mmHg$ 以下时，曲线呈陡直，PaO_2 降低，SaO_2 即明显下降。因此在轻度的缺氧时，PaO_2 已有明显下降，但 SaO_2 可无明显变化。

ODC 受 pH、$PaCO_2$、温度和红细胞内 2，3- 二磷酸甘油酸含量等因素的影响而左右移动，并进而影响 Hb 与氧结合的速度、数量。ODC 位置受 pH 影响而发生的移动，称为 Bohr 效应。pH 降低，曲线右移，氧合血红蛋白易释放氧，有利于提高组织氧分压。相反 pH 升高，曲线左移，会加重组织缺氧。

4. 血氧含量（CvO_2）　CvO_2 可作为组织缺氧的较好指标，二者反映了氧输送量和氧利用的关系。PvO_2 的正常值为 $40\pm3mmHg$，若低于 $35mmHg$，即认为有组织缺氧可能。氧摄取增加可使 CvO_2 下降。心排出量下降时，为满足机体代谢需要，组织摄取氧的能力增加，从而使 CvO_2 下降。

5. 动脉血二氧化碳分压（$PaCO_2$）　$PaCO_2$ 是动脉血中溶解状态的 CO_2 产生的压力。组织代谢所产生的 CO_2 由静脉血携带至右心，然后通过肺血管进入肺泡，随呼气排出体外。由于二氧化碳弥散能力远大于氧的弥散能力，肺换气功能障碍对 $PaCO_2$ 的影响远小于 PaO_2 的影响，单纯换气障碍通常不引起 $PaCO_2$ 的明显改变，所以 $PaCO_2$ 主要作为肺通气功能的监测指标，参考值为 $35\sim45mmHg$。$PaCO_2$ 对判断呼吸衰竭类型与程度（Ⅰ型呼吸衰竭时 $PaCO_2$ 正常或降低；Ⅱ型呼吸衰竭时 $PaCO_2 > 50mmHg$）及呼吸性酸碱失衡、代谢性酸碱失衡的代偿反应具有重要的临床意义。

6. pH 值　是血液中氢离子浓度的反对数，是反映体液总酸碱度的指标，受呼吸及代谢因素的共同影响。pH 值取决于血液中碳酸氢盐缓冲对（HCO_3^-/H_2CO_3），其中碳酸氢由肾调节，碳酸由肺调节。两者比值为 20：1 时，血 pH 值为 7.40。参考值为动脉血 $7.35\sim7.45$，静脉血较动脉血低 $0.03\sim0.05$。

pH 值可作为判断酸碱失调中机体代偿程度的重要指标。pH <7.35 为失代偿性酸中毒（失偿性代酸或失偿性呼酸），存在酸血症。pH >7.45 为失代偿性碱中毒（失偿性代碱或失偿性呼碱），有碱血症。pH 正常可能是无酸碱失衡、代偿性酸碱失衡、混合性酸碱失衡，人体能耐受的 pH 为 $6.90\sim7.70$。

7. 标准碳酸氢盐（standard bicarbonate，SB）　SB 是指在 $37℃$，血红蛋白完全饱和，经 $PaCO_2$ 为 $40mmHg$ 的气体平衡后的标准状态下所测得的

血浆 HCO_3^- 浓度。参考值为 22～27mmol/L，平均 24mmol/L，SB 升高为代谢性碱中毒，SB 下降为代谢性酸中毒，一般不受呼吸的影响，是准确反映代谢性酸碱平衡的指标。

8. 实际碳酸氢盐（actual bicarbonate，AB）
AB 是在实际的 $PaCO_2$ 和血氧饱和度条件下所测得的 HCO_3^- 浓度。参考值 22～27mmol/L，平均 24mmol/L。AB 受代谢和呼吸因素的双重影响。AB 升高为代谢性碱中毒或代偿性呼吸性酸中毒，AB 下降为代谢性酸中毒或代偿性呼吸性碱中毒，AB 正常时，不一定无酸碱失衡。AB 与 SB 的差值，反映呼吸因素对血浆 HCO_3^- 的影响。若 AB↑>SB↑，见于代碱或呼酸代偿；若 AB↓<SB↓，见于代酸或呼碱代偿。

9. 缓冲碱（buffer base，BB） 体液中所有缓冲阴离子（碱性物质）的总和，包括 HCO_3^-、血浆蛋白、Hb^- 及 HPO_4^-。HCO_3^- 是 BB 的主要成分。BB 是反映代谢因素的指标，参考值为 45～55mmol/L。BB 升高提示代谢性碱中毒或呼吸性酸中毒代偿，BB 下降提示代谢性酸中毒或呼吸性碱中毒代偿。仅 BB 一项降低，应考虑为贫血（Hb 低）。

10. 碱剩余（base excess，BE） BE 指在 37℃，血红蛋白完全饱和，经 $PaCO_2$ 为 40mmHg 的气体平衡的状态下，将血液标本滴定 pH 7.40 所需要的酸或碱的量。参考值为 -3～+3mmol/L。BE 是反映酸碱失衡代谢性因素的指标。BE 正值增大，为代谢性碱中毒。BE 负值增大，为代谢性酸中毒。

11. 阴离子间隙（anion gap，AG） 是指血浆中未测定的阴离子（UA）和未测定阳离子（UC）之差，即 AG = UA - UC。参考值为 7～16mmol/L。AG 升高提示代谢性酸中毒，以产生过多酸为特征，常见于乳酸酸中毒、尿毒症、酮症酸中毒等。正常 AG 代谢性酸中毒有高氯性酸中毒，可由 HCO_3^- 减少，如腹泻引起。

（五）胸部影像学检查

1. 胸部 X 线 胸部 X 线能直接获得肺部病变的性状，连续对比能反映病变和临床处理后的变化。床旁胸部 X 线检查操作方便，无需搬动患者，可以很快获得检查结果，以便了解人工气道位置、肺内有无感染、肺不张和气胸等病变，及时采取相应的治疗措施，不足之处是微细病灶易漏诊，且对病变的定位及定性诊断均较难。

2. 超声波检查 床旁便携式 B 超机操作简单，随时在床旁进行胸腔探查、判断气胸及肺水肿和心脏功能判定，还可以在超声引导下进行胸腔穿刺等有创操作。

3. 胸部 CT CT 检查易于发现胸部病变和显示病变特征，可显示心影后及后肋隔角等处隐匿性病灶，用于 X 线胸片诊断困难的所有病变的检查，减少漏诊。应用增强扫描、动态扫描以了解病变的血供情况。

三、神经系统监护

神经系统危重症的监测目的在于神经保护。保证正常的动脉血氧含量及维持脑灌注压在 70mmHg 以上，以免产生继发性损害，并使大脑获得最佳的氧合。应掌握神经系统有创和无创监护的适应证及禁忌证。

无论什么原因造成的急性脑损伤患者，临床医师需严密观察患者神志、反应能力、瞳孔大小、对光反应及眼球活动情况，根据 Glasgow 昏迷评分标准判定意识水平，并定期重新评估。需要神经危重病监测治疗的常见表现包括无力、认知障碍、清醒水平下降或不合并气道反射障碍、未被控制的癫痫，以及呼吸肌衰竭。近年来科技发展迅速，已经开发出若干使用特殊的监测技术的监测仪，用来探测脑氧供。

（一）颅内压监测

颅内压（intracranial pressure，ICP）反映了颅腔内容物对颅腔壁所产生的压力。实时有效的监控颅内压，能有效的指导治疗，缓解脑缺血和缺氧，降低死亡率。其监测方法可分为有创监测和无创监测，动态监测 ICP 对于判断病情和指导治疗显得尤为重要。ICP 正常参考值：成人 5～15mmHg（70～200mmH$_2$O），儿童 4～7.5mmHg（50～100mmH$_2$O）。在临床中，急性颅脑损伤最适合进行 ICP，其一，外伤后 3 至 5 天病情变化较大，需实时监测 ICP 变化情况；其二，根据临床征象推断有无颅内压增高不可靠，难以正确指导治疗。ICP 监测有助于区别原发性与继发性脑干损伤。原发性脑干损伤的患者，临床表现严重而颅内压正常。脑外伤患者在 ICP 监测过程中 ICP 逐渐上升，在大于 40mmHg 时，颅内血肿的可能性大。同时，蛛网膜下腔出血及各种原因导致的 ICP 增高患者，均可行本项监测，以协助控制 ICP。

在临床中需注意，仅仅在脑代谢变化构成脑肿胀时，ICP 才会产生有意义的变化，从而得出有意义的 ICP 监测数值。此外，ICP 对于计算脑灌注压有很大价值，但其并不能准确地反映局部脑血流和脑功能。

1. 有创颅内压监测技术 临床常用腰部脑脊液压测定评价 ICP，由于操作简单，容易获取脑脊液，数据采集方便可靠，但有增加感染和损伤脊髓的风险。对已有脑疝或有脑疝风险的患者，行本法时需谨慎，避免病情加重。此外，通过向侧脑室内、硬脑膜内及硬脑膜外置管放置压力传感器，并与脑外压力换能器连接持续测压，是 ICP 测量最标准的方法。但在临床应用中，常因发生感染风险较大或测压基线漂移而受到限制。

2. 无创监测法 对于一岁以内的婴儿，利用囟门面积传感器可检测 ICP。操作简便，但受到囟门大小的限制。已证实，视觉诱发电位（VEP）会受到颅内压改变的影响。其 N2 波成分起源于原始视皮质，属皮质电位活动，因此，对可逆的皮质损伤十分敏感。有研究证实，大脑中动脉的血流速度与颅内压呈反比关系，血流速度的波动与颅内压的变化呈平行关系。因此，经颅多普勒超声技术（TCD）虽然不能提供每次操作 ICP 的具体数值，但连续监测结果可以动态地反映颅内压的变化情况。而升高的颅内压和脑组织弹性的改变将改变声波的速度，由此推测，颅内压与声波速度的变化具有同步性，将声波探头置于大脑双侧颞叶，向大脑发射超声波可测得颅内压变化水平。

（二）脑血流监测

1. 直接法 大多数大脑血流量（cerebral blood flow, CBF）监测技术均是以 Fick 原理为基础，即首先选择脑组织中或外源性的某种物质做示踪物，然后检测该示踪物在脑组织和血管中的浓度变化，最后，根据变化值推算出 CBF，此法亦成为清除法。其中以 N_2O 法及核素（^{133}Xe）清除法应用相对较多。直接法中还包含一种检测方式，即侵入监护技术，可进行连续监测，其常用的方法是近红外光谱技术（near-infrared spectroscopy, NIRS），是近年的新技术。将红外光示踪剂以弹丸形式经中心静脉导管注入右房，示踪剂通过脑测出循环的光信号变化曲线，从而计算出示踪剂的脑通过时间。脑通过时间是用血流的速度来反映血流量，其关系是：平均脑通过时间＝脑血容量／脑血流量。虽然脑通过时间只是 CBF 的半定量间接指标，但大脑不同部位同时测定的通过时间的比率与这些部位的 CBF 的比率很接近。

2. 间接法 由于脑缺血是阈值性的，一旦 CBF 减少引起脑氧合、氧代谢、脑功能发生改变，就可以通过一些间接的非定量的 CBF 监测手段反映出来，有颈静脉氧饱和度（$SjvO_2$）、经颅多谱勒

（TCD）、正电子发射断层扫描（PET）、单光子发射断层扫描（SPECT）和微透析法等。其中，TCD 是将脉冲多普勒技术与低发射频率相结合，从而使超声波能够穿透颅骨较薄的部位进入颅内，直接获得脑底血管多普勒信号，进行脑底动脉血流速度的测定。这一新技术的特点是：无创伤、连续、动态地监测脑血流动力学。TCD 虽可以测定单个脑血管的血流速度，能反映 CBF 变化的许多生理特性，但其测定的是脑动脉的血流速度，而不是脑血流量（CBF）。因此，其作为定性监测可预防脑缺血（氧）的发生，也是目前临床上常用的 CBF 监测手段。

（三）脑代谢的监测

1. 颈静脉球部静脉氧饱和度（$SjvO_2$） $SjvO_2$ 监测技术是 20 世纪 80 年代中期以后兴起的，通过颈内静脉逆行置管，测量颈静脉球部以上一侧大脑半球混合静脉血氧饱和度，反映脑氧供及氧需求之间的关系，间接提示脑代谢状况。

$SjvO_2$ 监测的方法有两种，一种是间断抽血行血气分析得到氧饱和度，另一种是将光纤探头插入颈内静脉直接测定。$SjvO_2$ 的正常值是 55%～71%，其变化与脑的氧摄取呈负相关。脑氧摄取增加，$SjvO_2$ 下降，$SjvO_2$ < 50% 提示脑缺血缺氧。在严重脑充血和脑死亡等患者中，$SjvO_2$ 升高，原因可能与脑氧代谢下降和动静脉分流有关。

2. 近红外光谱仪（NIRS） NIRS 的 650～1100nm 的近红外光对人体组织有良好的穿透性，它能够穿透头皮，颅骨到达颅内数厘米的深度。在穿透过程中近红外光只被几种特定分子吸收，其中包括在氧合血红蛋白、还原血红蛋白及细胞色素。因此，通过测定入射光和反射光强度之差，用 Beer-Lamber 定律计算近红外光在此过程中的衰减程度，可以得到反映脑氧供需平衡的指标——局部脑血氧饱和度（$rScO_2$）。脑血氧饱和度是局部脑组织混合血氧饱和度，它的 70%～80% 成分来自于静脉血，所以它主要反映大脑静脉血氧饱和度。目前认为 $rScO_2$ 的正常值为 64±3.4%，< 55% 提示异常，< 35% 时出现严重脑组织缺氧性损害。

3. 脑组织氧分压（partial pressure of brain tissue oxygen, $PbtO_2$） $PbtO_2$ 是直接反映脑组织氧合状态的指标，它通过放置在脑局部的探头直接测量脑组织的氧分压，一般认为 $PbtO_2$ 的正常范围是 16～40mmHg。10～15mmHg 提示轻度脑缺氧，< 10mmHg 则为重度缺氧。

（四）脑电生理监测

1. 脑电图（electroencephalo-graph, EEG） EEG

是反映脑功能状态的一个电生理指标,是脑皮质神经细胞电活动的总体反应,受丘脑的节律性释放所影响。由于脑电活动与新陈代谢活动相关,因此,也受到代谢活动因素的干扰,例如氧摄取、皮质血流量、pH 等,其结果判断需要结合患者症状体征及其他辅助检查结果。随着功率谱研究的进展,出现了双频谱分析法,是将某波段(脑电一般取 δ 波段即 0.5~3.9Hz)当中相位锁定频率耦合对的能量从该波能量中减去,把剩余波面的能量和总能量之比。把双频谱分析的参数与其他一些 EEG 参数(如暴发抑制、波幅等)结合,并进行数学运算,最后形成以 0~100 之间数据表示的双频指数(bispectral index,BIS),由小到大相应代表深度意识抑制和清醒状态。大量研究结果表明,BIS 与中枢抑制药物(丙泊酚、硫喷妥钠、异氟烷、咪哒唑仑等)的用量呈负相关,在一定程度上可反映镇静催眠深度。但 BIS 不能反映氯胺酮的神志消失程度。

2. **诱发电位(evoked potential,EP)** EP 系指中枢神经系统在感受外在或内在刺激过程中产生的生物电活动。临床按给予刺激模式不同,可分为躯体感觉诱发电位(somatosensory evoked potential,SEP)、听觉诱发电位(auditory evoked potential,AEP)、视觉诱发电位(visual evoked potential,VEP)和运动诱发电位(motor evoked potential,MEP)等。

按潜伏期长短不同,可分为短、中和长潜伏期诱发电位。短潜伏期诱发电位因其重复性好、受镇静药物和觉醒水平或主观意志的影响少,是目前临床监测中应用最多的一种。中潜伏期诱发电位发生于脑皮质,与皮质特异性的感觉区相关较好,受镇静药物和过度换气等因素的影响,可用于镇静水平等的监测。长潜伏期诱发电位与注意力、期望、失落等情绪状态密切相关。

四、肾功能及电解质酸碱平衡监护

肾脏是调节人体体液平衡的重要器官。在创伤、严重感染、休克等危急重症情况下,肾脏出现功能性或器质性变化,临床上出现尿量减少、水电解质代谢紊乱、酸中毒等肾功能衰竭表现。肾脏功能监测不仅可以有效地预防肾功能衰竭,而且可以观察治疗效果和反应。

(一)尿液检查

1. **尿量** 正常人尿量为 1000~2000ml/24 小时,24 小时尿量少于 400ml 或每小时少于 17ml 称为少尿(oliguria),24 小时尿量少于 100ml 者称为无尿(anuria)或尿闭。有急性肾功能衰竭高危因素

的患者,应常规监测每小时尿量,尿量正常 >1.0ml/(kg·hr),尿量减少 0.5~1.0ml/(kg·hr),尿量严重减少 <0.5ml/(kg·hr)。对于少尿或无尿者,在排除肾后性因素(尿路梗阻)的情况下,应当及时鉴别肾前性少尿(各种原因引起的肾脏灌注减少)和肾性少尿(急性肾功能衰竭和各种肾脏疾病)。每昼夜尿量大于 2500ml 为多尿(polyuria),见于急性肾功能衰竭的多尿期,为肾小管重吸收功能受损、肾浓缩功能障碍所致,应当与暂时性多尿与内分泌障碍性多尿相鉴别。

2. **一般性状** 正常为透明淡黄色,其颜色改变受食物、药物及尿量影响较大。pH 值可波动于 4.5~8,常呈弱酸性(pH:5.5~6.5),除肾小管酸中毒情况下,尿液 pH 常常反映血清酸碱状况。尿比重(urinary specific gravity,USG)可波动于 1.015~1.025,常与尿渗透压相关,为机体水合状态提供重要信息,也可初步反映肾小管的浓缩稀释功能。

3. **化学检查** 肾小球滤过的蛋白质大部分被近曲小管重吸收和代谢,正常尿液仅含少量的白蛋白、血清球蛋白及肾单位分泌的蛋白。当 24 小时尿蛋白含量大于 150mg,蛋白质定性试验阳性,称为蛋白尿(proteinuria)。分为肾小球性蛋白尿、肾小管性蛋白尿、溢出性蛋白尿。前两者以受损部位命名,后者因血液中蛋白质浓度过高超过肾小管的重吸收能力而产生。

此外,葡萄糖苷酶,属溶酶体酶,存在于肾小管上皮细胞中,有"肾实质酶"之称,当肾小管损伤时,尿中浓度升高,是肾小管损伤的敏感指标。

4. **显微镜检查** 正常情况下,红细胞 0~偶见 /HP,当 >3 个 /HP 称之为镜下血尿,每升尿内含血量超过 1ml 即可出现淡红色,称之为肉眼血尿。白细胞和脓细胞在正常情况下 <5 个 /HP,>5 个 /HP 为镜下脓尿,提示急性肾盂肾炎、泌尿系感染。正常尿液可有少量的移行上皮,出现鳞状上皮常提示尿液污染,肾小管上皮的出现提示肾小管损伤。

肾小管分泌的 Tamm-Horsfall 黏蛋白与各种细胞及非细胞成分在远曲肾小管、集合管中凝固而成的圆柱形蛋白聚体。管型细胞成分决定了管型的类型,其形状可反映其形成的部位,有助于协助判断肾脏病变的位置。主要有透明管型(正常人偶见,激烈运动、重体力劳动、发热时增多。肾病时常见增多)、上皮管型(提示急性肾小管坏死,也可见于急性肾小球肾炎、间质性肾炎、肾病综合征等肾疾病)、红细胞管型(常见于急性肾小球肾炎、溶血反应、肾移植术后急性排斥反应)、白细胞管型

（见于肾盂肾炎、肾小球肾炎、间质性肾炎及肾实质的感染）、颗粒管型（见于慢性肾炎或急性肾小球肾炎后期）、蜡样管型（见于急性肾功能衰竭、慢性肾小球肾炎晚期及肾淀粉样变性）、肾衰管型（见于急性肾功能衰竭多尿早期及慢性肾功能衰竭，出现提示预后不良）等。

（二）肾小球功能监测

肾小球滤过率（glomerular filtration rate，GFR）是指每单位时间内，从肾小球毛细血管到肾小囊滤过的液体流量，是反映肾小球滤过功能的最客观指标（正常 120～160ml/min）。临床上使用的 GFR 测定方法，常通过测定各种物质的血浆清除率来计算肾小球滤过率，或通过测定血清某些物质的浓度间接反映肾小球的滤过功能。

某些外源性物质，如菊粉和放射性核素，不会经肾小管重吸收，可以比较准确的测定 GFR 以评定肾小球滤过功能，但因其测量复杂而不便使用，临床上多采用检测内源性标志物的方法以间接监测肾小球功能变化：

血肌酐（SCr）和尿素氮（BUN）主要由肾脏清除，其浓度测定是临床常用的肾小球功能监测指标。成人空腹 SCr 和 BUN 正常参考值分别为 53～106μmol/L 和 3.2～7.1mmol/L。当 GFR 降低到正常的 1/3 时，血尿素氮才升高；当 GFR 下降至正常的 1/2 时，SCr 才明显升高。因此，SCr 和 BUN 并不是反映 GFR 减少的早期敏感指标，但二者能在一定程度反映肾小球滤过功能损害的程度，如 SCr 在短时间内急剧增高往往提示有急性肾功能障碍的发生，可用来评估 GFR 和指导治疗，由于其受影响因素较多，用于评价 GFR 时应结合临床情况。

内生肌酐生成量恒定，肾小球滤过是其主要清除途径，在血肌酐浓度无异常增高时极少经肾小管排泄，故可用肌酐清除率（creatinine clearance rate，Ccr）测定 GFR。传统的做法需收集 24 小时全部尿液，然后测定血、尿中肌酐浓度并计算肌酐清除率。Ccr 可较早地反映肾小球功能受损，是判断肾小球损害的敏感指标。依据血肌酐浓度计算，Ccr＝（140－年龄）× 体重（kg）/［0.818 × Scr（umol/L）］。可初步将肾小球功能受损程度分为轻、中、重度及终末期损害，参考值分别是：51～80ml/min，50～20ml/min，19～10ml/min，10ml/min。本法简便较常用，其 Ccr 不仅指导选择治疗方案，还可指导肾功能衰竭时用药选择、药物剂量及用药时间的调整。但因其影响因素较多，测量值常高于实际 GFR，在临床实际应用中需注意。

除上述监测方法和指标，临床还常使用半胱氨酸蛋白酶抑制剂（Cystain C，Cyst C）测定、血 β2 微球蛋白（β2-MG）测定等方式。其中，前者对早期肾功能损害具有较高的诊断价值。后者影响因素较少，能很好地反映肾小球滤过功能的变化，与血肌酐和血尿素氮一样，血 β2-MG 升高提示 GFR 降低，肾小球滤过功能受损。但在炎症、肿瘤时血 β2-MG 增高，应注意鉴别。

（三）肾小管功能监测

1. 肾小管重吸收功能监测 尿 β2 微球蛋白（β2 microglobulin，β2-MG）是一种小分子量蛋白质，易通过肾小球滤膜，在肾近曲小管重吸收，主要反映肾小管重吸收功能。血浆中 β2-MG 为 0.8～2.4mg/L，尿液为 100μg/L。肾小管病变时尿 β2-MG 明显增高，有助于肾小球和肾小管病变的鉴别。

肾小管最大重吸收量常用肾小管葡萄糖最大重吸收量（TmG）来表示。正参考值为 340±18.2mg/min。若近端小管重吸收糖的功能减退，则 TmG 将低于正常值，此时即使血糖、糖耐量试验正常，尿糖也为阳性，称作肾性糖尿。因为操作繁琐，临床上不易实行，故多用于实验研究。

2. 肾小管排泌功能监测 有肾小管对氨马尿酸最大排泌量（TmPH）及酚红排泌试验两种监测方式，但后者特异性较差，且两者操作过程均较为繁琐，故较少使用与临床。

3. 肾小管浓缩稀释功能监测 通常情况下，根据尿比重和尿渗透压可初步判定患者肾小管浓缩及稀释功能，尿比重可反映尿液中溶质的质量与密度，而尿渗透压是反映尿液中溶质浓度的精确指标，不易受尿液中蛋白质、葡萄糖等大分子物质的影响，能够比较客观地反映肾脏的浓缩和稀释功能。后者的波动范围为 600～1000mOsm/（kg·H₂O），平均为 800mOsm/（kg·H₂O）。而尿与血浆渗透压之比（Uosm/Posm）被称为浓缩指数，是反映肾小管浓缩功能的重要指标，其参考范围为 3～4.5∶1。

无离子水清除率（free water clearance，CH₂O）指单位时间内从血浆中清除到尿液中的不含溶质的水量，亦称自由水清除率。目前认为 CH₂O 能更精确地反映肾脏远端小管的浓缩功能。正常人禁水 8 小时后 CH₂O 为 −120～−25ml/h。急性肾功能衰竭时，肾脏浓缩功能几近完全丧失，CH₂O 接近或等于 0，甚至为正值。但需注意，CH₂O 测定只在少尿时才有意义，否则结果不可靠。

临床较为常用的肾小管浓缩稀释功能监测方法为尿钠及滤过钠排泄分数，其中，滤过钠排泄分数

(filtration fractional excretion of sodium，FENa）测定是测定肾小球滤过钠和尿排泄钠的百分率，即肾小球滤过而未被肾小管重吸收的钠百分率，FENa＝[（尿钠×血肌酐）/（血钠×尿肌酐）]×100%。目前普遍认为，FENa 正常时，尿液的浓缩有赖于肾髓质的高渗环境和集合管的功能，肾性肾衰可以破坏这些部位的浓缩机能从而导致低渗性尿排出，反之，肾前性肾衰时，肾脏可最大限度地浓缩尿液保存水分而排出高渗尿。

肾小管功能和肾小球功能构成肾脏功能的两个重要方面，在急性肾功能衰竭初期可能只有肾小球或肾小管的损害，但病情发展后，可以同时出现肾小球和肾小管的损害。同时，对于肾功能生化检测结果解释，无论是血清学的还是尿液的，都有必要同时考虑所测物质的产生和排泄变化。

（四）酸碱平衡紊乱

体液酸碱度相对恒定是维持内环境稳定的重要组成部分之一，机体自动维持体内酸碱相对稳定的过程，称为酸碱平衡（acid-base balance）。因机体在病理情况下酸性或碱性物质的量发生变化（过多或过少）而超过机体的调节代偿能力或调节功能发生障碍，导致体内酸碱稳态破坏（血浆 pH 值超越正常范围），称为酸碱平衡紊乱（acid-base disturbance）或酸碱失衡（acid-base inbalance）。

机体对酸碱平衡的调节，包括血液缓冲系统、肺的调节、肾脏的调节和组织细胞的缓冲。血液缓冲系统的缓冲作用在酸碱平衡紊乱后即刻发生，由弱酸（缓冲酸）及其对应的弱酸盐（缓冲碱）组成，主要包括 H_2CO_3/HCO_3^-、$H_2PO_4^-/HPO_4^{2-}$、HPr/Pr^-、HHb/Hb^-、$HHbO_2/HbO_2^-$ 共五种，其中，H_2CO_3/HCO_3^- 血液中最重要的缓冲系统。肺通过控制呼出 CO_2 调节血中的碳酸浓度实现肺的调节作用，数分钟后启动，30 分钟见效，12～24 小时达高峰。肾脏的调节通过近端小管以 H^+-Na^+ 交换，主动分泌 H^+，产 NH_3，排泌 NH_4^+，远端小管的 K^+-Na^+ 交换和 H^+-Na^+ 交换四种方式调节酸碱平衡，特点是起效慢，3～5 天达高峰，有一定的局限性。组织细胞的缓冲 2～4 小时起作用，通过细胞膜内外的离子交换和细胞内液的缓冲系统（磷酸盐和蛋白）完成，易引起高钾血症。

反映酸碱平衡状况的常用指标（见呼吸系统）包括动脉血二氧化碳分压（$PaCO_2$）、pH、标准碳酸氢盐（standard bicarbonate，SB）、实际碳酸氢盐（actual bicarbonate，AB）、缓冲碱（buffer base，BB）、碱剩余（base excess，BE）和阴离子间隙（anion gap，AG）。

1. 单纯型酸碱平衡紊乱 单纯型酸碱平衡紊乱（simple acid-base disturbance）即引起酸碱平衡紊乱的病因是单一的代谢因素或呼吸因素的酸碱平衡紊乱，包括代谢性酸中毒、呼吸性酸中毒、代谢性碱中毒和呼吸性碱中毒。

代谢性酸中毒是指以原发性的固定酸的增多或 HCO_3^- 的原发性减少导致的酸中毒。依 AG 值将代酸分为两类：AG 增大血氯正常型代酸（固定酸潴留碱被消耗）和 AG 正常血氯增多型代酸（碱丢失过多使酸相对多）。原因主要有以下几种情况：①酸性物质产生过多：主要见于缺氧和其他代谢障碍性疾病。缺氧性疾病主要见于各种肺原性、循环性、血液性和组织性缺氧，使有氧氧化障碍，乳酸产生增多。代谢性疾病有糖尿病酮症酸中毒等，使乙酰乙酸增多。上述情况导致血液中 AG 升高，故称为高 AG 性酸中毒。酸性物质增多，结果 HCO_3^- 继发性减少。②酸性物质排出过少：主要见于急慢性肾功能障碍的患者，也为高 AG 性酸中毒。酸性物质在血液中增多，结果 HCO_3^- 继发性减少。③碱性物质丢失增多：主要为 HCO_3^- 原发性丢失，包括消化道和肾脏丢失。因为除胃液外的消化液多为碱性，故大量丢失表现为细胞外液酸中毒。肾脏丢失增多多见于肾小管酸中毒。血浆中 HCO_3^- 降低，Cl^- 从红细胞内移出进入血浆，血浆中 Cl^- 浓度增高，故习惯上称为高氯性酸中毒。血气改变的特点为：AB、SB、BB 下降，pH 接近或达到正常，BE 负值增大，$PaCO_2$ 下降。机体不能代偿时 $PaCO_2$ 正常或增高，pH 下降。

呼吸性酸中毒是指因呼吸功能障碍导致原发的血浆 $PaCO_2$ 升高，所致 H^+ 浓度增加，pH 下降的病理生理过程。常见于通气障碍，如慢性阻塞性肺病、哮喘、胸廓畸形、呼吸肌麻痹等疾病，或吸入气 CO_2 过高，如外环境通风不良，或呼吸机使用不当。血气改变特点为急性呼吸性酸中毒时，$PaCO_2$ 增高，pH 下降，AB 正常或略升高，BE 基本正常。慢性呼吸性酸中毒时，$PaCO_2$ 增高，pH 正常或降低，AB 升高，AB＞SB，BE 正值增大。$PaCO_2$ 每升高 1mmHg，HCO_3^- 约可增加 0.3～0.4mmol/L。

代谢性碱中毒是指各种原因引起的血浆 HCO_3^- 浓度增高，血浆 pH 值增高，在呼吸功能正常的情况下伴随 $PaCO_2$ 代偿性升高。主要由于① H^+、Cl^- 丢失过多，如胃液丢失过多，经肾丢失 H^+、Cl^-，如应用利尿剂；②补碱过多，如使用过量 $NaHCO_3$，输柠檬酸钠抗凝库存血过多，柠檬酸钠在肝内代谢生成 $NaHCO_3$；③电解质紊乱导致的转移性碱中毒：

主要是低钾血症和低氯血症；④慢性呼吸衰竭机械通气不当；⑤肝功能衰竭引发尿素合成障碍，导致血氨增高。血气改变的特点为：AB、SB、BB 增高，pH 接近或达到正常，BE 正值增大，$PaCO_2$ 上升。机体不能代偿时 $PaCO_2$ 正常或降低，pH 下降升高。

呼吸性碱中毒是指由于过度通气使血浆 $PaCO_2$ 下降引起的一系列病理生理过程。各种导致肺泡通气增加，体内 CO_2 排出过多的疾病如癔症、颅脑损伤、脑炎、发热以及机械通气应用不当均可发生呼吸性碱中毒。血气改变特点是：急性呼吸性碱中毒时，$PaCO_2$ 下降，AB 正常或略下降，SB、BE 正常，AB < SB，pH > 7.45。慢性呼吸性碱中毒时，$PaCO_2$ 下降，AB、SB、BE 均略下降，仍保持 AB < SB，pH 在 7.4～7.45 或 > 7.45。

2. 混合型酸碱平衡紊乱 混合型酸碱平衡紊乱即同时存在两种或两种以上的单纯性酸碱平衡紊乱称混合型酸碱平衡紊乱，包括二重性混合型酸碱平衡紊乱和三重性混合型酸碱平衡紊乱。

呼吸性酸中毒合并代谢性酸中毒是指急、慢性呼吸性酸中毒合并不适当的 HCO_3^- 下降，或者是代谢性酸中毒合并不适当的 $PaCO_2$ 增加所致的呼吸性酸中毒。见于严重肺部疾病（如慢性阻塞性肺疾患、肺水肿、呼吸运动下降）并发休克、心衰时引起的缺氧伴 CO_2 潴留，心跳、呼吸骤停。血气改变特点：$PaCO_2$ 上升、正常或轻度下降，pH 明显降低，AB、SB、BB 减少、正常或轻度升高，BE 负值增大。

呼吸性酸中毒合并代谢性碱中毒是指急、慢性呼吸性酸中毒合并不适当的 HCO_3^- 升高，或者是代谢性碱中毒合并不适当的 $PaCO_2$ 增加。见于肺部疾患致 CO_2 潴留，并大量使用排酸利尿剂或过量补 $NaHCO_3$ 之后。血气改变特点：$PaCO_2$ 上升，pH 正常、上升或下降，AB 明显增加，BE 正值增大。

呼吸性碱中毒合并代谢性酸中毒是指呼吸性碱中毒合并不适当的 HCO_3^- 下降，或代谢性酸中毒伴有不适当的 $PaCO_2$ 减少。见于休克、心衰、肾功衰致酸潴留，伴发高烧、低氧刺激过度通气或机械通气过度。血气改变特点：$PaCO_2$ 下降，pH 升高或大致正常，AB、SB、BB 减少，BE 负值增大。

呼吸性碱中毒合并代谢性碱中毒是指血浆 HCO_3^- 的增加同时合并 $PaCO_2$ 的减少，可引起严重碱血症，预后差。见于高烧、低氧血症、肝功严重障碍、机械通气过度等引发的过度通气使 CO_2 排出增加；伴呕吐、大量输血、排酸利尿剂过量使用导致体内的碱潴留。血气改变特点：$PaCO_2$ 下降、

正常或轻度升高，pH 明显上升，AB 增加、正常或轻度下降，BE 正值增大。

代谢性酸中毒合并代谢性碱中毒与呼吸性酸碱中毒不同，可以同时存在，发生于严重腹泻合并呕吐、低钾血症和脱水、尿毒症或糖尿病合并剧烈呕吐，也可见于急性肾功衰患者有呕吐时。血气改变特点：血浆 pH、HCO_3^-、$PaCO_2$ 都基本正常，AG 升高。

呼吸性酸中毒合并 AG 增高型代谢性酸中毒和代谢性碱中毒如慢性呼吸功能衰竭患者，因 CO_2 潴留出现呼吸性酸中毒，同时因缺氧而产生代谢性酸中毒，又因输入碱性液体或使用利尿剂不当致代谢性碱中毒。血气特点：$PaCO_2$ 升高，AB、SB、BB 升高，BE 正值增大，Cl^- 降低，pH 多下降。

呼吸性碱中毒合并 AG 增高型代谢性酸中毒和代谢性碱中毒可见于呼吸性碱中毒伴代谢性碱中毒的基础上，再合并高 AG 代谢性酸中毒，也可见于呼吸性碱中毒伴高 AG 代谢性酸中毒基础上，由于补碱过多再合并代谢性碱中毒。

（五）水、电解质平衡紊乱

人体中含有大量的水分，这些水和溶解在水里的各种物质总称为体液，约占体重的 60%。体液可分为细胞内液（ICF）和细胞外液（ECF）两部分，细胞内液在成人约占体重 40%，即 2/3 的水在细胞内。细胞外液约占体重 20%，即 1/3 的水在细胞外，包括血浆、细胞间液、淋巴液、脑脊液关节囊液及胃肠分泌液等。电解质在细胞内外的分布和含量也明显不同，细胞外液中阳离子以 Na^+ 为主，其次为 Ca^{2+}，阴离子以 Cl^- 最多，HCO_3^- 次之。细胞内液阳离子主要是 K^+，阴离子主要是 HPO_4^{2-} 和蛋白质离子。

水和电解质广泛分布在细胞内外，参与体内许多重要功能和代谢活动，对生命活动的维持起着非常重要的作用。血管内液与间质淋巴液之间以毛细血管壁相隔，除蛋白质外，水和小分子溶质（葡萄糖、氨基酸、尿素及电解质）可自由通过。细胞外液与细胞内液之间以细胞膜为主要屏障，尿素、氧及二氧化碳可直接通过，而较大的蛋白质分子则不易通过。体液中的水分在不同体液腔隙之间的移动取决于渗透压和静水压，而渗透压取决于渗透活性颗粒的数目、晶体、胶体渗透压和细胞内、外渗透压。体内水和电解质的动态平衡是通过神经、体液的调节实现的，当出现全身病理性改变或特殊的外界环境变化时，均可出现水电解质平衡紊乱。最常见的有高渗性脱水、低渗性脱水、等渗性

脱水、水肿、水中毒、低钾血症和高钾血症等。

1. 脱水　在身体丢失水分大于摄入水分时产生，当体液容量减少，超过体重 2% 以上时称为脱水。因为水和电解质（主要是 Na^+）丢失比例不同，按照脱水时细胞外液渗透压不同临床上常将失水分为高渗性脱水、等渗性脱水和低渗性脱水三种。

高渗性脱水的主要原因包括水摄入不足和水丢失过多两个方面。水摄入不足主要见于淡水供应断绝（如：昏迷、创伤、吞咽困难等）和导致渴感中枢迟钝或渗透压感受器不敏感的疾病（如脑外伤、脑卒中等）。水丢失过多包括经肾脏丢失和肾外丢失。肾脏丢失的常见于中枢性尿崩症、糖尿病酮症酸中毒等。肾外丢失的常见于中暑、哮喘持续状态、气管切开以及惊厥等。

高渗性脱水的临床表现分为轻、中、重三度。由于失水多于失钠，细胞外液容量减少，渗透压升高。轻度脱水，即脱水量相当于体重 2%～3% 时，渴感中枢兴奋而产生口渴，刺激抗利尿激素释放，水重吸收增加、尿量减少、尿比重增高。中度脱水，即脱水量相当于体重 4%～5% 时，醛固酮分泌增加、血浆渗透压升高、口渴感严重、咽下困难、声音嘶哑、有效循环容量不足、心率加快、皮肤干燥、弹性下降，进而由于细胞内失水造成乏力、头晕、烦躁。重度脱水，当脱水量相当于体重的 7%～14% 时，脑细胞严重脱水，出现躁狂、谵妄、定向力障碍、幻觉、晕厥和脱水热等神经系统异常症状。若脱水量相当于体重的 15% 时，可出现高渗性昏迷、低血容量性休克、尿闭和急性肾功能衰竭。

等渗性脱水的主要原因包括消化道丢失（如呕吐、腹泻等）和皮肤丢失（如大面积烧伤）两个方面，其由于有效循环血容量和肾血流量减少，出现少尿、口渴，严重者血压下降，但渗透压基本正常。

低渗性脱水的主要原因包括补充水过多和肾丢失两个方面。其中肾丢失的常见于排钠性利尿药过量使用、急性肾功能衰竭（多尿期）等。低渗性脱水早期即发生有效循环血容量不足和尿量减少，但无口渴，严重者导致细胞内低渗和细胞水中毒。临床上依据缺钠的程度分为轻、重、中三度。轻度脱水，即血浆钠 130mmol/L 左右时，血压可在 100mmHg 以上，患者有疲乏、无力、尿少、口渴、头晕等，尿钠极低或测不出。中度脱水即血浆钠 120mmol/L 左右时，血压降至 100mmHg 以下，表现为恶心、呕吐、肌肉痉挛、手足麻木、静脉下陷和直立性低血压，尿钠测不出。重度脱水，即血浆钠 110mmol/L 左右时，血压降至 80mmHg 以下，出现

四肢发凉、体温低、脉细弱而快等休克表现，并伴木僵等神经症状，严重者昏迷。

对于脱水的诊断，根据病史可推测失水的类型和程度，如高热、尿崩症应多考虑高渗性失水，呕吐、腹泻应多考虑低渗性或等渗性失水，昏迷、血压下降等提示为重度失水，但应做必要的实验室检查来证实。

2. 水过多和水中毒　水过多是水在体内过多潴留，若过多的水进入细胞内，导致细胞内水过多则称为水中毒（water intoxication）。水过多和水中毒是稀释性低钠血症的病理表现。常见的病因包括：抗利尿激素代偿性分泌增多（如右心衰竭、低蛋白血症等）；抗利尿激素用量过多等主要方面。临床表现分为急性和慢性两种。急性者起病急，精神神经症状表现突出，如头痛、精神失常、定向力障碍、共济失调、癫痫样发作、嗜睡与躁动交替出现以至昏迷，也可呈头痛、呕吐、血压增高、呼吸抑制、心率缓慢等颅内高压表现。慢性轻度水过多仅有体重增加。水过多和水中毒的治疗首先是积极治疗原发病，同时记录 24 小时出入水量，控制水的摄入量和避免补液过多可预防水过多的发生或其病情的加重。

3. 低钠血症　低钠血症是指血清钠 <135mmol/L，体内总钠量（可正常、增高或降低）无关。最常见的是缺钠性低钠血症和稀释性低钠血症。缺钠性低钠血症即低渗性失水，其体内总钠量或细胞内钠减少，血清钠浓度降低；稀释性低钠血症即水过多，血钠被稀释，细胞内液和血清钠浓度降低。治疗原则主要按照低渗性失水、水过多和水中毒治疗。

4. 高钠血症　高钠血症是指血清钠 >145mmol/L，其机体总钠量可增加、正常或减少，主要包括浓缩性和潴留性两种。最常见的是浓缩性高钠血症，表现为高渗性失水，体内总钠减少，而细胞内和血清钠浓度增高，见于单纯性失水或失水 > 失钠，治疗同高渗性失水。潴留性高钠血症，较少见，主要因肾排钠减少和（或）钠的入量过多所致（如右心衰竭、颅脑外伤等），以神经精神症状为主要表现，治疗除限制钠的摄入外，可用 5% 葡萄糖液稀释疗法或鼓励多饮水，但必须同时使用排钠性利尿药，需严密监测心肺功能，防止输液过快过多导致的肺水肿。

5. 低钾血症　低钾血症（hypokalemia）指血清钾 <3.5mmol/L。主要分为缺钾性、转移性和稀释性。缺钾性低钾血症最多见，主要由摄入钾不足或排出钾过多引起，表现为体内总钾量、细胞内钾和

血清钾浓度降低。而排出钾过多主要是经胃肠或肾丢失过多的钾，如长期大量的呕吐、腹泻等。其他原因所致的失钾还有大面积烧伤、放腹水等。低钾血症的临床表现取决于低钾血症发生的速度、程度和细胞内外钾浓度异常的轻重。

一般常规采用口服治疗，成人预防剂量为10%氯化钾30～40ml/d。氯化钾口服易有胃肠道反应，可用柠檬酸钾。在不能口服或缺钾严重的患者使用浓度为5%葡萄糖液1.0L中加入10%氯化钾10～20ml，每克氯化钾必须均匀滴注30～40分钟以上，不可静脉推注。临床工作中必须注意：尿量在30ml/h以上时方考虑补钾；静脉滴注的氯化钾浓度太高可刺激静脉引起疼痛；血清钾浓度突然增高可导致心搏骤停，补钾速度20～40mmol/L为宜，不能超过50～60mmol/L；缺钾同时有低血钙时，应注意补钙，因为低血钙症状往往被低钾血症所掩盖，低血钾纠正后，可出现低血钙性搐搦。

6. **高钾血症** 血清钾测定>5.5mmol/L时，称为高钾血症，主要原因包括：急性肾功能衰竭（少尿期）等原因所致肾排钾困难，静脉输入过多过快等原因所致进入体内的钾过多；缺氧、酸中毒、大量溶血、挤压综合征等使细胞内钾释出造成的细胞内钾移入细胞外液。

高钾血症的临床表现取决于原发疾病、血钾升高程度、速度等，患者一般无特异症状，主要是钾对心肌和骨骼肌的毒性作用。临床上可以表现为抑制心肌收缩，出现心律缓慢、心律不齐，严重时心室颤动、心脏停搏。高钾血症患者早期常有四肢及口周感觉麻木，极度疲乏、肌肉酸疼、肢体苍白、湿冷。血钾浓度达7mmol/L时，四肢麻木、软瘫，先为躯干，后为四肢，最后影响到呼吸肌，发生窒息。此外代谢性酸中毒也是高钾血症的主要临床表现，患者可能发生致命性酸中毒。凡遇有引起高钾血症原因的患者，要提高警惕，应经常进行心电图检查，如发现心电图的高钾血症改变，即可确诊。同时血清钾测定也是重要的确诊手段。对高钾血症患者应立即停止钾盐摄入；积极防治心律失常和窒息；迅速降低血清钾；及时处理原发病和恢复肾功能。反复治疗后，血钾仍不下降时可以采用透析疗法。

五、凝血功能及血小板监护

（一）凝血功能监护

常见凝血异常的原因有遗传性或先天性凝血异常及获得性凝血异常。其中，遗传性或先天性凝血异常是指各种凝血因子合成量不足（先天性Ⅷ因子缺乏致血友病甲）或质的缺陷（某些凝血因子具有免疫反应但缺少凝血功能）。而获得性凝血异常，通常是合成凝血因子的脏器功能障碍或成分缺乏（肝病患者、维生素K缺乏症等）、凝血因子的消耗增加（如DIC时各种凝血因子抗凝物存在）、纤维蛋白溶解亢进（如DIC晚期、应用溶栓药物后）及生物因素（如毒蛇咬伤）等。

临床常用的凝血功能监测指标包括：活化部分凝血酶时间（activated partial thromboplastin time，APTT）及凝血酶原时间（prothrombin time，PT）。其中，APTT又称白陶土部分凝血活酶时间，是内源性凝血功能的综合性检查，参考值30～45秒。与正常对照组相差在5秒以内为正常，延长10秒以上为异常。APTT延长见于先天性凝血因子异常（以Ⅷ、Ⅸ因子缺乏多见，其次是Ⅻ、Ⅺ因子缺乏）、获得性多种凝血因子缺乏（严重肝病、维生素K缺乏、DIC、纤溶亢进等）、循环抗凝血素增加（系统性红斑狼疮）。APTT缩短见于DIC和妊娠高血压综合征等高凝状态。而PT为外源性凝血活性的综合检查，参考值11～13秒。应有正常对照，患者结果超过正常对照3秒以上有临床意义。PT延长见于先天性凝血因子异常（如因子Ⅰ、Ⅱ、Ⅴ、Ⅶ、Ⅹ）之一或两种以上凝血因子有质量异常时，后天性凝血因子异常（如严重肝病、维生素K缺乏、纤溶亢进、DIC后期、使用抗凝药物、异常凝血酶增加等）。PT缩短见于血液高凝状态（DIC早期、心肌梗死、脑血栓形成、急性血栓性静脉炎）、多发性骨髓瘤、洋地黄中毒、乙醚麻醉后。

在危重症患者监护时，应尤其注意弥散性血管内凝血（disseminated or diffuse intravascular coagulation，DIC）的发生。感染、恶性肿瘤、血液病、产科意外、严重创伤等病理过程常伴发凝血功能障碍，而其中DIC为主要并发症之一。弥散性血管内凝血（disseminated or diffuse intravascular coagulation，DIC）是指在某些致病因子作用下凝血因子和血小板被激活，大量可溶性促凝物质入血，从而引起一个以凝血功能失常为主要特征的病理过程（或病理综合征）。在微循环中形成大量微血栓，同时大量消耗凝血因子和血小板，继发性纤维蛋白溶解（纤溶）过程加强，导致出血、休克、器官功能障碍和贫血等临床表现的出现。在临床工作中需注意，如患者出现两项以上如下的临床症状，要警惕是否有DIC的可能。如严重或多发性出血倾向、不易用原发病解释的微循环衰竭或休克、多发性微循环栓塞的症状和体征（如广泛性皮肤、黏膜栓塞、灶性缺血性坏死、脱落及溃疡形成）、或伴有早期的不明原因的肺、肾、脑等脏器功能不全及抗凝治疗有效等情况。

以下实验室指标至少有三项异常时，辅以其他实验室检查（如凝血因子的测定、外周血涂片破碎红细胞、纤维蛋白生成与转换测定等），有助于确诊 DIC 的发生。① PLT < 100×10⁹/L（肝病、白血病 50×10⁹/L）或进行性下降，或有两项以上血小板活化分子标志物血浆水平升高：β-TG、血小板第 4 因子（PF4）、血栓烷 B2（TXB2）、颗粒膜蛋白（GMP）-140；②血浆纤维蛋白原含量 < 1.5g/L（肝病 < 1.0g/L，白血病及其他恶性肿瘤 < 1.8g/L）或进行性下降或 > 4.0g/L；③ 3P 试验阳性或血浆 FDP > 20mg/L（肝病 > 60mg/L）或血浆 D-二聚体水平较正常增高或阳性（升高 4 倍以上）；④ PT 延长或缩短 3 秒以上（肝病时延长 5 秒以上），APTT 自然延长或缩短 10

秒以上；⑤抗凝血酶Ⅲ（AT-Ⅲ）：A < 60%（不适用于肝病）或蛋白 C（PC）活性降低；⑥血浆纤溶酶原抗原（PGL：Ag） < 200mg/L；⑦血浆因子Ⅷ：C 活性 < 50%（肝病必须具备）；⑧血浆内皮素 -1（ET-1）水平 > 80pg/ml 或凝血酶调节蛋白（TM）较正常增高 2 倍以上。

（二）血小板监护

常见的血小板异常包括数量异常及质量异常。数量异常包括由生成减少、破坏过多、消耗过度，血小板增多见于原发性出血性血小板增多症、继发于脾切除术后。而质量异常则分为先天性和后天获得性血小板异常。

危重症患者最常见的血小板减少原因是败血症，其次是弥散性血管内凝血（DIC）。其他原因有大出血、血栓性小血管病变、药物和肝素、免疫型血小板减少。血小板减少与死亡率增加有关。

（李丽君）

第五章 急性中毒

第一节 急性中毒现状及分析

一、急性中毒的流行病学的变迁与思考

我国疾病预防控制中心最新数据显示，损伤中毒已成为我国乡镇人民住院的第二大原因，城市居民住院第三大原因。总体而言，近年我国急性中毒呈现发病率高、毒物种类多、区域差异大、季节变化明显及发病群体年轻等特点，与20世纪八、九十年代比较，新型毒物不断出现、群体性中毒事件高发成为流行病学最主要的变化。

近年，新型农药急性中毒发病正逐年走高。例如毒死蜱、阿维菌素等新型农药正逐渐成为临床常见中毒农药。除草剂百草枯尽管不是新型毒物，但仅在最近几年，国内百草枯中毒病例开始陡增，并成为急性中毒领域最令人关注的焦点。各类麻醉药物、毒品中毒日益多见。再如食品添加剂如"瘦肉精"、"三聚氰胺"、"塑化剂"等也是新近走进人们视野的新毒物。而传统毒物毒鼠强等引发中毒则日趋少见，甚至消失。因此，新型毒物不断出现，而且在传统的毒物谱中占据越来越重要的地位，其毒理机制、靶器官损伤及救治尚不明确，使得临床医师不断面临新挑战。

此外，群体性中毒事件高发已成为近年我国急性中毒发病的突出特点。各类群体性食物中毒事件，突发环境事件引起的中毒屡见不鲜。以群体性食物中毒为例，仅2010年上半年全国共发生108起，中毒2452人，死亡56人。而环境群体性事件则更以年均29%的速度持续增长，其中2011年比上年同期增长120%，特别是重金属和危险化学品突发环境事件呈高发态势。这类群体性中毒事件，病员多，波及范围广，医疗救护困难，往往需要医院多个部门合作或多家医院共同完成救治任务。

急性中毒流行病学研究及其变化表明：①急性中毒高发，新型毒物不断出现，这是社会经济快速发展必然结果，急诊医师需要根据当地流行病学特点不断进行有关知识更新；②众多毒物毒理机制、靶器官损伤、毒物检测及救治尚不明确，有关急性中毒毒理及解毒研究需要不断深入，临床毒物检测方法需要不断创新。因此，随着社会对急性中毒医疗服务需求的快速增长，普通的急诊医师可能会分身乏术，而有一部分急诊医师则将脱颖而出，作为急性中毒防治主力军，急性中毒的救治将趋向亚专科化、合作化。

二、急性中毒毒理机制再认识

不同的毒物致病机制不同。有些毒物机制比较明确，比如强酸、强碱对局部具有明显的理化作用，一氧化碳、氰化物等可造成机体缺氧，有机磷农药、氟乙酰胺、铅等多数毒物则可通过干扰机体酶活性造成中毒，而烷化剂芥子气可与DNA及RNA结合，造成染色体损伤，参与机体肿瘤的形成等。然而，大多数毒物毒理机制尚不明确。近年，随着分子生物学进展，有关急性中毒机制认识也得以深入。

（一）急性中毒与线粒体

线粒体是细胞内最重要的细胞器之一，不仅维持细胞生命活动的能量，还参与调控细胞分化、信息传递和细胞凋亡等过程。但同时，线粒体也是对各种损伤最敏感的细胞器之一。有机磷农药中毒除抑制胆碱酯酶活性外，还在亚细胞水平干扰线粒体动态平衡及代谢过程，包括抑制线粒体氧化磷酸化障碍、促进线粒体ROS的生成及启动线粒体途径细胞凋亡等。同样，线粒体也被认为是百草枯中毒首先损伤的靶点。百草枯具有强大的获得电子的能力，可不断地从线粒体呼吸链复合体 I 获取电子，损伤线粒体功能，包括抑制锰超氧化物歧化酶和过氧化氢酶活性、还原性谷胱甘肽（GSH）的耗竭、ATP 合成障碍及线粒体肿胀、Ca^{2+} 依赖的内膜通透性转变及电压依赖阴离子通道 1（VDAC1）异常等，最终导致细胞死亡。事实上，多项证据表明其他药物、环境毒物等也能引起线粒体功能损害。损伤线粒体释放入血的多肽和线粒体DNA，可被

中性粒细胞等炎症细胞的相关受体识别，并激活中性粒细胞等炎性细胞，导致全身炎症反应。由此可见，线粒体可能既是受累细胞器，同时也是加重细胞损伤的促进因素，在急性中毒致病中发挥重要作用。而以线粒体为靶点的干预研究有望为急性中毒治疗提供新思路。

（二）急性中毒与机体免疫

临床流行病学研究发现，农药暴露可能会导致儿童气道高反应性及哮喘的发病增加，而入住 EICU 急性重度中毒患者院内感染发生率也明显高于同期患者平均水平。这些结果提示急性中毒可能直接或间接影响着机体免疫功能。进一步研究发现，农药喷雾或小颗粒能通过活化呼吸道辣椒素受体（TRPV1）等，促进神经原性的炎症反应，并迁延持续存在，最终导致气道高反应性及哮喘的发生。而某些毒物则可直接作用免疫细胞并影响其功能。短链醇类（如甲醇、异丙醇等）能嵌入细胞膜，干扰 T 细胞免疫突触的形成与成熟，可导致 T 细胞免疫应答过程的异常。此外，毒物还可干扰细胞钙、钠、钾离子通道功能，非特异性的影响免疫细胞功能。由此可见，急性中毒影响机体免疫功能的机制是多方面，这种影响大多是短期的，而有些则可能长期存在造成免疫失调性疾病。

这些新机制的研究告诉我们，我们对急性中毒的研究正在更为深入、更为广泛的认知，一方面不断的深入，从整体水平、器官、细胞深入到亚细胞、分子水平，另一方面认知的范围从关注单纯的靶器官损伤扩展到系统及系统间的相互影响，甚至拓展到神经内分泌、心理等各个层面。急性中毒是个全身性疾病，并且有自身的特点，在机制研究方面有众多新的领域等待我们进一步探索。

三、急性中毒诊断的难点及应注意的问题

急性中毒的诊断多依赖于病史及患者临床表现，而实验室检查对快速诊断价值非常有限。毒物接触明确者，一般容易作出诊断。但毒物接触史不明者，诊断往往比较困难，容易漏诊及误诊。分析其原因主要包括：患者及家属不能提供、故意隐瞒病史或病史采集不全，接诊医师临床经验不足或业务水平不够，患者症状不典型等。因此，当患者毒物接触史不明确而诊断困难时，应该注意以下几个问题：

（1）临床表现是否是常见疾病难以解释？

（2）病史是否可靠，毒源存在与否？

（3）是否存在中毒综合征（如阿片综合征、胆碱样综合征等）及特殊体征（如樱桃红面容、蒜臭味等）？

（4）是否具有特异的实验室检查可供筛查？

（5）送检毒物检测的标本是否适时恰当？是否为假阴性或假阳性？

（6）能否进行诊断性治疗？

严重程度的判断也是急性中毒诊断的难点。目前，有明确严重程度分级标准的毒物比较少。大多是根据临床表现来分级，比如意识障碍的程度、呼吸循环的状况、肝肾功能损害的程度、凝血功能改变等是临床常用的病情判断指标。但是，有些毒物中毒后，毒性效应滞后出现，如百草枯急性中毒、砷化氢急性中毒、光气吸入中毒等，很难根据中毒早期表现来判断疾病的严重程度，所以应该特别注意，对于这类毒物应尽早根据毒物摄入量判断病情，或者给予足够的时间动态观察病情变化。

四、急性中毒救治的争议与挑战

尽管急性中毒救治原则简单明确，但在临床实践过程中不仅要注重早期、规范，同时也应充分考虑个体化。目前，急性中毒救治某些措施的应用尚存在争议，重症中毒患者的救治也面临不少挑战。

（一）有关洗胃的争议

洗胃是阻止毒物经消化道进一步吸收最基本措施，至今已应用了 190 多年。但对其疗效及时机，国内外学者仍存在争议。多项实验及临床观察研究均表明，洗胃对急性中毒毒物的清除作用是有限的，即使在服药后 1 小时内洗胃，清除率仅 32%～48%，且随着时间的延长，这种作用迅速减弱。而且洗胃可能增加误吸、消化道出血及心搏骤停的风险。因此，国外学者不主张对急性中毒患者常规进行洗胃，只应用于中毒 1 小时内的患者。然而，大多数国内学者对此持不同观点，认为早期、彻底的洗胃是抢救成功的关键之一。洗胃时限拓宽到毒物摄入 6 小时内，而对摄入毒物较多或胃排空时间延长者，洗胃时间可放宽到 6 小时后甚至更长。洗胃时应监护生命体征，对于昏迷、抽搐、烦躁等患者，应及时建立人工气道后再洗胃，可防止缺氧进一步加重、吸入性肺炎等的发生。

关于洗胃的争议，目前没有明确的结果。尽管多项系统评价提示洗胃对急性中毒的效用很低，但也没有明确依据排除洗胃对某些中毒的有效性。事实上，对于单个患者来说，洗胃对急性中毒的作用及时机均不能绝对而论，患者服药量的多少、药

物的毒性以及患者自身情况均可能影响洗胃的效用。因此，我们在救治过程中除了参考指南做到规范，同时应该充分考虑患者个体因素，恰当的实施个体化救治。

（二）急性中毒相关性多脏器功能衰竭的救治及挑战

重度中毒可引发多脏器功能不全综合征（multiple organ dysfunction syndrome，MODS）。急性有机磷中毒相关性 MODS 病死率可达 67%～75%，百草枯急性中毒引发 MODS 发病率可达 50% 以上，而重度一氧化碳中毒引发 MODS 发病率更高达 70% 以上。由此可见，MODS 一旦形成，病死率高，是急性中毒患者救治难点。目前对于急性中毒相关性 MODS 的救治重在预防，主要包括密切监护器官功能，去毒、解毒等病因治疗，以及靶器官损伤的防治等。但是，由于研究起步较晚，机制尚未阐明，临床上缺乏有效的监测指标，中毒相关性 MODS 救治面临较大挑战。

1. 中毒性脑病——早期监测的困惑　一些毒物可直接损害中枢神经系统或引起脑组织缺氧，如有机磷、毒鼠强、一氧化碳、硫化氢、氰化物等。对于中毒性脑病患者，改善脑氧合将改善中毒性脑病的预后。我们给予供氧、限制液体入量及脱水、糖皮质激素、营养脑神经等综合治疗，是否真的改善了脑的氧供？如何才能尽早发现脑组织存在氧供失衡呢？这是常常困惑我们的问题。

近年来脑氧合监测技术虽然取得了一些进展，但是到目前为止尚无理想的监测技术。20 世纪 70 年代，随着人们对脑解剖及生理认知的加深，颅内压（ICP）监测应用于临床，用以指导脑灌注压（CPP）的维持，这标志着脑灌注床旁定量监测的开始。然而，ICP 的监测很多时候并不能反映脑组织对氧的需求与代谢情况。因此，人们又开发了颈动脉球部血氧饱和度（$SjvO_2$）、近红外光谱脑氧饱和度（NIRS）、经颅多普勒（TCD）、脑微透析和脑组织氧分压（$PbtO_2$）等监测技术。这些监测技术的进展体现了临床对脑氧供的认识从解剖和生理层面向组织和代谢层面的深入。而 $PbtO_2$ 监测技术是近年脑损伤救治中的最新进展。$PbtO_2$ 是指从毛细血管克服弥散阻力到达线粒体这一弥散通路上物理性溶解的氧压力，其高低直接与脑组织细胞水平的氧利用有关，是反映脑氧代谢最为准确的方法，被认为是"金指标"。但是 $PbtO_2$ 监测技术也具有明显的局限性，该技术有创性明显限制了其应用。另外，$PbtO_2$ 监测的是局部脑组织氧分压，不能代表

全脑氧合情况，并受多种因素影响。

尽管现今尚没有理想的脑氧合监测技术，但是以脑氧合为目标的救治策略将成为中毒性脑病救治研究的热点。

2. 中毒性肺损伤：应该重视的两个问题　刺激性气体吸入，如光气、酸雾、氯气、二氧化硫等可直接损伤呼吸道及肺组织，引起急性肺损伤（acute lung injury，ALI）及急性呼吸窘迫综合征（acute respiratory distress syndrome，ARDS）。常用的治疗方案包括氧疗、限制液体入量、早期短程糖皮质激素应用、呼吸支持、预防感染等。其中我们应该重视的有 ALI/ARDS 机械通气及糖皮质激素应用等问题。

机械通气是改善 ALI/ARDS 患者氧合的主要方式，但是作为一把双刃剑，机械通气在改善氧合的同时，也带来了很多不良后果，例如呼吸机相关性肺损伤、呼吸机相关性肺炎、人机不同步，去痰性肺不张等，这些不良后果可能导致患者产生不良预后。此外，值得注意的是，针对 ARDS 患者实施的肺保护性通气策略及允许性高碳酸血症，由于对高碳酸血症的程度及安全阈值尚无定论，过度或长期的高碳酸血症可能会导致机体免疫抑制，加重机体损害。高碳酸血症抑制炎症反应的效应在于过度炎症反应早期可能是有益的，但是在疾病后期这种免疫抑制效应可能导致感染及感染播散，增加组织损伤，影响预后。

同样，应用糖皮质激素防治 ALI/ARDS 也颇具争议。最新一项研究系统评价了糖皮质激素对 ADRS 的预防作用，结果表明对于重症患者使用糖皮质激素预防 ARDS 的发生不仅无效，反而有害。但随后有学者表示质疑，认为纳入该研究的患者糖皮质激素用药时间过短，而短疗程治疗并不能维持体内有效的抗炎作用，尤其是 ARDS 患者局部和全身炎症反应可持续 14 天以上。因此，是糖皮质激素的确不能预防 ARDS 的发生还是疗程太短不能显示出疗效，有待临床研究进一步证实。

3. 器官损伤的交互作用：更进一步的认识　器官交互作用（organ crosstalk）是机体发生 SIRS 时，某一系统器官对其他一个或多个，乃至所有脏器系统，彼此相互、交叉产生不良影响的一种病理生理现象，其在 MODS 的发生、发展及预后都有相当重要的作用。器官交互作用已经成为重症中毒患者救治中的难题。

研究表明血清肌酐轻微升高（> 0.5mg/dl）的住院患者死亡几率增加 6.5 倍，急性肾损伤（acute

kidney injury，AKI）也是重症患者死亡的独立危险因素。为什么在肾脏替代治疗技术已日臻成熟的今天，AKI 患者死亡率仍未能降低呢？事实上，AKI 很少单独发生，常并发远隔脏器功能损害，尤其是容易并发 ALI，其机制与炎症反应、氧化应激及细胞凋亡等有关。而 ALI 导致的氧合不佳、高碳酸血症、呼吸末正压等反过来会加重肾脏器血流动力学及功能的恶化。这种肾肺的交互作用可导致患者病情的恶化，死亡率因此居高不下，甚至升高。

脏器损伤的交互作用告诉我们，人体是一个整体，哪怕在疾病状态，各个脏器之间也存在不容忽视的联系，这种联系复杂，有的已为我们所知，有的可能目前尚未探知。这种器官损伤交互作用一旦发生将持续演变，处理非常棘手。因此，应用整体全局的观念对待重症中毒患者，在始发器官引起远隔脏器损伤之前，做到定期监测、早期诊断、及时干预，重视防范具有重要的临床意义。

五、群体性中毒的救治与组织管理

群体性中毒系指病因相同，发病过程大致相同，临床症状基本相似，具有明显病史，少则数人，多则数十人的中毒事件。这类事件起病急骤、变化迅速、波及范围广，具有社会危害大、医疗救护困难等特点，是我国当前突发公共卫生事件的一个重要组成部分。2011 年卫生部又连续印发了《卫生部突发中毒事件卫生应急预案》和《关于预防和控制食物中毒发生的预警公告》，以指导和规范突发中毒事件的卫生应急工作。

为了有效预防、及时控制、减轻或消除群体性中毒事件的危害，需制订群体性中毒事件的应急预案，规范其救治流程（图 5-1-1）。

（一）群体性中毒救治的要点

1. **分诊**　应由临床经验的急诊科护士负责分诊工作，确保分诊的快速准确。通过快速询问病史，生命体征评估，简单查体等，按照重、中、轻作出相应红、黄、蓝标记，快速将患者分流。生命体征不稳定的重度患者直接送复苏室或 EICU 抢救；中度中毒患者送抢救室抢救；轻度患者可在急门诊诊治与观察。

2. **抢救**　抢救应遵从急性中毒救治的基本原则。积极开展早期净化、阻止毒物吸收，促进毒物排出，解毒药的应用及支持对症治疗等。对生命体征不稳定的重症患者应首先稳定生命体征，同时开展中毒抢救措施。

（二）组织管理的关键环节

1. **汇报制度与预案的启动**　接诊 3 人以上急性中毒患者时，立即进行报告。日间接诊医师应向科主任报告，由科主任报告医务部，夜间或节假日则直接报告总值班。医务部或总值班接到通知后，立刻向分管院长汇报，分管院长则向应急领导小组汇报。根据中毒患者人数、病情等情况判断是否启动应急预案。

2. **应急处理组织与分工**　为强化群体性中毒应急处置工作的统一领导和指挥，应成立医院群体性食物中毒应急处置工作领导小组，下设医疗专家小组、信息管理小组、后勤物资保障小组，分别负责指导临床诊疗、收集汇报信息及保障急救物资等。各小组分工明确，协同作战。

3. **抢救过程人员配备**　在抢救过程中，需根

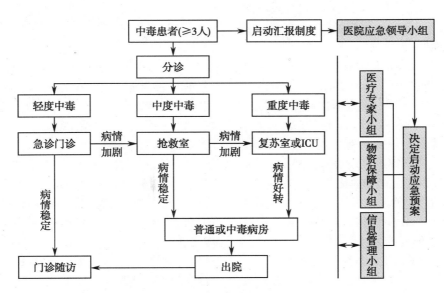

图 5-1-1　群体性中毒救治流程

据情况配备足够的人力。科主任、护士长及时赶赴现场调配人员，组织协调抢救工作。根据患者数量，统一调配科内人员及院内应急人员。危重患者需由高级职称医师主持抢救，专个医疗组负责。护理人员可设立分诊组、洗胃组、标本采集输液组、记录巡视组、护送分流组等。

4. 重视事后总结与演习　注重突发事件的应急救援后的总结，成功的经验与失败的教训都有利于应急预案的完善和应急水平的提高。此外，急诊科人员流动性大，定期进行突发公共卫生事件的应急演习可以使参与人员获得类似实战的经验，提高在突发事件中的应急能力。

第二节　毒物代谢动力学与血液净化治疗

一、毒物代谢动力学研究模型及其局限

毒物代谢动力学，指用药物动力学原理及方法研究毒物在体内吸收、分布、生物转化、排泄等过程随时间变化的动态规律的学科。常应用多种房室模型系数、数学运算模式等计算获得毒物动力学参数，以了解毒物到达机体、持留时间、浓度及其可能的作用部位与机制，为安全性评价及毒理作用和机制研究提供重要的资料。目前应用较多的包括房室模型和生理动力学模型两种。

（一）房室模型及其局限

房室模型就是将机体看成一个系统，根据毒物的体内过程和分布速率差异，将机体分为若干"房室"，或称"隔室"。把具有相同或相似速率过程的部分视为一个房室，分为一室模型、二室模型和多室模型。主要参数有速率常数（K）、半衰期（$t_{1/2}$）、表观分布容积（V）及体清除率等。房室模型是目前药物、毒物代谢研究中广泛应用的经典模型。

然而房室模式的应用有其局限性。首先，这一概念完全从毒物分布速率划分，而不是依据生理解剖部位来划分，不具备解剖学的实体意义。其次，众多毒物、药物代谢规律难以用房室模型拟合，限制其应用。第三，世界上已知的化学品有700万种之多，进入环境的化学物质已多达10万种，房室模型研究效率低，耗费大，获得数据有限，难以满足不断增长的毒理学研究需求。

（二）生理动力学模型的优势及局限

生理动力学模型是根据现有的人类或者其他动物的解剖和生理知识及其生物化学数据建立，通过数学方法模拟化学物质在体内的吸收、分布、代谢和排泄过程，进而实现剂量外推和种间外推的过程。常分为整体生理学动力模型和部分生理学动力模型。主要参数包括两类：第一类为生理参数，与化学物质无关，基于生理结构和过程，其主要参数包括体重、组织体积、心排血量、组织灌注速率、分输出量、肺泡通气量。第二类为生化参数，基于物质在体内的动力学特性，主要包括速率常数、最大代谢速率、组织扩散系数、转运体活性参数等。

与经典动力学房室模型相比，生理动力学模型将药物或者毒物的吸收、分布、代谢、排泄过程简化为以生理学事实为基础的房室结构，模型中主要的结构是生物体组织（器官）、体液或者系统，其中的参数是基于解剖学和生理结构得到的。从这一意义上来讲，生理动力学模型的结构已经不是基于特定的药物在体内的代谢过程，而是事先模拟建立的一种"机制模型"。其主要优势在于：能提供药物分布于任何组织器官的时程；能预测改变生理参数对药物组织浓度的影响；通过体表面积换算，相同模型能反映药物通过不同物种的毒代动力学；节省大量的经费和人力物力。

但是，生理动力学模型应用有其局限性：需要大量的信息，包括数据和相关的知识，但由于毒理学实验数据并不十分充足，而且各种化学物质在体内的动力学知识有限，所以需要的信息并不是总能全部得到；当处理复杂、多维的模型结构时，无论是方法上、计算上，还是计算机模拟均较难掌握。尽管如此，生理动力学模型在毒理学领域显现了广阔的应用前景。

二、毒物代谢动力学研究在急性中毒救治的作用

观察毒物在动物体内的吸收、分布、转化及排泄规律，可为临床医护人员全面认识急性中毒的过程及其特点提供资料，为临床急性中毒患者的诊断、评估、治疗提供重要信息。

（一）协助诊断

首先，从毒物代谢动力学资料中，临床医师可了解毒物进入机体的可能途径及毒物透过接触部位进入人体难易程度，藉此可以判断有无毒物吸收的可能。例如百草枯喷洒作业时接触皮肤经常造成患者惶恐就医，事实上低浓度的百草枯水溶液很难经完整的皮肤吸收，因此造成百草枯中毒的可能性也是微乎其微。其次，毒物动力学研究，可以明确毒物在身体脏器组织的分布与蓄积情况，提高临

床医师对患者临床表现的认知,有助于诊断。第三,毒物动力学资料提供毒物在体内吸收、分布、转化及排泄的详细过程,可为临床采集标本送检诊断提供参考。

(二)辅助病情评估

毒物动力学资料能提供详细的组织器官毒物浓度-时间曲线,临床上利用这些信息推测急性中毒者的接触毒物剂量,预测靶器官损伤的程度及患者预后情况。

(三)指导临床治疗

通过毒物动力学研究,可为中毒急救和治疗提供科学依据。例如,经消化道中毒时,毒物在体内吸收信息可为临床确定早期净化治疗的时间窗提供依据;而血浆毒物浓度达峰时间及半衰期等信息则可为临床血液净化治疗方案的制订提供参考;毒物在体内器官蓄积程度可为防治靶器官功能衰竭提供预警;毒物的排泄资料,可提示临床医师密切关注排泄脏器的功能,采取措施促进毒物的排泄。

由此可见,毒物代谢动力学研究与急性中毒救治关系密切,是临床上针对性制定多种干预措施的基础。因此,急诊临床医生必须加强对毒物代谢动力学及其他毒理学基础知识的学习与掌握。

三、血液净化在急性中毒救治中的应用及问题

自1955年Schreiner首次报道对1例大剂量阿司匹林中毒患者采用血液透析救治取得成功以来,血液净化技术已经成为现代中毒救治的重要手段。血液净化是指利用一定的仪器和设备,将患者血液引出体外,通过弥散、对流、吸附等清除体内某些代谢废物或有毒物质,再将血液引回体内的过程。常用的方式有血液灌流、血液透析、血液滤过、血浆置换等。主要治疗作用有两方面,一是促进体内毒物的排出,一是纠正中毒引起的内环境紊乱,弱化过度炎症反应等。

对于急性中毒患者应该采用何种血液净化方式主要根据毒物的理化性质及是否存在肝、肾功能衰竭等。临床常见毒物血液净化方式的选择见表5-2-1。

对于急性中毒患者实施血液净化治疗,除了严格掌握适应证,注意并发症的问题外,还应该特别注意如下几个问题:

(一)危重病情对毒物(药物)动力学的影响

血液净化治疗是基于毒物动力学的基础之上的,但是毒物(药物)代谢参数在危重病患者体内可能发生明显变化。例如体内含水量、组织灌注、

表5-2-1 临床常见毒物血液净化方式的选择

血液净化方式	中毒药物
血液透析	乙酰水杨酸、酒精、甲醇、2,4-双氯苯氧酸、普鲁卡因酰胺、硼酸和硼酸盐、溴化物等
血液灌流	催眠镇静药、抗精神失常药、解热镇痛药、心血管药、除草剂、有机磷农药、灭鼠药、茶碱、毒品等
血浆置换	生物毒素(毒蕈、蜂毒、鱼胆、蛇毒等)

蛋白结合、脂肪溶解度、pH值、肝肾功能等多个因素变化可明显增加重症患者的毒物分布容积。而毒物分布容积影响着血液净化治疗效果,分布容积越大,毒物则越不易被清除,而且治疗后血浆毒物浓度反跳的可能性越高。目前危重患者个体情况对毒物代谢动力学造成的影响尚无办法定量。因此,血液净化治疗时应充分考虑中毒患者的个体因素,在有条件的情况下最好根据血药浓度调整血液净化治疗方案。

(二)血液净化对药物的影响

血液净化对药物具有明显的清除作用,可能造成治疗药物因剂量不足而影响疗效,甚至导致治疗失败。血液净化对药物的清除作用与血液净化方式、透析膜、血流速度、药物的分子量、分布容积及所带电荷等因素有关。尤其是连续性血液净化治疗,因为其膜通透性大,持续时间长,治疗剂量大,因此对治疗药物的影响也越大。重度急性中毒患者常用的药物有解毒药物、抗生素类药物、血管活性药物、镇痛药物、镇静药物、消化系统药物等。这些药物均易受血液净化的影响。因此,急性中毒患者接受血液净化治疗后,应根据使用药物的特点,对于血液净化清除明显的药物应补充被清除的那部分剂量,以保证药物治疗的有效性及安全性。有专家提出,CRRT治疗患者治疗药物剂量较常规剂量增加30%是安全的。

第三节 常见急性中毒诊治实践与探索

一、急性有机磷农药中毒救治现状及应思考的问题

急性有机磷农药中毒(AOPP)是目前我国最常见的急性中毒,其病情急、发展迅速、重度死亡率仍高。据WHO估计我国每年发生的10万余人农

药中毒中,有机磷农药中毒约占 50% 以上,平均病死率达 10%。

1932 年德国兰格首次合成有机磷化合物,其间受熏染的工人出现中毒表现,这是世界上首次有机磷中毒。1939 年确认有机磷导致中毒的毒理机制是抑制胆碱酯酶(ChE)活性。从而引起胆碱能综合征,出现毒蕈样症状、烟碱样症状、中枢神经系统症状等临床表现。临床诊断主要依据病史、典型表现及实验室胆碱酯酶活力测定等。临床救治应遵从急性中毒救治原则,积极早期胃肠道净化治疗、重症患者尽早血液灌流、特效解毒药物的应用以及对症支持治疗等(图 5-3-1)。有机磷药物的解毒药物包括抗胆碱能药物(阿托品、盐酸戊乙奎醚)和胆碱酯酶复能剂等。

尽管急性有机磷中毒救治技术成熟,近年病死率已经明显下降,但是仍有几个问题值得思考。

(一)有机磷农药溶剂毒性不容忽视

有机磷农药的有机溶剂主要是苯、甲苯或二甲苯。这类溶剂同样具有明显的毒性,然而经常被忽略。事实上,尤其是在重度中毒患者,有机磷溶剂的毒性与有机磷中毒预后密切相关。有机溶剂具有强亲脂性,吸收的苯与甲苯会聚集在细胞膜上,使细胞膜脂质双层结构肿胀,损害细胞膜功能。尽管有机溶剂与有机磷化合物对神经系统的急性毒性在毒理上有本质区别,但是两者对呼吸功能损伤的后果是类似的,两者都可以导致呼吸衰竭。临床上可见吸入苯及甲苯中毒而引起呼吸麻痹的病例。动物实验也证实,有机溶剂苯及甲苯能够增强氧化乐果对大鼠离体膈肌收缩的抑制作用。因此,当大量苯或甲苯通过消化道吸收到体内,我们也需要考虑有机磷农药中毒引起的呼吸麻痹可能也与此有关。此外,急性苯中毒还可以引起神经细胞轴索病变与脱髓鞘病变,因此有机溶剂也可能参与有机磷农药中毒引起的迟发性神经病。这也许可解释为什么迟发性神经病容易出现在亲脂性高的有机磷农药中毒患者。

由此可见,有机溶剂毒性在有机磷农药中毒的急性毒性和迟发性毒性中均有重要的作用。而有机溶剂的细胞毒性作用目前无解毒药物,并成为影响有机磷农药中毒后期病死率的重要原因,因此要引起足够的重视。因此有学者建议在农药毒性划分时,不应仅只考虑有机磷化合物的急性毒性,更需要考虑细胞毒性及迟发性毒性,这样可为临床救治提供更有价值的信息。

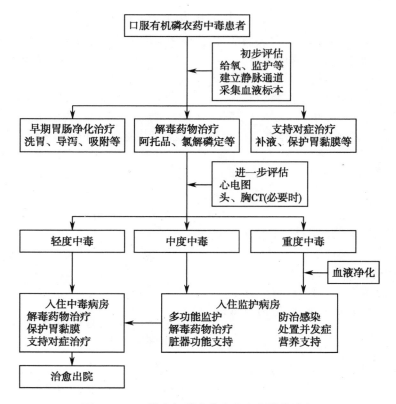

图 5-3-1　口服有机磷农药中毒患者救治流程

（二）有机磷农药的中枢毒性机制

用乙酰胆碱能系统变化能够解释有机磷农药急性中毒的大部分症状，但对于中毒时出现脑神经系统的部分变化（如抽搐、惊厥、癫痫样发作）不能完全解释。在治疗中，采用阿托品及胆碱酯酶重活化剂治疗效果并不理想。有研究表明，有机磷农药中毒引起动物抽搐死亡并非因为抑制乙酰胆碱酯酶，而是由于改变了中枢 GABA 受体功能，引起一系列变化，提示 GABA 受体参与了有机磷农药的中枢毒性过程。而有机磷农药中毒引起 GABA 受体结合的降低的机制还有待于进一步研究。此外，急性有机磷中毒后继发高血钠、高血糖等电解质改变，对中枢神经系统功能障碍也有不可忽视的作用。

（三）血胆碱酯酶活性测定及意义

血胆碱酯酶活性的测定反映血液中胆碱酯酶活性的破坏程度，但是它并不能完全代表反映脏器功能损害程度的神经末梢的胆碱酯酶活性。由于组织神经末梢胆碱酯酶活性修复快，而血清胆碱酯酶由肝细胞合成，恢复速度慢，红细胞胆碱酯酶活性恢复则是由红细胞更新速度所决定的。因此，血液与组织神经末梢的胆碱酯酶活性更新速度的不一致性决定了胆碱酯酶活性较难反映组织损伤程度。尽管如此，这并不代表胆碱酯酶活性与临床中毒程度之间无任何联系。尽管很多情况下，血胆碱酯酶破坏程度与体内不同器官损伤程度不相符，但是血胆碱酯酶活力的测定仍具有重要的临床意义，它代表了除了吸收部位以外的其他器官功能损害的最大程度。举例来说，口服引起的有机磷农药中毒，消化道损害程度是最重的，而其他脏器损害的程度不会比血液胆碱酯酶活性损害程度更严重。因此，动态监测血胆碱酯酶活力获得的最小值可为疾病程度的判断提供依据。

（四）有关中毒程度判断的思考

《内科学》（第 7 版）教材有关有机磷农药中毒程度的分级是以临床表现和胆碱酯酶活性作为参考，这一判断标准在临床应用中经常会碰到问题，甚至临床表现程度与胆碱酯酶活性结果互相矛盾，这不得不让临床医师重新思考分级标准的科学性。

首先，以 M 样症状轻重作为病情分级指标在临床使用中具有明显局限性，M 样症状易受阿托品治疗干扰甚至掩盖。其次，肺水肿的出现作为重度中毒的标志也有值得商榷的地方。有机磷农药中毒引起肺水肿可以存在几种不用的病理生理机制。例如，由胆碱能危象引发的肺水肿可被阿托品、氯解磷定等药物逆转，死亡率低；而由有机磷细胞毒性作用引起的 ARDS 或左心衰竭导致的肺水肿则死亡率极高。将这两种不同机制引发的肺水肿分在一个中毒等级有待探讨。第三，正如我们前面讨论的一样，血胆碱酯酶活性损害程度与体内各脏器功能损害程度呈现不一致性，因此胆碱酯酶活性的意义具有明显的局限性。

由此可见，目前尚缺乏一个理想的有机磷农药急性中毒程度的分级标准。我们在临床实际工作中，常把 N 样症状的出现简单看成是中度中毒，伴随脏器功能不全者则认为是重度中毒患者，而胆碱酯酶的意义则进一步弱化。尽管这样的分级标准在临床仍然会碰到问题，但是这种简化的分级标准在临床上较为实用。

（五）阿托品化与阿托品中毒

在有机磷急性中毒救治中，早期迅速"阿托品化"被认为是抢救成功关键环节。"阿托品化"指征：瞳孔扩大、口干、皮肤干燥、颜面潮红、肺部啰音消失、心率 90～100 次 / 分。由于临床重度中毒患者病情复杂，各项"阿托品化"指标变异性大造成"阿托品化"判断困难，因此盲目大剂量使用阿托品，容易造成阿托品过量或中毒，增加患者死亡率。

我们需要警惕以下可能导致阿托品过量应用的情况。重度中毒患者中枢毒性可能造成瞳孔散大肌麻痹，无论多大剂量的阿托品也无法使瞳孔扩大；交感神经亢奋可能造成出汗现象，一味加用阿托品可能造成中毒；重度中毒患者肺部啰音可能不全是因为 M 样症状引起等，加大阿托品剂量只能加重呼吸、循环衰竭。因此，"阿托品化"的判断是非常复杂的。在对有机磷农药中毒患者实现"阿托品化"的过程中，应遵从"宁少勿多"的原则，对于"阿托品化"不明显或者与用药不符的患者，应该全面综合分析病情变化，进行动态观察，排查各种可能，警惕阿托品中毒的可能。

二、急性百草枯中毒的救治与争议

百草枯（PQ）是一种高效能的非选择性接触型除草剂，但对人畜具有很强毒性。近年来 PQ 中毒发病呈上升趋势，尤其流行在发展中国家，已成为农药中毒致死的最常见病因。我国自 2001 年后每年文献报道 PQ 中毒病例成倍数增长，防治形势非常严峻。PQ 毒性累及全身多个脏器，可导致 MODS。其中，肺是主要靶器官，即"百草枯肺"，是导致 PQ 中毒患者死亡的主要原因，病死率高达 40%～80%。

PQ中毒至今尚无有效的解毒药物，临床抢救亦缺乏特效的措施。最近，中国医师协会急诊医师分会就PQ急性中毒诊治达成初步共识，出版了《急性百草枯中毒诊治专家共识(2013)》(图5-3-2)。然而，仍有许多问题尚在探索之中。

（一）百草枯中毒早期评估的困境

跟其他急性中毒相比，PQ中毒临床表现具有明显滞后的特点。即使是口服致死量PQ的患者，刚入院时也可以无明显中毒表现。因此早期评估患者病情非常困难。目前认为患者血浆PQ浓度是评估病情程度及预后的较好指标，但是血浆PQ浓度的检测繁琐、耗时，而且对检测条件要求高，因此大多数医院无法开展。临床上常以患者口服药物的量来判断病情及评估预后，但是口服量的估计可能跟实际情况出入很大，很多时候不能客观的反映病情严重程度。还有一些研究关注到患者入院时的生化检测结果，如酸中毒、低血钾、器官功能不全等可能与预后不良有关，但是结论仍有待进一步验证。所以，目前急性PQ中毒早期病情的评估仍缺乏满意的指标。而这一方面的研究必将成为百草枯中毒救治的热点。

（二）临床救治的争议与统一优化

目前，百草枯的临床救治尚处于探索阶段，血液灌流治疗、激素及免疫抑制剂的应用等被认为是目前百草枯中毒救治方案的重要组成部分，同时也是大家争议的焦点。

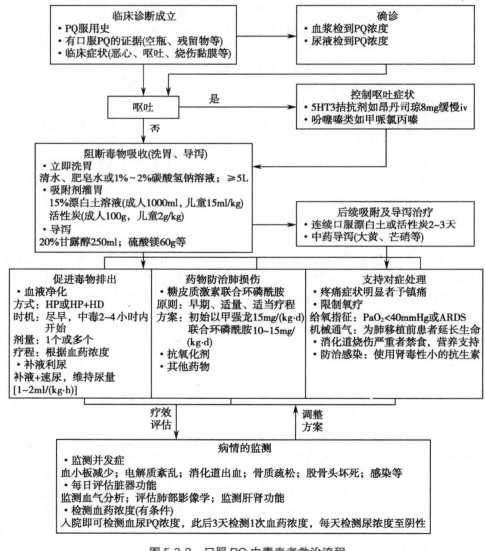

图 5-3-2　口服 PQ 中毒患者救治流程
改编自《急性百草枯中毒诊治专家共识(2013)》

关于血液灌流,争议主要有两个。第一,血液灌流到底有没有疗效?体外及动物体内实验均证实血液灌流对百草枯具有明显的清除作用。从理论上讲,促进毒物的排出是有效治疗急性中毒的原则之一,只要足够迅速的排出毒物,就能将百草枯带来的毒物效应减到最低。然而,实验表明血液灌流并不能改善实验动物的存活率,相关的回顾性临床研究也得出相似的结论。尽管血液灌流能延长部分患者存活时间,但不能改善患者总体死亡率。因此,血液灌流的疗效至今仍受到质疑。第二,怎样的血液灌流治疗可能有效(开始时间、治疗方案、疗程等)?动物实验显示,足够早期的血液灌流能明显减轻百草枯诱导的脏器损伤,但是延时的血液灌流既不能减少百草枯在肺内的蓄积,也不能减轻百草枯诱导的肺损伤。因此,血液灌流的疗效跟治疗开始的时间有密切关系。最近有一项回顾性临床研究也肯定了这一点,这项研究发现在百草枯中毒4小时内或5小时内进行血液灌流能明显降低重症患者的死亡率。然而,有人质疑的是,肾功能正常时肾脏对PQ清除能力是血液灌流的3～10倍,在百草枯中毒早期(6～12小时)内源性的清除能力足以快速清除PQ,血液净化附加的疗效轻微。至于血液灌流的方案及疗程,更是处于探索中。

关于激素及免疫抑制剂对百草枯的疗效也同样存在争议。既往相关的临床研究的结论不尽相同。最近,两项荟萃分析显示免疫抑制剂治疗可能使重度中毒患者获益,但是仍需临床验证。目前的观点是免疫抑制剂可能让重度PQ中毒患者获益,但方案、疗程目前尚无定论。

因此,围绕这些问题,中国医师协会急诊医师分会制定了《急性百草枯中毒诊治专家共识(2013)》,旨在促进全国PQ中毒救治方案的初步统一,并以此为基础有效的开展多中心临床研究,逐渐优化,有望成为PQ中毒救治突破的出路。

三、急性一氧化碳中毒的救治与争议

一氧化碳(CO)中毒是最常见的气体中毒,是窒息性气体中毒的代表。早在公元前3世纪就有煤气中毒的记载,1775年法国Harmant首次描述了煤气中毒的临床病例。1857年法国科学家Claude Bernard首先指出CO与血红蛋白的可逆性结合形成碳氧血红蛋白,从而导致缺氧。1895年,Haldane将CO中毒后的动物置于2个大气压的纯氧中而存活,开创了高压氧治疗CO中毒研究的先河。1960年,苏格兰Smith和Sharp首先利用高压氧成功救治了CO中毒患者,引起世界的关注。经过多年的探索与研究,目前救治方案包括现场急救、高压氧治疗、支持对症、并发症防治等(图5-3-3),而高压

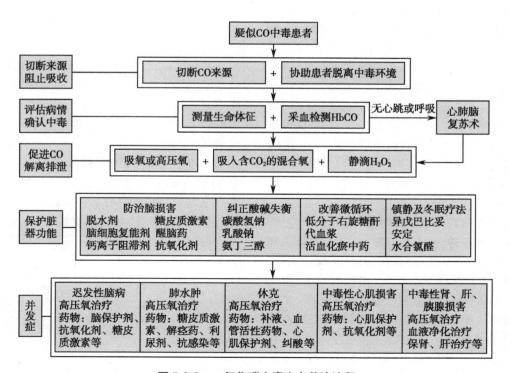

图5-3-3 一氧化碳中毒患者救治流程

氧也成为 CO 中毒救治的重要手段。

尽管高压氧治疗 CO 中毒取得了不少成功的经验，但是远远没有达到令人满意的程度，有关高压氧对 CO 中毒的确切疗效仍存在争议。部分学者认为高压氧不能预防 CO 中毒迟发性脑病（DEACMP）的发生，尽管给予患者正规的高压氧治疗，但仍有相当比例的患者出现 DEACMP，而且反复使用高压氧可出现类似缺血 - 再灌注过程的病理变化，且可能使体内的氧自由基生成增加，加重脑组织损害。因此主张尽可能不用或不重复使用高压氧治疗。然而，大部分学者都认同高压氧治疗对 CO 中毒具有独特疗效，包括促进清醒、提高治愈率及有效率高、减少并发症，降低死亡率等。由于 DEACMP 发病复杂，牵涉临床多个因素，高压氧治疗不可能完全消除所有因素，这可能是 DEACMP 发病居高不下的原因。

目前关于高压氧治疗争议最大的问题是高压氧治疗的方案，即什么样的压力、时程、疗程更为有效？针对不同的个体，高压氧治疗的方案是否需要调整，如何调整？在其他治疗措施中，哪些最有效，如何与高压氧治疗协同与互补？这些问题目前国内外尚无统一意见，但却是进一步提高高压氧疗效亟待解决的问题，有待随后临床研究明确。

四、毒鼠强中毒的救治及存在的问题

毒鼠强化学名为四次甲基二砜四胺（Tetramethylene disulfotetramine，TET），俗称没鼠命、一扫光、三步倒等，系有机氮类灭鼠剂。TET 中毒可引起致死性的中枢神经兴奋，具有毒性强、作用快、死亡率高的特点，病死率高达 10% 左右。2002 年 9 月 14 日，南京"9·14 汤山特大投毒案"造成 300 多人 TET 中毒，42 人死亡，震惊中外。也在国内掀起了研究 TET 毒理及解毒的热潮。近年来，随着国家对该药禁用和监管力度的加强，TET 发病明显下降，但是在农村因自杀或投毒造成的 TET 中毒仍偶有发生。

TET 具有强烈的致惊厥作用。中毒潜伏期短，多在进食后 5 分钟~0.5 小时突然发病，常以头痛头昏，乏力为首发症状，继而神志模糊，躁动不安，四肢抽搐，阵发性强直性惊厥，类似癫痫大发作。严重者可因强直性惊厥导致呼吸衰竭而死亡。TET 中毒的治疗主要包括早期净化、控制抽搐、防治呼吸衰竭及脑水肿等治疗为主。血液净化治疗（包括灌流、透析、血浆置换）能有效清除毒物。控制抽搐是治疗关键，二巯丙磺钠联合地西泮对 TET

中毒治疗有特效，明显减轻症状，缩短病程，改善预后。

有关 TET 中毒的防治仍存在一些问题：①临床上缺乏快速、准确、统一的方法检测，容易因此而误诊、漏诊；② TET 中毒的毒理研究有待深入，尤其需要明确 TET 在人体内的毒代动力学参数和 TET 中毒后体内各种介质含量变化。特效的解毒药（如二巯丙磺钠等）有待进一步组织推广；③基层医院对 TET 中毒救治的能力有待规范提高。TET 中毒多发生在广大农村地区，加强基层医院的基础建设和医生业务能力的培训非常重要。

第四节 食品添加剂与食品安全

食品添加剂对食品产业的创新发展和食品质量安全水平的提高起到重大推动作用。然而，一些不法企业、无良厂商为了利润，一次次把一些危害人体健康的"非食用物质"当作食品添加剂混入饮食当中，造成食品安全问题依然层出不穷。一时间，诸如三聚氰胺奶粉、苏丹红鸭蛋、瘦肉精、皮革奶、地沟油、激素鸡、解抗奶、塑化剂等，不断闯入视线，刺激着人们的神经，让人感到恐慌、不安。食品安全危机不仅吞噬着人们的健康，更是对人性道德及监管体制的一次次拷问……非法的食品添加剂引发的食品质量问题已经成为全社会关注的焦点！

一、瘦肉精：培育"健美猪"的毒源

瘦肉精系肾上腺素受体激动剂类药物的俗称，因其能明显地促进畜禽生长、提高瘦肉率而得名，主要包括盐酸克仑特罗、莱克多巴胺、沙丁胺醇、硫酸沙丁胺醇等。其中，盐酸克仑特罗是该类药的经典代表，化学名为 4- 氨基 -α-（叔丁胺基）-3，5- 二氯苯甲醇盐酸盐，分子式为 $C_{12}H_{18}C_{12}N_2O$，分子量 313.7kDa，结构式见图 5-4-1。耐受 100℃ 高温，常规烹调对其起不到破坏作用。克仑特罗吸收迅速，药物代谢缓慢，体内残留量高，人食用含克仑特罗残留量达 0.1μg/kg 以上的肉制品即可引起急

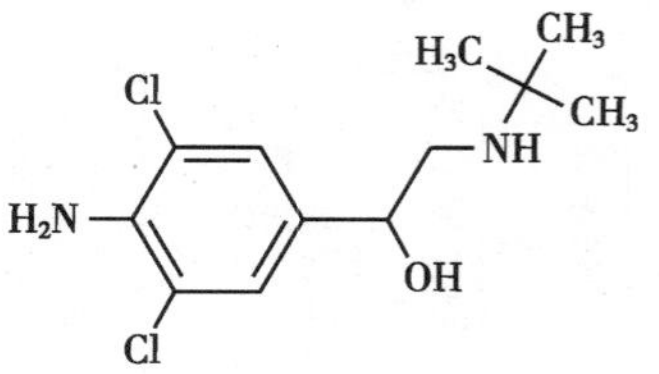

图 5-4-1　盐酸克仑特罗结构示意图

性中毒症状。包括心悸、胸闷，心肌酶谱异常等；骨骼肌震颤，出现面颈、四肢肌肉颤动等；头痛、眩晕、恶心、呕吐等；出现高血糖、低镁血症等代谢紊乱及电解质紊乱，如低钾血症。

瘦肉精中毒的治疗主要在于维持患者生命体征平稳，注意电解质平衡，保持机体内环境稳定。食入量大者应予患者催吐及洗胃，阻止毒物的进一步吸收。补液利尿促进毒物排泄。可口服β受体阻滞剂，例如阿替洛尔、普萘洛尔（心得安）等治疗；心电监护、监测血电解质，需要注意的是，瘦肉精中毒体内钾总量无变化，只是钾从血液中暂时进入了细胞内，当β受体激动效应减轻时，钾又会从细胞内自动回到血液中。因此，补钾治疗需在严密监测下进行。

二、三聚氰胺：以假乱真的蛋白质"冒充物"

三聚氰胺简称三胺，俗称蜜胺、蛋白精，是一种三嗪类含氮杂环有机化合物，分子式 $C_3N_6H_6$，结构式见图 5-4-2。常温下为白色晶体，易溶于热水，遇到酸性物质能形成三聚氰胺盐，对身体有害。三聚氰胺是一种重要的化工原料，用于生产三聚氰胺树脂，广泛用于各个行业。

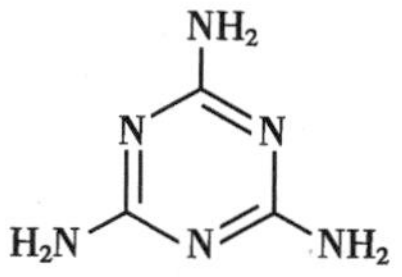

图 5-4-2 三聚氰胺结构示意图

目前认为三聚氰胺毒性效应的主要靶器官是泌尿系统，虽然本身急性毒性低，但大剂量或长时间应用时可造成肾毒性，产生结石、急性肾衰和结石相关的膀胱肿瘤。一项来自北京等 5 个省市 6 家三级甲等医院的 2646 例儿童关于三聚氰胺相关性泌尿系结石筛查研究，阳性率为 49.36%。其中 239 例伴有肾积水（18.3%）、76 例伴有输尿管扩张（5.8%）。

据原卫生部《与食用受污染三鹿牌婴幼儿配方奶粉相关的婴幼儿泌尿系统结石诊疗方案》，应立即停用受三聚氰胺污染的婴幼儿配方奶粉；给予补液、碱化尿液，促进结石的排出，结石松散或呈沙砾样或可自行排出。若合并急性肾衰竭，则需立即处置危及生命的情况，有条件可尽早血液净化或腹膜透析，必要时外科干预解除结石梗阻。

有关三聚氰胺的研究可谓任重道远，众多问题尚待阐明。比如，三聚氰胺引发泌尿系结石机制是什么？三聚氰胺在体内分布无明显器官靶向性，为何肾脏成为结石产生的主要器官呢？三聚氰胺对肾脏以外器官的毒性如何？研究这些问题，不仅为三聚氰胺中毒提供解决方案和科学参考，更为将来的食品公共安全提供评价体系和预警系统，意义重大。

三、塑化剂：作恶多端的"环境类激素"

塑化剂（plasticizer）又称增塑剂，在塑料加工中常添加该物质增加柔韧性，广泛应用于塑料制品、橡胶、塑料薄膜、汽车制造、电子电器、食品卫生等众多行业。塑化剂种类可达百余种，最常用的有邻苯二甲酸二（2- 乙基己）酯（DEHP），约占塑化剂产量的四分之三，其次是邻苯二甲酸二异壬酯（DINP）和邻苯二甲酸二丁酯（DBP）。其结构类似于荷尔蒙，可随着时间的推移慢慢从塑料制品中溢出，污染周围环境。日常生活中，每个人都会接触少量的 DEHP。DEHP 和代谢物可通过胎盘，可造成胎儿和新生儿组织的残留。

DEHP 口服的急性毒性很低，但当一次性的大量摄入时（如误食塑化剂等），就可能引起急性中毒，主要表现为中枢神经系统麻痹、肠胃功能紊乱以及低血压等。而在慢性中毒具有遗传毒性及致癌性，胎儿在母体内受到过量的塑化剂侵害，可造成胎儿畸形、流产或死胎。动物实验显示，塑化剂能够影响染色体，使得染色体数量以及结构发生变化，具有致癌毒性，但在人体证据尚不足。塑化剂还可致使动物生精障碍，降低雄性荷尔蒙水平，造成雄性生殖器短小，隐睾等。

但是值得注意的是，塑化剂直接对人体的毒性资料很少，因此中毒的临床表现只能从现有的流行病学资料、细胞学、分子细胞学、动物毒理学实验结果，进行综合性的风险推估。但此种推估是充满不确定性的。若依动物实验的剂量来推估，会造成人体产生相应症状的暴露剂量是目前一般暴露剂量的千倍以上。

对于塑化剂引起的危害，目前尚无有效的治疗措施，主要为对症治疗。有动物实验表明，补充抗氧化剂能使 DEHP 诱导的睾丸萎缩提前恢复，提示抗氧剂可能是拮抗塑化剂毒性的药物之一。

塑化剂暴露能引起多种健康问题，孕妇、胎儿及儿童是最易感的人群，受到社会的广泛关注。尽管动物实验及流行病学研究显示塑化剂与人类的多种疾病发病的相关性，但是进一步确认其因果关系仍是今后需要完成的重要工作。而建立塑化剂检测的标准方法及流程,确定塑化剂中毒的诊断标准将成为下一步研究必不可少的环节。随着中毒基因组学、中毒蛋白质组学等新技术的应用,有望进一步加深塑化剂对人体的毒理机制研究。

(卢中秋)

第六章 休 克

第一节 休克发病机制的认识历程

一、休克发病机制的认识过程

休克是 shock 的音译，在医学上是指机体由于受到外来的或者内在的强烈致病因素打击或两者共同作用而出现的以机体代谢异常和循环功能紊乱为主的一组临床综合征，这些致病因素包括大出血、创伤、中毒、烧伤、窒息、感染、过敏及心脏泵功能衰竭等。1737 年法国医师 Henri Francois Le Dran 首次用法语 secousseuc 描述战争中战士因创伤而引起的临床危重状态，1743 年英国医师 Clare 将此词以为 shock。人们对于休克的认识是循序渐进，不断发展的，迄今已有 200 多年的历史，大致可分为以下几个时期：

1. **简单的临床表现描述** 1895 年 John Collins Warren 对休克患者的临床表现做了经典而又详细的描述：面色苍白或发绀、四肢湿冷、脉搏细速、脉压缩小、尿量减少、神志淡漠。此后随着无创血压测量在临床的普遍应用，Crile 通过观察大量失血性休克动物实验，补充了重要体征：低血压。这些特征性描述已经基本上反映出了休克的主要临床特点。

2. **急性循环功能紊乱** 第一、二次世界大战中，大量伤员死于休克，这为临床休克的研究提供了大量资料，同时也促使人们对休克机制进行了更为系统的研究，认为休克是急性循环紊乱所致，血管运动中枢麻痹和小动脉血管舒张引起血压下降是休克发生、发展的关键，主张使用缩血管药物治疗休克。

3. **微循环学说** 20 世纪 60 年代 Lillehei 通过大量实验研究发现，多数休克有一共同发病环节，即有效循环血量减少，器官血液灌注不足，导致细胞损害，组织器官功能障碍，提出休克的微循环障碍学说。同时还认为微循环的恢复要迟于动脉血压的恢复，休克治疗的好转取决于微循环的改善。

休克的发病机制不是交感 - 肾上腺髓质系统衰竭或麻痹，而是交感 - 肾上腺髓质系统强烈兴奋，体内儿茶酚胺释放增加，通过 α 受体收缩血管引起微循环灌注急剧减少，微循环缺血，即所谓的微循环 α 学说。后来又有学者提出休克微循环的 β 学说，认为休克时由于 β 受体兴奋，心脏活动增加、外周血管扩张、动静脉吻合支开放，形成高排低阻，但由于动静脉短路开放，毛细血管血液实际减少并引起组织和脏器缺血、微循环扩张淤血、体液外渗，有效循环容量减少，从而引起微循环障碍。

4. **从细胞分子水平认识休克** 20 世纪 80 年代以来，随着对休克认识的加深和科研手段的进步，休克研究的热点从低血容量性休克转向感染性休克，开始从细胞、亚细胞和分子水平研究休克，发现休克的发生、发展与许多具有促炎或抗炎作用的液体因子有关，并研究这些液体因子对微循环、组织细胞和器官系统功能的影响。在休克的过程中，由于缺血缺氧、ATP 产生减少，代谢产物积聚，溶酶体酶释放，细胞的膜结构和功能受损、线粒体能量代谢障碍、细胞器破坏，细胞膜通透性增加、离子泵功能障碍，引起细胞内钠水增加、钙超载，进一步损害膜结构和能量代谢，乃至细胞坏死；休克时，内质网扩张稀疏、核糖体分离、核染色质聚集、核仁模糊，最后细胞溶解死亡。

5. **休克与 MODS** 多器官功能障碍综合征（multiple organ dysfunction syndrome，MODS）是指在严重创伤、感染和休克时，原无器官功能障碍的患者同时或在短时间内相继出现两个或两个以上器官系统的功能障碍。引起 MODS 的病因很多，但多与休克相关，且感染性休克 MODS 的发生率最高，这与全身炎症反应失控、促炎 - 抗炎介质平衡紊乱以及器官微循环灌注障碍密切相关。休克时由于细胞直接受损和血液灌注减少可以出现一个或多个主要器官的功能障碍甚至衰竭而死亡。

二、休克的分类

引起休克的原因很多，分类方法也不一。

（一）按病因分类

分为失血性休克、感染性休克、心源性休克、心外性阻塞性休克、失液性休克、烧伤性休克、创伤性休克、过敏性休克和神经源性休克等。

（二）按休克的始动发病环节分类

根据休克发生时患者机体血容量减少、血管床容积增大和心排出量急剧降低的特点可以将休克分为：

1. 低血容量性休克 是指由于血容量减少引起的休克，最常见的原因是失血，也可见于失液、烧伤等。大量液体丧失使血容量急剧减少，静脉回流不足，心排出量减少和血压下降，压力感受器的负反馈调节冲动减弱，引起交感神经兴奋，外周血管收缩，组织灌流减少。

2. 心源性休克 是指由于心脏泵血功能衰竭，心排出量急剧减少，有效循环血量下降而引起的休克。其发生可由心脏内部，即心肌源性的原因所致，见于心肌梗死、心肌病、严重的心律失常、瓣膜性心脏病以及其他心脏病的晚期；也可因非心肌源性，即心脏外部原因引起，包括压力性或阻塞性原因使心脏舒张期充盈减少，如急性心脏压塞、张力性气胸，或心脏射血受阻，如肺血管栓塞、肺动脉高压等。

3. 分布异常性休克 感染性、过敏性和神经源性休克患者血容量并不减少，但都有血管床容积增大，有效循环血量相对不足，循环血量分布异常，导致组织灌流及回心血量减少。

（三）按血流动力学特点分类

1. 高排 - 低阻型休克 总外周阻力降低，心排出量增高，血压稍降低，脉压可增大，皮肤血管扩张或动静脉吻合支开放，血流增多使皮肤温度升高，又称暖休克，多见于感染性休克的早期。

2. 低排 - 高阻型休克 心排出量降低，总外周阻力增高，平均动脉压降低可不明显，但脉压明显缩小，皮肤血管收缩，血流减少使皮肤温度降低，又称冷休克，常见于低血容量性休克和心源性休克。

3. 低排 - 低阻型休克 心排出量降低，总外周阻力也降低，收缩压、舒张压和平均动脉压均明显降低，实际上是失代偿的表现，常见于各类休克的晚期阶段。

（四）休克相关的评分

众所周知，休克是机体由于受到外来的或者内在的强烈致病因素打击或两者共同作用而出现的以机体代谢异常和循环功能紊乱为主的一组临床综合征，由于细胞直接受损和血液灌注减少，可以出现一个或多个主要器官的功能障碍甚至衰竭而死亡，出现多器官功能障碍综合征。因此，适用于危重病评估的 MODS 评分系统同样适用于休克患者。通过全面、系统的描述病情的严重程度，制订合理的治疗方案、预测预后并进行疗效观察。常见的 MODS 评分系统有以下 4 种：APACHE 预测评分系统；简化急性生理学评分系统；加拿大学者 Marshall 在 1995 年制订了 MODS 评分系统；欧洲危重病学会在 1996 年制定的 SOFA 评分系统。

（五）休克的诊断思路

通过对收集的临床资料分析，结合合理的临床思维，明确导致休克的最有可能病因，对临床休克的治疗极其重要。休克临床分析思路（图 6-1-1）。注意在紧急处理休克的同时，首先要明确有无创伤病史：

1. 有创伤病史时，依次思考下列问题：
（1）有明显的出血和穿透性损伤吗？
（2）有胸部创伤吗？
（3）有腹部创伤吗？
（4）有减速伤吗？
（5）有骨盆和大腿损伤吗？
（6）有明显的脊髓损伤证据吗？
（7）患者是疾病发作才导致创伤吗？

2. 无创伤病史时，依次思考下列问题：
（1）是出血性休克吗？
（2）是低血容量性休克（非出血因素）吗？
（3）是心源性休克吗？
（4）有心包疾病的证据吗？
（5）有感染的证据吗？
（6）有证据提示患者是过敏性休克吗？
（7）是梗阻性休克吗？
（8）是其他原因导致的休克吗？

第二节 休克治疗现状与存在问题

一、各型休克的治疗现状

（一）低血容量性休克

低血容量性休克是指各种创伤和疾病引起的急性血容量减少所导致循环血容量短期内丢失超过机体应激代偿能力而出现的有效循环血量与心排血量减少，继而引起组织灌注不足、细胞代谢紊乱和功能受损的一系列病理生理过程。其中最具代表性且最常见的是急性发作的失血性休克，也可

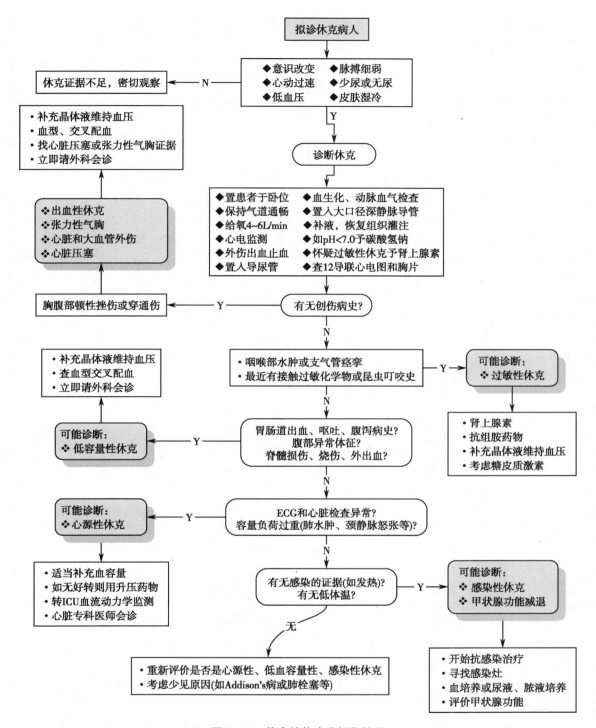

图 6-1-1　休克的临床分析和处理

见于烧伤、失液等情况。当机体发生低血容量休克时，有效循环血量急剧减少，组织低灌注、无氧代谢增加、乳酸性酸中毒、再灌注损伤以及内毒素易位，最终导致多器官功能障碍综合征（MODS）。

低血容量休克的常见病因包括：严重创伤、骨折、挤压伤等所致的外出血和内脏（如肝脾）破裂引起内出血；各种原因如消化性溃疡、急性胃黏膜病变、食管胃底静脉曲张破裂等所致的消化道出血；呼吸道出血引起的咯血；泌尿道出血引起的血尿；女性生殖道出血引起的阴道流血；腹腔、腹膜后、纵隔等出血、动脉瘤破裂出血等内出血；烧伤引起的体液大量丢失等。

1. 早期诊断 低血容量休克的早期诊断对预后至关重要。传统的诊断主要依据为病史、症状、体征，包括精神状态的改变、皮肤湿冷、收缩压下降（<90mmHg 或较基础血压下降 >40mmHg）或脉压减少（<20mmHg）、尿量 <0.5ml/（kg·h）、心率 >100 次 / 分、中心静脉压（CVP）<5mmHg 或肺动脉楔压（PAWP）<8mmHg 等指标。对于多发创伤和以躯干损伤为主的失血性休克患者，床边超声可以早期明确出血部位从而早期提示手术的指征；CT 检查比床边超声有更好的特异性和敏感性。氧代谢与组织灌注指标对低血容量性休克早期诊断有更重要的参考价值。

2. 治疗 目前低血容量休克的治疗主要包括原发病治疗（止血）和纠正休克（补充血容量）两个方面。急诊对于低血容量休克治疗的最初阶段应以适当扩充血容量，最大限度地增加携氧能力，恢复血流量，并进一步控制出血，迅速而恰当的处理患者为目标。

原发病的有效治疗是低血容量休克抢救成功的基础。对于出血部位明确、存在活动性出血的休克患者，应尽快进行手术或介入止血。针对不同的出血源，采取不同的止血方法：四肢、头颅或身体表浅部位的较大出血，可先采用填塞、加压包扎暂时止血，待休克基本纠正后再作手术处理；内脏脏器如肝、脾破裂、宫外孕破裂等出血，则应尽早进行手术；各种原因的上消化道出血、咯血，一般宜行内科保守治疗，必要时可考虑手术。

补充血容量（液体复苏）的目的是维持机体血流动力学稳定，纠正代谢紊乱，恢复组织器官的正常灌注。对于低血容量休克的患者应迅速建立两个以上的大口径静脉通道，监护患者，进行血型测定和交叉配血，并选择适合的液体种类进行复苏。目前尚无足够的证据表明晶体液与胶体溶液用于低血容量休克液体复苏的疗效与安全性方面有明显差异。合理的液体选择方式建议：晶体液为开始复苏的首选以及主要选择；胶体溶液可在对晶体液复苏反应不满意时加用；从经济方面考虑，应优先使用非蛋白胶体溶液。液体复苏时晶体液与胶体溶液比例通常为 3:1。无论用晶体液还是胶体液，也无论用量多少，必须维持 Hct 在 0.25 以上。处理低血容量休克时，在输注晶体液和代血浆的同时，常应用新鲜冰冻血浆、冷沉淀、浓缩血小板悬液，以改善凝血功能。当 Hb 降至 70g/L 时应考虑输血。对于足够的液体治疗复苏后仍存在低血压或者液体复苏还未开始的严重低血压患者，可考虑应用血管活性药物和正性肌力药。低血容量休克的复苏治疗时，人们通常把神志改善、心率减慢、血压升高和尿量增加等传统临床指标作为复苏目标。然而有报道表明 50%～85% 的低血容量休克患者达到上述指标后，仍然存在组织低灌注，导致患者死亡率增加。而血乳酸水平、持续时间与低血容量休克患者的预后密切相关，持续高水平的血乳酸（>4mmol/L）预示患者的预后不佳。血乳酸清除率比单纯的血乳酸值能更好地反映患者预后。以乳酸清除率正常化作为复苏终点优于 MAP 和尿量，也优于以 DO$_2$、VO$_2$、和 CI。以达到血乳酸浓度正常（≤2mmol/L）为标准，复苏的第一个 24 小时血乳酸浓度恢复正常（≤2mmol/L）极为关键，在此时间内血乳酸降至正常的患者，在病因消除的情况下，患者的存活率明显增加。因此，目前认为：动脉血乳酸恢复正常的时间和乳酸清除率与低血容量患者的预后密切相关，复苏效果的评估应参考这两项指标。

（二）心源性休克

心源性休克是指各种原因所致的以心脏泵血功能障碍为特征的急性组织灌注量不足而引起的临床综合征。其主要临床表现除有原发性心脏病的表现外，尚伴有血压下降，面色苍白，四肢湿冷和肢端发绀，浅表静脉萎陷，脉搏细弱，全身乏力，尿量减少，烦躁不安，反应迟钝，神志淡漠，甚至昏迷等。心源性休克最常见的病因为急性心肌梗死。

1. 诊断 心源性休克为心室泵衰竭导致心排血量锐减，出现靶器官的低灌注状态，其核心为心室泵衰竭诱发的血流动力学紊乱伴有组织灌注不足。表现为持续性（超过 30 分钟）低血压（如收缩压 <80～90mmHg 或者平均动脉压低于基线水平 30mmHg，或者需要药物或机械支持使血压维持在 90mmHg 左右）伴有心脏指数（cardiac index，CI）严重降低（无器械支持时 <1.8L/（min·m^2），或器械支持时 <2.0～2.2L/（min·m^2））、心室充盈压升高（左心室舒张末压 >18mmHg 或右心室舒张末压 >10～15mmHg）。临床上出现心率增快、肢端湿冷、尿少、呼吸困难和甚至意识改变，短期预后直接与血流动力学紊乱程度相关。肺动脉漂浮导管和多普勒超声心动图检查有助于心源性休克的诊断。确诊为急性心肌梗死的患者，血流动力学监测提示 PCWP≥15mmHg，CI <2.2L/（min·m^2），右室心肌梗死并发心源性休克的血流动力学指标为 SBP <80mmHg，MAP <70mmHg，RAP≥PADP，PCWP≤15mmHg，CI≤1.8L/（min·m^2）。

急性心肌梗死合并心源性休克,有时应与急性心包炎(尤其是急性非特异性心包炎)、急性心脏压塞、急性肺动脉栓塞、主动脉夹层动脉瘤及某些急腹症鉴别。

2. 治疗 包括对病因的治疗以及对休克的纠正。针对急性心肌梗死应及时进行冠脉血流重建治疗或溶栓治疗;而心律失常者应及时进行抗心律失常治疗,争取迅速复律;心脏压塞时应及时进行心包穿刺或其他手术治疗。

(1)基本治疗:

1)补充血容量:在心源性休克患者,除非合并肺水肿,否则应进行液体复苏,但由于心脏泵功能衰竭,应在血流动力学监测各种指标的指导下严格控制补液。尽快建立静脉通道包括中心静脉置管、漂浮导管置入等,监测 CVP、PCWP,CVP 及 PCWP 较低时提示血容量不足,可予适当补充晶体液或胶体液,CVP 及 PCWP 在正常范围时补液应谨慎,必要时采用补液试验(10 分钟内试验性静脉给予 100ml 液体观察血流动力学指标、循环状况、尿量等)指导补液,如 CVP≥18cmH_2O、PCWP≥18mmHg 时则提示血容量过高或肺淤血,应停止补液并使用血管活性药、利尿剂等。右室、下壁心肌梗死时出现低血压,应增加补液恢复血压,PCWP 稍高于 18mmHg 可以接受,不作为停止补液的指征。

2)纠正电解质紊乱及酸碱失衡。

3)维持气道通畅及氧合。

4)镇痛镇静。

5)纠正心律失常。

(2)改善心脏功能及外周循环状况:患者血容量足够仍出现组织低灌注,则应予正性肌力药物加强心肌收缩力治疗及血管活性药物支持治疗。

1)正性肌力药物:原则上应选用增加心肌收缩力而不会大幅增加心肌耗氧、维持血压而不加快心率甚至导致心律失常的药物。①多巴酚丁胺:为选择性 β_1- 肾上腺素能受体激动剂,可以在不显著增加心率及外周血管阻力的情况下增加心肌收缩力及心排血量,较少增加心肌耗氧;在心肌梗死、肺梗死等所致心源性休克患者可作为首选正性肌力药,常用剂量 5~15μg/(kg·min),逐渐调整给药速度至血流动力学指标改善。②强心苷:在心肌梗死的头 24 小时内应避免使用,因为早期心肌梗死对洋地黄耐受性差,易引起毒性反应,诱发心律失常;尽在其他药物效果欠佳及合并快速性室上性心律失常时使用,应用时剂量减少,并选用短效制剂如毛花苷等。③磷酸二酯酶抑制剂:通过抑制磷

酸二酯酶Ⅲ的活性从而减少 cAMP 降解,cAMP 增加活化胞膜通道令钙离子增加,心肌细胞内钙离子浓度增加而令其收缩功能增强,对血管特别是肺循环血管有一定扩张作用,半衰期长,其正性时相作用及致心律失常作用较小;常用药物有氨力农和米力农,后者效果更强,应用时首先以负荷量随后继续静脉维持,氨力农负荷量 0.5~0.75mg/kg 静脉注射(大于 10 分钟),继以 5~10μg/(kg·min)静脉滴注,每日总剂量不超过 10mg/kg;米力农负荷量 25~50μg/kg 静脉注射(大于 10 分钟),继以 0.25~0.50μg/(kg·min)静脉滴注;此类药物不宜长期维持,常见不良反应有低血压和心律失常。④钙离子通道增敏剂:左西孟坦,通过结合于心肌细胞上的肌钙蛋白 C 促进心肌收缩,还通过介导 ATP 敏感的钾通道而发挥血管舒张作用和轻度抑制磷酸二酯酶的效应,其正性肌力作用独立于 β 肾上腺素能刺激,可用于正接受 β 受体阻滞剂治疗的患者;用法:首剂 12~24μg/kg 静脉注射(大于 10 分钟),继以 0.1μg/(kg·min)静脉滴注。⑤重组人 B 型钠尿肽(recombinat human B-type natriuretic peptide,rhBNP):急性代偿性心力衰竭患者血 BNP 增高,心衰越重,BNP 水平越高,机体内源性分泌 BNP 增多是一种代偿性的自救机制,当房内压高时分泌,以拮抗醛固酮。不仅可以拮抗醛固酮的水钠潴留和心脏的重构,还能均衡的扩张动静脉,拮抗肾素 - 血管紧张素、交感神经系统、内皮素系统和血管加压素系统在心衰时过度代偿带来的循环系统效率降低。代偿不足,且患者存在对 BNP 的抵抗。故需要外源性补充 BNP。rhBNP 可显著降低 PCWP,缓解患者的呼吸困难,应用方法:先给予负荷剂量 1.5μg/kg,静脉缓慢推注,继以 0.0075~0.0150μg/(kg·min)静脉滴注。疗程一般 3 天,不超过 7 天。

2)血管活性药物:①拟交感神经药:以多巴胺、多巴酚丁胺为主的升压药和正性肌力药物是药物支持的中心环节,但以增加心肌耗氧量和能量消耗为代价而改善血流动力学,临床上应尽可能小剂量使用以维持冠状动脉和重要脏器的灌注直至 IABP 置入或休克缓解。大剂量的升压药已经被证实降低存活率,可能与其潜在的血流动力学恶化和直接的心脏毒性作用有关。ACC/AHA 推荐去甲肾上腺素用于更加严重的低血压患者(≤70mmHg)。NOS 抑制剂可竞争性抑制 NO 合成,目前临床试用的甲基 -L- 精氨酸(L-NMMA)是心源性休克患者平均动脉压明显升高、尿量增加,静脉注射 10 分钟后即可

起效；使持续性心源性休克患者 30 天病死率由 67% 降至 27%。多巴胺曾是心源性休克时首选的血管活性药，同时兼有正性肌力作用。小剂量 [≤2.5μg/(kg·min)] 兴奋 DA_1 受体，改善肾、脑、冠脉血流，同时兴奋突出前膜上的 DA_2 受体，减少内源性去甲肾上腺素释放；中剂量 [2.5～10μg/(kg·min)] 兴奋 β_1 受体，令肾血流增加的同时又令心肌收缩力增加，心率加快输出量增加，外周血管阻力变化不一；大剂量 [>10μg/(kg·min)] 兴奋外周多数血管 α 受体，致血管收缩，血压升高。在心源性休克时多采用中剂量，达到大剂量时仍然不能使血压升高，则可加入间羟胺一同使用，多巴胺由于会增加心率及外周血管阻力，可能会加重心肌缺血。间羟胺与去甲肾上腺素作用类似，但较之弱而持久，对 α、β 受体都有作用，可用于协同多巴胺升高血压。②血管扩张剂：单独使用血管扩张剂可是心排血量增加和左室充盈压下降，但由于冠状动脉灌注也明显降低，血管扩张剂会导致心肌灌注进一步恶化，加重循环恶化。因此只有在各种升压措施处理后血压仍不升，而 PCWP 增高（PCWP≥18mmHg），心排血量低 [CI<2.2L/(min·m²)] 或周围血管显著收缩致四肢厥冷并有发绀时使用。血管扩张剂应与正性肌力药物联合应用。硝普钠从 15μg/min 开始，每 5 分钟逐渐增加至 PCWP 降至 15～18mmHg；硝酸甘油从 10～20μg/min 开始，每隔 5～10 分钟增加 5～10μg/min，直至左室充盈压下降。

3）利尿剂：主要用于控制肺淤血、肺水肿，同时有助于氧合，但可能对血压产生影响。

（3）机械循环支持：

1）主动脉内球囊反搏（intra-aortic balloon pump, IABP）：是对心源性休克患者机械支持的主要手段，是维持血流动力学稳定的有效措施，主要通过舒张期球囊充气以改善冠状动脉和外周血流灌注，收缩期球囊放气使后负荷明显减轻从而提高左心室功能。

2）左心室辅助设备（left ventricular assist device, LVAD）：借助外置的机械设备，暂时的、部分代替心脏的功能，有助于组织的灌注，等待心功能恢复，并打断心源性休克时的恶性循环。

（4）血流重建治疗：

1）溶栓治疗：对于急性心肌梗死，溶栓治疗已经被确认有助于降低急性心肌梗死的病死率，然而溶栓治疗在心源性休克中的地位尚未完全明确，早期溶栓治疗有助于降低心源性休克的发生率，但对于已经发生心源性休克的患者，多个临床试验未能

证明溶栓治疗可以降低病死率。这个结果与患者的冠脉再灌注率有关，多数心源性休克患者的冠脉再灌注率失败。

2）血管重建：包括直接血管重建以及冠状动脉旁路手术。直接血管重建，包括经皮穿刺冠状动脉成形术（PTCA）及支架植入等，除改善梗死灶处心肌活动，梗死灶远端的心肌收缩力也有改善（图 6-2-1）。

（三）感染性休克

感染性休克是指由各种病原微生物及其毒素或通过抗原抗体复合物激活机体潜在反应系统，其中包括交感-肾上腺髓质系统、补体系统、激肽系统、凝血与纤溶系统等，使单核-吞噬细胞系统功能损害，神经-内分泌系统反应强烈，分泌过量儿茶酚胺类物质，导致微血管痉挛、微循环障碍，代谢紊乱、重要脏器灌注不足和再灌流损伤等征象。脓毒性休克是指严重脓毒症患者在给予足量液体复苏后仍存在组织低灌注（无法纠正的持续性低血压状态或血乳酸浓度≥4mmol/L），是对感染性休克认识的深化，感染性休克的概念正逐渐被脓毒性休克所取代（参阅第七章）。

（四）过敏性休克

过敏性休克是由于一般对人体无害的特异性变应原作用于过敏患者，导致以急性周围循环灌注不足为主的全身性速发变态反应。除引起休克的表现外，常伴有喉头水肿、气管痉挛、肺水肿等征象。低血压和喉头水肿是致死的主要原因。如不紧急处理，常导致死亡。引起过敏性休克的病因或诱因变化多端，以药物与生物制品常见。

患者接触变应原后迅速发病。按症状出现距变应原进入的时间不同，可分为①急发型过敏性休克：休克出现出现于变应原接触后 0.5 小时之内，约占 80%～90%，多见于药物注射、昆虫蜇伤或抗原吸入等途径。②缓发型过敏性休克：休克出现于变应原接触后 0.5 小时以上，长者可达 24 小时以上，约占 10%～20%。多见于服药过敏、食物或接触物过敏。

过敏性休克临床表现有以下特点：有休克表现，即血压急剧下降到 80/50mmHg 以下，患者出现意识障碍；在休克出现之前或同时，常有一些与过敏相关的症状：①由喉头或支气管水肿与痉挛引起的呼吸道阻塞症状，患者出现喉头堵塞感、胸闷、气急、呼吸困难、窒息感、发绀等。②循环衰竭症状：如心悸、苍白、出汗、脉速而弱、四肢厥冷、血压下降与休克等。③神经系统症状：如头晕、乏

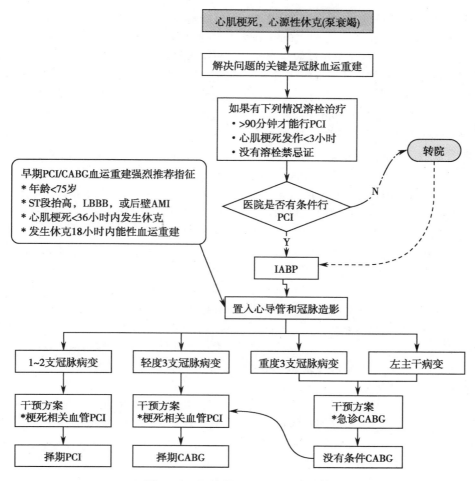

图 6-2-1　泵衰竭血运重建临床决策

PCI：经皮冠脉成形术；CABG：冠脉搭桥术；LBBB：左束支传导阻滞；AMI：急性心肌梗死；

IABP：主动脉内球囊反搏术

力、眼花、神志淡漠或烦躁不安、大小便失禁、抽搐、昏迷等。④消化道症状：如恶心、呕吐、食管梗阻感、腹胀、肠鸣、腹绞痛或腹泻等。⑤皮肤黏膜症状：往往是过敏性休克最早且最常出现的征兆，包括一过性的皮肤潮红、周围皮痒，口唇、舌部及四肢末梢麻木感，继之出现各种皮疹，重者可发生血管神经性水肿。

1. **诊断**　过敏性休克发生很快，必须及时作出诊断。凡在接受（尤其是注射）抗原性物质或某种药物，或蜂类叮咬后立即发生全身反应，而又难以药品本身的药理作用解释时，就应马上考虑本病的可能。过敏性休克的诊断不依赖于实验室检查和特殊检查，根据病情有明确用药史或接触史，迅速发生上述的特征性临床表现，即可做出过敏性休克的诊断。

2. **治疗**　一旦出现过敏性休克，应立即就地抢救。

（1）一般处理：①立即脱离或停止进入可疑的过敏物质；②即刻使患者取平卧位，松解领裤等扣带，清除口、鼻、咽、气管分泌物，畅通气道，面罩或鼻导管吸氧；严重喉头水肿有时需行气管切开术；严重而又未能缓解的气管痉挛，有时需气管插管和辅助呼吸；对进行性声音嘶哑、舌水肿、喘鸣、口咽肿胀的患者推荐早期选择性插管；③对神志、血压、呼吸、心率和血氧饱和度等生命体征进行密切监测。

（2）药物治疗：①肾上腺素：成人立即肌内注射 0.1% 肾上腺素 0.3～0.5ml，必要时可每隔 15～20 分钟重复 1 次；肾上腺素能通过 α 受体效应使外周小血管收缩，恢复血管张力和有效血容量；同时还能通过 β 受体效应缓解支气管痉挛，阻断肥大细胞和嗜酸性粒细胞炎性介质释放，是救治本疾病的首选药物；②立即为患者建立静脉通道（最好是两条），用地塞米松 10～20mg 或氢化可的松 300～

500mg 或甲泼尼龙 120～240mg 加入 5%～10% 葡萄糖 500ml 中静滴，或先用地塞米松 5～10mg 静注后，继以静滴；糖皮质激素对速发相反应无明显的治疗效果，但可以阻止迟发相过敏反应的发生；因严重支气管痉挛致呼吸困难患者，可用氨茶碱 0.25g 稀释入 25% 葡萄糖液 20～40ml 缓慢静注；③补充血容量：过敏性休克中的低血压常为血管扩张和毛细血管液体渗漏所致；对此，除了使用肾上腺素等缩血管药物外，必须补充血容量以维持组织灌注，建议选用平衡盐溶液，一般先输入 500～1000ml，在酌情补液；注意输液速度不宜过快，过多，以免诱发肺水肿。④应用升压药：经上处理后，血压仍低者，应给予升压药，常用多巴胺或去甲肾上腺素。⑤加用抗组胺药物：如异丙嗪 25～50mg 肌注或静滴，或苯海拉明 20～40mg 肌注，或 H_2 受体阻滞剂等。⑥吸入 β 肾上腺素能药：如有明显支气管痉挛，可以雾化吸入 0.5% 沙丁胺醇溶液 0.5ml 以缓解喘息症状。

（3）防止并发症：过敏性休克可并发肺水肿、脑水肿、心搏骤停或代谢性酸中毒等，应给予积极治疗。

（4）病因治疗：过敏性休克往往可以预防，最好的病因治疗是周密的预防，杜绝过敏性休克的发生。

二、液体复苏与血管活性药物的应用

（一）液体复苏

各种休克都存在有效循环血量的绝对或相对不足，除心源性休克外，进行液体复苏是纠正有效循环血量下降、改善器官微循环灌注的首要措施。

1. 复苏策略　对于脓毒性休克，应尽快进行积极的液体复苏，即在开始的 30 分钟内要至少用 1000ml 的晶体液或 300～500ml 的胶体液，并在进行早期复苏的最初 6 小时内完成：①中心静脉压（CVP）8～12mmHg；②平均动脉压（MAP）≥65mmHg；③尿量≥0.5ml/（kg·h）；④中心静脉（上腔静脉）氧饱和度（$ScvO_2$）或混合静脉氧饱和度（SvO_2）分别≥70% 或者≥65%。

对于低血容量性休克，特别仍有活动性出血的患者，目前不主张快速给予大量的液体进行即刻复苏，而主张在到达手术室彻底止血前，给予少量平衡盐溶液维持机体基本需要，在手术彻底处理后再进行大量复苏，此即限制性液体复苏。研究证实：限制性液体复苏策略可降低病死率、减少再出血率和并发症。但早期限制性液体复苏是否适合各类

低血容量性休克，需维持多高的血压，可持续多长时间尚未有明确的结论。对合并闭合颅脑损伤休克患者禁用，因为此类患者应维持高血压和脑灌注压，宜早期输液以维持血压保证脑灌注；对软组织损伤、大面积烧伤患者，限制性液体复苏策略则不适用，仍建议立即迅速的给予大容量输液，维持血压在正常范围内。

2. 复苏液体选择　补液种类有晶体和胶体两种。晶体液以平衡液为主，可提高功能性细胞外液容量，并可部分纠正酸中毒。在输液的最初阶段不应大量补充葡萄糖溶液，因为休克早期儿茶酚胺分泌增加，肝糖原分解产生高血糖，但机体糖利用率低下，输注的葡萄糖不能被有效利用，高血糖会加重应激反应和代谢紊乱，并在血压回升时引起糖尿及渗透性利尿，不利于休克的彻底纠正。由于晶体液维持血容量的时间有限，必须适当补充胶体溶液。常用的胶体溶液有低分子右旋糖酐、白蛋白、血浆及其代用品，胶体溶液通过提高交替渗透压达到扩容目的。

高张盐溶液通过使细胞内水进入循环而扩充血容量，近期研究表明高渗盐溶液还具有抗炎作用。复苏时，7.5% 氯化钠高张盐溶液扩容效率优于平衡盐溶液和生理盐水，但对死亡率没有影响。

关于使用晶体液还是胶体液的争论一直没有停歇过。胶体液在理论上有用量少，组织水肿轻，扩容持久，改善循环更迅速有效，但胶体液相对于晶体液价格昂贵，尤其是人血白蛋白，且人工合成代血浆会不同程度的影响凝血功能。目前，没有任何一种液体是最理想的，同时也没有证据证明哪种液体比另一种液体更优越。建议树立容量第一的观点，脓毒性休克时不在于选择何种液体而在于液体量，其他休克时，在复苏早期或急性期先用晶体液补充间质液，之后输胶体液，从而保持血管容量，提高渗透压。

3. 液体复苏效果评估　对于休克的复苏治疗，人们通常把神志改善、心率减慢、血压升高和尿量增加等传统临床指标作为复苏目标。然而，在机体应激反应和药物作用下，这些指标往往不能真实地反映休克时组织灌注的有效改善。目前，复苏效果的评估可参考以下几项指标：

（1）血乳酸：血乳酸水平、持续时间与休克患者的预后密切相关，持续高水平的血乳酸（>4mmol/L）预示患者的预后不佳。血乳酸清除率比单纯的血乳酸值能更好地反映患者预后。以乳酸清除率正常化作为复苏终点优于 MAP 和尿量，也优于 DO_2、

VO_2 和 CI。以达到血乳酸浓度正常（≤2mmol/L）为标准，复苏的第一个 24 小时血乳酸浓度恢复正常（≤2mmol/L）极为关键，在此时间内血乳酸降至正常的患者，在病因消除的情况下，患者的存活率明显增加。因此，目前认为：动脉血乳酸恢复正常的时间和乳酸清除率与低血容量患者的预后密切相关。

（2）氧输送与氧消耗：复苏后心指数 > 4.5L/$(min \cdot m^2)$，氧输送 > 600mL/$(min \cdot m^2)$，氧消耗 > 170mL/$(min \cdot m^2)$，患者的生存率明显上升。

（3）碱缺失：碱缺失可反映全身组织酸中毒的程度，与患者预后密切相关，研究表明，碱缺失的值越低，MODS 发生率、死亡率和凝血障碍的几率越高。

（4）胃黏膜内 pH（pHi）：胃黏膜内 pH 反映内脏血管床的灌注和供氧情况，正常值 > 7.30。

（二）血管活性药物的合理应用

血管活性药物通过调节血管张力来达到改善循环的目的。应用血管活性药物旨在降低血管阻力，调节血管功能，故扩血管药物较缩血管药物更具优点。但缩血管药在休克的治疗上有其适应证，故针对不同情况合理使用缩血管和扩血管药物，可起到相互配合的作用。在积极进行容量复苏情况下，对于存在持续性低血压的低血容量休克患者，可选择使用血管活性药物。但对于感染性休克患者，即便是在进行容量复苏，也可考虑同时使用血管活性药物。

1. **血管扩张剂** 可以使小血管扩张，而引起血压降低，因此扩血管药物在休克时的应用前提是充分扩容。常见的血管扩张剂有：①抗胆碱能药物，主要有山莨菪碱、阿托品等，可通过阻断 M 受体和 α 受体而起到血管解痉作用，同时还能兴奋呼吸中枢，接触支气管痉挛，调节迷走神经，降低心脏前后负荷，抑制血小板和中性粒细胞聚集；山莨菪碱有明显的保护细胞膜的功效且副作用较阿托品轻，临床首选；② α 受体阻滞剂，如酚妥拉明或酚苄明，可解除去甲肾上腺素致微血管痉挛、微循环瘀滞，降低血管阻力。低浓度时可增加 α 肾上腺素能作用，促进脏器血液灌注，有利于保护重要脏器，而且心肌毒性小，不易诱发心律失常。在低排高阻型休克或缩血管药物致血管严重痉挛休克患者以及体内儿茶酚胺浓度过高的中晚期休克患者可使用血管扩张剂。

2. **血管收缩剂** 缩血管药物是治疗过敏性休克和神经源性休克的最佳选择。早期轻型的休克

或高排低阻型休克，在综合治疗的基础上，也可采用缩血管药物。血压低至心脑血管临界关闭压（50mmHg）以下，扩容又不能迅速进行时，应使用缩血管药物升压以确保心脑灌注。对于此类血管活性药物的选择，首选去甲肾上腺素和多巴胺，在脓毒性休克治疗指南共识中更是将去甲肾上腺素作为唯一的一线用药，而多巴胺则对心律失常风险小、存在低心排或慢心律的患者使用。对于突发的过敏性休克，临床上常用肾上腺素进行紧急治疗。

3. **强心药** 包括洋地黄类药物、多巴酚丁胺、异丙肾上腺素，可兴奋 β 受体，增强心肌收缩力，增加心排血量的作用。

第三节 休克研究展望

一、早期评估低灌注的方法

1. **SvO_2 和 $ScvO_2$ 监测** 混合静脉血氧饱和度（saturation of mixed venous blood oxygen，SvO_2）是感染性休克复苏的重要监测指标之一，反映组织器官摄取氧的状态。当全身氧输送降低或全身氧需求超过氧输送时，SvO_2 降低，提示机体无氧代谢增加。当组织器官氧利用障碍或微血管分流增加时，可导致 SvO_2 升高，尽管此时组织的氧需求量仍可能增加。在严重感染和感染性休克早期，全身组织的灌注已经发生改变，即使常规血流动力学指标仍处于正常范围，此时可能已经出现 SvO_2 降低，提示 SvO_2 能较早地发现病情变化。中心静脉血氧饱和度（saturation of central venous blood oxygen，$ScvO_2$）与 SvO_2 有一定的相关性，在临床上更具可操作性，虽然测量的 $ScvO_2$ 值要比 SvO_2 值高 5%～7%，但他们所代表的趋势是相同的，可以反映组织灌注状态。一般情况下，SvO_2 的范围约为 60%～80%，SvO_2 < 60% 提示氧供不足，但 SvO_2 > 70% 并不代表微循环灌注充足。

2. **血乳酸监测** 严重感染和感染性休克时组织缺氧，乳酸生成增加。在常规血流动力学指标改变之前，已经存在组织低灌注、缺氧以及乳酸水平升高。有研究表明，乳酸持续升高与 APACHE Ⅱ 评分密切相关，当感染性休克的血乳酸 > 4mmol/L 时，患者的病死率达 80%，因此乳酸可作为评价疾病严重程度及预后的指标之一。但仅以血乳酸浓度尚不能充分反映组织氧合状态，因为血乳酸浓度并不是组织缺氧的特异性指标。研究显示，在感染性休克患者早期目标治疗中，以血乳酸清除率≥10% 与

以 $SvO_2 > 70\%$ 为目标的复苏治疗短期生存率无明显差异。因此,动态监测血乳酸浓度变化或计算乳酸清除率可能是更好的监测指标。

3. **胃黏膜内 pH 和黏膜 PCO_2、黏膜 - 动脉 PCO_2 差值监测** 均能反映局部黏膜组织的灌注状态。休克发生时,胃肠道血流灌注降低,导致黏膜细胞缺氧缺血,H^+ 释放增加与 CO_2 积聚。研究证实,局部氧代谢状态与预后密切相关。

4. **偏正光谱成像(orthogonal polarization spectral,OPS)和侧流暗视野视频显微镜技术(sidestream dark field,SDF)** 是近年来发展的新技术,采用床边直视设备观察感染性休克患者微循环变化,包括血管密度下降和未充盈、间断充盈毛细血管比例升高等指标,可以更为直观、量化的为临床复苏提供可靠依据。

5. **组织氧饱和度(tissue oxygen saturation,SO_2)** 是一种利用红外线光谱持续、无创监测肌肉组织氧代谢状况的技术手段。创伤休克患者的 SO_2 评估有助于了解休克造成的脏器功能损害;在感染性休克的研究中也发现 SO_2 与血乳酸相关度良好。

二、特殊方法救治休克的探索

1. **高张高渗液** 对于低血容量休克,近年研究表明小剂量(4ml/kg)应用 7.5% 氯化钠高张高渗液(hypertonic saline dextran,HSD)有良好的复苏效果。其作用机制可能是由于其高渗扩容作用,减轻了细胞水肿,刺激心肌和神经反射机制、改善血液的状态、重建小动脉自主活动和周围动脉扩张等。

2. **促炎症介质拮抗剂的应用** 休克时机体释放多种内源性介质参与机体全身性炎症反应调控,用不同途径干预这些介质的水平,促进休克的康复。

(1)炎症因子拮抗剂:通过干涉或阻断炎症信号转导通路的某个因子而达到抗炎效果。如抗 LPS、抗 TNF-α 和抗 IL-1 受体的单克隆抗体表现出了对内毒素休克良好的防治作用;己酮可可碱可抑制 TNF-α、IL-1、IL-6、IL-8 的释放;PAF 拮抗剂及具有阻断 PAF 的致炎作用,部分甚至可以完全逆转低血压,纠正低心排出量和改善有效循环。

(2)自由基清除剂:氧自由基能直接损害细胞膜结构和 DNA,感染性休克时线粒体的呼吸暴发、核苷酸降解代谢增加以及 I/R 都是体内自由基产量猛增的主要原因,结果导致线粒体功能障碍、细胞发生凋亡或坏死,使用 SOD、还原型谷胱甘肽、

维生素 C、辅酶 Q12、别嘌醇等自由基清除剂和抗氧化剂用于休克的治疗可减轻自由基引起的破坏。另外,氮自由基包括一氧化氮(NO)均与感染性休克时的炎症紊乱和微循环障碍的形成机制有关,在一些研究中,使用 NO 合成酶抑制剂(iNOS)可明显改善动物内毒素休克模型的预后。

(3)环氧化酶(COX)抑制剂:TXA_2 可收缩小血管,促血小板聚集,PGI_2 则与之相反,休克时 TXA_2/PGI_2 增加,导致组织灌注不良和 DIC。非甾体类抗炎药物(NSAIDs)阿司匹林、吲哚美辛等能抑制 COX,减少前列环素的生成,还能抑制 NFκB 的跨膜转运。NSAIDs 的作用是通过抑制 COX-2 而实现的,具有同样 COX-2 抑制作用的还有糖皮质激素类药物以及 COX-2 的特异性抑制剂如塞来昔布。

(4)细胞核因子(NF)抑制剂或配体:NF 类的 NFκB 和 PPARγ 能通过不同的途径调控炎症反应,在休克时使用 NFκB 的抑制剂或 PPARγ 配体可以减轻抗炎的剧烈程度,从而保护器官功能。

(5)酶抑制剂:包括乌司他丁、抑肽酶和 NOS 抑制剂等。乌司他丁是广谱酶抑制剂,可抑制炎症细胞释放的多种蛋白、糖和脂水溶解,保护溶酶体膜的稳定性,减少 MDF 和细胞因子的生成;抑肽酶抑制细胞释放的胰蛋白酶、纤维蛋白酶等多种酶类,从而对休克时的毛细血管通透性增加、血压下降和心功能降低以及 DIC 等有抑制作用。

3. **热休克蛋白(HSP)诱导剂** HSP 在机体的应激反应中起重要作用,可从分子水平调节细胞内平衡,启动内源性保护机制,提高抗氧化应激能力,抑制细胞凋亡,修复细胞损伤。目前人们已研制出 HSP 诱导剂如 bimoclomol 等,希望通过诱导 HSP 的表达,在器官、组织和细胞水平上抵抗休克所造成的损伤。

4. **休克的亚低温治疗** 研究发现,轻度低温(34~36℃)与正常体温相比,可延长出血性休克鼠存活时间约 1 倍,这将成为休克临床救治的新思路。

5. **阿片样物质拮抗剂** 内源性阿片样物质(OLS)中以 β 内啡肽与休克关系密切。β 内啡肽广泛存在于中枢神经系统,休克时血中含量增加 5~6 倍,通过中枢阿片受体抑制血管功能,使血压下降。纳洛酮为内源性 OLS 的特异性拮抗剂,能阻断 OLS 与阿片受体结合,可提高血压,使左室收缩力加倍,外周血管阻力降低,改善组织灌注。

6. **镁剂和钙离子拮抗剂** 休克时使用镁剂有

助于改善由于细胞内钙超载引起的损害，其他钙离子拮抗剂能阻断小动脉平滑肌的钙跨膜内流而使血管扩张，减轻 I/R 损伤。

7. **血管紧张素转化酶抑制剂（ACEI）** 血管紧张素Ⅱ能强烈收缩血管，刺激醛固酮分泌，强化交感神经的缩血管效应，导致休克恶化，因此 ACEI 使用有益于休克的救治。

三、超声在指导休克诊治中的作用

超声诊断与治疗是临床快速评估、辅助参与治疗的重要影像学方法。微电子技术的迅速发展推动了超声仪器的发展，从而使得超声设备更加便宜也更加便于移动，以致这些仪器更容易在床旁、急诊科内使用。超声检查快速、无创，可在病床旁进行，可显示重要解剖结构及功能，为手术提供导向，鉴别病理状态并定位疼痛的源点，为急诊医生提供重要信息。利用超声心动图，有助于我们确诊心源性休克并排除其他原因所指的休克，能够反映总体及局部心肌的收缩功能，可以发现乳头肌断裂、急性二尖瓣反流、室间隔破裂或室壁瘤的破裂、心脏压塞等；而合理的使用床旁彩超可以早期明确失血性休克患者的出血部位，从而早期提示手术的指征。

近年来，人们利用经胸或经食管超声心动图来实现功能性血流动力学监测（functional hemodynamic monitoring, FHM）。FHM 是全新的血流动力学监测方式，它是以心肺交互作用为基本原理，将循环系统受呼吸运动影响的程度作为衡量指标，以此预测循环系统对液体符合的反应结果，进而对循环容量状态进行判断的血流动力学监测方式。FHM 的指标是功能性的、动态的参数，不同于目前临床常用的静态指标。通过超声等无创手段，获得下腔或上腔静脉直径呼吸变异率、主动脉峰值血流速变异率、收缩压变异率、每搏量变异率、脉压变异率从而进行容量评估，指导临床治疗休克。

（刘 志）

第七章 脓毒症与多器官功能障碍综合征

脓毒症(sepsis)是创伤、烧伤、休克、感染(infection)、大手术等临床急危重患者的严重并发症之一，也是诱发脓毒性休克(septic shock)、多器官功能障碍综合征(multiple organ dysfunction syndrome，MODS)的重要原因。由于脓毒症来势凶猛，病情进展迅速，病死率高，给临床救治工作带来极大困难。如何早期识别、及时诊断、有效防治脓毒症的形成与发展，是提高急危重症救治成功率的关键所在。国外流行病学调查显示，脓毒症的病死率已超过急性心肌梗死，每年欧洲和美国死于此病超过35万人，治疗费用高达250亿美元，其中美国每年有75万例脓毒症患者，约21.5万人死亡。每年全球有超过1800万严重脓毒症病例，且患者数目每年以1.5%~8.0%速度递增，地球上每天大约有14 000人死于该并发症。有鉴于此，2012年9月13日国际脓毒症联盟及其成员组织共同发起并创建了"世界脓毒症日"(the world sepsis day)，定于每年9月13日在全球各地开展多种形式的活动，促进广大公众对脓毒症的了解和政府机关、卫生部门的重视与政策支持，力争至2020年将脓毒症的救治成功率提高20%。由此可见，脓毒症已经不仅是急危重症，而且是多发的常见病症，已对人类健康和经济发展造成巨大威胁。

我国目前尚缺乏详细的临床流行病学资料，据推算每年约有300万~400万例患者发生脓毒症，死于脓毒症者高达100万人以上。国内一项前瞻性、多中心研究显示，我国ICU中严重脓毒症的发病率、病死率分别为8.68%、48.7%，与欧美国家相近；71.7%患者分离到病原微生物，53.8%为革兰阴性菌、45.9%为革兰阳性菌、22%为侵袭性真菌感染；腹腔和肺是最常见的感染部位。进一步对严重脓毒症患者配对分析，发现在性别、年龄、疾病严重程度及救治原则无显著性差异的情况下，侵袭性真菌感染使脓毒症病死率显著增加20%、住院时间明显延长、医疗负担和花费也大幅度增加。欧洲一组临床流行病学资料发现，2527例全身炎症反应患者中，脓毒症、严重脓毒症、脓毒性休克发生率分别为26%、18%和4%，但它们的病死率分别为16%、20%和46%。由此可见，脓毒症和MODS是现代急诊与重症医学面临的普遍存在而又十分复杂的问题，成为直接影响患者预后、阻碍进一步提高临床救治成功率的突出难题。

第一节 相关概念与定义的演变

一、历史回顾

"Sepsis"的提法可归功于希波克拉底，他用这个词来描述组织降解。Sepsis指物质腐败或腐蚀的过程，与疾病和死亡相关，如蔬菜的腐烂、伤口化脓等。相比较而言，"Pepsis"是指与新生有关的组织降解，如食物的消化、葡萄发酵酿酒等。在医学领域，Sepsis最初被用于描述与组织分解有关的局限性感染等临床改变。值得注意的是，即使在19世纪，Sepsis一词的内涵也绝非仅仅局限于简单的感染。例如，Green的《病理学概述》(*Introductory Pathology*，1873年)中将伴有远处转移脓肿的感染称之为"pyemic"，而"septicemic"专指不伴有远处脓肿形成的播散性感染。Flint在《医学原理》(*Principles of Medicine*，1880年)中指出，septicaemic病例中未必能发现细菌，而将含有所谓"脓毒素(sepsin)"的腐败液体注入动物体内，即可引起脓毒症的临床症状。

当今炎症(inflammation)的概念源于18—19世纪研究者的工作与认识。英国外科医生John Hunter(1728—1793)认为炎症是机体的防御反应，而Julius Friedrich Cohnheim(1839—1884)则认为炎症是血管反应性改变的过程之一。Metchnikoff对细胞吞噬作用的研究奠定了当今机体-病原相互作用的基本概念。

20世纪初，脓毒症是指播散性凶险感染，菌血症(bacteremia)是其标志。然而在20世纪末，三个重要的医学进展使人们对原有的脓毒症概念产生怀疑。其一，强大的抗菌药物可以迅速杀灭患者体内的病原微生物，但不能因此而改善脓毒症患者的症状，这说明脓毒症不仅仅是由细菌的繁殖导致的；其二，有关人体与病原相互作用机制逐渐明确后，人们意识到脓毒症的发展可能与机体释放的复杂的介质有关，而不是由细菌直接作用于细胞引起的；其三，急危重症监护治疗水平的提高可以改变脓毒症发展的进程。ICU医师可应用辅助性器官支持治疗延长患者的生命，这些患者常伴有复杂而又可逆的器官功能障碍，缺乏明确定义分类，但肯定与感染及机体炎症反应密切相关。

21世纪初，随着我们对于感染、机体反应及ICU救治相互影响认识的不断深入，许多问题凸现出来，既往关于脓毒症的定义已不能适应科学发展的需要。对脓毒症认识的深入要求研究者们进一步完善其定义及概念，以方便临床医师对患者的诊断和治疗。尽管可能是重复性的阐述，以下对此作出一些探讨和回顾还是有必要的。

二、基本概念及定义更新

感染和脓毒症是临床上常用的名词术语，也是当前急诊和ICU所面临的棘手难题。特别是由其诱发的脓毒性休克及MODS，已成为内外科急危重患者的主要死亡原因之一。传统的观点认为，感染和机体全身反应系同一病理概念，即感染到一定程度势必产生全身性反应，这样细菌等病原微生物入侵与机体的各种反应发生了直接联系。因此，长期以来，感染、菌血症、脓毒症、败血症（septicemia）、脓毒综合征（sepsis syndrome）、脓毒性休克等名词常互换使用。这些名词术语定义不清且易混淆，不能确切反映疾病的本质、临床的病理过程及预后，给感染和脓毒症的基础与临床研究造成了一定困难。例如，以往认为临床出现体温升高、心率呼吸加快、血象增高、酸中毒及高代谢状态等是典型的脓毒状态，是严重感染的必然结果。但后来发现，严重烧伤、创伤等多种外科应激情况下均可呈现上述临床表现，且许多患者血培养阴性或找不到感染灶。严重者可进一步发展为休克或MODS，甚至死亡。过去此类患者称之为"临床败血症"（clinical septicemia），因而容易导致概念模糊，相互混淆，给临床诊断与治疗也产生不利影响。由此可见，继续沿用传统的概念和定义显然已不相适宜。

近20年来，对感染和脓毒症的研究已成为急诊和重症医学中十分活跃的领域之一，所取得的进展已使人们从本质上更深刻、更准确地理解感染

与脓毒症，从而为临床上争取更有效的手段解决这一棘手问题开辟新的途径。1991年美国胸科医师学会和危重病医学学会（ACCP/SCCM）共识会议经共同商讨，对脓毒症及其相关的术语作出明确定义，并推荐在今后临床与基础研究中应用新的概念及标准。这次会议对有关感染、脓毒症的传统概念给予了更新和发展，其意义不仅仅在认识本身，更重要的将从根本上改革感染的治疗观念。明确一系列命名及定义有助于临床早期发现并及时治疗相关疾病，有助于使临床及基础研究标准化及合理利用、比较研究资料，而且为我们加深对脓毒症、MODS发病机制及其防治途径的认识具有十分重要的意义。目前，脓毒症及相关术语的概念和定义已被临床多数医生所接受及采纳，以下简要进行介绍。

1. **感染** 指微生物在体内存在或侵入正常组织，并在体内定植和产生炎性病灶。这一定义旨在说明一种微生物源性的临床现象。

2. **菌血症** 指循环血液中存在活体细菌，其诊断依据主要为阳性血培养。同样也适用于病毒血症（viremia）、真菌血症（fungemia）和寄生虫血症（parasitemia）等。

3. **败血症** 以往泛指血中存在微生物或其毒素。这一命名不够准确，歧义较多，容易造成概念混乱，为此建议不再使用这一名词。

4. **全身炎症反应综合征** 全身炎症反应综合征（systemic inflammatory response syndrome, SIRS）指任何致病因素作用于机体所引起的全身性炎症反应，具备以下两项或两项以上体征或实验室指标：体温>38℃或<36℃；心率>90次/分；呼吸频率>20次/分或$PaCO_2$<32mmHg（4.27kPa）；外周血白细胞计数>12×10^9/L和<4×10^9/L，或未成熟粒细胞>10%。SIRS上述表现是机体急性病理生理变化的结果，应注意与某些因素所致异常改变相区别，如化疗后白细胞或粒细胞减少症等。

产生SIRS的病因是多方面的，它既可以由细菌、病毒、真菌、寄生虫等病原微生物引起，亦可由大手术、创伤、烧伤、急性胰腺炎等非感染因素造成。SIRS是感染或非感染因素导致机体过度炎症反应的共同特点，MODS则是SIRS进行性加重的最终后果。因此，就本质而言，SIRS作为一临床病理生理反应是MODS产生的基础，也是导致MODS的共同途径。从临床发病过程来看，SIRS既可以一开始就是全身性的，也可先是局部的，而后发展为全身性的。后者表现为在初始打击之后

有一短暂的稳定期，以后有进行性加剧造成自身的不断损害。有人称前者为"单相速发型"，后者为"双相迟发型"，其中以后者尤为多见。SIRS 如经积极有效治疗可恢复，并不一定发生机体组织器官的广泛性损害；但如炎症失控，则可出现难以遏制的病理生理改变，最终发展为 MODS 甚至死亡。

虽然 SIRS 的命名和诊断方法近 20 年得到了广泛的关注与采用，但也有学者对此提出异议。例如，Vincent 认为 SIRS 的定义及诊断标准存在一些缺陷，其临床实用价值值得怀疑。SIRS 的主要问题包括以下几方面：该命名难以区分原发疾病的病理生理状态；诊断标准过于敏感，特异性较差；不能反映病情的轻重程度，需同时采用疾病严重性评分系统或器官功能不全评分系统等；可能掩盖临床试验性治疗的某些有意义的结果。当然，SIRS 新概念的提出无疑是人们认识上的一次飞跃，但其应用价值仍有待于临床实践的检验与不断完善。

总的来说，对于 SIRS 这一概念，有人支持，也有人反对。支持者认为 SIRS 有助于研究者理解机体反应的本质，其反应的发生并不依赖于外源性刺激的类型。此概念还可帮助明确临床中因自身炎症反应而致病的患者；而另一方面，反对者认为 SIRS 缺乏特异的诊断标准，对临床没有什么帮助，一般人通过剧烈运动就可以达到上述的判断标准。

还有两个术语——代偿性抗炎反应综合征（compensatory anti-inflammatory response syndrome，CARS）和混合拮抗反应综合征（mixed antagonistic response syndrome，MARS）。同 SIRS 一样，这两个术语也仅仅是概念，缺少可操作的判定标准，只能代表研究者对机体反应的进一步理解与认识。CARS 是指机体在发生炎症反应的同时，激活抗炎反应机制，二者最终达到平衡。MARS 是指 SIRS 与 CARS 并存。CARS 和 MARS 仅仅表示一种认识，没有在产生机制以及分类学上作深入地探讨，对于进一步的区分没有多少帮助。

5. 脓毒症 脓毒症指由感染引起的 SIRS，证实有细菌存在或有高度可疑感染灶。其诊断标准与 SIRS 相同。有资料表明，脓毒症反应者中，菌血症阳性率约为 45%；菌血症者也不一定表现为脓毒症，约 26% 呈现体温正常。

脓毒症和 SIRS 在性质和临床表现上基本是一致的，只是致病因素不同而已。一般认为，是由于机体过度炎症反应或炎症失控所致，并不是细菌或毒素直接作用的结果。关于感染的来源，除了常见的烧伤、创伤创面、吸入性损伤及医源性污染以

外，内源性感染尤其是肠源性感染是近 30 年来引起关注的重要感染源。大量的研究表明，严重损伤后的应激反应可造成肠黏膜屏障破坏、肠道菌群生态失调及机体免疫机能下降，从而发生肠道细菌移位（bacterial translocation）或内毒素血症，触发机体过度的炎症反应与器官损害。即使成功的复苏治疗在总体上达到了预期目标，但肠道缺血可能依然存在，并可能导致肠道细菌或内毒素移位的发生。因此，肠道因素在脓毒症发生、发展中的作用不容忽视。

过去，人们认为脓毒症肯定是由病原菌引起的，血液中存在病原微生物，因此将败血症与脓毒症混用。新近研究证实，菌血症只发现于少部分脓毒症患者：一个多中心回顾性研究发现，只有 32% 的患者记录有血液细菌感染。而且，急危重症中菌血症主要反映的是微生物在血管组织中定植（colonization），并不是微生物扩散。因此，败血症这个定义缺乏明确的意义，应予以废用。尽管当今抗菌药物以及感染检测手段得到有效应用，但并不能改善脓毒症的预后，这说明微生物在脓毒症的发展中并不是十分重要。我们需要重新审视不合时宜的脓毒症有关概念，作适度修改以使其能更贴切的反映脓毒症的本质。

6. 严重脓毒症 严重脓毒症（severe sepsis）指脓毒症伴有器官功能障碍、组织灌注不良或低血压。低灌注或灌注不良包括乳酸酸中毒、少尿或急性意识状态改变。

7. 脓毒性休克 脓毒性休克指严重脓毒症患者在给予足量液体复苏仍无法纠正的持续性低血压，常伴有低灌流状态（包括乳酸酸中毒、少尿或急性意识状态改变等）或器官功能障碍。所谓脓毒症引起的低血压是指收缩压 <90mmHg（12kPa）或在无明确造成低血压原因（如心源性休克、失血性休克等）情况下血压下降幅度超过 40mmHg（5.3kPa）。值得注意的是，某些患者由于应用了影响心肌变力的药物或血管收缩剂，在有低灌流状态和器官功能障碍时可以没有低血压，但仍应视为脓毒性休克。既往有的文献将这一过程称之为脓毒综合征，由于其概念模糊、含义不清而建议停止使用。

脓毒症、严重脓毒症及脓毒性休克是反映机体内一系列病理生理改变及临床病情严重程度变化的动态过程，其实质是 SIRS 不断加剧、持续恶化的结果。其中脓毒性休克可以认为是严重脓毒症的一种特殊类型，以伴有组织灌注不良为主要特征。脓毒性休克是在脓毒症情况下所特有的，与

其他类型休克的血流动力学改变有明显不同。其主要特点为：体循环阻力下降，心排血量正常或增多，肺循环阻力增加，组织血流灌注减少等。

8. 多器官功能障碍综合征 MODS 指机体遭受严重创伤、休克、感染及外科大手术等急性损害 24 小时后，同时或序贯出现两个或两个以上的系统或器官功能障碍或衰竭，即急性损伤患者多个器官功能改变不能维持内环境稳定的临床综合征。MODS 旧称多器官功能衰竭（multiple organ failure，MOF），最早是在 1973 年由 Tilney 等报道腹主动脉瘤术后并发"序贯性器官衰竭"；1975 年 Baue 报告 3 例死于 MOF 的患者，称之为 20 世纪 70 年代新的综合征。此后近 20 年内，MOF 的命名被普遍承认和接受，但这一传统的命名主要描述临床过程的终结及程度上的不可逆性。在概念上反映出认识的机械性和局限性，这种静止的提法和标准忽视了临床器官功能动态的变化特征。1991 年 ACCP/SCCM 在芝加哥集会共同倡议将 MOF 更名为 MODS，目的是为了纠正既往过于强调器官衰竭程度，而着眼于 SIRS 发展的全过程，重视器官衰竭前的早期预警和治疗。MODS 的内涵既包括某些器官完全衰竭，也可包括脏器仅有实验室检查指标的异常，能较全面地反映功能进行性的变化过程及病变性质的可逆性，比较符合临床实际。

三、临床意义

进一步明确和澄清上述基本概念与定义无疑具有重要的临床意义，它使我们能从根本上更深刻、更全面地理解感染的本质，并为临床和基础研究中采用统一的标准、尺度，充分利用与比较相关的资料、保证试验性治疗脓毒症的有效性与可靠性等奠定了基础。将感染、菌血症与脓毒症（SIRS）明确区分开，有助于说明脓毒症（SIRS）的特征。虽然感染对于脓毒症发病是重要的，但相当一部分脓毒症患者却始终不能获得确切的感染灶和细菌学证据。Rangel-Frausto 等报告脓毒症、严重脓毒症及脓毒性休克患者血培养阳性率仅为 17%、25% 和 69%。另据报道，336 例创伤后并发 MODS 患者中，其诱发因素与感染有关者仅占 13%。由此可见，脓毒症可以不依赖细菌和毒素的持续存在而发生和发展；细菌和毒素的作用仅仅在于可能触发脓毒症，而脓毒症的发生与否及轻重程度则完全取决于机体的反应性。因此，脓毒症的本质是机体对感染性因素的反应，而且这一反应一旦启动即可循自身规律发展并不断放大，可以不依赖原触发因素。

基于这一认识，某些传统的观念将被改变。例如，当观察到某一患者脓毒症日趋加重时，首先想到的应是病员机体反应更加剧烈，而不一定就是感染加重。抗菌药物的正确应用只在一部分人中有效，而在另一些人则可能完全无效。同样，曾经认为是隐匿性或不可控制的细菌性感染造成 MODS，实质是过度炎症反应引起广泛性组织破坏。经典的抗感染治疗不足以遏制这一过程，把治疗焦点集中在对整体器官功能的支持方面有其片面性。从总体来看，防治策略应当是通过多水平阻断过度释放的炎症介质，抑制激活的炎症细胞；同时积极补充内源性抑制物，尽可能恢复促炎介质与内源性抑制剂的平衡，从而使炎症反应局限，并注重机体免疫功能的调理与重建，以合理干预 SIRS 和脓毒症、防止 MODS 的发生与发展。

（姚咏明）

第二节 脓毒症及多器官损害发病机制

自 1991 年脓毒症的新概念提出以来，严重脓毒症和 MODS 的研究方兴未艾，对其了解亦日益加深。临床流行病学资料显示，脓毒症、MODS 是急危重症的主要死亡原因之一，已成为进一步提高危重患者救治成功率的最大障碍，提高对该严重感染并发症的认识和防治水平无疑具有重要价值。值得注意的是，严重脓毒症发病机制非常复杂，内容涉及感染、炎症、免疫、凝血及组织损害等一系列基本问题，并与机体多系统、多器官病理生理改变密切相关。

一、肠道细菌或内毒素移位

严重感染与脓毒症、MODS 关系十分密切，但死于脓毒症的相当部分患者却又找不到明确的感染灶或细菌培养阴性，应用抗菌药物预防和控制感染并不能有效地降低脓毒症的发生率与病死率。20 世纪 80 年代以来，人们注意到机体最大的细菌及毒素贮库——肠道可能是原因不明感染的"策源地"，肠道细菌或内毒素移位所致的肠源性感染与严重创伤、休克、外科大手术等应激后发生的 MODS 密切相关。

严重出血性休克、肠缺血、烫伤及高速枪弹伤早期均可导致门、体循环内毒素水平的迅速升高，其中尤以门脉系统变化的幅度更为显著，提示肠源性内毒素血症出现时间早，发生频率高。在家兔

MODS 模型中，观察到内毒素血症与 MODS 的发生、发展密切相关。MODS 动物血浆内毒素含量升高的幅度大、持续于较高水平，且内毒素水平的改变与多器官功能指标相关显著。在犬高速枪伤合并休克的实验研究中，发现肠道内游离内毒素含量与肠杆菌过度生长相平行，门、体循环内毒素浓度差缩小与创伤后体内清除、灭活毒素功能障碍相关。同样，在失血性休克或创伤性休克狒狒模型中发现，休克 3 小时末和复苏后 1 小时血浆内毒素水平增高。这在失血复合缺氧并注射酵母多糖调理血浆的狒狒模型中得到进一步证实。

我们设想，如果肠道内毒素释入体内确实是脓毒症及 MODS 的重要致病因素，那么采用一系列拮抗或阻断内毒素血症的措施将有可能减轻器官功能障碍的发生与发展。结果显示，给失血性休克家兔输注 Re 脂多糖（lipopolysaccharide，LPS）抗血清后，血浆内毒素水平的升高幅度及其持续时间均显著降低，动物 MODS 发生率明显低于对照组。同样，重度出血性休克早期给予具有抗菌、抗内毒素双重作用的重组杀菌/通透性增加蛋白（recombinant bactericidal/permeability-increasing protein 21，rBPI$_{21}$）可完全中和循环内毒素，能有效地减轻肝、肺、肾及肠道损害等。此外，预防性进行选择性消化道脱污染（selective decontamination of the digestive tract，SDD）大鼠，其各段肠腔内游离内毒素含量较对照组下降 99.5% 以上，门、体循环内毒素水平随之显著降低。SDD 防治组肠黏膜损害减轻，严重烫伤后其存活率提高 26.7%。上述诸多研究，初步证明了肠源性内毒素血症与创伤后脓毒症、MODS 发病的因果关系，为进一步阐明其诱发全身性组织损害的规律及机制奠定了基础。

临床资料显示，大面积烧伤患者血浆内毒素水平增高，在伤后 7～12 小时和 3～4 天形成两个高峰。由于早期烧伤创面是无菌的，且体内并未找到明确感染灶，因此早期内毒素血症并非由于烧伤创面感染所致，更可能是由于肠道细菌或内毒素移位。同样，大面积烧伤患者中脓毒症组血浆内毒素均值显著高于非脓毒症组，且血浆内毒素水平与烧伤后 MODS 发生频率呈正相关。为了进一步探讨血浆内毒素与患者预后的关系，将 25 例创伤、外科大手术后患者中存活者与死亡者比较，发现死亡组内毒素水平伤后或术后 1、7 天显著高于存活者。这些结果证明，创伤早期内毒素血症十分常见，并参与了机体脓毒并发症的病理过程。

临床研究证实，烧伤后肠道通透性可迅速增高，并与伤后早期内毒素血症的发生时间相符。采用大分子的多聚乙二醇 3350 作为肠道通透性探针，观察到伤后 72 小时内，未并发感染或其他疾病的患者肠道通透性增高，且与创伤严重程度相关。这些间接的临床资料虽然有限，但也支持细菌或内毒素移位的假说。值得指出的是，虽然人们对动物的细菌或内毒素移位进行了深入研究，但这些结果在临床观察中尚未得到充分肯定。因此，关于肠道细菌或内毒素移位的临床意义仍存在争议，有待进一步探讨。

二、革兰阳性菌外毒素及其致病作用

严重损伤和感染性因素可以诱发初期的炎症反应，但由于机体产生的多种炎症介质所形成的瀑布效应，可使炎症反应扩大甚至失去控制，最终导致以细胞自身性破坏为特征的全身性炎症反应。业已证明，细菌、毒素、病毒及寄生虫感染等在机体的脓毒性反应中均可起触发剂作用，其中革兰阴性菌及其内毒素在脓毒症发病中的作用与机制已进行了较为广泛、深入的研究。然而，长期以来，人们对于革兰阳性菌及其外毒素的致病意义认识不足。

临床资料表明，革兰阳性菌脓毒症的发病率逐年上升，至 20 世纪 90 年代末已达脓毒症发病率的 50% 以上，并仍有升高趋势。其中金黄色葡萄球菌（简称金葡菌）发病率位居首位，是烧伤创面感染、急性肝功能衰竭的重要病原菌。由于其致病因素复杂、耐药性不断增强，特别是中介型抗万古霉素金葡菌的出现，金葡菌感染所致脓毒症的防治已成为现代创伤、烧伤外科和危重病医学面临的棘手难题之一。细菌学研究表明，可溶性外毒素的产生是革兰阳性菌感染的重要标志之一，在革兰阳性菌感染性疾病的发生、发展中具有重要意义。其中金葡菌肠毒素尤其是肠毒素 B（SEB）因其"超抗原"特性以及在中毒性休克综合征发病中的特殊意义而备受关注。

SEB 作为"超抗原"具有很强的丝裂原性，且以 T 细胞为主要靶细胞，极低浓度即可致 T 细胞大量活化、促炎细胞因子产生显著增加，对金葡菌感染诱发 MODS 的病理生理过程可能具有促进作用。与内毒素（主要成分为脂多糖）所致脓毒症不同，T 细胞活化和增殖产生肿瘤坏死因子（TNF）-α、干扰素（IFN）-γ 是介导 SEB 损伤效应的关键环节，而革兰阴性菌脓毒症中 TNF-α 诱生主要由单核 - 巨噬细胞所介导。但是，细菌内、外毒素具有很强的协同效应，例如当它们共同作用时，可使各自的致死剂量均降低两个数量级，而且体内促炎细胞因子的水平更高、持续时间更长。金葡菌致病因子与LPS激活炎性细胞的信号转导存在着某些共同途径，这可能是二者在脓毒症发病中具有协同效应的重要病理生理学基础。应当说明的是，创伤、烧伤后金葡菌的致病因子较为复杂，除肠毒素外，金葡菌细胞壁成分（如肽聚糖和磷壁酸）在失控性炎症反应和脓毒症中的地位亦不容忽视。

三、受体与信号转导机制

业已明确，LPS是触发脓毒症的重要致病因子之一，LPS主要成分——脂质A首先与LPS受体结合，进而激活细胞内信号转导通路与诱导炎性介质的合成、释放，最终导致脓毒症甚至MODS。近来有关LPS受体研究进展迅速，已发现4类分子家族与LPS的脂质A部分结合参与炎症信号转导，包括巨噬细胞清道夫受体（SR）、CD14、Toll样受体（Toll-like receptors，TLR）和 β_2 白细胞整合素等。研究发现，巨噬细胞SR是参与宿主早期防御的重要受体，它能结合革兰阴性菌细胞壁或循环中游离的LPS，但不引起炎症反应，这对于清除和灭活LPS具有重要意义。内毒素血症或脓毒性休克时，小鼠肝、肺组织内SR表达显著减少，LPS呈明显量效关系。体外观察显示，LPS刺激可明显下调组织巨噬细胞表面SR及其胞内mRNA表达。SR表达下调可能是创伤感染发生发展过程中机体防御功能降低的一个重要机制。创伤及合并LPS攻击后，肝、肺组织内CD14和SR表达上调和表达下调可能与炎症反应由"自控"向"失控"转化有关。肝、肺组织内CD14和SR表达上的差异可能与创伤脓毒症时器官功能损害的序贯性相关。

脂多糖结合蛋白（lipopolysaccharide-binding protein，LBP）/CD14是机体识别和调控LPS作用的关键机制之一，为体内增敏LPS细胞损伤效应的主要系统之一。体外试验证明，LBP/CD14系统能明显提高多种细胞对LPS的敏感性，使其活性增强数百倍至数千倍。系列动物实验观察到，急性烫伤和休克打击可导致肠腔内LPS移位，并明显上调主要脏器LBP/CD14 mRNA广泛表达，腹腔巨噬细胞基因表达亦显著增强。早期拮抗肠源性内毒素移位，能明显抑制LBP/CD14 mRNA表达强度和减轻多器官功能损害。临床前瞻性观察显示，严重多发伤和休克早期血浆LBP水平即迅速升高，大面积烧伤后1周患者血清可溶性CD14（sCD14）含量亦明显上升，其中以并发脓毒症和MODS者

改变尤为显著。这些资料提示，肠源性内毒素经上调的LBP/CD14系统介导机体广泛性炎症反应，在创伤后MODS发病中具有重要作用。据此，提出了创伤后多脏器损害发病机制中的内毒素增敏假说，并针对该增敏效应进一步开展早期干预的研究，初步动物实验取得了良好的防治效果。

由于CD14本身是一种膜锚蛋白（缺乏跨膜区和胞内区），不能直接介导跨膜信号转导，因此有关CD14参与的信号转导途径仍有待澄清。近年来研究揭示，TLR跨膜蛋白可能作为信号转导的受体参与了多种致病因子的信号转导过程，其中TLR2和TLR4的作用尤为显著。除单核-巨噬细胞、中性粒细胞等炎性细胞外，LPS激活内皮细胞的受体机制取得了明显进展。研究证实，人内皮细胞亦能表达TLR4 mRNA和TLR4蛋白，LPS能明显上调其表达水平，并呈时间和剂量依赖性。转染TLR4的功能突变体和运用抗人TLR4抗体后，LPS对内皮细胞激活效应明显减弱，表现为核因子（nuclear factor，NF）-κB活性明显降低。说明TLR4在LPS对内皮细胞激活效应中具有重要地位，可能为内皮细胞上LPS作用的受体、信号转导分子。在严重腹腔感染所致脓毒症模型中观察到，TLR2及TLR4广泛分布于肝、肺、肾及小肠等组织，感染因素可明显上调机体主要脏器TLR2及TLR4 mRNA的表达，组织TLR mRNA表达参与了多器官功能损害的发病过程，其中以TLR2的作用尤为明显。脓毒症早期应用LPS拮抗剂干预有助于下调TLR mRNA表达、减少促炎介质释放和促进抗炎介质产生，防止多器官损害的发生与发展。

LPS-LBP复合物与细胞表面CD14/TLR受体结合，通过细胞信号传导机制将信号从受体传导到细胞核。丝裂原活化蛋白激酶（mitogen-activated protein kinase，MAPK）、Janus激酶/信号转导和转录激活因子（Janus kinase/signal transducer and activator of transcription，JAK/STAT）、NF-κB等均与受体的活化有关。例如，LPS、金葡菌外毒素等均可引起免疫与炎性细胞内上述通路的活化，在细胞生理和病理反应中发挥关键调控作用。人们认识到MAPK通路参与了脓毒症和脓毒性休克时多种细胞的活化过程，其中特别强调p38 MAPK通路在诱导单核-巨噬细胞反应及组织诱生型一氧化氮合酶（inducible nitric oxide synthase，iNOS）表达中的重要作用。并进一步探讨了创伤后主要炎性细胞内MAPK通路对体内抗炎与致炎反应的特异性调控效应，以及与其他信号通路间的交汇作用

(cross-talk)。另一方面，JAK/STAT 通路活化与感染时急性组织损害和休克发生等密切相关，金葡菌攻击早期抑制 JAK/STAT 通路活化有助于抑制致炎细胞因子的产生，并减轻多器官损害。此外，细菌内、外毒素均可诱导创伤脓毒症组织 JAK/STAT 的特异性内源抑制物——细胞因子信号转导抑制因子（suppressor of cytokine signaling，SOCS）活化，且不同亚型介导的抗炎、致炎反应具有明显组织差异性，说明 JAK/STAT 和 SOCS 环路是调控炎症反应平衡的重要信号转导机制之一。

四、炎症平衡失调与细胞凋亡及免疫麻痹

近年来，人们逐步认识到脓毒症并非都由病原体及其毒素直接损害所致，宿主自身应答在疾病自然病程中扮演了重要角色。一般认为，机体对感染和损伤的原发反应是失控性过度炎症反应。但正常的应激反应是机体抗炎机制激活的结果，免疫细胞和细胞因子既有致病作用又有保护效应，若完全阻断这些介质反而可能有害。有研究为脓毒症存在原发性低免疫反应提供了证据，发现脓毒症患者在发病初始阶段就存在明显 T 细胞免疫功能抑制现象。据报道，大手术后并发脓毒症与患者外周血单个核细胞产生促炎、抗炎细胞因子功能缺陷有关，脓毒症患者能否生存与炎性反应而不是抗炎反应的恢复相关。由此推测，脓毒症病程是渐进的序贯反应，以炎症反应开始，随即呈现免疫抑制，免疫功能障碍是对脓毒症的原发反应而不是继发性代偿反应。

脓毒症状态下免疫障碍特征主要为丧失迟发性过敏反应、不能清除病原体、易患医院性感染。脓毒症患者抗炎治疗失败在于不能把握疾病规律，在脓毒症初始阶段以促炎细胞因子增加为主，随着病程的持续，机体将同时或相继表现为抗炎为主的免疫抑制状态，因为脓毒症患者外周血单个核细胞在内毒素刺激后产生的 TNF-α 或 IL-1β 比健康人少得多。另外，脓毒症时应用干扰素（IFN）-γ 可逆转免疫抑制状况，恢复单核 - 巨噬细胞产生 TNF-α 能力，提高生存率。脓毒症免疫紊乱的机制主要包括两个方面。

（一）促炎介质向抗炎细胞因子漂移

CD4⁺ T 淋巴细胞活化后分泌两类相互拮抗的细胞因子，其中分泌致炎细胞因子，如 TNF-α、IFN-γ、IL-2 的为 Th1 细胞；分泌抗炎细胞因子，如 IL-4、IL-10 的为 Th2 细胞。目前，CD4⁺ T 淋巴细胞发生 Th1 或 Th2 反应的决定因素尚未完全搞清楚，但可能受病原体的种类、细菌疫苗体积大小和感染部位等因素影响。烧伤或创伤患者外周血单个核细胞产生 Th1 类细胞因子减少，Th2 类细胞因子增加，若单个核细胞 Th2 类细胞因子出现逆转则脓毒症患者生存率增加，若 IL-10 水平居高不下多预示着预后不良。

（二）细胞凋亡与免疫麻痹

免疫麻痹又称免疫无反应性，T 细胞对特异抗原刺激不发生反应性增殖或分泌细胞因子。例如，在一组致死性腹膜炎患者中观察到 T 细胞亚型 Th1 功能减弱且不伴有 Th2 类细胞因子产生增加，此即免疫麻痹。通常烧伤或创伤患者外周血 Th 细胞数量减少，即使存活的 Th 细胞也多表现为免疫麻痹。T 细胞增殖和细胞因子分泌缺陷与死亡率相关。

在探索脓毒症发生机制过程中，人们渐渐认识到机体并非一直处于促炎状态，免疫功能紊乱与大量淋巴细胞凋亡及免疫受抑状态密切相关。实际上，免疫系统时刻发生着凋亡，它在维持免疫稳态和自身免疫耐受方面起着决定性作用。如胸腺细胞的选择、生发中心的发育、杀伤细胞对靶细胞的杀伤，以及免疫应答结束后效应细胞的清除等都是通过凋亡来实现的。因此，凋亡机制紊乱就会引起自身免疫性疾病。在动物和人类脓毒症中，大量 CD4⁺ T 淋巴细胞和 B 淋巴细胞发生了凋亡。而非致死性烧伤小鼠 3 小时后，同样也观察到小鼠脾脏、胸腺和小肠内淋巴细胞凋亡明显增加。严重脓毒症时 CD4⁺ T 细胞和滤泡树突状细胞缺失将是灾难性的，因为 B 细胞、CD4⁺ T 细胞和滤泡树突状细胞的消失预示着抗体产生、巨噬细胞活化和抗原提呈功能丧失。

许多资料提示，淋巴细胞凋亡与免疫功能障碍密切相关，抑制淋巴细胞凋亡将有助于改善机体免疫功能，进而提高生存率。另外，通过对 T 细胞凋亡机制和调控的研究，应用死亡因子特异性抗体中和循环中凋亡诱导物或抑制凋亡信号转导途径中胱天蛋白酶（cysteinyl aspartate-specific protease，Caspase）表达，可达到抑制特异性 T 细胞亚群凋亡的目的。

五、"晚期介质"——高迁移率族蛋白 B1

既往普遍认为，"早期"致炎细胞因子（包括 TNF-α、IL-1 等）是引起机体失控性炎症反应与组织损害的关键介质。晚近的研究发现，高迁移率族蛋白 B1（high mobility group box-1 protein，HMGB1）

可能作为新的"晚期"炎症因子参与了内、外毒素的致病过程。HMGB 是一大类富含电荷的低分子量核蛋白，其中 HMGB1、2 家族含量最为丰富，细胞内外均有 HMGB1 表达。在细胞核内，HMGB-1 与 DNA 复制、细胞分化及基因表达的调控等多种细胞生命活动密切相关。HMGB1 被分泌至细胞外后，还可能作为新的重要炎症因子介导脓毒症和组织损害的发病过程。

动物实验证实，严重烫伤和腹腔感染后 6～24 小时肝、肺及小肠组织 HMGB1 基因表达显著增多，且一直持续至伤后 72 小时，局部组织 HMGB1 诱生与 LPS 介导器官功能损害关系密切。同样，金葡菌感染所致脓毒症时，主要组织 HMGB1 mRNA 表达亦明显增加，至 24 小时仍维持于较高水平。这一动力学特点与 TNF-α 和 IL-1β 等早期细胞因子明显不同，证实革兰阴性或阳性菌脓毒症时，组织 HMGB1 基因表达均增高较晚，并持续时间较长。给小鼠腹腔注射纯化的重组 HMGB1 可出现脓毒症样表现，较大剂量 HMGB1 攻击则导致动物死亡。证实 HMGB1 本身即可介导动物一系列病理生理效应，甚至死亡。同样，严重创伤、脓毒症患者血清 HMGB1 水平显著增高，其改变与脓毒症的发生、发展过程关系密切。进一步研究发现，严重腹腔感染后给予 HMGB1 抑制剂——正丁酸钠治疗可有效降低肝、肺、肾及小肠等组织 HMGB1 mRNA 表达，并显著改善肝、肾、心功能及减轻肺组织炎症反应。尤其值得注意的是，正丁酸钠干预可显著降低严重脓毒症动物 1～6 天的死亡率，动物预后得以明显改善。初步说明脓毒症早期应用正丁酸钠治疗有助于减轻 HMGB1 等炎症介质的过量表达，从而抑制机体的过度炎症反应，提高动物存活率。提示针对 HMGB1 这一潜在"晚期"细胞因子进行干预，可能有助于脓毒症及 MODS 的防治。

通过研究 HMGB1 对 T 细胞、树突状细胞和巨噬细胞免疫功能的影响及其与严重创伤后细胞免疫功能障碍的关系证实，严重创伤、烧伤后机体主要组织 HMGB1 表达广泛、增高较晚，且持续时间较长，HMGB1 可显著影响 T 淋巴细胞、树突状细胞和巨噬细胞免疫功能，并与脓毒症所致多器官损害密切相关。提示 HMGB1 不仅是体内重要的晚期促炎因子，而且与机体细胞免疫功能紊乱有关，HMGB1 很可能是介导创伤脓毒症病理过程中失控性炎症反应和免疫功能障碍的重要调节因子。通过对 HMGB1 进行干预的研究，将为寻求调节严重创伤后炎症反应与免疫应答过程提供新思路。

六、凝血功能障碍

凝血系统对脓毒症的发病过程中具有重要影响，它与炎症反应相互促进，共同构成脓毒症发生、发展中的关键因素。抑制异常凝血反应可以影响炎症和脓毒症的病理进程，具有一定的治疗效果。但是，单一抑制凝血过程并不能有效防治脓毒症，只有同时针对抗凝和抗炎环节进行干预才能在临床上取得理想的疗效。业已明确，脓毒症主要是由凝血活化、炎症反应及纤溶抑制相互作用形成的级联反应过程，其中凝血活化是脓毒症发病的重要环节。脓毒症时炎症反应对凝血系统有显著影响，可激活凝血系统；同时，生理性抗凝机制的抑制和下调纤维蛋白溶解，使血液处于高凝状态，微血管内微血栓形成，造成微血管栓塞、弥散性血管内凝血（disseminated intravascular coagulation, DIC），进一步发展可诱发严重脓毒症及脓毒性休克。

内皮细胞作为凝血和炎症相互作用的"桥梁"，脓毒症状况下炎症因子可诱导其表达组织因子，激活外源性凝血途径；内皮细胞也可在凝血酶、纤维蛋白的诱导下表达黏附分子，释放炎症介质和趋化因子，进一步放大炎症反应。因此，内皮细胞的损害可促进脓毒症的发生与发展，如何保护内皮细胞并调节其功能对脓毒症的临床治疗具有重要意义。

信号转导通路是凝血与炎症相互影响的病理生理基础。体内凝血和炎症相互影响，可促进脓毒症的发展；抗凝物有可能通过影响炎症反应的信号转导途径调控炎症因子的产生，如 NF-κB、p38 MAPK 信号通路。此外，活化蛋白 C（activated protein C, APC）能影响 NF-κB 的活性，而 p38 信号转导通路在凝血酶诱导内皮细胞表达趋化因子和激活白细胞的过程中发挥重要作用。

七、神经 - 内分泌 - 免疫网络

神经系统在机体炎症反应及脓毒症的发展中具有重要意义。脓毒症早期，神经系统即将炎症信息迅速传递到中枢神经，从而通过调节内分泌系统、免疫系统等影响脓毒症的病理过程。神经系统本身也可通过神经递质直接参与调节脓毒症的发生与发展，这为脓毒症的防治提供了新思路。

下丘脑 - 垂体 - 肾上腺（hypothalamic- pituitary-adrenal, HPA）轴是脓毒症时神经系统重要的抗炎途径。HPA 轴如果遭到破坏或功能不足，可促进脓毒症的发生和发展。外周应用 LPS 和 IL-1β 即可通过体液途径或迷走神经等激活 HPA 轴。HPA

轴活化后，下丘脑释放促肾上腺皮质激素释放激素（corticotropin releasing hormone，CRH），CRH 则进一步促进脑垂体分泌促肾上腺皮质激素（adrenocorticotrophic hormone，ACTH）。ACTH 通过血循环到达肾上腺皮质，促使其释放盐皮质激素和糖皮质激素，进而调控机体炎症反应和脓毒症病理生理过程。

交感神经在人体内广泛分布于内脏和所有淋巴器官，是脓毒症时仅次于 HPA 轴的神经调控机制之一，通过其末梢分泌去甲肾上腺素影响免疫系统。肾上腺髓质在交感神经作用下可分泌肾上腺素，去甲肾上腺素和肾上腺素都属于儿茶酚胺类物质，刺激交感神经可使血中儿茶酚胺浓度明显升高。近年来研究发现，迷走神经传出支通过抑制 TNF-α 生成降低脓毒性休克的发生率，而乙酰胆碱是迷走神经主要的神经递质，Tracey 将这种抗炎机制称之为"胆碱能抗炎途径"。迷走神经是重要的副交感神经，其纤维广泛分布于拥有网状内皮系统的器官，如肝、肺、脾、肾和肠等。通过电刺激迷走神经传出支激活胆碱能抗炎途径可抑制内毒素血症时肝、脾、心等组织 TNF-α 合成并降低血清中 TNF-α 浓度，减少脓毒性休克的发生率。迷走神经切除后显著提高了炎症刺激下 TNF-α 合成与释放，增强内毒素对动物的致死性。说明胆碱能抗炎途径可特异性抑制局部炎症，利用脓毒症的神经调节机制来探讨其防治策略是一个较新的研究领域。

脓毒症涉及机体多个系统功能改变，不仅仅与炎症失控相关，还牵涉到神经系统、内分泌调节、免疫系统、凝血系统等以及它们之间的相互作用。内分泌系统是其中关键的影响因素之一，对神经系统、免疫系统等具有广泛而重要的调控作用。脓毒症时机体高代谢、神经调节、免疫功能变化、炎症反应失控以及心血管系统等改变都与内分泌系统的调节密不可分。内分泌系统好似机体各系统的动员者、组织者及协调者，在脓毒症的发生与发展中扮演着重要角色。因此，通过调节内分泌系统功能可以间接的对机体其他方面进行调控，从而达到治疗脓毒症的目的。这是从整体的观点出发治疗脓毒症的新策略，与以往单一调控某条信号通路、某种介质的治疗思路相比，可能更有效、实用和经济，具有潜在的应用价值。

人的机体是一个复杂、协同的整体，脓毒症是机体的"非常时期"，在此"非常时期"，包括内分泌在内各个系统发生相应的变化，以确保机体成功承受打击。因此，应更多地从整体的角度去看待机体

的病理生理变化，区分机体有益的反射性调节和紊乱的错误行为，区分机体反应变化的"过度"与"不足"，以期对机体内的反应进行正确的引导，使之顺利地完成对某一应激打击的反应过程，尽快达到新的平衡。如果忽视了机体的"需要"，不分时机的单一针对某一方面进行调控，有可能破坏了机体自身反应机制，导致出现新的人为紊乱，无异于揠苗助长，结果适得其反。

（姚咏明）

第三节 脓毒症诊断新标准及分阶段诊断系统

近 20 年来随着人们对脓毒症病理生理过程认识的逐步深化，脓毒症的诊断标准也随之有了相应的改变。早期较为统一的认识，脓毒症是指由感染引起的 SIRS，证实有细菌存在或有高度可疑感染灶，其诊断标准包括下列两项或两项以上体征：①体温 >38℃或 <36℃；②心率 >90 次 / 分；③呼吸频率 >20 次 / 分或 $PaCO_2$ <32mmHg（4.27kPa）；④外周血白细胞计数 > 12.0×10^9/L 或小于 4.0×10^9/L，或未成熟粒细胞 >10%。

自 20 世纪 90 年代初脓毒症的新概念提出以来，脓毒症的实验与临床研究方兴未艾，对其认识亦日益加深，但在实践过程中也发现了许多新的问题。有鉴于此，国际脓毒症研究相关学术团体对脓毒症的定义和诊断标准进行了重新审议与评价，提出了一些更新的认识和诊断系统，旨在进一步明确、完善脓毒症及其相关术语的概念及临床意义。

2001 年 12 月，美国危重病医学会（SCCM）、欧洲重症监护学会（ESICM）、美国胸科医师协会（ACCP）、美国胸科学会（ATS）及外科感染学会（SIS）在美国华盛顿召开联席会议，有 29 位来自北美和欧洲的专家参加，共同讨论与重新评价 1991 年 ACCP/SCCM 提出的脓毒症及其相关术语的定义和诊断标准等问题。通过反复研讨与磋商，最终形成了共识性文件，其主要内容包括以下几方面：①现阶段有关脓毒症、严重脓毒症、脓毒性休克的概念对于广大临床医生和研究人员仍然是有用的，仍应维持 10 年前的描述，直至进一步提出改变宿主对感染反应分类的合理证据；②脓毒症相关的定义不能精确地反映机体对感染反应的分层和预后；③尽管 SIRS 仍然是个有用的概念，但其 1991 年 ACCP/SCCM 推荐的诊断标准过于敏感和缺乏特异性；④提出一系列扩展的症状和体征应用于脓

毒症诊断，它能够较好的反映机体对感染的临床反应；⑤随着人们对机体免疫反应和生化特征认识的逐步深入，可操作的脓毒症定义将得以改进和验证；⑥会议设想，通过对患严重感染的危重病例治疗的改善，将会制定出一个脓毒症的分阶段系统，它以易感因素、病前基础状态、感染性质、机体反应特征，以及器官功能障碍程度等为基础，更好的把这个综合征加以识别和诊断。

由于不同的临床学科因疾病过程的相对特殊性，从而导致对脓毒症认识上的差异，故不同的学科习惯于沿用自行修订的脓毒症诊断标准，有时甚至同一专科的不同单位之间对脓毒症的诊断标准也难以统一，这样必将导致脓毒症病例资料间因标准不统一而缺乏可比性，可能会妨碍治疗的进步。鉴于此，2001 年由欧美五个学术组织共同发起的"国际脓毒症定义会议（International Sepsis Definitions Conference）"，对相关指标进行了重新修订，提出了比过去更为严格的诊断标准（表 7-3-1）。主要内容包括：①一般指标：体温升高、寒战、心率快、呼吸急促、白细胞计数改变。②炎症指标：血清 C 反应蛋白或降钙素原（procalcitonin，PCT）水平增高。③血流动力学指标：高排血量、外周阻力下降、氧摄取率降低。④代谢指标：胰岛素需要量增加。⑤组织灌注变化：皮肤灌流改变、尿量减少。⑥器官功能障碍：例如尿素和肌酐水平增高、血小板计数降低或其他凝血异常、高胆红素血症等。

值得注意的是，从表 7-3-1 可以看出，表中所列诸多指标均非诊断脓毒症的特异性指标。各项指标都可能会出现于许多非脓毒症的内外科急、慢性疾病过程中。因此，只有在这些异常指标难以用其他疾病所解释时，才可用于考虑确立脓毒症的诊断。新的诊断标准也并未强调在感染的基础上必须符合几条或几条以上表现才可诊断脓毒症，而是更加倾向于以异常的指标结合各临床专科的具体病情变化，以相对灵活的方式做出不拘泥于标准因而更加符合临床实际的脓毒症临床诊断。

严重脓毒症的定义和诊断标准未作修改，仍为脓毒症合并器官功能障碍。严重脓毒症目前被认为是非心脏 ICU 患者的最主要死亡原因。脓毒性休克则为其他病因不能解释的、以动脉低血压为特征的急性循环衰竭状态，即使给予足够的液体复苏，动脉血压仍低于 90mmHg，平均动脉血压低于 60mmHg，或较基础血压降低超过 40mmHg 以上。脓毒症诊断标准的变迁体现了对脓毒症研究和治疗的进步，随着国内外针对脓毒症病理生理过程所

表 7-3-1　脓毒症诊断新标准

已明确或疑似的感染，并伴有下列某些征象：
（1）一般指标： 发热（中心体温 >38.3℃） 低温（中心体温 <36.0℃） 心率 >90 次 / 分或大于不同年龄段正常心率范围 +2 个标准差 气促 意识改变 明显水肿或液体正平衡（>20ml/kg 超过 24 小时） 高糖血症（血糖 >140mg/dl 或 7.7mmol/L）而无糖尿病史
（2）炎症反应参数： 白细胞增多（白细胞计数 >12.0×10^9/L） 白细胞减少（白细胞计数 <4.0×10^9/L） 白细胞计数正常，但不成熟白细胞 >10% 血浆 C 反应蛋白 > 正常值 +2 个标准差 前降钙素（PCT）> 正常值 +2 个标准差
（3）血流动力学参数： 低血压（收缩压 <90mmHg，平均动脉压 <70mmHg，或成人收缩压下降 >40mmHg，或按年龄下降 >2 个标准差）
（4）器官功能障碍指标： 低氧血症（$PaO_2/FiO_2 < 300$） 急性少尿（尽管充分液体复苏，尿量 <0.5mL/（kg·h）至少 2 小时） 肌酐增加≥44.2μmol/L（0.5mg/dl） 凝血异常（国际标准化比率 >1.5 或活化部分凝血激酶时间 >60 秒） 腹胀（肠鸣音消失） 血小板减少症（血小板计数 <100×10^9/L） 高胆红素血症（总胆红素 >4mg/dl，或 70μmol/L）
（5）组织灌流参数： 高乳酸血症（>3mmol/L） 毛细血管再充盈时间延长或皮肤出现花斑

进行的大量深入研究，相信会有更多更加精确甚至具有预警意义的分子生物学指标逐渐得到重视和利用，并使脓毒症的诊断标准得到更进一步的修订和完善。

会议依据易感因素（predisposition）、感染 / 损伤（infection/insult）、机体反应（response）、器官功能障碍（organ dysfunction）程度等推荐了一个 PIRO 作为脓毒症的"分阶段诊断系统"（staging system），从而可以比较客观地反映病情的轻重程度，进一步完善了脓毒症的诊断（表 7-3-2）。PIRO 系统的基本内容包括：①易感因素指脓毒症患者病前的基础状况、年龄、性别、文化、宗教习俗、对

表 7-3-2 PIRO 分阶段系统

领域	当前（Present）	将来（Future）	原理（Rationale）
易感因素（P）	具有降低短期存活可能性的基础性疾病；文化和宗教信仰；年龄；性别等	炎症反应成分的基因多态性（如 Toll 样受体、TNF、IL-1、CD14）；提高对病原与疾病间特异反应的了解	目前，已确认患病前因素在损伤打击后对发生率和病死率具有影响；损伤的不良预后在很大程度上取决于基因差异性
感染（I）	感染病原菌的培养和敏感性；寻找能够给予控制的起源病症	检测微生物产物（脂多糖、甘露聚糖、细菌 DNA）；基因转录形式	直接针对损伤的特异性治疗有赖于证明损伤并给予特征化描述
反应（R）	SIRS、脓毒症的其他征象、休克、C 反应蛋白	非特异性的活化炎症标记物（如 PCT、IL-6）或损害的机体反应性（如 HLA-DR）；或对治疗靶目标进行特殊的检测（如蛋白 C、TNF-α、PAF）	死亡风险及对治疗反应的潜力随对病症严重性的非特异性检测而不同（如休克）；特异性介质靶点治疗是以介质出现和激活作指示
器官功能障碍（O）	器官功能障碍系以衰竭的器官数目和相应的评分表达（如 MODS、逻辑性器官功能障碍系统、序贯性器官衰竭评估、小儿多器官功能障碍、小儿逻辑性器官功能障碍）	动态地检测机体细胞对损伤的反应——细胞凋亡、细胞病理性缺氧、细胞应激等	如果损害已经形成，则针对微生物和早期介质的治疗不可能有反应；针对有害的细胞过程的靶向治疗须以其出现为前提

疾病及治疗的反应性、对脓毒症的易感性（遗传背景与基因多态性）等；②感染／损伤主要涉及感染的部位、性质和程度、致病微生物种类及其毒性产物、药物敏感性等；③要求所采用的指标和（或）标志物能够准确、客观地反映机体反应严重程度，通过临床流行病学观察以确定新的指标是否有助于脓毒症患者分层分析；④希望建立一个类似肿瘤患者诊断的 TNM 系统清晰而又准确地反映器官功能障碍程度。

（姚咏明）

第四节 严重脓毒症和脓毒症性休克治疗指南及评价

与治疗其他病症的原则一样，治疗脓毒症最有效的方法应该以脓毒症发病机制为基础。但遗憾的是，由于脓毒症发病机制目前尚未完全厘清以及难以掌握的高难度，即使在今天，这种针对发病机制的治疗方法仍然存在很大的不确定性而不能成为主流。与病因性治疗相比，针对脓毒症所致多系统和器官损害的支持性治疗在过去几十年间却已经取得长足的进步，并体现在能够使患者的存活时间不断延长，以致一些学者提出建议：应该将评估脓毒症患者预后的时间从目前的 28 天延长至 3～6 个月，这便是对支持治疗进步这一事实的反映。支持治疗几乎涉及了全身所有的器官或系统，主要包

括：血流动力学支持、呼吸支持、控制病灶、使用抗菌药物、肾替代治疗、抗凝治疗、营养支持、恰当使用镇静剂、麻醉剂、免疫调理，以及其他支持治疗等。

一、国际严重脓毒症和脓毒性休克治疗指南

2003 年 12 月参与拯救脓毒症战役（surviving sepsis campaign，SSC）行动的 11 个国际学术团体的 44 位专家，以近 10 年文献资料为基础，按照循证医学的基本原则，共同商讨和制订了《2004 国际严重脓毒症和脓毒性休克治疗指南》，推荐了多达 46 条治疗建议。应该说这是当前关于脓毒症治疗方法权威性的指导性意见，得到了高度关注与逐步应用。随着更多的国际学术组织加盟 SSC 行动，新近召开了包括 55 位国际专家参加的统一意见研讨会，会议内容主要是利用循证医学方法来评估此前标准的质量并对所提建议进行优化，以达到对治疗指南补充更新的目的。《2008 国际严重脓毒症和脓毒性休克治疗指南》对国际脓毒症论坛提出的狄尔菲（Delphi）分级标准进行了修改，根据等级评估系统（GRADE 系统）来评价支持证据的质量并决定所提建议的可采纳程度，GRADE 系统分为 A～D 级，即高等级（A 级）、中等级（B 级）、低等级（C 级）和很低等级（D 级）。指南中推荐程度分为强烈推荐（strong，1 级）和一般建议（weak，2 级），前者

是指其可预见的有益作用（包括风险、负担、费用等）明显优于其不良后果；后者则指意见本身所带来的有益及不利影响相差不大或不明晰。指南推荐程度的强弱更注重其在临床实践中的重要性，而不仅是根据其支持证据质量的等级高低。值得指出的是，虽然这些建议主要用于指导严重脓毒症或脓毒性休克患者的临床处理，但该治疗指南并不能完全替代临床医疗决策，当医生面对患者时还应根据个体情况的差异制订相应的治疗方案，并且这些建议同样适用于 ICU 和非 ICU 脓毒症患者的处理。与《2004 国际严重脓毒症和脓毒性休克治疗指南》相比，本指南的突出特点表现为：①指南制订过程完全是独立进行的、不依赖任何商业支持或赞助，所提意见的客观性和科学性强；②参与讨论的国际学术组织明显增加，代表性更广泛、权威性更强；③所提建议的证据质量应用 GRADE 系统，推荐程度分为强烈推荐和一般建议两级，实际操作中易于记忆和掌握；④指南中同类问题归纳表述，层次和内容清晰，克服了 2004 年版指南中推荐意见阐述分散、分类复杂、可操作性不够强等缺点。最近，《2012 国际严重脓毒症和脓毒性休克治疗指南》已经公开发布，它在《2008 国际严重脓毒症和脓毒性休克治疗指南》的基础上，进一步分析与总结了近年来的文献资料和研究进展，现将主要推荐意见概要介绍如下。

（一）严重脓毒症的治疗

1. 早期复苏

（1）针对确定存在组织灌注不足（经早期冲击液体疗法仍持续低血压或血乳酸浓度≥4mmol/L）的脓毒性休克患者推荐使用常规复苏方案。此方案应在确定存在血流灌注不足时立刻实施，而不应延迟到进入 ICU 后再进行。在复苏开始的第一个 6 小时，纠正由脓毒症所致组织灌注不足的早期复苏目标应包括以下内容，并应作为整个治疗中必不可少的一部分：①中心静脉压（CVP）8～12mmHg；②平均动脉压（MAP）≥65mmHg；③尿量≥0.5ml/(kg·h)；④中心静脉或混合静脉血氧饱和度（$ScvO_2$ 和 SvO_2）应分别≥70% 或≥65%（1C）。

（2）乳酸水平增高可作为组织灌注不足的标记物，复苏以乳酸水平降至正常为目标（2C）。

2. 脓毒症筛查与技术改进

（1）推荐对严重感染患者常规进行脓毒症的筛查检测，从而尽早进行诊断及治疗（1C）。

（2）相关诊疗技术的提高能改善严重脓毒症患者的预后（未分级，UG）。

3. 诊断

（1）推荐在不延误抗菌药物治疗时机的前提下（不超过 45 分钟），要在给予抗菌药物治疗前尽量获得可靠的病原微生物培养结果。为对病原微生物来源作出最佳诊断，在抗菌药物治疗前应分别经外周静脉和留置超过 48 小时的血管通路中抽血，每部位至少留取两份血标本分别做需氧菌和厌氧菌培养。其他部位包括尿液、脑脊液、创口、呼吸道分泌物或其余可确定感染来源的体液，也最好进行定量培养（1C）。

（2）考虑可能有侵袭性假丝酵母菌感染时，做 1,3β-D- 葡聚糖检测（2B）、甘露聚糖和抗甘露聚糖抗体检测（2C）。

（3）为明确可能的感染灶，建议在充分评估患者转运及相关检查操作的风险后尽早进行影像学检查。同时对于潜在的感染病灶应尽可能进行相关标本留取及送检。床旁检查（如超声）能避免因重症患者转运带来的风险（UG）。

4. 抗菌药物治疗

（1）推荐在脓毒性休克（1B）或不伴休克的严重脓毒症（1C）确诊后 1 小时内进行静脉输注抗菌药物治疗。在开始抗菌药物治疗前应获取准确的病原微生物培养标本，但前提是不能妨碍抗菌药物治疗的最佳给药时机。

（2）推荐早期抗感染的经验疗法包括使用一种或多种覆盖潜在病原微生物（细菌、真菌、病毒）的药物，并具有良好的组织穿透力（1B）。

推荐每日对抗菌药物效能进行评估，及时降阶梯治疗，以达到用药最优化。预防耐药性产生、最大限度减小毒副作用并降低花费（1B）。

对中性粒细胞减少的严重脓毒症患者和发生难治性、多重耐药菌如鲍曼不动杆菌和假单胞菌等感染的患者经验性联用抗菌药物（2B），对铜绿假单胞菌感染合并呼吸衰竭和脓毒性休克者选择超广谱 β- 内酰胺酶抑制剂联合氨基糖苷类或氟喹诺酮类治疗（2B），链球菌感染的脓毒性休克患者建议 β- 内酰胺酶抑制剂联合大环内酯类（2B）。

对脓毒症患者进行经验治疗时，建议不应超过 3～5 天，然后根据药敏结果行降阶梯治疗，并尽快选择单一抗菌药物治疗（2B）。

（3）推荐常规治疗时间为 7～10 天；对于治疗反应性差、未确定感染源、金黄色葡萄球菌血症、真菌与病毒混合感染、存在包括中性粒细胞减少症在内的免疫缺陷患者，可适当延长治疗时间（2C）。

（4）如果临床判断症状是由非感染因素引起，

推荐立即停用抗菌药物，以最大限度地减少细菌耐药所致二重感染，或产生与药物相关的副作用（UG）。

5. 控制感染源

（1）应尽快寻找、诊断或排除那些急需进行感染源控制的特定解剖部位感染（如坏死性筋膜炎、弥漫性腹膜炎、胆管炎、肠梗阻等），感染源的处理措施应在做出定位诊断 12 小时内完成（1C）。

（2）如果发现感染源为已受感染的坏死胰腺组织时，在未确切区分有活力组织和坏死组织前建议先不要进行手术治疗（2B）。

（3）推荐控制感染源应采取最有效且对生理干扰最小的外科操作，例如对脓肿最好经皮穿刺而不是外科引流等（UG）。

（4）如果确定血管内置管是引起严重脓毒症或脓毒性休克的原因时，推荐在建立其他有效血管通路后立即将现有置管拔除（UG）。

6. 建议使用口腔去污染（SOD）和选择性消化道去污染（SDD）来预防呼吸机相关性肺炎（VAP）（2B）。

7. 液体治疗

（1）对严重脓毒症及脓毒性休克患者，首选晶体液进行液体复苏（1B）。如患者仍需持续液体复苏以维持足够的平均动脉压，则考虑续以白蛋白（2C），避免应用羟乙基淀粉（1B）。

（2）对脓毒症引起的组织低灌注和可疑的低血压予液体治疗，晶体液至少 30ml/kg（或等量白蛋白），有些患者可能需要更快速更大量的液体复苏剂量（1C）。

（3）液体治疗策略持续，直到血流动力学改善，血流动力学观察包括动态（如脉压、SVV）和静态（如 CO、动脉压及心率）两方面指标的变化（UG）。

8. 血管活性药物

（1）推荐 MAP 应维持≥65mmHg（1C）。

（2）首选去甲肾上腺素（1B）。

（3）当去甲肾上腺素或多巴胺升压效果不明显时，建议将肾上腺素作为治疗脓毒性休克升压替代药物的首选（2B）。

（4）血管加压素（0.03U/min）可与去甲肾上腺素联用以提高平均动脉压至目标值，或联用以减少去甲肾上腺素用量，但血管加压素不能作为首选血管活性药（UG）。

（5）多巴胺替代去甲肾上腺素仅限于少数高度选择患者，如心律失常风险极低、绝对或者相对心率缓慢的患者（2C）。

（6）不推荐使用小剂量多巴胺来保护肾功能（1A）。

（7）当患者接受升压药物治疗时，推荐尽可能留置动脉导管随时观察（UG）。

9. 强心治疗

（1）多巴酚丁胺单药治疗或与血管加压素联用主要在以下情况：①心肌功能障碍，心脏充盈压高而心排血量低；②尽管补足血容量并达到足够的平均动脉压，仍存在低灌注状态（1C）。

（2）不推荐人为地将心脏指数预设到一个较高水平（1B）。

10. 皮质激素

（1）经予充分的液体复苏和血管活性药物治疗后可维持血流动力学稳定，不建议静脉应用氢化可的松。如经上述治疗仍未能达到血流动力学稳定，建议单独予氢化可的松 200mg/d（2C）。

（2）接受氢化可的松治疗的成人脓毒性休克患者不建议接受 ACTH 兴奋试验（2B）。

（3）不再需要血管活性药物时，氢化可的松逐渐减量（2D）。

（4）没有休克的严重脓毒症患者不建议使用糖皮质激素（1D）。

（5）使用低剂量氢化可的松时建议持续输注，而不是重复单次注射（2D）。

11. 血液制品

（1）一旦组织低灌注得以改善，且不存在某些特殊情况（如心肌局部缺血、严重低氧血症、急性失血、发绀型心脏病或乳酸酸中毒），推荐只在血红蛋白含量降至＜7.0g/dL（＜70g/L）时给予红细胞，使血红蛋白含量达到 7.0～9.0g/dl（1B）。

（2）不推荐应用促红细胞生成素治疗脓毒症相关的贫血，但由其他原因引起的贫血可考虑适当使用促红细胞生成素（1B）。

（3）除非有出血或即将进行的侵袭性手术操作，否则不建议使用新鲜冰冻血浆来纠正实验室的凝血指标异常（2D）。

（4）不推荐使用抗凝血酶治疗严重脓毒症和脓毒性休克（1B）。

（5）当存在下述情形时建议输注血小板（2D）：①无论是否有明显出血，血小板计数＜10×10⁹/L；②血小板计数为 20×10⁹/L 且存在明显出血风险；③需进行外科手术或相关侵袭性操作，但血小板计数＜50×10⁹/L。

12. 丙种球蛋白 严重脓毒症或脓毒性休克患者不建议使用静脉丙种球蛋白（2B）。

13. 硒　不建议使用静脉注射硒治疗严重脓毒症(2C)。

14. 活化蛋白C(rhAPC)　rhAPC已退市，SSC无推荐意见。

（二）脓毒症支持疗法

1. 脓毒症所致急性呼吸窘迫综合征(ARDS)的机械通气治疗

（1）推荐将ARDS患者潮气量维持在6ml/kg体重的目标(1A)。

（2）监测ARDS患者平台压时，考虑到胸壁顺应性，初期目标推荐维持平台压上限≤30cmH$_2$O(1B)。

（3）推荐使用呼气末正压通气(PEEP)预防呼气末出现的广泛性肺萎陷(1B)。

（4）脓毒症诱发的中、重度ARDS推荐更高水平的PEEP治疗(2C)。

（5）肺复张策略用于治疗脓毒症患者因ARDS引起的顽固性低氧血症(2C)。

（6）脓毒症诱发的ARDS，PaO$_2$/FiO$_2$≤100mmHg时，俯卧位通气可能有益(2C)。

（7）除非存在禁忌证，否则机械通气患者推荐保持半卧位姿势，以降低误吸风险、预防呼吸机相关性肺炎的发生，建议患者保持头部抬高30°～45°(1B)。

（8）无创通气方法(NIV)仅适用于少数脓毒症所致的ARDS，但要认真权衡利弊(2B)。

（9）当患者满足以下条件时，推荐进行自主呼吸试验(SBT)来评估严重脓毒症患者是否可以脱机：①可唤醒；②在不使用血管升压药前提下处于血流动力学稳定状态；③排除新的潜在严重病变；④需要低的通气支持条件及PEEP；⑤面罩给氧或鼻导管吸氧时可确保FiO$_2$处于正常水平。如果SBT成功，可考虑拔管(1A)。

（10）不推荐将肺动脉导管作为ARDS患者的常规监测手段(1A级)。

（11）为了缩短机械通气及ICU住院时间，对于确诊为ARDS但无明显组织血流灌注不足的患者推荐采用保守的液体治疗(1C)。

（12）没有特殊适应证(如支气管痉挛)，不建议使用β$_2$-受体激动剂治疗脓毒症所致ARDS(1B)。

2. 镇静、镇痛和肌松药的使用

（1）以最低剂量间断或持续镇静，滴定式治疗，达到镇静目标即可(1B)。

（2）未合并ARDS的脓毒症患者，避免应用神经肌肉阻滞剂(1C)。

（3）早期ARDS且PaO$_2$/FiO$_2$<150mmHg的患者，短期应用神经肌肉阻滞剂(不超过48小时)(2C)。

3. 控制血糖

（1）脓毒症合并高血糖患者，两次随机血糖>180mg/dl应用胰岛素进行程序化血糖管理，目标血糖值≤180mg/dl(1A)。

（2）接受胰岛素控制血糖的患者应每1～2小时进行一次血糖监测，病情稳定后每4小时一次(1C)。

（3）推荐谨慎分析通过毛细血管所监测的低血糖值，它可能会造成对动脉血或血浆葡萄糖水平的高估(UG)。

4. 肾脏替代疗法

（1）持续肾脏替代治疗和间断血液透析对于严重脓毒症和急性肾功能衰竭患者在改善短期生存率方面是等效的(2B)。

（2）对于血流动力学不稳定患者，建议持续血液滤过能够更好地控制液体平衡(2D)。

5. 碳酸氢盐治疗　对于血流灌注不足所致高乳酸血症(pH≥7.15)时，不推荐为了改善血流动力学状况或减少血管升压药用量而给予碳酸氢盐(2B)。

6. 预防深静脉血栓形成

（1）除非存在禁忌证(包括血小板减少症、严重凝血紊乱、活动性出血、新近颅内出血等)，对严重脓毒症患者推荐使用预防深静脉血栓(DVT)治疗：可使用每天一次皮下注射低分子肝素(1B)，每天两次普通肝素(1B)，每天三次普通肝素(2C)。当肌酐清除率<30ml/min时，推荐使用达肝素钠(1A)或另一种低肾脏代谢的低分子肝素(2C)或普通肝素(1A)。

（2）建议脓毒症患者在药物治疗同时联合使用间歇性充气性机械装置预防静脉血栓形成(2C)。

（3）对于有肝素禁忌的患者，如血小板减少症、严重凝血病、活动性出血、近期脑出血，不使用药物预防(1B)。如无明显禁忌，推荐采用机械性预防措施，如加压弹力袜或间歇压迫装置(2C)。如相关药物使用危险性下降就开始药物预防(2C)。

7. 预防应激性溃疡

（1）对于存在出血风险的严重脓毒症、脓毒性休克患者可以使用质子泵抑制剂(PPI)或H$_2$受体拮抗剂(H$_2$RA)预防应激性溃疡(1B)。

（2）首选PPI而非H$_2$RA预防应激性溃疡(2C)。

（3）对于没有相关风险(上消化道出血、应激性溃疡)的患者不建议使用药物预防(2B)。

8. 营养

（1）诊断严重脓毒症或脓毒性休克的最初 48 小时内，如患者可以耐受，予口服营养或鼻饲肠内营养，而非单纯静脉输入葡萄糖提供能量（2C）。

（2）第一周避免强制性全热量喂养，而是建议低剂量喂养，仅根据耐受性逐步增加（2B）。

（3）诊断严重脓毒症、脓毒性休克第一周，建议使用静脉输注葡萄糖和肠内营养，而不是单独全胃肠外营养（TPN）或肠外营养结合肠内营养（2B）。

（4）对于严重脓毒症患者应使用无特定免疫调节补充成分的营养制剂而不是有特定免疫调节补充成分的营养制剂（2C）。

9. 确立治疗目标

（1）对于治疗目标、预后应与患者及其家属及时进行沟通（1B）。

（2）护理目标应纳入治疗和临终关怀护理计划，在适当情况下可使用姑息治疗原则（1B）。

（3）在收入 ICU 的 72 小时内尽早明确治疗目标（2C）。

二、对脓毒症治疗指南的解析

毫无疑问，SSC 所推荐的这个脓毒症治疗指南是目前最具权威的治疗指导意见。但不难发现，只有小部分指导意见处在较高的推荐级别，而多数仍处在较低的级别。换言之，多数指导意见主要来自专家经验，而非经过严格研究验证的结论。这样，在使用这一指南时采取审慎，甚至挑战的态度应该是允许的。但另一方面，推荐级别只是按照已经获得的证据水平来划分的，这使其存在一定的弊病，对此应该给予特别注意：

（1）尽管缺乏高水平的研究证据，但级别低的建议未必就一定是有待商榷的，有些甚至是无可争议的。如早期使用抗菌药物和积极对感染病灶进行处理，都是对脓毒症的原则性处理，不可能指望这些治疗能够获得高水平的研究证据，因为临床不会允许设置不处理的对照来进行研究。

（2）对于高级别的推荐意见，要注意使用所限定的条件。如果超出限定的条件，就未必是可接受的。例如，小剂量、长疗程的激素治疗目前只被证明对脓毒性休克（更确切地说是此类患者中存在肾上腺皮质功能不全的病例）有益，无证据证明可以向无休克的脓毒症患者推荐使用。但也有与此相反的情况，如 APC 在 2008 年指南中被推荐在十分严重的脓毒症（APACHE II ≥25）中使用，而最初的研究却证明，尽管存在部分病例发生威胁生命的出血（颅内出血），并且病情愈重，受益愈大的情况，但 APC 治疗仍能够使脓毒症总体相对死亡率降低 20%。据称，欧洲制订的治疗指征也较本指南宽，只要伴有一个器官衰竭，就可以考虑使用 APC（值得说明的是，由于近年来更大规模的临床试验未能证实 rhAPC 对严重脓毒症患者具有显著疗效，2011 年底美国礼来公司已宣布将 rhAPC 撤除市场）。看来，2008 年指南所限定的条件主要是来自亚组分析，目的是使病情不是十分严重的患者避免接受此项治疗带来的风险。

人们可以看到，这个由 SSC 新制订的脓毒症治疗指南汇聚了目前最具权威的、主流的治疗意见，对于规范这一领域内繁多而复杂的治疗具有重要意义。但同时也应该注意到，这个指南在许多方面还不成熟，留下了很大的深入探讨的空间。

事实上，在过去的几年里，对脓毒症并没有提出更多新的治疗方法，更多的是对某些传统的治疗方法重新进行了评价。十分有意义的是，这些治疗研究由于考虑到了循证医学的要求，在研究设计和方法学上尽可能地做到了严格和完善，因此，结果可信性很高，这在以往的同类研究中是不多的，这些研究结果已经都被纳入到了 SSC 的治疗指南中。

（姚咏明）

第五节 多器官功能障碍综合征的临床救治

多器官功能障碍综合征（MODS）是严重脓毒症进一步发展的结果，涉及机体各方各面，死亡率极高，至今仍然是 ICU 内第一位死因，即使在采用最先进的各种技术、设备、规范化诊治措施的一些国外大型医学研究中心病死率仍高达 30%。MODS 早期临床表现常为严重原发病所掩盖，难以识别，一旦确认，多已进入晚期，组织细胞多已遭受严重破坏。MODS 相对多见，发病率在急诊大手术后约为 8%~22%，腹腔脓肿伴脓毒症者高达 30%~50%。病死率极高，二个器官衰竭者约 20%~30%，三个器官衰竭者约为 40%~60%，四个以上者达 75%~100%。对 MODS 高危患者应进行严密监测，以做到早发现，早治疗。治疗方面，我国近年来做了大量的基础及临床研究，证实中西医结合治疗的效果明显优于单纯中医或西医，为防治本病做出了重要贡献。

一、SIRS—MODS

SIRS 是机体在感染（各种致病微生物）或非感

染因素（如多发性创伤、细胞损伤、烧伤、低血容量性休克、急性胰腺炎和药物热、缺血缺氧）直接或间接的作用下，体内的炎性细胞如中性粒细胞、淋巴细胞、巨噬细胞等活化而产生大量的内源性或外源性多种炎性物质如细胞因子、凝血和纤溶物质、花生四烯酸产物、血管活性肽、致炎因子、心肌抑制物（MDS）及心肌抑制因子（MDF）、黏附分子、迟发性炎症物质如高迁移率蛋白分子等引起全身炎症反应的一种临床过程。它是机体抵御外侵的一种适应性生理反应，但若进一步发展则将引发MODS，其严重程度和MODS的发生及病死率密切相关。

目前认为，由于上述的内、外源性炎性介质可上调各种细胞膜尤其是血管内皮细胞膜上的整合素受体，导致白细胞的贴壁和活化（黏附、聚集、释放）、血小板活化（黏附、聚集、释放）、微血栓形成、微循环障碍，导致组织细胞严重缺血、缺氧，组织细胞及免疫活性细胞发生凋亡到坏死，器官功能受损；同时免疫系统功能受损，增加了机体的感染易感性而出现新的SIRS，这样形成恶性循环，最终导致机体的自身稳态失衡而发展成MODS乃至MOF。

根据MODS的病理生理发展过程，有学者提出了二次打击模型。机体在遭受感染或非感染性因素的第一次打击或损伤后，出现早期的全身性高炎症状态，表现为SIRS，在多数情况下SIRS作为机体一种有益的代偿性反应，有助于清除感染和坏死的组织细胞等，促进康复；然而严重的打击可导致过度的SIRS，大量产生的炎症物质产生一系列的连锁反应称为"瀑布效应"（cascade effect，CE），使机体遭受第二次打击或损伤，此时若机体不能经受，则可发展为早期MODS。而部分经受了早期SIRS的患者，其对第二次打击的敏感性增高，或因早期SIRS后引起机体代偿性负反馈调节，机体出现迟发性免疫抑制状态，降低了对潜在自毁性炎症的反应，进而导致严重感染并发症和后期MODS。由于过度炎症反应和免疫功能紊乱并存的矛盾直接影响着MODS的发生、发展过程，因此在治疗上应予足够的重视，不可顾此失彼。

二、MODS 的诊断标准

国内于1995年10月庐山全国危重病急救医学学术会议上所通过的"MODS病情分期诊断及严重程度评分标准"见表7-5-1。该标准主要用于成人。

然而于2001年12月在美国华盛顿召开的国际脓毒症定义会议上，专家们尽管没有改变脓毒症的基本定义，然而在诊断标准中加入了器官功能损害的表现，而没有提及MODS的概念，按照新的脓毒症诊断标准，脓毒症不再是感染所致全身炎症反应的笼统概念，更加强调是一种能够造成器官损害的破坏性病理反应，因此在会议后，目前文献已经更多以脓毒症的概念描述，而较少采用MODS的概念，MODS是否作为一个术语继续存在有需要继续观察。

三、MODS 治疗进展

如前所述，MODS与脓毒症在发病机制上有较多相似之处，同样的在治疗方法上也有重叠，但MODS患者的突出表现是多脏器功能损害，因此也更强调脏器功能的支持。

（一）基线治疗

1. 病因治疗是MODS一切治疗的关键和基础，凡原发病未能去除或有效控制者，预后均极差，尤以严重感染及大块组织坏死者更为明显。因此，应千方百计地积极治疗原发疾病。抗感染治疗应予以强有力的抗生素，丙种球蛋白、胸腺肽等可以提高机体抵抗力，在严重感染下可以考虑使用。

2. 加强监测，以期对MOF高危患者做到早发现、早治疗。所有患者均应接受严密的心电监护，条件允许下需要进行动脉血压监测、Swan-Ganz导管监测血流动力学指标等。

3. 予以吸氧，纠正病理性氧供依赖，调节氧供和氧输送之间的矛盾，维持组织正常的有氧代谢，提高氧输送有助于防治危重症患者的组织缺氧和器官功能衰竭。通过提高心排血量和增加动脉血氧含量提高氧输送，控制呼吸衰竭、避免机械通气中的人机对抗，避免长时间不恰当的护理操作，降低体温和镇静镇痛等措施可以降低氧消耗，减轻组织水肿、防治酸碱失衡可以改善组织对氧的摄取和利用。

4. 糖皮质激素多年前就已被试用于临床，然而早期试验发现，将糖皮质激素用于治疗感染性休克和严重ARDS可因为二次感染及其他并发症导致病死率升高。目前糖皮质激素在救治SIRS/MODS时，是否必须应用仍存在争议，但多数学者认为，连用7～10天的地塞米松10mg/d、或甲基强的松龙80～240mg/d，或氢化可的松80～240mg/d，对减轻患者过强的炎症反应有一定的帮助，还可改善患者的死亡率。SCC脓毒症指南中指出对已接受了足

表 7-5-1 MODS 病情分期诊断及严重程度评分标准

受累脏器	诊断标准	评分
外周循环	无血容量不足；MAP≥60mmHg；尿量≥40ml/h；低血压时间持续 4 小时以上	1
	无血容量不足；50<MAP<60mmHg；20<尿量<40ml/h；肢端冷或暖；无意识障碍	2
	无血容量不足；MAP<50mmHg；尿量<20ml/h；肢端湿冷或暖；多有意识障碍	3
心	心动过速；体温升高 1℃；心率升高 15～20 次／分；心肌酶正常	1
	心动过速；肌酶异常	2
	室性心动过速；室颤；Ⅱ°～Ⅲ°房室传导阻滞；心搏骤停	3
肺	呼吸频率 20～25 次／分；60mmHg≤吸空气 PaO_2≤70mmHg；PaO_2/FiO_2≥300mmHg；$P(A-a)DO_2(FiO_2)$25～50mmHg；X 线胸片正常（以上 5 项中有 3 项可确诊）	1
	呼吸频率>28 次／分；50mmHg≤吸空气 PaO_2≤60mmHg；$PaCO_2$<35mmHg；200≤PaO_2/FiO_2≤300mmHg；100<$P(A-a)DO_2(FiO_2)$<200mmHg；X 线胸片肺泡无实变或实变≤1/2 肺野（以上 6 项中有 3 项可确诊）	2
	呼吸窘迫，呼吸频率>28 次／分；吸空气 PaO_2≤50mmHg；$PaCO_2$>45mmHg；PaO_2/FiO_2≤200mmHg；$P(A-a)DO_2(FiO_2)$>200mmHg；X 线胸片示肺实变≥1/2 肺野（以上 6 项中有 3 项可确诊）	3
肾	无血容量不足；尿量≥40ml/h；尿 Na^+、血 Cr 正常	1
	无血容量不足；20<尿量<40ml/h；利尿剂冲击后尿量可增加；尿 Na^+ 20～30mmol/L；血 Cr≤176.8μmmol/L，尿比重≤1.012	2
	无血容量不足；无尿或少尿（<20ml/h 持续 6 小时以上）利尿剂冲击后尿量无增加；尿 Na^+>40mmol/L；血 Cr>176.8μmmol/L；非少尿肾衰者；尿量>600ml/h 但血 Cr>176.8μmmol/L，尿比重≤1.012	3
肝脏	ALT>正常值 2 倍以上；17.1μmmol/L<血清 TBIL<34.2μmmol/L	1
	ALT>正常值 2 倍以上；血清 TBIL>34.2μmmol/L	2
	肝性脑病	3
胃肠道	腹部胀气；肠鸣音减弱	1
	高度腹部胀气；肠鸣音近于消失	2
	麻痹性肠梗阻；应激性溃疡出血（具有 2 项中 1 项者可确诊）	3
凝血功能	血小板计数<100×10⁹/L；纤维蛋白原正常；PT 及 TT 正常	1
	血小板计数<100×10⁹/L；纤维蛋白原≥2.0～4.0g/L；PT 及 TT 延长≤3 秒；优球蛋白溶解试验>2 小时；全身性出血不明显	2
	血小板计数<50×10⁹/L；纤维蛋白原<2.0g/L；PT 及 TT 延长>3 秒；优球蛋白溶解试验<2 小时；全身性出血表现明显	3
脑	兴奋及嗜睡；语言呼唤能睁眼；能交谈；有定向障碍；能听从指令	1
	疼痛刺激能睁眼；不能交谈，语无伦次；疼痛刺激有屈曲或伸展反应	2
	对语言无反应；对疼痛刺激无反应	3
代谢	血糖<3.9mmol/L 或>5.6mmol/L；血 Na^+<135mmol/L 或>145mmol/L；pH<7.35 或>7.45（以上持续 12 小时以上）	1
	血糖<3.5mmol/L 或>6.5mmol/L；血 Na^+<130mmol/L 或>150mmol/L；pH<7.20 或>7.50（以上持续 12 小时以上）	2
	血糖<2.5mmol/L 或>7.5mmol/L；血 Na^+<125mmol/L 或>155mmol/L；pH<7.10 或>7.55（以上持续 12 小时以上）	3

够液体复苏，但仍需要用升压药维持血压的脓毒性休克，推荐静脉给予氢化可的松 200～300mg/d，分 3～4 次或持续给药，连用 7 天。

5. 别嘌醇可抑制黄嘌呤氧化酶，从而抑制 O_2^- 的生成，维生素 E 是强力自由基清除剂；维生素 C 可在细胞内外发挥作用，并可使维生素 E（生育酚）自由基恢复原型；超氧化物歧化酶（SOD）、还原性谷胱甘肽（GSH-PX）等物质具有抗氧化作用；中药中的丹参、黄精、当归、酸枣仁、枸杞子、菟丝子、补骨脂、女贞子、白术、灵芝和茜草等，均具有清除 O_2^- 和 OH^- 的作用。山楂、茜草等可以提高组织 SOD 的活性，葛根可以降低实验动物大脑细胞中的脂褐素含量。

6. 脓毒症或 MODS 下存在循环障碍、血栓广泛形成，重组人体活化蛋白 C（rhAPC）、肝素抗凝及溶栓治疗已成为 MODS 的重要措施，宜在发病的早期开始。同时纠正休克、补充血容量、保护各重要脏器的功能，APC 治疗已经获得临床随机对照试验结果的支持，并列入 SCC 脓毒症指南中。

（二）器官功能支持

1. 心血管、循环系统 脓毒症或 MODS 患者应给予足够的液体复苏，保证循环血压及脏器供血供氧，液体选择上晶体及胶体的选择并无绝对的标准，在给予足够的液体复苏（CVP 达到 8～12cmH2O）的基础上仍然没有获得理想的循环血压时应给予适当的血管活性药物治疗维持血压水平，血管活性药物可选择多巴胺、去甲肾上腺素，肾上腺素、间羟胺和血管加压素不作为一线血管活性药物，对于同时合并严重低血压状态和心功能不全者，可以考虑使用去甲肾上腺素联合多巴酚丁胺，具有提高心排血量和循环血压的作用，所有血管活性药物推荐通过中心静脉通路给予。按照 EGDT 的目标，应在必要时给予输血等，保证 HCT > 0.3。

2. 呼吸系统 吸氧是 MODS 基本治疗，对于合并呼吸衰竭时应考虑进行机械通气，无创通气可用于神志清晰、痰液不多的患者，对于严重的呼吸衰竭 /ARDS，应及时进行气管插管及有创机械通气。除非有禁忌，对行机械通气的患者应采取半卧位，头部抬高 45°，可以减少胃内容物反流并进入气管内的机会。在 ARDS/ALI 应该避免使用导致高平台压的高潮气量，避免发生气压伤，在头 1～2 小时先使用较低的潮气量，然后降至 6ml/kg，并维持平台压 < 30cmH2O；患者能够耐受为降低平台压和潮气量而出现的高碳酸血症（PaCO2 65～70mmHg）；设置最低的 PEEP 避免气压伤发生，同时确保足够的氧合。对于发生气压伤，特别是气胸时，应该及时进行有创胸腔闭式引流术。

3. 消化系统 MODS 患者消化系统常见表现为腹胀及应激性溃疡。对没有禁忌的患者，给予肠内营养及适当通便可以避免腹胀发生，必要时可能需要停留胃管并行胃肠减压。给予 H2 受体拮抗剂或质子泵抑制剂可以避免、控制应激性溃疡的发生。故谷胺酰胺等肠道免疫营养剂应常规给

予，可以改善肠道免疫屏障功能避免肠道菌群移位。MODS 发生肝功能损害时应注意各种营养支持制剂的选择，脂肪乳制剂应选择中、长链脂肪乳制剂，氨基酸制剂应选择支链氨基酸，避免加重肝负荷。

4. 血糖控制 多项研究指出，血糖紊乱是 MODS 时的常见现象，而高血糖会令患者预后恶化，严格的血糖控制有助于改善预后，应严密监测血糖，并可以静脉持续使用胰岛素控制血糖，令血糖保持在 8.3mmol/L 以下。

5. 泌尿系统 保证循环血压及足够的液体入量是保证肾功能稳定的重要措施，小剂量的"肾保护性多巴胺"不被推荐。CRRT 对 MODS 患者的肾功能及液体管理有重要作用，同时可以滤去各种炎症介质和内毒素等，CRRT 已被证实可以改善 MODS 患者预后，但没有进一步证据支持 CRRT 应用于无肾功能损害患者。

（三）具有潜力的治疗方案

1. 清除或拮抗内毒素 现已证实革兰阴性杆菌败血症时，在未应用抗生素时血浆中游离内毒素浓度大致与细菌数量成比例。而应用抗生素后，血流中细菌减少而内毒素浓度却升高。因此在选用有针对性抗生素的同时，不但要防治菌群紊乱，而且要采取清除内毒素的措施。可用：①中药：多种清热解毒和活血化瘀中药具有此作用，如金银花、蒲公英、大青叶、鱼腥草、穿心莲、元参等；②内毒素单克隆抗体：目前已获得两种极有前景的制剂——E5 和 HA-IA。E5 是从用 J5 突变型大肠埃希菌致敏的鼠脾细胞中获得的。它是一种对脂质 A 起反应的 IgM。HA-IA 是人 IgM 抗体。这种抗体特异地与脂质 A 相结合。E5 对未发生休克的革兰阴性感染有效，而不论患者是否存在菌血症。HA-IA 对菌血症有效，而不论患者是否休克，但对无菌血症性革兰阴性感染无作用。临床应用抗内毒素抗体的困难在于，医生难以知道某一患者的休克，是否对治疗不起反应和用药当时是否存在菌血症。

2. 清除及拮抗有关炎症介质 目前认为"细菌 - 内毒素 - 炎性介质并治"将是 MODS 或 MOF 治疗的新对策，但对已经结合到细胞膜受体上已发挥作用的炎性介质则无效，另外它仅是清除部分炎性介质，对其他的机制引起的组织细胞损伤仍然是无用的。包括：①单克隆抗体：内毒素，外毒素，TNFα，IL-1，磷脂酶 A2，C5a，黏附分子，接触因子。②受体拮抗剂：TNFα，IL-1，PAF，TXA2，缓激肽。③前列腺素：PGE2，PGI2。④其他炎症反应抑制剂：C1

抑制剂，MX-1（C_5 阻断剂），花生四烯酸抑制剂[包括环氧合酶抑制剂如布洛芬；血栓素合成酶抑制剂如咪唑；脂氧合酶抑制剂如 diethylcarbamazine 及白三烯抑制剂如安可来（Accolate）]，中性粒细胞抑制剂如己酮可可碱（pentoxifylline）等，腺苷，Dapsone，抗氧化剂，重金属螯合剂，氧自由基清除剂及蛋白酶抑制剂如乌司他丁。⑤凝血调节剂：抗凝血酶Ⅲ，蛋白 C，血栓调节素，水蛭素，α_1-抗胰蛋白酶，抑肽酶，大豆胰蛋白酶抑制剂，纤维蛋白溶酶原激活物。⑥中药：如血必净、醒脑静、丹参注射液或粉针、参脉注射液、参附注射液等。

3. **基因治疗** *Bcl-2* 基因是已知的一种抗凋亡基因，它可阻断多种细胞凋亡途径的最后通路，采用 *Bcl-2* 基因来阻断上述凋亡机制可能有助于防治脓毒症休克时的组织细胞与淋巴细胞减损。研究表明，组织细胞过量表达 *Bcl-2* 基因可防止脓毒症时的细胞损伤，而淋巴细胞过表达 *Bcl-2* 基因可改善损伤与保护性炎症介质的平衡，目前仍限于动物实验，有待于深入研究。

（马中富）

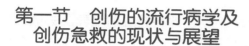

第八章　急性创伤的处理

第一节　创伤的流行病学及创伤急救的现状与展望

一、创伤的流行病学

创伤是指物理、化学和生物等各种致伤因素作用于机体,造成组织结构完整性损害或功能障碍。创伤是人类生活中最常发生的事件,是威胁人类生存的最主要的杀手之一。人类在自然环境中的活动,在人类的自相争斗和战争中经受了创伤磨难、获得了创伤知识和创伤救治经验。随着现代社会科学技术的发展,人们交往前所未有的频繁,交通运输的多样化和日趋繁忙,各种交通意外伤害、工伤意外事故急剧增多。全世界每年死于各种意外伤害约 350 万人,受伤及致残人数约为死亡人数的 100~500 倍。仅交通事故全世界每年死亡人数约 70 万人。根据中国公安部介绍,近年来,机动车、驾驶人持续快速增长,至 2012 年底,全国机动车保有量已达 2.4 亿辆,机动车驾驶人数量已达 2.6 亿人。汽车保有量 1.2 亿辆,年增长 1510 万辆,增长量超过 1999 年底全国汽车保有量。18 个大中城市汽车保有量超过百万。汽车驾驶人首次突破 2 亿人,年增长 2647 万人,增长量超过 1997 年底汽车驾驶人总量。据有关专家分析,未来 10 年,我国机动车和驾驶人仍将持续、大幅增长,道路交通安全面临诸多挑战。我国每年仅道路交通事故死亡约 10 万人,连续 10 多年占世界各国交通事故死亡人数的第一位。当前,我国道路交通呈现出交通流量高位增长、交通工具日趋多元、群众出行需求日益旺盛、新情况和新问题不断涌现等特点,新驾驶人安全驾驶意识和技能不适应的问题逐渐显现。目前,全国驾龄不满 1 年的实习驾驶人近 3000 万人,占机动车驾驶人总量的 11.3%。2012 年,驾龄不满 1 年的驾驶人交通肇事导致事故起数、死亡人数同比分别上升 22.6% 和 25.7%,死亡人数占机动车驾驶人肇事总数的 15.4%,比 2011 年高出 3.7 个百分点。特别是在超速行驶、酒后驾驶、违法停车、违法占道行驶等违法导致的事故中,驾龄不满 1 年的驾驶人肇事明显居高。进一步严格和规范驾驶培训考试,加强新驾驶人教育管理,用严格的安全法则推动汽车时代文明建设,已成为社会共识。

二、创伤急救的现状

人类渴求社会安定,向往健康长寿。国家提高了对创伤急救工作的重视,加大了创伤急救体系建设的投入,促进了创伤医学快速地发展。创伤医学是当代医学领域中一门新兴的,融综合性、高度协作性为一体的、跨专业新学科。虽然被广大医学界同行和专家们承认为独立专科的时间不长,但发展十分迅速。它成为一门新兴学科是医学科学发展和社会发展的必然趋势,它的重要性也受到社会上更为广泛和充分的理解。目前,国内外对这门学科予以高度的重视,把它视为医院医疗工作的前哨,视为提高医疗质量,提高伤病员存活率及减少伤残率的首要环节。创伤急救医疗体系的健全与否,急救效率和质量的高低,不仅反映一个国家、地区或医院的管理水平,也是反映其医疗技术水平的重要标志。

当今临床医学各专科都在向纵深发展,并高度趋向专业化。专业分工越来越细固然促进了本专业的进步,但也不可避免地限制了向专科以外发展的能力,造成了对统一的有机整体的分割。创伤可累及全身多个系统和器官,在发病过程中经常会出现多个器官和系统,甚至全身深刻的,危及生命的病理生理变化,这就涉及多个学科的知识和技能。面对这种情况,仅精通于本专业的专科医生往往会感到力不从心。现代创伤医学是跨多学科的新兴的综合性医学,大量的先进设备和仪器正以前所未有的速度和规模进入创伤医学领域,创伤的基础研究也深入到了细胞与分子水平。大量的科研成果正应用于创伤医学。掌握和应用这些先进的设备和最新的科研成果,是从事创伤医学专业人员的要求和追求。其任务是运用最新的研究成果和医学观念，以最先进的医疗设备和技术，为创伤患者提供优质快捷的医疗救治。

我国现在已将急诊医学的发展作为以人为本、建立和谐社会的一个重要的组成部分。急诊科全方位地向患者开放，工作特点要求医生具有比较宽泛的知识结构。急诊专业的知识范围不是取决于人为划定的系统解剖分类，而取决于急危重症患者的实际需要。十多年前我国的急诊科外科医生多数都是采用轮转制，只要是外科医生都可以在急诊科独立值班，只要能够完成一些简单的清创缝合和对创伤的分诊，需要收住院手术处理时转相关专科病房。现在情况已发生了根本的变化。原来的专科医生固定到急诊科以后，需要学习各种急救知识和技能，逐渐达到一专多能。在急诊科长期工作经验积累后，在抢救濒死患者时，无论从数量还是质量方面，都是其他专科无法相比。急诊抢救范畴内需要跨学科的综合能力，但是一个人的时间和精力有限，不大可能面面俱到，样样都做得很好。青年医生固定到急诊科以后，在逐渐能够应对工作要求的基础上，再选择某一种专长钻深钻透，达到多能一专。

我国目前还没有在大城市规范的建立不同等级的创伤急救中心。创伤患者一般先进入医院的急诊科。多数医院急诊科没有创伤外科病房，是分诊式或通道式模式。急诊科的值班医生随时对不同伤情分类，对危重伤员先救命，维持基本生命体征，包括通畅气道，吸氧，建立静脉通道快速补液，同时完成必要的检查，如血常规，心电图，床旁B超、X线检查等，请有关专科到急诊科会诊，需要急诊手术时由相关专科医生进行手术，收住有关专科病房。由于现代临床医学专业逐渐形成学科系统化，产生了以系统器官界定学科的现象，从而出现了临床二级学科和三级学科，如胸外科，头颈外科，手外科等专业学科，造成外科医师技术专门化，人才专业化。在目前分科过细的情况下，面对病情复杂和多发伤，复合伤患者，他们难于根据患者症状和病史确定专科归属，难于立即给予鉴别诊断和临床处理，使患者不能得到全面救治。

现在国内一些大医院的急诊科已建立了创伤救治一体化模式。创伤患者从入急诊科到开展急诊手术，术后重症监护到康复的整个过程在急诊科或急救中心完成。在创伤急救专业人员的培养上，因急诊外科由各专科轮转的形式受到专业的限制，难以胜任现代急救医学的模式。因此专业的创伤科医师应普遍接受胸外科，腹部外科和骨伤外科等专业理论及技术的全面训练，才能适应对多发伤、

复合伤的一体化诊治，同时创伤急救专业应该通过相关程序和有关科室达成合作模式，以提高患者生存率。传统的由急诊科接诊，专科会诊及转科，极易因费时的多科会诊和轻重缓急的倒置而造成救治的延迟。从长远看专业化的创伤急救模式，才能把确定性的急救技术前移到急救中心和院前急救，因此培养教育专业的急救队伍十分必要。我国的医疗水平差异大，但是将创伤急救专科化，协调化的模式无疑是急救医学的发展方向。

三、创伤外科医生的培养及关键性创伤急救技术提高

创伤医学作为一门学科，除与临床医学的其他专科具有共同特点外，在服务模式、诊断的认识规律和治疗处理原则方面有其自身的特殊规律。创伤急救不能按临床医学各专科的诊疗常规，采集病史、体格检查、辅助检查、诊断、鉴别诊断和治疗的程序进行，而是在抢救中诊断与治疗几乎同时进行。首先，急诊医生必须明确患者是否存在或潜在威胁生命的问题，必须立即决定采用哪些措施稳定患者的病情、干预威胁生命的进展或预防可能出现的危险。最坏的结果必须优先考虑，并且优先预防和处理。建立一支装备精良，训练有素的创伤急救队伍是提高创伤救治能力的必要条件。

创伤外科不仅是一门技术，也是一门艺术、一门哲学。创伤救治手术往往没有固定的手术入路和手术方式，根据每个伤员的具体伤情，应用富有创意的手术方式和救治程序以最大可能地救治生命濒危的伤员，这对创伤急救医学提供了广阔的发展空间。创伤专科医生需要掌握全科医学知识和全面的急救技能，突出急的特性，整体、综合的解决问题，在处理涉及多学科的严重多发伤时，优先处理危及生命的损伤，在救命第一的前提下，尽可能多地修复多器官的损伤。创伤急救医生在急诊救治的实践中不断丰富多学科的知识和技能，不断学习，不断总结，经过长期不懈的努力形成自己的专业特长。

医学的发展经历了从综合到分化，再从新的水平上由分化到综合的过程。创伤急救医学不是对各临床专科的简单的综合，需要掌握全面的急救技能，突出急的特性，整体、综合的解决问题，在处理涉及多学科的严重多发伤时，优先处理危及生命的损伤，在救命第一的前提下，尽可能多地修复多器官的损伤。创伤急救医生在急诊救治的实践中不断丰富多学科的知识和技能，不断学习，不断总结，经过长期不懈的努力形成自己的专业特长。现在我国有些医

院已经在急诊科开展了严重多发伤的一体化救治或建立了与急诊科密切结合的创伤专科。专业化的创伤医生需要有全面的急救技术和创伤急救专业特长,在创伤救治的实践中不断丰富多学科的知识和技能,不断学习,不断总结,经过长期不懈的努力,是可以熟练掌握各种关键性急救技术的。这样无论从数量上和质量上对创伤救治成功率都会高于其他专科。很多按照常规救治没有生存希望的危重伤员应用损伤控制技术等现代化救治方法,使抢救成功率明显提高。创伤专科医生应该是掌握各种关键急救技术的、战斗在生命前沿的特种兵。

四、展望

我国的创伤医学仍然很年轻,还未受到广泛、充分地重视。随着社会经济、科技的迅速发展,建设和发展各城市急诊医疗服务体系及市县乡急救网站机构、加强急诊医学学科建设和急救队伍人才培养,创伤急救医学知识的普及,提高全民的综合素质,是不断完善创伤急救体系的重要内容。创伤急救工作是否及时、妥善,直接关系到患者的安危和预后,也是人民生活和投资环境的重要条件。创伤急救工作的现状往往标志着一个国家、一个地区的医疗预防水平。我国的急诊医学起步较晚,但近年发展的很快。中国拥有世界上最多的人口,又是经济增长最快的发展中国家。随着社会经济的发展和医疗保健体系的逐渐改善,社会人口高龄化及交通事故和各种意外事故的增多,急诊医学的地位越来越重要。创伤医学是急诊医学的重要内容。创伤医学包涵有广泛的范畴和艰巨的任务。建立有中国特色的创伤急救医疗体系,推广统一的创伤院前评分标准,对不同层次的急救站(急诊科)进行分级,建立统一标准的创伤资料库。巩固和发展现有模式的优势,充分吸收国内外创伤急救医疗体系院前、院内紧密联系的特点,贯彻"院前急救普及化,院内急救专业化",体现"时间就是生命"这一根本特点。在应对突发事件时,能在最短时间内立即赶赴现场,成为现场抢救、转运、收治、协调和指挥的枢纽。专业化的院内创伤急救队伍为伤员提供最优质快捷的救治服务。

第二节　急性创伤的伤情 评估与现场处理

严重创伤患者急救的首要目的是要让患者活着并尽可能地保留功能,急诊检查必须要求做到简单扼要、重点突出,亦即急诊科医师对危重伤员能否做出快速伤情判断,是对患者抢救成功与否的关键。通过一看一问,要在最短的时间内发现威胁生命最急的损伤,只有结合病史,掌握伤情才能确切的进行救治及有关检查。切忌盲目进行过多繁琐复杂的检查和其他需要搬动及十分费时的检查。

一、伤情评估与现场处理的程序

(一)初步检查的 ABCDE 程序

A(Airway)气道:首先检查患者的气道是否通畅,如有气道不通畅的表现,则应检查有无舌根后坠堵塞喉头、口腔内有无异物、有无大量分泌物阻塞于气道内等。此时首先应托起下颌使舌根上抬、取出异物、吸出分泌物等,这些措施有时可以迅速改善气道的通畅。

B(Breathing)呼吸:接着便观察患者的呼吸,注意其频率和幅度,即可考虑呼吸交换量是否足够,还应进行两肺、尤其是肺底的听诊。

C(Circulation)循环:应检查患者脉搏的频率是否规则、是否有力、心音是否响亮,血压是否正常或降低(要考虑到原先有无高血压)等。尤其应迅速判定有无心搏骤停,而毫不犹豫地立即开始心肺复苏。

D(Decision)决定:根据以上对呼吸、循环所作的初步检查,应迅速对患者的基本情况做出估计,即决定要进行哪些紧急的抢救措施。

E(Examination)检查:经过上述基本检查,如病情需要和许可,便再做进一步检查。

(二)紧急处理的 VIPCO 程序

早期、正确的紧急处理是抢救创伤患者的首要原则,可明显降低创伤患者的死亡率和并发症的发生率。在初步处理过程中,需特别注意三种可迅速致死而又可逆的严重情况。首先是通气障碍,其中以呼吸道梗阻最为常见。不先解决呼吸障碍,任何抢救措施均无济于事。通气障碍所致的缺氧往往是引起患者烦躁的主要原因。其次是循环障碍,其主要原因是低血容量、心泵衰竭和心搏骤停。然后是未制止的大出血。

V(Ventilation):保证患者有通畅的气道及保持正常的通气和给氧。

I(Infusion):用输血、输液扩充血容量及功能性细胞外液,以防止休克的发生或恶化。

P(Pulsation):监护心脏搏动,维护心泵功能。

C(Control bleeding):紧急控制明显或隐匿性大出血。

O（Operation）：救命手术的实施。

1. 呼吸道管理 创伤患者最急迫的症状是窒息，如不及时解除，将迅速致命。在急诊室，建立人工气道最可靠的方法是经鼻或口气管插管，它能完全控制气道，防止误吸，保证供氧及便于给药。疑有颈椎骨折颈部不能过伸，或口腔、颅底严重创伤不适宜插管者，紧急情况下可行环甲膜穿刺术，然后行气管切开术。

2. 心肺复苏 创伤性心搏骤停的患者，绝大多数原先为健康者，因此，只要处置、复苏恰当，部分患者是有救治成功的可能的。创伤性心搏骤停患者的复苏除在现场及运送途中施行外，在急诊室的处置中，如有室颤应立即除颤，如有张力性气胸立即减压（穿刺或闭式引流），如为胸部穿透性损伤宜紧急行剖胸探查手术。创伤患者如伴有胸椎骨折、多发肋骨骨折、血气胸、心脏压塞、心肌破裂等，均可行开胸心肺复苏术。这样便于直接按压心脏，解除心脏压塞，控制胸壁或胸内出血。应果断地考虑紧急手术和 CPR 之间的相互关系。一般而言，创伤并发心搏骤停，如不早期手术，预后极差。开胸心肺复苏术时机的选择为：①常规闭胸心肺复苏术 10～15 分钟，最多不超过 20 分钟无效时；②舒张压 < 5.3kPa（40mmHg）；③体外除颤不成功。按压方法为单手按压心脏，拇指在前（右室部），其余 4 指在后（左室部），应避免用指尖按压心脏。按压频率 80 次 / 分，按压间歇时，术者手应尽量放松，可以暂时阻断胸主动脉，使血流导向脑和冠状动脉，可改善复苏效果。按压时随时观察和体会心肌的色泽和张力。心脏按压的同时，应注射肾上腺素。经直接心脏按压后，心肌色泽转红，张力改善，室颤变粗时，立即除颤，两电极分别置于左、右室壁，电极板外敷一层盐水纱布，以利导电并减少对心肌的灼伤，胸内除颤宜用低能量，可先用 10J，必要时增至 20～40J。开胸心肺复苏术的经验公式为心脏按压→注药→心脏按压→选择有利时机除颤。一次无效，可重复上述步骤。

3. 抗休克治疗 严重创伤患者到急诊室时大多伴有不同程度的休克，主要为失血性低血容量性休克。应根据血压、脉搏、皮温、面色判断休克程度，并控制显性出血。迅速建立两条以上静脉通路，可行深静脉穿刺置管术，便于输血输液和血流动力学监测。早期液体复苏速度比量更重要。所谓早期液体复苏是指从受伤到手术止血的一段时间，此期的主要病理生理特点是急性失血失液，治疗原则主张用平衡盐液和浓缩红细胞复苏，比例为 2～3：1，不主张用高渗溶液，全血及过多的胶体溶液复苏。不主张用高渗溶液是因为高渗溶液增加有效循环血量、升高血压是以组织间液、细胞内液降低为代价的，这对组织代谢是不利的。不主张早期用全血及过多的胶体溶液是为了防止一些小分子蛋白质在液体复苏的第二阶段进入组织间，引起过多的血管外液体扣押，同时对后期恢复不利。此期由于创伤后交感神经系统强烈兴奋，血糖水平不低，因此可不给葡萄糖液。

二、快速检查及作出正确的判断

在伤员的致命征象窒息、休克、大出血等得到初步控制后，就必须进行进一步的全面检查，包括病史采集、体格检查、实验室检查及特殊检查，以获得尽可能准确的诊断，进行有效的治疗。

（一）病史采集

可询问患者、护送人员或事故目击者，必须问清楚受伤时间、受伤方式、撞击部位、落地位置、处理经过、上止血带时间、有否昏迷史等，不要遗漏有意义的细节，一份详细的病史可帮助医生作出正确的判断。

（二）体格检查

开放伤容易发现，闭合伤比较隐蔽，易被遗漏。为了不至于遗漏重要的伤情，Freeland 等建议急诊医生应牢记"CRASHPLAN"以指导检查。其意义是：C＝cardiac（心脏），R＝respiratory（呼吸），A＝abdomen（腹部），S＝spine（脊髓），H＝head（头部），P＝pelvis（骨盆），L＝limb（四肢），A＝arteries（动脉），N＝nerves（神经）。

1. 颅脑外伤 绝大多数由交通事故引起，其次是高处坠落伤。颅脑损伤应根据 GCS 评分，如低于 8 分均属于重型颅脑外伤。重型颅脑外伤要同时排除呼吸、循环系统的合并伤，因此强调气道通畅，呼吸、循环的控制和处理必须放在首位。由于颅内高压，血压脉搏的改变使腹腔内出血休克呈假象，一旦血压骤降往往来不及救治。急性颅内压升高或潜在性颅内压升高，往往表现为伴有心动过缓和呼吸频率减慢的进行性高血压（柯兴氏反应），常常需行手术治疗。仅有高血压或高血压伴高热往往是特定的颅脑损伤类型（如脑干挫伤等）引起的自主神经功能失调所致，也称之为中枢性高热。颅脑损伤后出现延髓中枢功能衰竭、低血压，提示患者病情危重并将死亡。通过判断意识状态，了解瞳孔机能，检查四肢肌力，如果患者存在意识障碍，瞳孔不等大或一侧肢体肌力下降，往往提示有严重的颅内损伤，必须行进一步检查明确诊断，甚或手术治疗。创伤初期全面检查的目的是决定患者是否需要紧急的神经外科手术，处理原则为先救命，后治伤。紧急处理包括维持脑代谢需要，保证供给充足的氧和葡萄糖；预防和处理颅内高压：①体位：头高位 30 度，使身体自然倾斜。②维持气道通畅，保证氧供。③控制液体进量，防止液体入量过多，脑水肿加剧。④甘露醇：最常用且有效的利尿药物，剂量 1g/kg 体重快速静滴。速尿：为强有力的利尿剂，抑制髓袢升支粗段对 NaCl 的重吸收，使肾髓质间液中 NaCl 减少。渗透压梯度降低，肾小管水重吸收减少，影响尿的浓缩过程。每次一般 20～60mg 静推可反复使用，总量控制在 500mg/d 以下。甘露醇＋速尿合用效果更佳。⑤类固醇激素：大剂量激素如地塞米松 20～40mg 静滴，激素并无脱水功能，主要起保护细胞膜的作用，改善细胞膜对抗自由基和细胞代谢功能，减少毛细血管通透性，促使血脑屏障正常化，从而加速消除脑水肿，地塞米松具有抗水肿、抗休克、消炎、止血、抗应激作用，国内临床应用较广泛。对于开放性颅脑损伤、颅骨凹陷性骨折、颅内血肿，脑疝等应力争在损伤后 2 小时内获得诊断性资料，做好术前准备，进行确定性手术治疗。

2. 胸部外伤者 首先应检查气道是否通畅，排除口咽部异物，特别是昏迷患者。然后评价呼吸运动的质量，观察患者是否有胸廓畸形、塌陷、反常呼吸，听诊双肺呼吸音是否对称、心音有无异常变化及有无奇脉等存在。评价患者体循环及肺循环状况，及时发现低血容量性休克，排除心脏压塞，发现可能的心律失常。检查过程中发现有危及生命的胸部创伤应紧急处理，如张力性气胸，临床一经诊断，立即予以减压，常用针头减压位置在锁骨中线第二肋间，胸腔闭式引流减压位置选择在腋中线前缘第五肋间进入。如为开放性气胸，检查的同时快速用消毒敷料覆盖创面，防止张力性气胸的形成，紧急手术处理。如果胸腔闭式引流出 1500ml 以上血液者，或少于 1500ml 但持续出血 200ml/h 者，属大量血胸，应进行剖胸探查。多根多处肋骨骨折所产生连枷胸及胸壁反常呼吸运动，可引起严重呼吸循环障碍，必须及时处理。连枷胸患者常伴有肺挫伤，如果有明显的低氧血症应尽早行机械通气治疗。胸部外伤者的进一步检查还在于发现并评估具有潜在危险的胸部创伤，如心肌挫伤，胸腹联合伤，支气管断裂，食道破裂等，避免漏诊，尽早实施确定性手术治疗。胸外伤后剖胸指征包括：①即刻大量或进行性血胸；②张力性气胸引流无改善；③高度怀疑心脏大血管损伤；④证实或高度怀疑气管支气管损伤；⑤有膈肌损伤证据；⑥食管破裂、灼伤狭窄或异物经内镜未能取出；⑦严重浮动胸壁须手术固定；⑧乳糜胸保守治疗无效；⑨中量以上凝固性血胸；⑩胸廓出口综合征等。

3. 腹部创伤 较为常见。其危险性主要是腹腔实质器官或大血管创伤引起的大出血，以及空腔脏器破损造成的腹腔感染。早期诊断，及时处理是降低腹部创伤死亡率和伤残率的重要因素。根据病史、体检、诊断性腹腔穿刺术等检查主要决定腹部损伤是否存在。腹部贯穿伤的诊断首先应确定是否需要剖腹探查。腹部钝性伤诊断的主要问题是确定有否手术探查指征，确定哪个器官损伤处于次要地位。因此，腹部创伤是否须行剖腹探查，这是处理时首先要考虑的问题，要提高手术阳性率，降低阴性率，而且要确切把握手术探查的时机，掌握剖腹探查的适应证。尽早抢救休克，维持器官功能，控制感染是提高疗效的主要环节。腹部创伤患者在进一步检查过程中需要把握的剖腹探查指征：①腹部贯穿伤伴有内脏脱出者，或伤口有肠液、胆汁、粪便溢出者，立即行剖腹探查术。②腹部贯穿伤无内脏脱出或无异常溢液者，超出 48 小时而一般情况良好者，可暂严密观察；否则仍需剖腹探查。③钝性腹部伤，有明显腹膜刺激征：腹胀、肠鸣音减弱或消失，或移动性浊音阳性者，应抓紧时间剖腹探查。④有休克表现的伤员，在解除休克后有明显腹部阳性体征者，应立即剖腹探查；伤员在输液减慢或停止后血压下降不能稳定者，应在积极处理合并伤以及输液输血的同时行剖腹探查。如脾破裂合并多发伤时，应在紧急复苏及多发伤处理的同时，尽早剖腹探查。施行手术保脾较非手术保脾更稳妥。为维持机体免疫功能，残脾应保留原脾重量的 30%～50%。脾切除时应保留副脾或脾组织自体移植。⑤伤员入院时距受伤时间在 72 小时以上，有弥漫性腹膜炎而炎症无局限倾向者，仍以手术探查为宜。

4. 四肢肢体骨折 症状体征包括：疼痛、压痛、传导痛；伤肢畸形；异常活动和骨擦音；局部肿胀及瘀斑；功能障碍几个方面。在以上症状与体征中，畸形、异常活动和骨擦音为骨折的绝对征象，只要出现一条，即可确诊为骨折。在检查中不允许有意识地"制造"上述征象，以免增加患者痛苦和加重损伤。而其他各项为一般骨折患者均具有的共有征象,但非骨折患者也可具有类似征象。创伤患者肢体的评估有三个目的:①明确威胁生命的创伤;②明确威胁肢体的创伤;③系统检查避免遗漏其他肢体的损伤。

5. 脊柱、脊髓伤 是一种严重创伤,其发生率占身体各部位骨折的 5%~7%,脊柱骨折脱位常伴发脊髓和神经根损伤。主要由高处坠落,工业、交通事故和体育运动等造成。(1)按损伤机理可分为:脊柱屈曲型损伤、伸展型损伤、旋转型损伤、纵向压力型损伤、直接暴力型损伤。(2)按损伤部位可分为:颈椎、胸椎、腰椎、骶椎骨折或脱位。(3)按有无合并伤可分为:脊柱骨折或脱位合并脊髓损伤或马尾神经损伤,及脊柱骨折或脱位不合并脊髓损伤或马尾神经损伤。(4)按脊髓损伤部位和损伤程度不同可分为:①脊髓完全性损伤,在损伤早期就发生损伤节段以下的感觉,运动和反射消失,并伴有膀胱、直肠功能障碍,发生尿潴留。肢体瘫痪由松弛状态变为痉挛状态,感觉和运动无恢复。②脊髓前部损伤:损伤平面以下的肢体瘫痪和浅感觉,主要是痛温觉消失,深感觉正常,有括约肌障碍,临床称之为脊髓前部损伤综合征。③脊髓中央损伤:颈椎多见,由于颈部骤然后伸,造成颈椎骨折脱位,瞬间又复位导致脊髓挫伤,脊髓内出血,水肿或供血不足,临床表现称之为"脊髓中央损伤综合征"。特点:四肢有不同程度瘫痪,上肢重于下肢,远侧重于近侧,可有肢体末端自发性疼痛以及括约肌功能障碍。④脊髓后部损伤:深感觉障碍,有时出现锥体束征,但肢体运动功能可不受影响。⑤脊髓半侧损伤:损伤平面以下同侧肢体为上运动神经原性瘫痪和深感觉丧失,对侧肢体痛觉、温觉丧失。⑥神经根损伤:马尾神经根损伤最多见,表现根性麻木和疼痛,压迫时间过久将变性而不能恢复。

此类患者常有脊柱遭受外力或从高处坠落史,伤后主诉脊柱某个区域疼痛或运动障碍。伴有脊髓损伤者,可有双下肢完全或不完全瘫痪或大小便功能障碍。检查时可发现脊柱某一部位有肿胀、压痛或畸形,有时在伤部两棘突间可摸到明显凹陷和皮下血肿,合并瘫痪者,多表现为弛缓性瘫痪。因此,凡脊柱遭受到外力,伤后有脊柱某个区域疼痛、压痛、肿胀者,均应考虑脊柱损伤可能。应根据外伤史、局部疼痛和肿胀、压痛,特别是伤部脊椎棘突的局限性压痛、畸形(包括后突或凹陷畸形)可以诊断脊柱损伤,同时合并有下肢瘫痪,或大小便功能障碍可以诊断脊髓损伤。

(三)实验室检查

创伤患者一送到急诊室,必须立即查血型和交叉配血,作动脉血气分析,测定血红蛋白含量、血细胞比容、血白细胞计数,还须测定肝功能、血电解质、血糖、血尿素氮、血肌酐及尿常规等。血常规可反复多次测定,以评估出血情况。

(四)特殊检查

如患者全身情况允许,可以搬动,进行 X 线检查、超声检查、腹腔镜检查、CT 检查及磁共振检查。如血压不稳定或呼吸不规则,则不允许搬动,有条件可进行床旁摄片,床旁 B 超检查。另外,胸腔穿刺、腹腔穿刺方法简单,可反复多次

三、现场创伤严重度评分法及应用评价

创伤评分是以计分的形式来估算创伤严重程度,即应用量化和权重处理的伤员生理指标或诊断名称作为参数,经数学计算以显示伤员伤情严重程度的诸多方案,总和为创伤评分。

评分目的为:①创伤流行病研究;②估计伤情,预测预后;③创伤救治工作质量评定的统一标准。

评分选用指标:①以伤后生理变化计分;②以解剖部位的损伤严重计分;③综合参数。

根据用途:①院前评分:指导现场抢救,检伤与急救治疗。②院内评分:指导治疗,预测结局和评估救治质量。

(一)院前评分种类及应用评价

事故现场或急诊科室由医生评分。方法简便、实用、容易掌握,适合急救特点。在大量伤员时可作为检伤分类、后送、收治参考。缺点:不够精确。不能作为研究,判断预后之用。

1. 创伤指数(trauma index,TI) 以解剖部位,创伤伤员生理变化为主,加上创伤类型估计测算的分数相加。分数越多伤情越重。9 分以下门诊治疗即可,为轻伤;10~16 分为中度伤;17 分以上为重伤,应收住院治疗(表 8-2-1)。

表 8-2-1 创伤指数(TI)

项目	记分			
	1	3	4	6
伤部	四肢	背	胸或腹	头颈
伤类	撕裂伤	刺伤	钝伤	火器伤
血压(mmHg)	外出血	60~100	<75	<40
脉搏(分)	正常	<100	>100	触不到
呼吸	胸痛	困难	窘迫	停止
意识	嗜睡	昏迷	半昏迷	深昏迷

2. CRAMS 评分 以生理变化及解剖部位评分。以循环、呼吸、运动、语言 4 项生理变化加解剖部位。为一种简易快速评估，初步判断伤情的方法（表 8-2-2）。

C: circulation，循环

R: respiration，呼吸

A: abdomen，腹部（包括 Chest，胸部）

M: motor，运动

S: speech，语言

为便于记忆，CRAMS 每项正常记 2 分，轻度异常记 1 分，严重异常为 0 分，总分≤8 为重伤。CRAMS 记分是总分越小，伤情越重，总分 <8 分应收入院治疗。

表 8-2-2 CRAMS 记分

项目		记分
C	毛细血管充盈正常和收缩压 >100mmHg	2
	毛细血管充盈延迟和收缩压 85～100mmHg	1
	毛细血管充盈消失和收缩压 <85mmHg	0
R	正常	2
	异常（急促、浅或 >35 次 / 分）	1
	无	0
A	无压痛	2
	有压痛	1
	肌紧张，连枷胸或有穿通伤	0
M	正常，运动自如	2
	对疼痛有反应	1
	无反应或不能动	0
S	自动讲话	2
	谵言	1
	讲不清完整的词语	0

（二）院内评分方法及应用评价

1. 简明创伤分度（abbreviated injury scale，AIS） AIS 为美国机动车发展学会于 1971 年首先制订，1974、1975 年修订，1980 年再次修订（AIS-80），到 1985 年又扩大了损伤类型和严重度的范围，特别是对胸、腹伤，使损伤编码更为确切（AIS-90）。早期的 AIS 主要适用于车祸伤，近期 AIS 已可用于临床医学领域的研究。目前 AIS 已得到全世界的公认并促进了损伤的比较性研究。其原则性与实用性在于它以解剖学损伤为基础，每种损伤只有一个 AIS 评分。AIS 的应用已扩展到创伤的流行病学研究，创伤中心预测伤员的存活可能性，估计预后以及评价卫生保健制度。AIS 对创伤的社会经济负担的评价也有其重要作用。

2. 损伤严重评分（injury severity score，ISS） 这是 Baker 基础上，将三个最严重损伤部位的最高 AIS 编码平方数值相加所得的总和计分，可弥补 AIS 的不足，ISS 更适合于多发伤。

AIS 是 ISS 的基础，AIS 也是衍生其他评价损伤总严重度方法的基础。我国已有一些文献应用 AIS、ISS 对创伤进行评分，这对国际间交流创伤学术资料颇有帮助。

ISS 评分是将人体分为 6 个解剖学区域：体表、头颈部、面部、胸部、腹部、四肢和骨盆。损伤程度分为 5 个等级：即 0 级，无损伤；1 级，轻度损伤，记 1 分；2 级，中度损伤，记 2 分；3 级，重度损伤，记 3 分；4 级，重度损伤，危及生命，记 4 分；5 级，危重损伤，不能肯定存活，记 5 分。在多发伤患者每一部位损伤的平方相加之和即可得出总分，如胸部伤张力性气胸为 4^2，又伴发有脾破裂为 5^2，又伴有骨盆粉碎性骨折 5^2，即用 $4^2+5^2+5^2=16+25+25=66$。计算出总分越高，损伤越重，预后越差，死亡率越高，总分 >10 分即应入院治疗，一般仅取 3 个部位最重伤情计算（表 8-2-3）。

综合国内外应用 AIS-ISS 评分，文献普遍认为：ISS 评分优点：简便易行，是一较好的创伤计量方法，尚有不足之处是：①不能反映出分值相同，伤情不同的实际差异；②颅脑伤的评分偏低，不能准确反映脑外伤严重度；③人体同一区域的器官损伤，ISS 只取其中最高的计算，因而对一个区域内的多器官伤严重度评价过低；④不能反映伤后病理生理变化；⑤不能反映年龄差异及原有身体状况对预后的影响；⑥只取三个解剖部位，不能反映出四个部位以上的伤情。

3. 综合评分方案 近年来国内外院内评分趋势是采用 TRISS 和 ASCOT 法评分。TRISS 方便，较简单，ASCOT 精细，合理，但实施较复杂。

（1）TRISS 评分法：为 1987 年 Boyd 所提出，将几种评分方法合为一体，生理学评价方法即修正创伤计分（revision of trauma score，RTS）和解剖学评价方法 ISS 以及患者年龄因素综合起来考虑，派生出 TRISS。经过量化、数据处理计算得出伤员存活概率（Ps），以数字表示损伤严重程度及存活率。TRISS 计算公式是：

Ps =（存活几率）= $1/(1+e^{-b})$

b = $b_0 + b_1$(RTS) + b_2(ISS) + b_3(Age)。

e 为自然底数 2.7182。

其中 b_0 为常数，b_1～b_3 为别是 RTS、ISS、Age 系数。

表 8-2-3　损伤严重评分（ISS）

1. 轻度

体表	全身疼痛；小裂伤，小挫伤，擦伤（需包扎者）；撕脱伤＜10% 体表面积；Ⅰ°或小面积Ⅱ°、Ⅲ°烧伤
头颈	头痛、头晕，无意识丧失；有"挥鞭伤"主诉但无体征或 X 线异常
面部	眼角膜擦、挫伤；眼玻璃体、视网膜出血；牙折断或脱位；鼻骨或下颌骨骨折
腹部	肌肉痛，擦伤，挫伤，腰扭伤
四肢	轻度扭伤和指、趾骨骨折或脱位

2. 中度

体表	广泛挫伤、擦伤；大裂伤；＜19% 体表面积撕脱伤；10%～20%Ⅱ°或Ⅲ°烧伤
头颈	昏迷不到 15 分钟；伤后无记忆丧失；面骨骨折，但无移位；单纯颅骨骨折
面部	无移动的面骨骨折或开放性鼻骨折；面部变形的裂伤；眼裂伤；视网膜剥离；颈椎轻度骨折
胸部	胸部单纯 2～3 根肋骨或胸骨骨折；胸壁重度挫伤；无血胸、气胸或呼吸困难；胸椎轻度压缩骨折
腹部	腹壁重度挫伤；腹内器官挫伤，无穿孔；腰椎压缩骨折
四肢和骨盆	指、趾骨开放性骨折；无移位的长骨或骨盆骨折；肘、肩关节脱位，肌腱、肌肉裂伤

3. 重度，不危及生命

体表	广泛挫伤、擦伤；两处以上的肢体大裂伤或宽度超过 7.5cm 的撕裂伤；20%～30%Ⅱ°或Ⅲ°烧伤或撕脱伤
头颈	昏迷＜1 小时，无严重神经系统体征；伤后记忆丧失不足 3 小时，颅骨凹陷性骨折，颈椎骨折，但无神经损伤
面部	失去一眼或视神经撕脱伤；有移位的面骨骨折或涉及副鼻窦和眼眶的骨折
胸部	四根以下多发性肋骨骨折，但无呼吸困难；血胸或气胸；膈肌破裂；肺挫伤；胸椎骨折，不伴神经损伤
腹部	腹腔脏器挫伤；腹膜外膀胱破裂；腹膜后出血；输尿管撕脱伤；腰椎骨折，不伴神经损伤
四肢和骨盆	有移位的长骨骨折，或多发性手、足骨折；单纯长骨开放性骨折；骨盆粉碎性骨折；大关节脱位；多发性指、趾断伤；四肢主要神经血管撕裂伤或血栓形成

4. 重度，危及生命

体表	严重裂伤，伴有危险的出血；30%～50%Ⅱ°或Ⅲ°烧伤或撕脱伤
头颈	昏迷 1～6 小时，有神经系统体征；伤后记忆丧失达 3～12 小时；颅骨开放性骨折
胸部	开放性创伤；连枷胸；纵隔气肿；心肌挫伤，但无循环障碍；心包损伤；血胸＞1000ml；胸椎骨折，合并截瘫
腹部	腹腔脏器小裂伤；包括脾、肾破裂和胰尾小损伤；腹膜内膀胱破裂；外生殖器撕脱伤；腰椎骨折，合并截瘫
四肢	多发性长骨闭合性骨折；创伤性肢体离断

5. 危重，不能肯定存活

体表	超过 50% 面积的Ⅱ°或Ⅲ°烧伤或撕脱伤
头颈	昏迷超过 24 小时，颅内出血＞100ml；颅内压升高；颈椎 4 以下损伤，伴四肢截瘫；主要呼吸道堵塞
胸部	胸部外伤，伴有重度呼吸困难（气管裂伤、纵隔积血）；主动脉破裂；肺叶撕裂伴张力性气胸；心肌挫伤或破裂，伴有循环障碍
腹部	腹腔脏器（除脾、肾外）或血管破裂、撕脱或严重破裂伤；如肝、胰、胃十二指肠、大肠、动静脉
四肢	多发性开放性四肢骨折

RTS = 修正创伤计分的实际分值，ISS = 损伤严重程度计分的实际分值，Age = 年龄的权值（当年龄≤55，Age = 0；年龄＞55，Age = 1）

计算机处理计算伤员存活几率，可以估计伤情，推测预后及衡量救治水平。Ps = 0.5 为界点，当 Ps＜0.5 时，谓之预测死亡，当 Ps＞0.5 时，谓之预测存活。Ps 愈低，存活几率越小。

TRISS 评分存活概率（Ps）很大，而发生死亡者，可以在救治中找出教训，以防止今后创伤救治中类似错误，为减少或预防今后创伤死亡提供依据，TRISS 也是判断一个医院救治水平、医疗质量的一种方法。

不足是：对不同的开放伤（贯通伤），多发伤尚不够合理，年龄档次比较少。

（2）创伤严重性评分（ASCOT）法：ASCOT 评分法为 1990 年 Champion 针对 TRISS 中 ISS 的不足，采用解剖要点评分（AP）以取代 ISS，并对 RIS 中的每一生理指标分别权重，年龄进一步分组而形成。ASCOT 法的原理也是将解剖、生理和年龄参数分别加权，其权重系数的推算来自北美 MTOS 数据库的15 万伤员的病例资料，如套用 TRISS 及 ASCOT 法评分预测我国人的生存概率并不准确，因此，1997 年石应康等提出建立我国的创伤资料数据库，并根据国人的资料重新测算我国 TRISS 和 ASCOT 评分的权重值。并以中国人 1297 例创伤评分资料经多元回归计算出权重 $b_0 \sim b_3$ 的新值，与 MTOS 权重对比。其 1297 例权重准确性 90.13%，略高于 MTOS 权重（89.59%），生存误判率降低，但总敏感性降低，死亡误判率增高，因病例较少，计算权重尚有差误，提出扩大例数，探索更为精确的权重，将能使 TRISS 在国内的运用更为合理、可行，其建议点有：①数据库资料应根据医院类型分档收集，可按医院等级和实际创伤救治水平分别收集；②收集资料应控制院前时间在 24~48 小时内；③随创伤类型变化、现场急救、院前救护、医疗条件及救治质量的提高，权重系数每 5~10 年修订一次以保证预测准确性。

（三）创伤评分的发展方向

创伤评分种类繁多，院内评分应采用快速、简便、易行的方法，达到快速有效地筛选创伤的病员的目的。院内评分现多采用含生理、解剖、年龄在内的综合性评分方法。

目前创伤评分的发展已得以重视并趋向于全面、准确、实用。这就需要以下三点：

（1）建立大型创伤资料数据库。

（2）开发计算机管理软件。

（3）综合评价病员的全面情况：包括既往慢性病史、院前时间、院前救治措施、创伤救治（手术方式）、创伤患者精神状态、个体的发育、营养状况等等。并且创伤评分要发展对创伤后生活质量的评估、预测。

第三节　多发伤救治

一、多发伤的定义

至今为止对多发伤尚未明确定义。广义地讲，机体同时遭受两个以上解剖部位的损伤都可称为多发伤。但是这个定义忽视了多发伤与复合伤的区别。不同组合的多发伤，伤势可以非常悬殊，这就失去了这个定义的意义。因此，目前多数学者对多发伤的定义是指，在同一机械致伤因素作用下机体同时或相继遭受两种以上解剖部位或器官的较严重的损伤，至少一处损伤危及生命或并发创伤性休克，称为多发伤。多发伤有较高的死亡率。对患者生命构成威胁，需要急诊处理。

二、多发伤的特点

多发伤损伤机制复杂，多在短期内导致机体内生理失衡、微循环紊乱及严重的缺氧等一系列危及组织细胞生存的循环和氧代谢障碍，使伤势更加严重。处理不当可能迅速危及伤员生命。

1. **损伤机制复杂**　同一患者可能有不同机制所致损伤同时存在，如一交通事故患者可由撞击、挤压等多种机制致伤，高处坠落可同时发生多个部位多种损伤。

2. **伤情重、变化快**　多发伤具有加重效应，总伤情重于各脏器伤相加。伤情发展迅速、变化快，需及时准确的判断与处理。

3. **生理紊乱严重**　由于多发伤伤情复杂，常累及多个重要脏器，可直接造成组织器官及功能损害。同时由于急性血容量减少，组织低灌注状态与缺氧等病理生理变化，多伴发一系列复杂的全身应激反应，以及脓毒症等引起组织器官的继发性损害，并互相影响。易发生休克、低氧血症、代谢性酸中毒、颅内压增高等，如果这些病理改变不能得到有效控制，可导致多器官功能障碍综合征。

4. **诊断困难、易漏诊误诊**　因多发伤患者损伤部位多、伤情复杂、伤势重、病史收集困难、增加诊断的难度很容易造成漏诊与误诊。患者可同时有开放性伤和闭合性伤；明显创伤和隐匿创伤；这些创伤可能互相掩盖以及各专科会诊时，医生的专业局限性只顾本科的局限性方面，缺少整体观念；在治疗中往往只注意发现主要的和显而易见的创伤，而对深在和隐蔽的症状与体征易被忽视；病情危重时，情况不允许作有关的辅助检查均是常见的漏诊原因。由于多发伤损伤两个部位以上，开放伤与闭合伤、明显外伤与隐蔽外伤并存，在同一解剖部位又可发生多处伤，加之外伤史不明，时间紧迫，临床医师的经验受限，因此容易发生漏诊。文献报道漏诊率达 11.2%~50%。漏诊的主要原因为：①未能按多发伤抢救程序进行重点检查；②专科医师满足于本专科的诊治，而未能进一步进行系统检查；

③被一些表面创伤或易于察觉的伤情左右，而忽视了隐蔽和深在的甚至更严重的创伤；④未能正确运用辅助检查；⑤某些症状和体征早期表现不明显而未被引起重视。

四肢骨关节伤并不危及生命，常被漏诊。脑挫伤、颅内小血肿早期表现不明显，易被漏诊，应短期复查 CT。胸部伤多出现呼吸循环障碍，早期即可被发现，但胸腹联合伤，交界处损伤易被忽视。腹部伤是最常见的漏诊、误诊部位，即使在剖腹探查中，术者满足于一、二处伤的发现，而导致腹膜后脏器如十二指肠、升降结肠损伤的漏诊。多发伤如漏诊胸、腹、腹膜后三腔内出血，往往失去抢救机会，应引起急诊医师的高度重视。

5. 处理顺序与原则的矛盾 严重多发伤常需要手术治疗，由于创伤的严重程度、部位和累及脏器不同，故对危及生命的创伤处理重点和先后次序不一样。有时几个部位的创伤都很严重，多个损伤需要处理，其先后顺序可能发生矛盾。不同性质的损伤处理原则不同，如颅脑伤合并内脏伤大出血，休克治疗与脱水治疗的矛盾，腹部创伤大出血合并休克，既要迅速扩容，恢复有效循环血量和组织灌注，又要立即手术控制出血，而且在手术控制大出血以前不能过快的输血，以防止引起加重出血和凝血功能障碍。

6. 并发症多 多发伤由于组织器官广泛损伤、破坏，失血量大，全身生理紊乱严重，容易发生各种并发症。因机体免疫、防御系统功能下降，容易导致严重感染和脓毒症。

三、多发伤的临床特征及诊断

1. 多发伤的临床特征 多发伤伤势严重，应激反应剧烈，伤情变化快，死亡率高，其严重度不仅是各专科损伤的简单相加，且具有自身的特点。

（1）创伤部位多、伤情复杂：多发伤的特点是同一机械致伤因素造成机体多部位的损伤。例如高速公路的快速发展使严重交通事故增多。患者遭受快速交通工具撞击后，同时合并多个部位和脏器的损伤，不同部位之间的损伤可以加重伤情，亦可相互掩盖造成假象。如伴有颅脑伤的伤员因意识障碍不能反映胸腹部损伤的症状体征，颅内压增高又可掩盖失血性休克时血压、脉搏的变化，呼吸的改变亦可与胸部损伤相混淆。失血性休克时证实血胸并不能排除腹内脏器损伤，胸腹联合伤时，胸穿有血亦可能来自腹内实质脏器损伤，同样腹穿有血亦有可能来自胸腔经膈肌破口流入腹腔。深

而隐匿的闭合性损伤缺乏典型的临床表现，早期难以从检查中引出阳性体征。

（2）生理紊乱严重、并发症多：由于损伤部位多、涉及范围广，每一部位的伤情都较重，创伤反应强烈、持久，加上失血多，体液丢失多，休克发生率高，严重多发伤常在早期死于失血性休克。如果伤员度过休克关，由于伤后血容量急剧减少，组织出现低灌流状态，如不能及时纠正，或纠正措施不利，持续的低灌注和缺血再灌注损伤可加重组织缺氧，造成代谢失衡、水电介质平衡紊乱等改变。

（3）严重低氧血症：多发伤早期低氧血症发生率很高，可高达 90%，尤其颅脑伤、胸部伤伴有休克或昏迷者，PaO_2 可降至 30～40mmHg。多发伤早期低氧血症根据临床特征可分为两型：一是呼吸困难型，患者缺氧明显，呼吸极度困难，辅助呼吸肌收缩明显，此型呼吸困难是由于气体交换障碍引起；二是隐蔽型，患者临床缺氧体征不明显，仅表现为烦躁不安，呼吸增快，但无呼吸困难表现，此型呼吸困难是由于循环障碍全身氧供不足，脑缺氧而引起，随着休克的纠正 PaO_2 可上升。如忽视，伤员很快会发生呼吸停止。

（4）高代谢状态：创伤后高代谢是机体在遭受创伤、大手术和大出血等情况下发生的一种应激性反应。多发伤后代谢的改变主要是由于失血性休克及创伤应激引起的。经过充分复苏抗休克治疗后，循环相对稳定，但器官内微循环有可能由于循环血液的重新分配而存在灌注不足，若病情继续发展，则在伤后会出现高代谢反应，可持续 14～21 天。高代谢反应包括心血管和代谢的变化，一般表现为心率加快，心排血量增加，外周循环阻力下降，血中白细胞增加，静息能耗增加，氧耗量增加，糖类、脂类和外周氨基酸的利用增加，糖代谢紊乱，糖原分解、脂肪动员，血糖升高；肌肉蛋白严重分解，尿氮丢失，血尿素氮升高，负氮平衡显著；血浆中游离脂肪酸和游离氨基酸浓度升高而进行分解。

（5）免疫功能抑制，易继发感染：机体遭受严重创伤后，破坏的组织激活血管活性介质及活性裂解产物，导致异常炎性反应，抑制免疫功能，尤其是细胞免疫功能。主要表现在创伤早期外周血中出现大量幼稚型单核细胞，巨噬细胞趋化性、吞噬功能、杀菌活性及廓清能力明显下降，中性粒细胞呼吸暴发功能下降，B 淋巴细胞合成抗体及 T 淋巴细胞刺激转化功能受到抑制。近年研究证明，创伤早期继发感染来源于肠腔。正常肠道内寄生着厌

氧菌及革兰阴性菌和革兰阳性菌构成肠道微生物，由于严重创伤后出血性休克引起肠黏膜缺血水肿，局部坏死，肠道机械屏障遭到破坏，肠道通透性增高及免疫功能抑制，肠道内细菌穿过肠黏膜上皮细胞或间隙进入固有层，侵入淋巴、血流并扩散至全身，这个过程叫"细菌移位"。肠源性感染多为两种以上的细菌混合感染。

（6）易发生多器官功能衰竭：以往认为，严重创伤后机体会发生免疫抑制，现已证明，创伤后机体免疫呈双向改变。一方面，由于血清免疫抑制性细胞活性增高，使吞噬细胞趋化、杀菌能力减弱、IL-2 合成降低，细胞免疫功能受损，造成抗感染和免疫能力低下；另一方面，创伤又可使大量炎症介质释放，使机体出现过度的炎性反应，诱发全身炎症反应综合征（SIRS）与代偿性抗炎反应综合征（CRAS），两者斗争的结果或者趋向康复，或者启动炎症反应综合征 - 多器官功能不全综合征（MODS）- 多器官功能衰竭（MOF）这一反应链。多发伤患者为什么容易并发 MOF？这是近年来急危重病医学研究的一个热点。许多研究证实，严重创伤后机体免疫功能发生紊乱，多种细胞因子和炎性介质如 IL-1、IL-2、IL-6、IL-8、IL-10、肿瘤坏死因子（TNF）、血小板活化因子（PAF）、氧自由基、白三烯、血栓素、前列腺素等在 SIRS 中起着重要作用。大量炎性介质和细胞因子使机体的凝血机制、白细胞活化与黏附机制以及凋亡机制均发生激活，构成了 SIRS 向 MODS 乃至 MOF 发展的病理基础。

2. **诊断技术与实验室检查** 多发伤患者经过初次评估，医师对患者的全身情况和主要损伤有了较全面的了解。在情况紧急时，医师可以直接根据评价结果决定确定性治疗方案。在伤情允许时，可以选择辅助性诊断技术。如临床穿刺、诊断性腹腔灌洗、X 线、B 超、CT、MRI、血管造影、内镜技术均对多发伤的进一步确诊提供了非常重要的资料。选择辅助诊断技术应考虑患者的全身情况及诊断技术对治疗决策的影响。

（1）穿刺：简单、快速、经济、安全，准确率达90%，可反复进行。临床有时可出现假阳性、假阴性。对腹膜外血肿准确性差。可作为胸腹创伤首选方法。

（2）诊断性腹腔灌洗：简单、方便，可在床边进行，阳性率达 95%，可反复进行。可有假阳性，腹膜外血肿准确性差，可造成医源性损伤。用于腹部创伤。

（3）X 线：简单、方便，无创，费用低。有些部

位准确性不高，孕妇应用有潜在危害。为骨关节伤的首选方法，也常用于其他部位伤。

（4）B 超：简单、方便，可在床边进行，可反复进行。对腹腔积血、实质性脏器损伤和心脏压塞准确性高。空腔脏器和腹膜后损伤准确性差。主要用于腹部创伤。

（5）CT：实质性脏器损伤可以定性，血肿准确性高。颅脑、胸腹创伤意义较大。但费用高，费时。用于血流动力学稳定患者。

（6）MRI：多角度、多层面成像，软组织分辨率极高。但操作复杂，费用高，金属异物影响检查。主要用于脑脊髓伤。

（7）血管造影：可以同时进行诊断和治疗，能够判定出血来源。但费用昂贵，费时。在特定情况下有意义，用于腹部盆腔创伤。

（8）内镜技术：可以同时进行诊断和治疗。费用昂贵，费时。在特定情况下有意义，用于胸腹创伤。

3. **多发伤的再评估** 多发伤是一种变幻莫测的动态损伤。某些隐蔽的深部损伤初期未能表现出来，发生继发性损伤及并发症。因此，初期全身检查得出的结论是不全面的，必须进行动态观察。再评估的重点：腹膜后脏器损伤，如十二指肠破裂、胰腺损伤，隐性大出血，继发颅内、胸内、腹内出血等。

四、多发伤的救治原则

1. **生命支持** 在急诊抢救室对多发伤伤员首先进行生命支持，由一组训练有素和协调一致的医护人员进行诊治。

（1）呼吸道管理：口鼻、咽、喉、气管等为呼吸时气体进出的通路。颅脑损伤后昏迷，舌根可下坠堵住喉的入口；颈部、面颊部伤；血凝块和移位肿胀的软组织可堵塞气道；喉或气管的软骨骨折可引起气道狭窄；痰、呕吐物、泥土、假牙可阻塞气道。上述情况均可导致窒息，如不及时解除，会立即致死。因此，急救时应迅速除去堵塞气道的各种因素，保持气道通畅。昏迷患者可放置口咽通气管，紧急情况下可先行环甲膜穿刺术，然后行气管切开术。在急诊科，建立人工气道最可靠的方法是气管插管，它能完全控制气道、防止误吸、保证供氧及便于给药。

（2）心肺脑复苏：详见心肺脑复苏一章。对多发伤患者如伴有胸骨骨折、多发肋骨骨折、血气胸、心脏压塞、心肌破裂，可开胸行胸内心脏挤压。

（3）抗休克治疗：多发伤患者到急诊科时大多伴有低血容量性休克。应根据血压、脉搏、皮温、面色判断休克程度，并控制外出血。迅速建立两条以上静脉通路，可行深静脉穿刺置管术，便于输液和监测。立即用乳酸林格液或 5% 葡萄糖生理盐液 1000～2000ml 在 15～20 分钟内输完。小剂量高张液（7.5% 氯化钠 200ml）能迅速扩张血浆容量，直接扩张血管，改善心血管功能，在休克早期有较好的复苏效果。输全血是抗休克最好的胶体液，可提供红细胞、白细胞、白蛋白及其他血浆蛋白和抗体。其他胶体液如血浆、白蛋白、右旋糖酐等均可使用。晶胶比例一般为 2:1，严重大出血时可为 1:1。当血容量基本补足后可使用血管活性药，扩张小动、静脉，降低外周阻力，可用小剂量多巴胺 <10μg/（kg•min）或酚妥拉明等。如休克时间较长，可使用小剂量碱性药物（5% $NaHCO_3$）。

2. 急救　多发伤治疗与诊断同时进行，不可等诊断结束后才开始治疗。严重多发伤威胁患者生命的主要是失血和颅脑损伤。以颅脑损伤为主的患者则应首先输入甘露醇溶液以降低颅压，然后再进行各相检查。以失血为主的患者，如实质性脏器破裂、血管损伤、骨盆或长骨骨折等，要立即快速输液。将各部位的创伤视为一个整体，根据伤情的需要从全局的观点制定抢救措施、手术顺序及器官功能的监测与支持，切不可将各部位的损伤孤立地隔离开来。因此，需成立一个由急诊科牵头、全院范围内的创伤中心，负责多发伤的全过程的抢救和治疗。

3. 进一步处理　多发伤患者在得到初步的复苏和生命支持后，生命体征相对趋于平稳，可进行进一步的检查，并根据检查结果进行相应的处理。但需注意的是，有小部分多发伤患者，创伤特别严重，即使在快速输液输血的前提下，生命体征仍持续恶化，或快速输液输血，血压可相对稳定，但输液速度放慢，血压便不能维持，此时应当机立断，在急诊科进行手术探查止血，以争取时间，尽可能挽救生命。

4. 多发伤的手术处理顺序及一期手术治疗　多发伤患者一般具有两个以上需要手术的部位，顺序选择合理与否是抢救成功的关键。应成立一个创伤抢救小组，由高年资急诊科医师或创伤外科医师组织协调脑外科、心胸外科、普外科、骨科等专科医师，根据对患者生命威胁程度决定手术顺序。

（1）颅脑伴有其他脏器损伤：双重型：分组同时进行，以免延误抢救时机；颅脑伤重、合并伤轻：先颅脑伤，合并伤简单处理；合并伤重、颅脑伤轻：积极先治疗合并伤，颅脑伤暂保守治疗。

（2）胸腹联合伤：可同台分组行剖胸及剖腹探查术。多数情况下，胸腔内虽无大出血，但有肺组织损伤及漏气，可先作胸腔闭式引流，再行剖腹探查术。

（3）腹部伤伴其他脏器伤：腹腔内实质性脏器及大血管伤，优先抗休克同时进行剖腹手术；伴有躯干其他部位损伤，只要这些伤不危及生命，应先处理腹部伤。

（4）四肢开放性骨折：需急诊手术处理，但须在剖腹剖胸术结束时进行，闭合性骨折可择期处理。

（5）头、胸、腹内脏损伤伴四肢骨折：在对头、胸、腹危及生命的损伤优先处理的原则下，当前认为越是严重的多发伤，越应争取时间尽早施行骨折复位及内固定术。

多发伤抢救手术的原则是在充分复苏的前提下，用最简单的手术方式，最快的速度修补损伤的脏器，减轻伤员的负担，降低手术危险性，挽救伤员生命。

5. 损伤控制外科　损伤控制（damage control）一词最早源于美国海军，意思是指一艘轮船承受损害和维持完整性的能力。损伤控制的概念是指外科用来控制的手段方法而不是实行确定性的损伤修复。"损伤控制外科（damage control surgery, DCS）"这一概念的提出是由于美国在 19 世纪 80 年代腹部穿透性创伤患者的增加。1983 年，Stone 等对 17 例严重创伤者采用早期简化手术、复苏和再次确定性手术，结果 12 例存活，而对照组 14 例患者采用常规血液置换、详尽手术、关闭腹腔并行引流的患者中仅存活了 1 例。因此，认为创伤早期施行简单的外科手术进行损伤控制，可以挽救原来认为不可挽救的危重患者，并提出了损伤控制外科的概念。

据国内外大量急救资料统计表明，严重创伤患者主要死因是：颅脑伤、难以控制的大出血所致不可逆转的持续性休克、休克后 MODS。严重多发伤伤情复杂，患者生理功能耗竭严重：严重多发伤对全身各系统功能产生严重的损害，特别对生命支持系统构成巨大威胁；到达急诊科时患者处于生理功能耗竭状态。这些严重创伤患者代谢耗竭需要施行有限度、简化有效的 DCS，以改善其基础生理潜能，为确定性手术创造条件。人们在严重多发伤救治时开始主动实施分期手术，并逐步建立了 DCS 的 3 阶段原则：初始简单手术、复苏和确定性手术。损伤控制外科的合理应用已经有效地降低了严重创伤患者的病死率。损伤控制外科理论的形成与临床应用是创伤外科发展过程中的一个飞跃。早期行简单控制手术，随后 ICU 复苏与有计划的再次确定性手术是其核心内容，成功 DCS 的实施是整体化治疗的关键。相信随着医学技术的发展和进步，损伤控制外科将赋予越来越丰富的内涵，在急诊创伤救治中发挥重要的作用。

6. 营养支持 创伤后机体处于高代谢状态，能量消耗增加，大量蛋白质分解，负氮平衡，如不能及时纠正，患者易发生感染和多器官功能衰竭。因此，创伤后的营养支持是一个非常重要的问题。一般来讲，消化道功能正常者，以口服为主；昏迷患者或不愿进食的患者，可用鼻饲或造瘘；不能从消化道进食者，可采用短期全胃肠外营养。

7. 防止感染 多发伤感染的渠道是多方面的，既可以来源于开放的创口，也可以来自各种导管使用消毒不当造成的院内感染，还来自肠道的细菌移位、长期使用广谱抗生素发生二重感染。而感染是 SIRS 发展为 MODS、MOF 的重要因素，是创伤后期死亡最主要原因，因此，感染的防治是降低多发伤死亡率的一个重要环节。①彻底清创：对于开放性创口，关键在于早期彻底清创，这是任何抗生素都无法替代的。清创是应彻底去除异物、坏死组织，逐层缝合，消灭死腔，较深的创口应留置引流管。②预防院内感染：多发伤患者留置的导管比较多，如导尿管、引流管、深静脉置管、气管插管等，护理是应注意定期消毒、无菌操作，完善消毒隔离制度，增强医务人员的无菌观念。③合理应用抗菌药物：目前抗生素滥用的情况比较普遍，尤其在 ICU 内，二重感染、耐药菌感染、真菌感染的情况比较严重，合理使用抗生素的重要性日益突出。要根据培养结果及药敏情况合理选择针对性的抗生素。

8. 并发症的治疗 多发伤患者由于休克和感染易发生多器官功能衰竭。多器官功能衰竭一旦发生，死亡率极高，关键在于预防。早期进行抗休克及防止感染可预防多器官功能衰竭的发生，发生后应积极支持已衰竭的器官，阻断炎症介质，尽量减少衰竭器官的数目。

第四节 复合伤的救治

复合伤是指两种或两种以上致伤因素同时或短时间内相继作用于人体所造成的损伤。复合伤的特点是经常出现各伤之间明显的相互加重作用。复合伤是最难急救的伤类，其核心问题是难以诊断，难以把握救治时机。

一、基本特点

（一）致伤因素多，伤情复杂

复合伤是由两种或两种以上致伤因素作用于人体造成的损伤。这种复合，不应理解为是两种因素致伤效应的总和，而往往是两种因素之间具有相互加强与扩增效应，它所造成的机体病理生理紊乱常较多发伤和多部位伤更加严重而复杂。复合伤涉及多个部位和多个脏器，因此损伤范围广，伤后引起的全身和局部性的创伤反应也较强烈、持久。由于创伤广泛，失血和体液丢失也相应增多，休克发生率高。多个脏器损伤引起的病理生理学和血流动力学可以相互影响和叠加，因此，机体变化更为复杂。伤后早期死亡的主要原因是窒息、严重脑干伤和大出血休克等，后期多因严重感染、ARDS 及 MOF 等。

（二）并发症多，死亡率高

严重的复合伤伤员常死于致伤现场，即使部分伤员能渡过早期的休克等难关，往往后期又死于严重的并发症，包括严重感染与 MOF 等。目前尚缺乏有关复合伤死亡率的详细报告。根据研究，导致复合伤并发症多、死亡率高的原因有以下几方面：一是休克加重，当机体机械性创伤复合烧伤时，体液丧失比单纯烧伤或创伤要增加 1~2 倍，这样会进一步加重机体的休克程度。二是感染途径多样化，开放性创伤复合烧伤，感染不仅来自于体表创面，而且也可以来自肠道。肠源性感染造成的脏器功能损伤与衰竭不仅死亡率高，诊断也十分困难。第三是局部与全身抵抗力更为低下。

（三）判断困难，易漏诊、误诊

复合伤由于致伤因素复杂与多样，给临床诊断特别是创伤早期的确诊带来许多困难。与单一因素致伤不同，复合伤是多种致伤因素同时或相继作用于人体后所造成综合效应的结果，因此常表现出伤情的多样性与变化的复杂性。特别在烧冲复合伤或机械性创伤复合冲击伤时，热力因素造成的体表烧伤或机械力所造成的组织损伤（如骨折，大出血等）显而易见，但同时发生的机体冲击伤则往往被人们所忽略，极易造成漏诊与误诊。原因可能有：①病史收集困难，大多数病情危重，主诉收集较难，也不易得到完整的病史资料，有些深在的和隐蔽的症状和体征易被忽视，医务人员易为一些表面现象所蒙蔽，而对重要脏器的损伤发生漏诊；②最易误诊和漏诊的是早期缺乏典型临床症状的空腔脏器伤，专科医师会诊时，仅注意和重视了本专科的体征和情况，而缺乏全面和整体观念；③缺乏对复合伤、火器伤的创伤弹道学知识，对远离伤道和远离部位损伤的组织缺乏认识等；④临床表现复杂，受累脏器多，一组 101 例气浪弹伤情调查表明，伤员中复合伤为 67 例，占 66.3%，其中仅烧伤复合冲击伤（爆震伤）就占 40 例。在治疗中由于早期仅注意了显而易见的体表烧伤和弹片伤，而对部分伤员同时复合的肺与脑部等冲击伤未能发现，经过一段时间后经进一步体检及其他有关检查才得以确诊，因此，在初诊时详细询问致伤现场情况十分必要，如系由爆炸事故致伤，应特别注意爆炸物的种类、伤员离爆心的大致距离以及伤后的自觉症状等，再加上详细的体检与观察，这样可以减少漏诊误诊发生。

（四）救治困难与矛盾

复合伤治疗中最大的困难是难以处理好由于不同致伤因素带来的救治困难和矛盾。就烧冲复合伤而言，烧伤的病理生理特点是无论烧伤的深浅和创面大小，伤后迅速发生的变化是液体渗出而造成体液损失，当烧伤面积较大时（成人烧伤面积在 15% 以上），造成有效循环血容量下降，进而引起血流动力学改变而发生休克。因此，在烧伤的早期，迅速补液是防治休克的重要原则与措施之一。但在冲击伤，特别是胸部冲击伤，主要的靶器官为肺。冲击性肺损伤的主要改变为肺泡破裂、肺泡内出血、肺水肿以及肺气肿等，治疗原则上输液要特别慎重。因此，如何处理好治疗烧伤的迅速输液与治疗肺冲击伤慎重输液的矛盾是治疗烧冲复合伤的关键。根据经验，一般的原则是首先抓住主要矛盾，即区别复合伤是以烧伤为主还是以冲击伤为主，在治疗主要致伤因子所致损伤的同时，采用综合疗法治疗复合伤。即使在严重的烧冲复合伤，除抢救生命外，输液原则上应少输、慢输，补充的液体最好和丢失的液体成分相似，尽量避免输入大量电解质。

在有放射损伤的复合伤时，原则上一切手术治疗应在放射病极期来临之前施行。放射损伤极期不单抗感染能力大为降低，而且愈合也受到阻碍。

二、初期急救原则和抢救程序

复合伤的伤员初期的现场急救十分重要，医护人员迅速赶到现场进行有效的基础复合伤生命支持（BTLS）并把患者及时转运到技术条件相对较强的医院，这样可大大提高抢救成功率。据报道严重复合伤患者 50% 死于创伤现场，30% 死于创伤早期，20% 死于创伤后期并发症。因此要加强现场急救工作，重视伤后 1 小时的黄金抢救时间，使伤员在尽可能短的时间内获得最确切的救治。

（一）复合伤伤员急救现场和运送途中应注意的问题

（1）迅速而安全地使伤员离开现场，避免再度受伤和继发性损伤。

（2）维护呼吸道通畅，立即用手或吸引器将堵塞在咽部、口腔内的血分泌物等抠出和吸引干净，有舌下坠的昏迷患者应将舌向外拉出，将头转向一侧，以维持呼吸道通畅。昏迷患者转运时，采伤侧卧位。

（3）心搏和呼吸骤停时，立即行心肺复苏术。

（4）对连枷胸患者，立即予以加压包扎，纠正反常呼吸。开放性气胸应用大块敷料密封胸壁创口，严密包扎。张力性气胸用针排气。

（5）要求医生需准确判断伤情，迅速而正确地能按轻重缓急优先处理危急损伤。四肢伤易于发现，检查重点应放在头、胸、腹、脊柱和骨盆部。妥善应用有效的诊断技术，如对疑有心脏压塞者，可在左第四、五肋间，腋前线处行心包穿刺可明确诊断，又能紧急减压，又如疑有血胸、气胸者，可行胸腔穿刺引流术，腹内脏器损伤者，腹腔穿刺或腹腔灌洗诊断的准确率可高达 95%。

（6）控制外出血，出血处加压包扎，抬高出血处。遇有因肢体大血管撕裂要上止血带，但要定时放松，以免肢体坏死。

（7）开放骨折用无菌敷料包扎，闭合骨折用夹板或就地取材进行制动，减轻并防止进一步损伤。

（8）适量给予止痛、镇静剂，有颅脑伤或呼吸功能不良者，禁用吗啡、哌替啶。

（9）要了解伤因和暴力情况，受伤时间，受伤时伤员的体位、姿势，神志等，为今后的医疗提供第一手资料。

（10）搬运过程中，要保持呼吸道通畅和确当的体位，以免加重损伤。对吸氧、输液、人工控制呼吸和体外心脏按压等要保持持续性。

（二）复合伤伤员入院后的抢救程序

1. **应快速初步评定伤情，确定分类**　重症患者入院后，应快速初步评定伤情，确定分类，组织专科抢救。首先保证生命安全，考虑减少伤残，并注意防治并发症。

2. 迅速抗休克及纠正脑疝 患者病死率与损伤的严重度评分有关,与休克的发生密切相关,与休克复苏的时间有关。患者伤后早期死于创伤失血性休克,因此严重复合伤早期死亡的主要原因为休克和脑疝等,早期积极地抗休克及纠正脑疝治疗是抢救成功的关键。抗休克的重要措施为立即开辟通畅的输液通道。迅速建立两条以上静脉通道,进行扩容、输血及足够的氧气吸入,复合伤者伤后,早期失血性休克的主要原因为腹腔实质脏器破裂或胸腔内大出血,因此应在积极抗休克的同时果断手术,剖胸或剖腹探查以紧急控制来势凶猛的部位伤。早期降颅压纠正脑疝的主要措施仍为20%甘露醇快速静脉滴注,可同时加用利尿剂。早期大剂量的地塞米松及人体白蛋白应用可减轻脑水肿,但需积极术前准备尽快手术清除颅内血肿。挫裂伤灶或施行各种减压手术才是抢救重型颅脑损伤、脑疝的根本措施。但在颅脑损伤合并出血性休克时就会出现治疗上的矛盾,应遵循:先抗休克治疗,后用脱水剂;早期避免大量晶体输入,使用全血、血浆、低分子右旋糖酐等胶体溶液,既可以扩容纠正休克,又不至于加重脑水肿。

3. 判断要迅速、准确、全面 复合伤患者病情危重,首先要给予有效的生命支持,应迅速、全面地询问病史及查体。通常是边抢救,边检查和问病史,然后再抢救、再检查以减漏诊。诊断有疑问者在病情平稳时可借助一定的辅助检查(B超、X线、CT等)获得全面诊断。但复合伤患者由于伤情复杂、症状相互掩盖而容易漏诊,以致延误了抢救患者的最佳时机。要注意以下几点:①重型颅脑损伤患者是否合并休克,颈椎损伤;②严重腹部挤压伤是否合并膈肌破裂;③骨盆骨折注意有无盆腔或腹腔内脏器损伤;④严重胸部外伤是否合并心脏伤;⑤下胸部损伤注意有无肝脾破裂等;⑥特别在烧冲复合伤或机械性创伤复合冲击伤时,热力因素造成的体表烧伤或机械力所造成的组织损伤(如骨折,大出血等)显而易见,但同时发生的机体冲击伤则往往被人们所忽略,应引起重视。复合伤的诊断不但应明确损伤累及部位,还应确定部位的损伤是否直接危及患者的生命,需优先处理,从全局观点制定抢救措施和手术顺序。其救治顺序应为心胸部外伤 - 腹部外伤 - 颅脑损伤 - 四肢、脊柱损伤等。

4. 合理选用麻醉 复合伤急诊救治的水准,从一定的意义上来说可代表一个国家发达的水平。我们必须为抢救更多严重复合伤患者的生命而努力。①复合伤患者对清醒经鼻插管(静脉合用必要的镇静剂)耐受性好,熟练者能迅速完成,尤适用于颈椎损伤和术后需长期置管者,且能有效防止反流发生。②选用静脉复合麻醉,并做好术中的监测,保证血流动力学及其他生理指标的稳定,注意早期防治可能发生的并发症。③有条件者术后可不做催醒,减轻患者应激反应程度及减少患者镇静剂用量,有利于平稳恢复。④复合伤病情复杂、病死率高,大部分需紧急手术处理。因而恰当的麻醉处理是复合伤成功救治中的重要环节。⑤麻醉的实施:复合伤患者施行控制气道的全身麻醉比较安全。气管插管:有快速气管插管和清醒插管两种,能防止误吸的发生。由于复合伤患者反应性差,采用1%~2%地卡因环甲膜穿刺加咽腔表面麻醉的清醒气管插管,患者能很好地耐受(紧张者可应用地西泮、芬太尼)。尤其是清醒经鼻气管插管,熟练者能迅速完成,对有颈椎损伤或需长期置管者更合适。⑥对合并颅脑伤者为避免挣扎引起颅内压升高宜行快速气管插管,但对估计插管困难者不合适,对此类患者经口插管失败者行喉镜明视、弯钳帮助下经鼻插管很快完成。⑦麻醉药物选择:氯胺酮有兴奋心血管效应,但也有研究表明能抑制心肌,尤其在大剂量或严重低血容量时,且会增高颅内压而不适用于合并颅脑伤者。神经安定麻醉和普鲁卡因复合麻醉仍是常用的方法,可在此基础上辅以低浓度的异氟醚、安氟醚吸入而对心血管系统抑制小。肌松剂中司可林在广泛组织挫伤时有加重高血钾的危险而慎用,非去极化型中维库溴铵、阿曲可宁可选用。⑧术中监测和早期防治各种并发症。对严重多发伤患者我们尽量作有创测压和留置深静脉导管,以及时准确地反映血流动力学变化,条件允许者插入 Swan-Ganz 导管可更好地指导液体复苏,患者全部行辅助、控制通气,行 ICU 监测。严重复合伤后并发 ARF、ARDS、MODS 的机会较高,且死亡率也较无并发症者高。因而必须重视预防工作等。

5. 复合伤的手术治疗 复合伤患者需手术治疗时,但由于病情危重复杂,因此严格选择手术适应证,合理安排手术的先后顺序,应遵循首先控制对生命威胁最大的创伤的原则来决定手术的先后。一般是按照紧急手术(心脏及大血管破裂)、急性手术(腹内脏器破裂、腹膜外血肿、开放骨折)和择期手术(四肢闭合骨折)的顺序,但如果同时都属急性时,先是颅脑手术,然后是胸腹盆腔脏器手术,最后为四肢、脊柱手术等。提倡急诊室内手术,在急诊急救的条件下,尽早尽快地采取一系列彻底有效的手术处理措施，能从根本上解除各种严重危及创伤患者生命支持系统功能的病理生理过程，是高级创伤生命支持的组成部分。对于严重复合伤患者来说时间就是生命，如心脏大血管损伤，手术越快越好，如转送到病房手术室，许多患者将死在运送过程中。手术要求迅速有效，首先抢救生命，其次是保护功能。因此要加强急诊外科力量，开展急诊创伤救治，这样可降低复合伤患者的死亡率，提高治愈率。

6. **相关科室的组织协调** 严重复合伤的救治往往不能单靠急诊科，需要各有关科室，各专业组，麻醉科、放射科等的大力配合，因此要搞好组织协作，树立抢救中的整体观念，防止发生相互推诿而耽误了抢救患者的最佳时机。另外，医院还应成立由外科各专业组、麻醉科等各相关科室组成的复合伤抢救组，以随时支援突发的大型紧急灾难性事故。

7. **ARDS 及 MOF 防治** ARDS 及 MOF 是复合伤患者创伤后期死亡的主要原因。严重创伤后 ARDS 的发生与创伤严重程度、损伤脏器多少及机体病理改变密切相关，另外一些脏器损伤会增加 ARDS 的发生率，尤其是肺损伤和脑损伤，其次为肝脾损伤、骨盆和长骨骨折等。大多数医学家认为 ARDS 是引起 MOF 的主要原因。注意早期保护重要器官功能、给予有效器官功能支持是防止 MOF 发生的重要措施。因此对 ARDS 及 MOF 的早期防治应注意以下几点：①迅速有效地抗休克治疗，改善组织低灌注状态，注意扩容中的晶胶比例，快速输液时注意肺功能检测，复合伤患者伴肺挫伤者尤为重要应尽快输入新鲜血；②早期进行呼吸机机械通气，改善氧供给，防止肺部感染；采取呼气末正压通气（PEEP）是治疗 ARDS 的有效方法；③注意尿量监测、保护肾脏功能，慎用对肾功能有损害的药物；④注意胃肠功能监测，早期行胃肠内营养；⑤及时手术治疗，手术力求简洁有效，既减少遗漏又要减少手术创伤；⑥早期大剂量激素及合理应用抗生素；⑦增强人民群众的急救意识，广泛普及 CPR 现场抢救技术，以及新闻媒介的广泛宣传，以便提高全社会人民自救、互救的知识和能力。一般呼救救护车抵达现场平均约需 15 分钟，在这段时间内能得到妥善处理，这将提高抢救的成功率；通信、运输、医疗是院前的三大要素，必须充分发挥各个因素的功能与作用。

（刘保池）

第九章　急诊医学与突发公共事件的紧急救援

第一节　院前急救

一、院前急救的起源、现状与发展

"院前急救"是泛指所有伤病员在抵达医院之前，由目击者或专业人员对其进行的各种紧急医疗救治活动，也称为现场急救。具体的救护措施，遵循着一些基本的急救原则，如检伤分类、现场处置、快速转运等；具体的救护方法，包含着一些基本的救护技术，如复苏、止血、包扎、固定、搬运等。因此说，院前急救是各类灾害事故、突发急症与意外伤害等开展紧急处置的首要环节和前沿阵地；也是后续进一步生命救治的前提与基础。

急救医疗既古老又年轻。在我国，2000多年前的《黄帝内经》里就明确记载着迄今为止可称为最古老而简明的"急救原则"，即"上工救其萌芽，下工救其已成"。这体现出早期救治、快速救治的古代观点，与当今的急救理念完全吻合。时至汉代，蔡邕对"创伤"、"骨折"等基本概念，首次进行了古朴而明晰的专业定义，称为"皮曰伤，肉曰创，骨曰折，骨肉皆绝曰断"。这十分有利于古时进行现场的"伤情检视"及医者们的"甄别判断"。到晋代，我国首部"急救手册"《肘后备急方》于341年面世，书中首次分别记载了"芦管插入口咽通气"、"指压'人中'穴救治卒中"、"竹夹板固定骨折"、"倒水法救治淹溺"等许多现场急救的古代简易技术。至唐末，"金疮医"与"折伤医"等专司战伤现场救护的医者队伍不断壮大，产生了"军医"的早期雏形。到明朝，"嘴对嘴打气"（即如今的"口对口呼吸"）救治自缢的人工复苏方法，已能够在文学作品里见到详细描述。至清代，已经有多部急救专著问世（如1673年的《急救危症简便验方》、1803年的《急救广生集》等）。

在国外，现代院前急救也有200多年的历史。其形成可以追溯到1792年由拿破仑的私人医生Larrey提出的"飞跑救护车（flying ambulances）"（即

马车），将医生或医用物资运送到战场，并转运伤兵离开前线。1865年，纽约市出现了第一个提供急救服务的单位，即位于曼哈顿南部中街的贝尔维尤医院分院。1870年贝尔维尤医院用5辆马车开始新的急救服务，当年就应诊了1812人次。至1929年纽约全市共有45辆急救车提供急救服务，这可称为现代院前急救的开端。美国急救专业人员科学、规范的院前急救起源于20世纪50年代，参与急救的人员有急救医师、急救技术人员和急诊科护士。进入20世纪60年代以后，世界各国特别是欧美等发达国家，已对急救医学十分重视。1966年美国心脏协会提倡在公众中普及心肺复苏初步救生术，1968年美国成立了急诊医师协会，1972年美国国会颁布加强急救工作法案，1979年9月急救医学被正式确定为美国第23门医学独立学科、并成为美国各医学院校医科学生的必修课程。法国于1986年开始逐渐建立院前急救系统，即紧急救援系统（SAMU），是以医师为主的急救医疗服务，其参加院前急救的人员有医生或助理医师、护士、驾驶员。自20世纪70年代以来，空中急救事业发展迅速，使紧急医疗救援工作达到高效的运作，这其中以德国的空中急救工作最为突出。全德国目前已有36个直升救护机站基地，执行50～70km半径的急救任务，几乎覆盖了其近95%的领空。医务人员于5～20分钟可抵达灾害或事故现场，20～45分钟将伤病员送到医院，空中救援已成为日常院前急救的重要力量。

新中国的急救医疗起步于50年代，当时参照前苏联的模式在一些大中城市建立了急救站。但60～70年代发展缓慢。1980年10月，卫生部颁发了建国后首个有关急救医疗的正式文件《关于加强城市急救工作的意见》，推动了国内急救领域的相关工作进程。80年代初，各大城市相继建立了急救中心。院前急救在原来的基础上得到了相应改善，并开始筹建和完善城市急救网络。《中国急救医学》杂志也于1981年创刊。1984年6月，卫生部下发了《医院急诊科室建设的通知》；1986年卫生

部与邮电部联合颁文，明确全国各地急救中心（站）使用的急救电话号码，统一为"120"；1987 年成立的中华医学会急诊医学分会院前急救专业学组，是我国院前急救领域的一大标志。2002 年 4 月，中国医院协会急救中心（站）管理分会成立，这又使我国院前急救医学的发展揭开了新的一页。

如今，全球范围的院前急救医疗体系发展迅猛。各种新型诊疗技术也在院前急救中得以开展应用，如早期 B 超检查、现场多功能监护等已作为急救车的车载医用设备逐步推广。而随着各种出血性急性病症与创伤的不断增多，在急救医学中早期施行介入治疗也已经成为急救热点之一。尤其介入手术具有快速、简单、微创、有效等优点，在急救中的应用可谓"立竿见影"。总之，现代院前急救医学已经步入了正规发展的快速轨道。

随着人类社会进步与自然环境变迁，一方面广大民众的健康意识、急救需求不断提高；另一方面各种重大自然灾害、严重意外事故、突发紧急病症等应急状况也日益增多。因此，树立急救意识，普及急救知识已逐渐成为全球民众的共识。院前急救的社会价值与重要意义也越来越深入人心。

二、院前急救的社会责任与公益性

社会责任与公益性是院前急救的根本，它体现在以下几个方面：

首先，院前急救是城市文明的标志。一个城市的兴旺发达、文明程度与这个城市的综合实力有关。而一个城市的院前急救水平的高低，又直接反映出这个城市应急能力的强弱、投资环境的优劣。院前急救工作在城市规划、城市建设、城市的正常运转以及城市应急等方面，都有着任何组织和机构替代不了的关键作用。故完全可以说一个文明城市离不开院前急救的正常高效运行。

其次，院前急救是人民政府的形象。院前急救是行使政府职能的专业急救服务，属于公共卫生行业范畴。它直接向老百姓提供方便，快捷，优质，有效的院前急救服务。在国外，很多国家的院前急救都是由政府向市民提供的免费服务。

第三，院前急救是卫生系统的重要窗口。卫生系统承担着救死扶伤、治病救人、疾病控制、卫生监督等诸多职能，和老百姓的生活、健康、生老病死息息相关。院前急救是处在民众最需要救助的第一现场，社会大众对院前急救的质量与服务的亲身感受，常常是与卫生系统和人民政府的评价直接联系在一起的。

最后，院前急救是应对突发公共事件的重要救治力量。人类进入 21 世纪后，各种自然灾害事件、人为灾难事件、突发公共卫生事件、恐怖袭击事件等均不断发生且日益增多。如何有效应对这些突发事件，是各级各类政府面临的突出难题之一，而其中"救人"肯定是首要抢救任务。院前急救专业机构作为政府应对突发公共事件的主要现场救治力量，其作用和价值是不可替代的。

三、国内外的院前急救模式比较

在国内，目前院前急救管理模式主要分为 6 种：①独立性，如沈阳模式；②院前型，如北京、上海模式；③依托型，如重庆模式；④行政型，如广州、成都模式；⑤联动型，如苏州模式；⑥与消防结合型，如香港模式。

在国外，当前主要有两种院前急救服务模式，即美英模式和法德模式。采用美英模式的主要有美国、英国、澳大利亚、日本、韩国、菲律宾、中国香港、中国台湾等；采用法德模式的主要有法国、德国、瑞典、瑞士、奥地利、比利时、芬兰、挪威等欧洲国家。美英模式的急救理念是"将病人带往医院"；而法德模式的急救理念是"将医院带至病人"。区分这两种模式的关键，就在于救护车上的医疗急救人员是具有行医资质的医师（法德模式）、还是经过相关培训的急救士（由消防员或警察构成，美英模式）。这两种模式对于人才的要求不尽相同，各有其优缺点。中国的急救模式总体上介于两者之间，即中国的院前急救随车人员普遍是具有执业资格的医护人员，但现场治疗深度却又逊于法德模式。

美国的院前急救主要由受过 3 个月至 3 年不同训练时间、不同级别的急救医疗技术员和急救助理医生承担。急救车内一般配备 2 名人员，急救车司机既是驾驶员，又是急救人员。可分为初、中、高级急救技术员。该模式的院前急救人员不是急诊医师，急诊医生主要负责院前急救的监控与指导工作。急诊医生必须经过相关专业正规的 3～4 年急诊医师培训，获得急诊医师资格后才能上岗。

法国的院前紧急医疗救助服务体系（SAMU），是一种以医师为主的全国性急救医疗服务，特点是派出急诊专科医师参加现场急救。

在法国的急救链中，各环节均有接受良好医学及急救医学教育的急救医师参加，以保证各环节的良好沟通。尤其值得一提的是，法国急救系统的电话接听员也由急救医师担任。法国的急救医师需要有执业医师资格者再经过 2 年严格培训（半年在急诊科、半年在 SAMU、半年在 ICU、半年在儿科急诊室），同时还要进行法律法规及调度能力培训以及学习红色计划、白色计划，考试合格后才行。急救护士则需要接受 3 年的急救专科培训。

我国的院前急救医疗服务与发达国家相比，无论是在院前急救的医疗现状，还是在装备、资金、组织管理等方面，都有着很大的差距，其主要表现在：

（1）公众意识的普及和第一目击者的培训皆不理想。

（2）社会急救的理念缺乏推广和实施。

（3）院前急救网络建设发展不平衡，目前建设较好的仅限于北京、重庆及沿海大城市等经济较好地区。

（4）院前急救队伍的稳定性不够，对院前急救人员的培训尚无统一、规范的教育计划。

（5）急救运输工具及急救设备的配置落后。

（6）除少数大中城市外，大多数地区急救中心（站）与区域内医院缺乏有效的指挥、协调和权威性。

（7）与国际同行的学术交流、合作不够。

四、我国院前急救的发展前景

（一）加快院前急救事业立法进程

随着社会法制化建设日益完善，院前急救立法已成为当务之急。要充分认识院前急救立法对保障人民生命健康、维护社会和谐的重要作用。通过立法，规范院前急救的管理程序，规范急救中心（站）和市民在院前急救过程中的权利和义务（包括公众急救意识、"好心人"法律、公共场地配备必要急救设施、全民急救培训、第一目击者义务等），明确其行为规范和院前急救中所遇问题的处置原则，以法律形式保障人民群众和急救人员的合法权益及人身安全，使院前急救服务纳入法制化的轨道。目前全国出台院前急救地方性法规的城市已有 3～4 个，其他省市也有必要开展这项工作。

（二）逐步规范发展模式

从国外经验看，发达国家普遍对院前急救建立了全国统一的模式。我国各地自定模式或自建模式的状况，导致标准不统一，工作不规范。这种局面不利于全国院前急救事业水平的进一步整体提高。我国今后也有必要加强对统一模式的研究。发展急救模式应注重 3 个方面的因素：一是缩短各种机制的急救反应时间；二是在紧急情况下可获得技术及装备的支持，以及在进入危险地域施救时可获得特殊支持；三是减少通信设备的重复投资；四是人员的可持续发展。

（三）努力实现院前急救的信息化、快速化

未来院前急救的专业发展，必需通过信息化、快速化等途径加以实现。信息化，指院前急救行业需开发与装备先进的信息及通信系统。如电子地图、GPS 卫星定位等，呼救定位、受理并生成急救预案、调度车辆、多方位信息支持与增援、车辆动态管理、受救者医疗动态跟踪及各种数据的处理与管理，均可由系统综合完成。尤其是开发车载远程医疗自动传送系统，经过通信卫星可以将包括喉镜所见、12 导联心电图、对光反射、超声检查、除颤、呼吸机应用、生命体征等视频信息瞬间进行传递。今后，随着手机或智能手机等通信器材的先进化，（远程医学，Telemedicine）也将会有更大的发展。

快速化，指院前急救的高效与快捷。即力争实现院前急救转运的运输设备先进、绿色通道畅通等。同时，随着经济社会发展及国力的进一步增强，积极探索开展直升机院前急救工作（空中急救业务）也是发展前景之一。未来的空中急救医疗服务只要在"时间 - 成本 - 效益"等方面能够明显优于地面救护系统，即可考虑相关业务的逐步开展。

（四）培养专业化的院前急救从业人员

对于在岗的急救人员，实行持证上岗制度。医学生接受院前急救知识培训是培养急诊医学新生力量，提高我国现场急救水平的必然要求和有效途径。建立院前急救队伍的培训和复训制度，建立培训基地、制定培训技能统一标准，并将培训、考核纳入医师护士的注册制度之中，确保医务人员的质量和水平。同时在保证院前急救队伍编制的前提下，建立院内轮转、进修提高的机制。

要在全国院前急救队伍中，建立统一规范的技术、技能、操作的标准，以规范院前急救人员的医疗行为。引入急救 EMT 机制，实现非医师、护士承担所有院前急救任务。

（五）全民普及急救知识

发达国家的经验表明，第一目击者人口构成比与其文明程度正相关。因此，应在社区中开展群众性救护知识教育，通过电视、报刊、电台宣传或定期举行义务急救员培训班，普及 CPR 及其相关救护知识，以便民众在必要时得以进行自救和互救。同时，应强化对青少年、儿童的急救知识宣教，给予其更多的关注。此外，为进一步提高我国院前急救总体水平，应在特殊人群（指消防、武警、公安、保安、司机等）中间，率先普及心肺复苏和止血、包

扎、固定、搬运四大急救基本技术,以提高社会人群对突发公共事件和急性伤病的自我应急能力。

第二节　急救医疗服务体系

一、急救医疗服务体系概述

急救医疗服务体系(emergency medical service system,EMSS)是集院前急救、院内急诊科诊治、重症监护病房(ICU)救治和各专科处置的"生命绿色通道"为一体的急救网络体系。即院前急救负责现场与途中救护,急诊科和ICU负责院内救治。它既适合平时的急诊医疗工作,也适应大型灾害或突发事件的紧急医疗救援。

一个完整的急救医疗服务体系,还包括完善的通信指挥系统、现场救护、有监测和急救装备的运输工具以及高水平的医院急诊服务和强化治疗,该系统的组成部分既有各自的工作职责和任务,又相互密切联系,是一个有严密组织和统一指挥的急救网络。

(一)院前急救环节

院前急救具有职业的特殊性,有别于医院,是院内急诊室的前移。其特点主要表现在:

1. 从事的是现场急救与治疗,其医疗环境、诊治条件方面无法与院内急诊科相比。

2. 急救医务人员要求专业性强,具有急救全科医生的知识与素质的同时,还必掌握学科前沿的急救知识、技术与技能。

3. 要求在短时间内要对伤病员的一般与特殊情况有较为全面的了解,并快速做出判断,确定抢救治疗方案与原则。

4. 在院外空间条件下,仅一名医生、一名护士就要完成伤病史的询问,进行体格检查和抢救治疗的全部工作。

5. 公共卫生事件突发时,院前急救队伍将成为政府的医疗救援队伍的重要组成部分。

(二)院内急诊环节

院内急诊的特点是:

1. 院内急诊是院前急救治疗的延续,是在抢救器材配备齐全、急救力量雄厚的院内进行。但以抢救生命、缓解症状、稳定病情为主,是链接医院内专业科室的关键环节。

2. 急诊专业急救技术能力强,知识更新快。

3. 大型、重大意外公共卫生事件突发时,院内急诊队伍将快速集结形成院内医疗救援的重要梯队。

(三)ICU进一步监护救治环节

ICU的特点是,集现代化医疗、护理技术为一体的医疗组织管理形式,为急危重患者的进一步救治提供最佳保障。

二、急救医疗服务体系的发展历史

中国院前急救的雏形或第一阶段(20世纪50年代至80年代)以单纯的救护车转运服务为特征,而且仅是在几个传统大城市以急救站的形式存在。

中国院前急救的第二阶段(20世纪80年代到21世纪初)　原卫生部于1980年10月发布《关于加强城市急救工作的意见》,首次明确规定了我国急救站和急救分站的任务、设置原则及组织管理;2002年4月中国医院协会急救中心(站)管理分会正式成立;这一阶段的主要特征是独立型、院前型、依托型、指挥型等多种运作模式并存的院前急救体系。

中国院前急救的第三个阶段　以2003年SARS为标志点,中国的院前急救从单纯的、粗放的院前转运变成代表政府职能的,集医学急救、灾害救援、医疗保障、危重病监护转运等功能为一体的急救医疗服务体系;急救中心也向医疗紧急救援中心转变,它从单一的、辐射状的初级状态,转变成了信息通畅、分布合理、覆盖全面的急救网络这一相对成熟的状态;2003年全国唯一的EMSS官方网站(www.emss.cn)开通,2004年原卫生部、信息产业部发布《关于加强院前急救网络建设及"120"特服号码管理的通知》,规范了全国院前急救统一电话"120"的管理,2008年4月中华人民共和国卫生行业标准《救护车》正式实施,中国医院协会急救中心(站)管理分会《院前急救诊疗规范》发布。2009年原卫生部先后发布《急诊科建设与管理指南(试行)》及《重症医学科建设与管理指南(试行)》两份重要文件,标志着我国院前与院内的急救医疗服务体系进入新的历史发展时期。

在美国,急救医疗服务体系是指为伤员和危急重症患者提供急救医疗服务的、由社会资源和急救医疗工作者共同组成的网络化系统。1966年,美国国家科学院创伤与休克委员会、美国国家研究委员会联合发表了一份题目为"事故死亡与残障:一种被现代社会疏忽的疾病"报告。1966年9月,美国交通部国家高速公路交通安全委员会通过《公法89-564,公路安全条例》。1970年,辛辛那提大学开办全美最早的住院医师急救医学培训班。同年,洛杉矶南加州大学医学院成立美国第一个急救医学系。1973年,美国国会颁布《公法93-154,急救医疗服务条例》。该法的目的是在全美范围内发展全面的急救医疗服务体系。提高医疗服务质量，提供基础生命支持和高级生命支持，以降低病残率和病死率。从此，一个高效、立体、多层次的急救医疗服务体系在各州相继建立起来。20世纪80年代，美国急救医学界的专家们理性而周密地审视了70年代走过的路程，开始把焦点从急救医疗服务体系的建立转移到急救医疗服务的质量和教育上。到20世纪90年代，美国的急救医疗服务体系跨入了一个崭新的时代。医疗救护员经过无数次的科学实践而被社会真正认可，近50%的美国公民接受过医疗救护员提供的医疗服务。进入21世纪，美国的急救医疗服务体系日臻完善和科学。

三、急救医疗服务体系的现状与发展

目前，美国等发达国家的院前急救系统已和公安、消防有机地整合在一起。美国统一使用呼救电话号码"911"。"911"体系中的警察、消防、医疗救援（emergency medicine system，EMS）综合一体，但又各自独立运作，紧密协调配合。紧急救援中心是"911"报警系统中的呼救应答处理指挥系统，它有星罗棋布的警察、消防、医疗救援站及巡逻点作为网络，反应灵敏迅速。它严密的组织，基于为快速有效地处理国民危重急症、意外伤害直至重大突发群体事件为基点，因此在机构、运作和救援人员的权威性、专业性和先进性，均获得法律保障，行政授权，资金支持和技术培训。

我国的紧急救援体系建设起步较晚。根据我国的经济发展状况，不可能完全照搬发达国家的紧急救援体系模式。20世纪80年代后期，在国内各大医院设置了急诊科，大城市逐步建起紧急救援体系，初步形成了城市急救网络。概括来说紧急救援体系由院前急救、医院急诊科急救、急诊重症监护病房三部分组成，三者既有明确分工又有相互密切联系，以形成一个有机的整体。平时紧急救援体系把医疗急救措施迅速地送到急诊患者身边或发病现场，经初步诊治处理，维护其基础生命，然后安全转送到医院进一步救治。在发生重大突发事件时，各级政府在紧急救援体系网络基础上组织临时机构，协调军警、消防、工程抢险、医疗急救、卫生防疫、物资保障等多部门的协作一致。现代急救的发展趋势是：专业急救机构已由医疗卫生部门扩展到多部门、多功能的救援机构；在社区保健基础上强化对居民进行救灾知识培训，提高全民的应急意识和自救互救能力；灾害医学的发展丰富了急诊

医学内容；出现了跨国界的国际救援机构，为保险业、旅游业等方面的急救提供保障。

（一）我国院前急救的现状与问题

1. 急救的供求问题 随着人们健康急救意识的增强，急救医疗服务已逐渐成为社会的最大需求内容。但所能提供快捷、满意的急救医疗服务则相对滞后，由此使得受救治者与急救机构的关系成为一种新的社会问题，求救者的经济状况也成为限制其接受紧急救护的一个因素。

2. 急救资源未能充分利用 在急救医疗服务需求迅速增长的情况下，短缺与浪费现象却并存着。即一方面，急救资源表现出明显的缺乏；而另一方面，对现有较少的急救资源利用得不够合理和充分，如有相当部分救护车未能成为可流动的抢救场所，而仅作为一种运输工具，救护车上缺少急救设施。有相当部分城市医院中大多数救护车处于闲置状态，而真正需要时长久不使用的救护车很难处在最佳状态。同时，对院前出诊而言，真正的急危重症患者只占院前急救患者的20%，另外80%可以由非医师的EMT人员完成出诊任务，即院前出诊存在的20%与80%矛盾现象。

3. 救治的脱节 绝大多数经培训和有经验的急救专业人员和设施集中在医院，而紧急救治往往是在事发现场进行，病伤情早期的识别和及时的处理对患者抢救的存活率以及预后至关重要。实际中个个环节脱节现象普遍存在，院前未能得到有效救治或处理不当，院前急救人员不能将危重患者快速准确送至最近、最有利救治的医疗机构。医院急诊人员未能充分发挥自己的主动作用，抢救时机也较被动。而医院的急救力量不适当地较多地用于非急诊患者的诊治上，造成急救资源的准备和使用不合理，使发生紧急救援时难以全力以赴。

4. 急救发展的人力资源 目前，急诊医学实际受重视和予以支持的程度并未提升到与其他学科相同的高度。急救人员配备和接受特殊专业培训的情况还有较大差距，短缺和参差不齐现象皆有，尚未能形成一支高素质的、稳定的急诊医生群体。

（二）急救医疗服务的近期发展

1. 加强人才资源的培养 培训人员非常重要，有计划地开展各类急救理论和技能培训，包括在开始急诊课程之前，年轻的医护人员回到医院实习。并提供正规、有组织的专科医生课程。目前，已着手急诊医生的专科培训，已有医学院校开展了本科和研究生急诊医学教学，更多的医生需要接受不断的继续教育。对于急救中心或急救站的医士培训，

以及基层医疗机构医生的培训尚有欠缺，则需更长期和复杂培训工作。

2. 建立院前急救与院内抢救的"无缝隙链接"　立体"大急救"应着眼于院前急救、院内急救建设的综合发展，信息平台，人员配备、组织管理、抢救器材配置应全方位整体考虑。无论是公共卫生突发事件，还是公众个体生命发生意外，我国目前院前急救-院内急救衔接上基本是没有实质意义上的衔接，尚处于信息的隔断状态。因而我们建议急救体系建设中院前-院内"无缝隙链接"关键环节主要考虑以下几个方面链接：

（1）信息传递的"无缝隙"链接：随着现代计算机和通信等技术的飞速发展及其广泛应用，医疗信息系统已成为医院现代化和信息化的重要标志，其作用远不仅体现在使用方便、资料保存和共享等方面，更重要的是进行有效监测和提高业务管理水平。建立和完善急救体系院前-院内无缝隙衔接的绿色通道机制，首先做好院前急救内部基础硬件建设：①救护车工作平台和终端无线电脑、急救指挥中心数据库和专家指导信息平台的链接；②急救指挥中心与医院急诊科工作平台链接；③救护车与医院急诊室平台链接。在系统的指导下，现场和途中转运过程中可以接受到最佳的抢救和治疗方案。同时也可以通过该系统与指挥中心或医院急诊科进行实时信息沟通，便于指导现场救治，提高了诊断和治疗的准确率。

（2）专业技术的无缝隙链接：建立和完善院前与院内无缝隙衔接，除了基础硬件的建设，更为重要的是院前急救与院内急救技术水平同步提高和发展。无论是院前还是院内急救虽然救治的程度存有一定差异，但其服务宗旨和工作内容相同，都必须熟练掌握专业急救知识技术、技能，专业人员准入标准、培养标准、抢救操作规范标准等诸多方面要统一，特别是高科技成果被转化后应用于临床，科技含量较高的检测和监测手段被用于院前急救、院内急救，要求同时加强院前、院内急救人员专业素质培养，加强学术和技术方面的沟通与交流，尤其是医学发展的前沿动态，使院前人员在对伤病员的检查、诊断、抢救技能和治疗原则等方面与院内专科保持高度一致，使院前、院内的抢救治疗形成一个统一的规范的整体方案，真正实现院内是院前抢救治疗技术的有效延续。

（3）管理制度的无缝隙链接：管理的无缝隙是院前急救与院内急救链接"无缝隙"重要保证，有院前院内医务人员的共同努力，同时政府行政部门也应加大支持和管理、监控力度，协调院前急救与院内急救的共同发展，注重衔接的管理，要制定相关的标准、行为规范以及相应的法律和法规，规范急救体系无缝隙衔接绿色通道的运作行为，以保证院前急救与院内急救通路的畅通。

目前院前-院内无缝隙正处于探索阶段，还需要不断地丰富和完善，并应用于临床实际，相信其理念将被更多的人所关注和重视。院前-院内急救无缝隙的实现，将会对我国提高患者的抢救成功率，有效降低死亡率发挥有效的作用，对促进和提高院前急救的医疗水平起到积极的作用。

四、急救医疗服务体系与灾害事故的急救救援

（一）灾害与灾害医学的概念

在我国，突发事件分为自然灾害、事故灾难、公共卫生事件和社会安全事件四大类。其中，灾害是指能够给人类和人类赖以生存的环境造成破坏性影响，而且超过受影响地区现有资源承受能力的事件。灾害的发生原因主要有两个：一是自然变异，二是人为影响。通常把以自然变异为主因的灾害称之为自然灾害，如地震、风暴、海啸等；将以人为影响为主因的灾害称之为事故灾难。灾害医学是研究各种自然灾害和事故灾难所造成的灾害性损伤条件下实施紧急医疗救治、疾病防控、卫生保障和灾害预防的一门科学。是为受灾伤病员提供预防、救治、康复等卫生服务的科学，是介于灾害学与医学之间的学科。其内容包括急救医学、灾害学、临床急诊、危重病监护，并融入了通信、运输、建筑、生物医学工程等学科。灾害医学由于它自身的特点，正成为医学领域中一门独立的新兴学科。

（二）灾害事故医疗救援要点

1. 灾害救援的特点

（1）时间性强：时间就是生命，必须争分夺秒，尽快赶赴现场施救。

（2）任务繁重：急救人员必须在短时间内对大批伤员做出伤情判定及抢救。

（3）伤情复杂：灾害事故往往造成人体多组织、多器官的损害，常合并有大出血、窒息、休克等严重病症。

（4）环境艰苦：灾害现场多缺乏必要的工作条件和医疗设备，加之环境（水、电等）又受到不同程度破坏，给灾害急救带来更多困难。

2. 灾害急救的基本要求

（1）组织方面的要求：我国发布的《灾害事故

医疗救援管理办法》要求各级卫生行政部门主要领导应亲自挂帅，联合医政、药政、防疫等有关部门参加，并成立永久性领导组织，以便一旦发生灾情就能立即行动。街道卫生站、村卫生室备有基本的急救物品，城乡卫生院应有相应的急救药品和器材；县以上医院设急诊科，具有一定的急救能力；大、中城市至少有一个急救中心，负责辖区内的急救工作和灾害救援工作。建立国家级、省级、地市级应急医疗救治专家库，成立各级应急救护队。应急救护队员的业务骨干平时是医院各有关专业的技术骨干，不定时的进行应急专业培训和演习。另一方面开展全民教育，我国是一个自然灾害频发的国家，既要教育全民树立防灾救灾意识，又要进行自救互救基本知识教育，电视广播、报刊杂志应多开展灾害急救科普宣传。

（2）技术方面的要求：要求急救人员具有多学科知识和多种急救技能，培养一定数量的全科医师。在难以获得确切的病史，缺乏辅助检查，时间紧迫的情况下，要具备熟练的技术和果断的作风，对伤情做出迅速而准确的判断。要在尽可能短的时间内完成心肺复苏，建立静脉通道，以及骨折、脱位的复位、固定等。尽可能减少并发症、后遗症和残疾的发生率。

（3）设备方面的要求：良好的通信设备和先进的通信技术，是灾害急救的基本保证。要求快速、平稳、安全、便于途中救护的运输设备。应具有体积小、重量轻、便于携带等优点的医疗设备，同时还应有性能广泛、一机多用、便于操作等特点。

3. 灾害急救的原则　灾害急救的原则是为了最大多数人的利益，尽最大的努力，将损失降到最小。救援过程中要先救命后治伤，先重伤后轻伤，先抢后救，抢中有救，尽可能使重伤员尽快脱离事故现场，先分类再后送，医护人员以救为主，其他人员以抢为主，快速后送，减少伤员在现场停留时间，同时还应消除伤员的精神创伤，在医疗救护中，能体现"立体救护、快速反应"的救治原则，能善于应用现有的先进科技手段，解决多发性创伤医疗救护中的重大医学问题，尽可能应用现代高新技术服务于医疗救护，这样可大大提高抢救成功率。

（三）灾害急救程序

1. 现场急救、分检与运送

（1）脱险：事故发生后，首先判断现场的危险程度，注意有无引起施救者伤亡的情况，如火灾、爆炸、触电等，然后是现场脱险，将患者从事故现场中安全移出，以避免进一步的损伤。移动患者时动作要轻柔，移动过程中要特别注意可能发生的脊髓损伤，或使原有的损伤加重。

（2）检伤分类：检伤分类目的在于区分患者伤情的轻重，使危重而有救治希望的伤病者得到优先处理。检伤分类由医务人员或经专门训练的急救员进行，通过看、问、听及简单的体格检查将危重患者筛选出来。患者的分类以醒目的伤员标志卡表示。多数国家采用红、黄、绿、黑四色系统。红色表示立即优先，黄色表示快速优先，绿色表示延期优先，黑色表示无救治希望者或死亡者。这种分类的优点是按处理的紧急程度进行，使救护者根据卡片颜色即知救治顺序。简明验伤分类程序如图9-2-1所示。

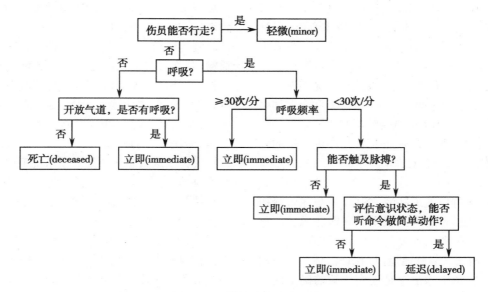

图 9-2-1　简明验伤分类程序

（3）现场医疗急救：现代救援医学要求对立即威胁生命的损伤进行现场处理，然后才可以送至医院。保持呼吸道通畅是现场急救的首要任务。及时清除口腔异物，对窒息、昏迷患者应行气管插管或环甲膜切开。对于四肢的外出血应及时用止血带进行止血，伤口包扎，下肢损伤可用抗休克裤。对张力性气胸患者应在现场进行穿刺放气或置闭式引流管，然后再后送。对四肢骨折患者进行妥善固定，可采用木板、树枝或其他材料将整个肢体固定。怀疑或肯定有脊髓、脊柱损伤应立即进行固定。颈椎有损伤时要用颈托限制颈椎活动，胸腰椎损伤者平卧保持躯体直线位。对休克患者液体复苏，现场可输入高渗氯化钠溶液，然后输入普通电解质溶液，有条件可行现场输血，危重患者应予吸氧。心搏呼吸停止患者应在现场进行复苏，心搏未复跳者不得后送。

（4）运送：经过现场分检和急救处理，部分患者需要送到医院治疗。能否将患者快速安全地运送到医院接受确定性治疗，是评价一个地区急救系统是否完善的重要标志。救护车大致分为监护型和普通型两类，监护型救护车配有心电监护、除颤、呼吸机、给氧输液等设备及各种药品，用于运送重患者，可在途中不中断抢救如抗休克，呼吸支持等。普通型救护车配备给氧、输液装置及急救药品，用于运送轻患者。医疗直升机速度快，机动性好，配备同监护型救护车。目前直升机运送患者在发达国家已很普及，国内也有少数地区进行尝试，取得较好效果。

2. 医院内急诊

（1）全面评估与诊断：创伤患者进入创伤抢救室后，解衣暴露。予以给氧，建立静脉通道，置导尿管，进行心电血压监测。医生从护送者和患者本人获得受伤史及伤后处理情况。从头至脚认真仔细的体检是伤情评估的基础，要注意有无多发伤的可能。经过受伤史采集，损伤机制分析和全面体格检查后作出评估，患者的全身情况是否稳定？损伤的部位和严重程度？是否需要和允许进一步的辅助检查，如超声、X线、CT等。

（2）多发伤的处置：治疗与诊断同时进行，给氧，呼吸支持，静脉通道补液，备血，置导尿管等初步治疗必须在患者进入抢救室后立即完成。严重创伤威胁患者生命的主要是失血和颅脑损伤。患者至少应有两条大静脉通道，以保证液体和血液的快速输入。紧急手术治疗是创伤抢救的确定性治疗之一，在内出血没有控制以前应限制性体液复

苏，不然会加重出血和凝血机制障碍。对于多发伤应按对患者生命威胁程度决定手术顺序，两处损伤均威胁生命时，则同时进行手术。

（四）突发传染病的防治

近年来，我国在传染病的预防和控制领域取得了重大成绩。预防为主是我国防治传染病所遵循的基本方针。在实际工作中，要用科学的态度和方法，做好传染病的预防、控制、诊治、科研工作，同时要普及传染病防治知识。发生传染病流行事件时，要遵循突发公共卫生事件发生发展的客观规律，结合实际情况和预防控制工作的需要，及时调整预警和反应级别，以有效控制事件，减少危害和影响。

（五）重大突发事件紧急医疗救援的实践与探索

为了规范安全生产事故灾害的应急管理和应急响应程序，及时有效地实施应急救援工作，最大程度地减少人员伤亡、财产损失，维护人民群众的生命安全和社会稳定。我国制定了国家安全生产事故灾害应急预案。适用于30人以上死亡（含失踪），或危及30人以上生命安全，或者100人以上中毒（重伤），或者需要紧急转移安置10万人以上，或者直接经济损失1亿元以上的特别重大安全生产事故灾害。

灾害事件发生突然，损伤人数多，造成的伤害严重，需要在最短时间内建立一条安全快捷的应急救治通道，有利于受伤生命的抢救。灾害现场是混乱和危险的地方，未经训练的人员不应冒险进入。煤矿井下的救援需要专业的抢险救护人员。在救援中要注意排除各种危险隐患，不然发生次生灾害将造成更大的损失。救护车辆和医护人员迅速赶到现场，当地行政部门主管领导和警察、消防人员及时到达现场，维持现场秩序和保证伤员转运道路通畅，使伤员被迅速转运到医院救治。灾害性突发事件，需要信息报告、医疗救护、监测检验、监督检查、卫生防护、物资设施保障、财力支持等方面的多兵种立体作战，是在政府领导下，有关部门通力合作、全民参与的战役。

灾害事故紧急救援是一项系统工程，有广泛的研究领域和研究课题，包括各种应急预案的制定，多系统联合救援的组织管理，采用先进的救援装备和技术，依法规范应急救援工作，确保应急预案的科学性、权威性和可操作性；建立完善救援力量和资源信息数据库，规范信息获取、分析、发布、报送格式和程序，保证应急机构之间的信息资源共享，为应急决策提供相关信息支持；灾害事故医疗救援

特点以及灾害事故后的心理应急和心理干预等。

我国的急救医疗服务体系，在现阶段经济条件下，正在努力地寻找和建立一个适应国情的急救模式，而不仅是照搬其他国家的模式。在以往的突发性重大灾害事件中，政府发挥了重要的领导职能，动员和调动全社会的急救资源，充分发挥现有各级急救医疗服务机构的作用，如各级急救中心和急救站、医院急诊科，调动了社会潜在的急救储备能力，形成我国实施灾害紧急救援的主要方式。

第三节　急诊流程设计

一、急诊流程设计的指导思想

急诊科是医院急症诊疗的首诊场所，急诊工作的最低纲领是"安全"，最高纲领是"患者需求"。"患者需求至上"、"团队医学永无边界协作"、"目的地医疗"，这是世界著名梅奥诊所的核心价值观，也是急诊医疗的核心价值观。急诊科是社会医疗服务体系的重要组成部分，实行 24 小时开放，承担来院急诊患者的紧急诊疗服务，为患者及时获得后续的专科诊疗服务提供支持和保障。急诊科应当设医疗区和支持区。医疗区包括分诊处、就诊室、治疗室、处置室、抢救室和观察室，三级综合医院和有条件的二级综合医院应当设急诊手术室和急诊重症监护室（emergency intensive care unite，EICU）。支持区包括接诊、挂号、各类辅助检查部门、药房、收费等部门。医疗区和支持区应当合理布局，有利于缩短急诊检查和抢救距离半径。急诊科路标和标识应当醒目，便于引导患者就诊。与手术室、重症医学科等关系密切的院内紧急救治绿色通道标识要清楚明显。急诊流程的理想目标是"多维、立体、全覆盖、无缝隙"的紧急医疗体系。抢救患者在医院实行"绿色通道"应当包括挂号、化验、药房、收费等窗口的服务优先。

二、急诊室初期诊疗

急诊应该实行首诊负责制，不能以任何理由拒绝或推诿急诊患者，对危重急诊患者按照"先及时救治，后补交费用"的原则救治，确保急诊救治及时有效，在规定时间内完成急救诊疗工作。

急诊科要设立针对不同病情急诊患者的就诊室，建立胸痛、脑卒中、创伤等急诊通道和绿色通道，按患者的疾病危险程度进行分诊，针对外伤以外的所有胸痛患者进行快速排查，以最大限度和最

早时间窗内发现心肌缺血性、肺梗死、夹层动脉瘤等疾病，对可能危及生命安全的患者应当立即实施抢救。

急诊科抢救室应当邻近急诊分诊处，根据需要设置相应数量的抢救床，每床净使用面积不少于12 平方米。抢救室内应当备有急救药品、器械及心肺复苏、监护等抢救设备，并应当具有必要时施行紧急外科处置的功能。对不同病情的急诊患者，保证抢救室内危重患者生命体征稳定后能及时转出，使其保持足够空间便于应对突来的其他危重患者急救。

急诊科应当根据急诊患者流量和专业特点设置观察床，收住需要在急诊临时观察的患者，观察床数量根据医院承担的医疗任务和急诊患者量确定。急诊患者留观时间原则上不超过 72 小时。

急救重症监护医学（emergency and critical care medicine，ECCM）中的院前急诊医疗、急诊室、手术室、重症监护室和普通病房构成了 ECCM 医学的一个序贯式连续救治的纵向时间轴；而急诊创伤、麻醉、重症监护等各临床一线专业构成了急诊医学的横向治疗轴。这两条轴线的有效交汇，才能建立一个多维、立体、全覆盖、无缝隙、跨专业的急诊医疗体系。在大型综合医院急诊科中普遍建立了急危重病监护病房，主要收治对象是心肺复苏后需要不间断循环和呼吸支持、不能轻易搬动转运、短时间加强监护治疗而不需要住院的患者及在短时间内不能入院的危重症患者。EICU 应更注重快速有效的抢救生命，加强对各器官的监护及支持等。有条件的医院已建立了全院综合性危重症监护病房（ICU）应该归属急诊医学统筹管理，把院前急救 - 院内急诊 -EICU- 综合 ICU 统一管理，形成医院的 EMSS 或急救绿色通道。有条件的医院或急救中心应配备移动式监护单元，器官功能监护与支持在现场抢救时就实施。EICU 应将重患者适时收入 ICU 加强后续监护治疗，以提高急危重症患者救治质量。急诊重症监护室担负着危重患者的救治任务。有资料表明：经 EICU 适当的处理患者，其存活率高于非处理的患者。对那些严重创伤患者，尤其是危及生命的多发伤患者建立创伤中心是必要的，使患者进入绿色通道后，在急诊抢救的白金时间内得以有效的决定性处置，对降低创伤的死亡率、减少致残率均有十分重要的作用。这在一些发达国家已被广泛采用，然而目前在国内推行却存在困难，已建立的也是步履维艰，原因很多，比如说观念问题以及部门专业利益保护等。

三、急诊 ICU 的复苏治疗

（一）积极寻找心搏骤停原因，加强对原发病的治疗

CPR 是急诊科主要职能之一，掌握标准复苏时间窗是其关键所在。急诊科内，可设立 CPR 机动小组，即国外所说的医院内的"蓝衣部队"（详见本节下文）。CPR 机动小组 7×24 小时待命状态，接受医院任何一个角落的呼叫，均保证在 3 分钟内到达并进行规范的 CPR。同时，急诊医师应该积极寻找心搏骤停的原因，可针对性予以相应的处理。

（二）加强对重要脏器的监测

反复评估患者心血管功能、呼吸功能、神经系统功能、组织氧供和氧耗等，提高复苏后早期阶段器官组织的灌注，防止向多器官功能障碍病理过程发展。

1. **循环系统监测**　循环系统监测的主要指标有体温、脉搏、血压、神志、皮肤色泽、心律、尿量及创伤性监测中心静脉压等，还可通过心电监测心脏电生理活动，超声心动图监测，评价心脏活动及功能变化。胃、肠黏膜内 pH 值测定可反映胃肠黏膜缺血的情况，有助于判定内脏缺血情况。

2. **中枢神经系统监测**　Glasgow 昏迷量表，最高 15 分，最低 3 分，分数越高意识状态越好。对意识障碍患者的监测应注意患者呼吸类型、眼球活动和瞳孔的变化以及病理反射，上述指标对评估患者早期神经功能损伤的严重程度具有重要意义。对严重意识障碍的患者，在条件具备时还可进行电生理监测。脑电图监测即可及时判断脑电变化。另外，脑干听觉诱发电位是近年来发展起来的一种要记录脑干各水平听觉通路的电活动的另一项重要内容，反映各个水平的脑干功能状态。

3. **呼吸功能监测**　床旁观察的呼吸功能监测内容包括：①意识状态；②皮肤黏膜和甲床颜色；③呼吸运动频率、节律、有无呼气或吸气性呼吸困难；④胸部 X 线。进一步可监测脉搏血氧饱和度（SpO_2）、呼气末 CO_2 测定等。

4. **其他器官系统功能的监测**　消化系统功能监测包括胃肠道功能和肝功能监测。包括食管 24 小时 pH 监测仪、胃电图等。监测肝细胞受损的指标主要有谷丙转氨酶和谷草转氨酶、凝血因子、血清胆红素、白蛋白、血氨等。肾功能的监测包括肾小球滤过率、血浆肌酐及尿素氮等检测。在凝血功能监测方面主要对血小板、血浆纤维蛋白原的定量，3P 试验、PT、纤溶酶原含量及活性、AT-Ⅲ含量及活性等的变化，提供是否存在 DIC 的可能。

（三）心血管功能复苏

心血管功能复苏在这里是指心搏骤停后通过人工呼吸、胸外心脏按压、电除颤及其他特殊技术和药物建立有效的循环以支持患者自主心跳、呼吸的过程。这一过程主要是通过基础生命支持（basic life support，BLS）和高级生命支持（advanced life support，ALS）来完成。正确、有效的 CPR（Cardio-pulmonary Resuscitation，CPR）和适当的血管活性药物是保证这一过程的基础。

在复苏后早期，心律失常是导致心脏性猝死主要因素。对于急性心肌梗死或心肌严重缺血患者 1 小时后容易出现"恶性"心律失常，引起猝死，此期间应尽可能早地行心电监测。

根据美国心脏协会 2010 年心肺复苏及心血管急救指南，对常见快速心律失常，且血流动力学的不稳定性的患者，首先给予镇静基础上给予同步电复律，如果 QRS 波形为规则窄波，可应用腺苷。如果患者未出现血流动力学不稳定，即使 QRS 波形增宽＞0.12s，且 QRS 为单形波，考虑使用腺苷或胺碘酮等药物。如果 QRS 波为窄波，且血流动力学稳定，可给予腺苷、β 受体阻滞剂或钙离子通道阻滞剂，必要时请专科会诊。

（四）脑复苏

心搏骤停是全脑缺血缺氧性损伤最为重要的原因。对缺氧的耐受时间大脑为 4～6 分钟，小脑 10～15 分钟，延髓 20～25 分钟。脑的保护是心肺复苏后需要重要保护的器官。目前低温治疗是保护脑细胞的唯一有效措施。在 2、5、8 小时低温治疗中，经 2 小时低温治疗患者 72 小时内的生存率最高，因此可以推测用电降温毯或使用冰袋，加上冬眠肌松合剂，使体温降至 33℃～35℃，2 小时后逐渐复温，可以改善患者生存率。此外，用高渗盐水降低脑组织内压，减轻脑水肿，从而促进神经功能恢复。

（五）气道管理

气管插管是急诊医生的入门门槛之一，气道管理的目的是建立人工气道、解除气道梗阻和保持通畅。对于大多数患者来说，进行复苏的过程中都得开放呼吸道，为了获得有效的通气，除了检查气管导管放置深度是否适当外，还要防止患者头部移位，或固定不牢造成导管脱出。及时清除痰液，加强患者翻身拍背，注意气道湿化，同时可配合使用黏液溶解剂和支气管扩张药，必要时可紧急使用纤

维支气管镜进入气管和支气管吸痰。

呼吸机辅助呼吸对复苏后纠正低氧血症十分重要，多采用呼气末正压通气开放萎陷肺泡，提高肺顺应性，有效地恢复一部分肺泡的通气功能，改善气体交换。同时要控制肺部感染，使用有效抗生素；及时送痰培养与药物敏感试验，根据试验结果选用抗生素。

（六）肾功能复苏

心搏骤停患者自主循环恢复后由于血流动力学不稳定、休克、肾血管痉挛导致急性肾功能障碍，因此，在心肺复苏同时即应注意保护肾功能，保证有效肾脏血液灌流是关键。当出现肾源性急性肾功能障碍时，应严格限制液体输入量，防止水和代谢废物的潴留。连续性肾替代治疗（continuous renal replacement therapy，CRRT）对进行性加重的肾功能障碍以逐渐增高的血清尿素氮和肌酐为标志，如有高血钾的这些患者应及时进行 CRRT 治疗。

（七）胃肠道功能保护及其他治疗

复苏后由于组织缺血、缺氧、营养不良及其他应激因素均会使胃肠道胃肠黏膜屏障受损，引起肠道细菌内毒素移位，继而导致肠源性感染，甚至出现肠源性脓毒症，使机体遭受二次打击。在复苏同时考虑保护胃肠道功能、维持内环境的稳态，尽早给予胃肠道营养，应用质子泵抑制剂保护胃肠黏膜。另外，还应注意机体营养状态，维持水、电解质平衡，注意补充各种 B 族维生素和维生素 C 及镁离子等各种微量元素。

四、急诊流程中的几种特殊措施

1. 急诊与创伤中心救命手术室 在大型综合型医院建设创伤中心，急诊科内建设救命手术室，形成真正意义上的创伤绿色通道，使创伤尤其是危及生命的多发伤患者在进入绿色通道后，在急诊抢救的白金时间内得以有效的决定性处置，对降低创伤的死亡率、减少致残率均有十分重要的作用。这在一些发达国家早已被广泛开展，并被大量医学实践证实了其不可替代的作用。

2. 蓝衣部队 即 CPR 机动小组（国外简称医院内的蓝衣部队）。在大型综合医院设立 CPR 机动小组，7×24 小时待命状态，接受医院任何一个角落的呼叫，并且保证在 3 分钟内到达并进行规范的 CPR，以及基本生命支持和高级生命支持，在心搏骤停的最初 30 分钟内进行及时规范的复苏，为各个专科的进一步救治赢得时间。已经证实，这种流程设计与医院的麻醉科、心内科等多专业分别参与 CPR，各司其职、联合抢救的传统的方式相比，无论是患者的死亡率还是复苏成功后的成活率都有显著差异，而且与医院全员培训 CPR 技术和普遍配置复苏器材相比也有较大优势。

3. 床旁检查的推广 在急诊科内实施快速的床旁化验、床旁 B 超、床旁 X 线检查等措施，具有及时的诊疗判断效果和救治指导价值，已经成为整个急救流程中的重要内容，应当加以积极推广和广泛应用。

（吕传柱）

第十章 急症症状学在急症鉴别与救治中的地位与作用

第一节 急诊临床思维

一、什么是逻辑思维、社会实践和临床思维

1. **逻辑思维** 是人脑的一种理性活动，思维主体把感性认识阶段获得的对于事物认识的信息材料抽象成概念，运用概念进行判断，并按一定逻辑关系进行推理，从而产生新的认识。它具有规范、严密、确定和可重复的特点，常使用否定法来排除其他的原因。逻辑思维是人们在认识过程中借助于概念、判断、推理反映现实的过程，与形象思维不同，是用科学的抽象概念、范畴揭示事物的本质，表达认识现实的结果。逻辑思维要遵循逻辑规律，包括形式逻辑的同一律、矛盾律、排中律、辩证逻辑的对立统一、质量互变、否定之否定等规律，否则就会发生偷换概念，偷换论题、自相矛盾、形而上学等逻辑错误，认识就是混乱和错误的。如对胸痛患者的逻辑思维从局部解剖结构入手进行逐个排除和最后的确诊。

2. **社会实践** 是逻辑思维形成和发展的基础，社会实践的需要决定人们从哪个方面来把握事物的本质，确定逻辑思维的任务和方向。实践的发展对于感性经验的增加也使逻辑思维逐步深化和发展。如对胸痛患者的诊断，首先要了解每一个结构的疼痛特点，然后进行逐个排除，最后才能确诊。

3. **临床思维** 是指临床大夫由医学生成长为一个合格医师所具备的理论联系临床工作实际，根据患者情况进行正确决策的能力。临床思维不是先天就有的，而是在临床实践中通过不断积累得来的，因此临床思维也是逻辑思维中社会实践的形式之一。

二、临床思维有什么特点

临床医学的认识对象是活生生的、具有社会性的患病的人，它比其他自然科学和基础医学的对象要复杂得多，其复杂性决定了认识任务的特殊性。如一个胸痛的患者，自己的诉说就明显存在着复杂性，医师要通过仔细的问诊、体格检查和相关仪器设备的检查来进行确诊。

1. **主体性和客体性的交错及相互作用** 简单看来，医生和患者的关系似乎是单纯的主客体关系，医生在临床思维中是主体、起主导作用、决定患者的前途，但患者具有主观能动性、有意无意地参与了临床思维。因此，临床上必须要同时注意患者的客体性和主体性，既注意研究疾病的客观表现，又注意对患者主观能动性的调动和正确引导。这就要求医师仔细的聆听和详细的体格检查来辨别患者对胸痛主诉的真实性，必要时通过相应的仪器设备检查确认，以明确患者是否存在结构和功能损伤，还是精神因素如癔症所致。

2. **个体性** 临床医学所医治的是具体的患病的个人，疾病固然有共同的特征和规律，但每个患者的临床表现都会有不同，共性寓于临床患者千差万别的个性表现之中，因此在研究具体患者时，切不可完全照搬书本理论，犯教条主义的错误。正像某些著名医学家所说的："从没有见过两个表现完全相同的伤寒病人"，"每一个病人都是一个独特的个体，每一例病人的诊疗过程都是一次独特的科学研究过程"。由于临床思维存在明显的个体差异，因此对胸痛患者的临床思路应该从前到后、从表到内的每个解剖结构来进行分析，同时对胸痛的性质如缺血、炎症、肿瘤侵入或压迫、骨质疏松、神经刺激等因素要进行仔细的辨别。

3. **时间的紧迫性和资料的不完备性** 临床工作有很强的时间性，特别是对急重患者，必须在很短时间内做出决断并处理，因此临床判断往往要在不充分的依据上作出，如急性心肌梗死、肺栓塞、主动脉夹层、张力性气胸等引起的胸痛必须在短时间内作出诊断和及时的处理，否则可能会导致患者的死亡。疾病的发生发展是一个逐步显现其特点的自然历程，而医生不能等待其自然历程的充分展开，那时患者可能已经面临死亡或不胜痛苦。临床

检查手段多，但医生也只能有目的、有选择地进行某些项目的检查，因此医生只能在很不完善或不太完善或接近完善资料的基础上作出判断和决策，这就是临床思维带有盖然性的原因之一。

4. 动态性　临床思维的对象是活的患者，如胸痛查因是正在不断发展变化着的症状或疾病，这就要求医生的认识具有动态性。诊断了胸痛，还要不断验证，随着病程的发展，可能要改变或增加诊断；治疗进行了，还要不断观察胸痛患者对治疗的种种反应，及时调整治疗方案。如果医生的思维停滞、僵化，将认识固定在胸痛的某一阶段或诊断和治疗的某一个原则上，则易致误诊、误治；因此临床思维不是一次完成的，而是需要反复观察、反复思考、反复验证的动态过程。

5. 盖然性（或然性、偶然性）　临床思维具有较大的盖然性，几乎所有的诊断都是假说，而治疗都有一定的试验性。造成诊断和治疗判断的盖然性的因素很多，有的来自逻辑本性（例如以类比推理来提出拟诊、根据归纳推理来判明疗效等，本身就有或然性），有的来自患者的个体特异性，有的来自资料的不完备性，有的来自客观上缺乏典型的诊断根据和治疗措施；当然也有医生本人知识经验不足、观察不细、测量不准、思维方法不当等主观因素。认识到临床思维的盖然性，有利于纠正武断、偏执等弊病，有利于医生自觉培养谦虚谨慎、尊重客观实际的作风，从而使临床工作设立在更科学、可靠和有效的基础上。

6. 逻辑与非逻辑的统一　临床思维既是一个逻辑思维过程，又包含一些非逻辑的因素。临床医生如果不掌握逻辑思维规则，就不可能进行科学的推理。其非逻辑因素至少表现在两个方面，一个是医生作为临床思维的主体，除了有逻辑推理之外，还可能有"意会知识"（tacit knowledge）、"直觉"以及尚未或不能用明确概念表达出来的"个体经验"等非逻辑式的成分。非逻辑因素的另一个方面，是患者作为医疗的对象，即客体方面，具有社会心理性。临床判断不仅为逻辑推理所决定，还要考虑到伦理学问题和社会经济情况等内容；多种感情因素（医生的、患者的、患者家属及单位的等等）和价值因素，都有可能影响到认识和判断。正因为如此，医师不能仅仅在疾病的范围内（生物学模式）考虑临床思维，而应在生物-心理-社会医学模式（全人模式）的范围内来研究和提高临床思维。

大多数情况下，医生的思维模式是"以疾病为中心"的，其典型流程是：采用以疾病为中心的问诊方式，如"你哪儿不舒服？""以前有什么疾病？"希望能迅速抓住一些关键线索，然后以此为中心建立诊断假设，通过体格检查、实验室检查、特殊检查、试验性治疗等方法寻找各种证据，排除或证实诊断假设。如果原来的诊断假设被推翻，就再建立一个新的诊断假设，一直到诊断假设被证实，即患者的疾病被确诊为止。这种思维造成的偏差是，只看病不看人，只治病不治人，完全以疾病为中心。虽然也能在疾病的诊疗方面取得局部的成功，但在整体性的判断上是有缺陷的，忽视了患者的心理、家庭及社会等因素对此疾病的诊断和预后的判断。

与此相对应的，是以患者为中心的思维方式。这种方式要求医生首先将患者当作一个整体来看待。医生首先做一个细心的观察者、耐心的倾听者和敏锐的交谈者，想到的是这个患者是一个怎样的人。用系统整体性的问诊来了解患者的背景和关系，包括社会背景、人际关系、社区条件、家庭情况，个人经历，疾患背景等方面。医生通过了解患者来就诊的原因，患者的期望，心理需求，对疾病的态度等，可以做出较全面的评估，并提供包括生物-心理-社会因素在内的全方位的医疗服务。但这种思维需要较多的时间，而且要建立在良好的医患关系的基础上，比较适合于社区全科医生。

在急诊临床，通常医生面对患者的时间很短，尤其是危重病抢救，可能需要立即采取相应措施。此时的思维只能是以疾病为中心的，抓住主要线索，结合自己的理论知识和临床经验，迅速做出判断并实施救治方案。一旦病情缓解，生命体征稳定，仍然不能忘记从整体的角度去观察患者，理解患者，做到逻辑与非逻辑思维的统一，更好地为患者服务。

7. 周期短、重复多　比起其他科学研究来，临床思维显然具有周期短、重复机会多、正误揭晓快的特点。医生能在比较短的时期内，多次从临床实践中重复"从感性的具体通过抽象到达思维中的具体"这个不断深化的认识过程。正确的思维来自实践，并有机会用实践的结果反复检验自己的主观认识是否同客观实际相符，这对提高临床思维能力是很有利的，充分锻炼自己的辩证思维能力，迅速补充了知识与经验的不足之处。有了在实践中深入分析思考的自觉性，就可以使自己的一次实践超过盲目者的十次实践。

三、如何培养好自己的临床思维

培养好临床思维能力应从以下几个方面入手。

1. 注意基础理论学习　提高临床思维的能力，首先要具有坚实的医学理论基础。所谓基础理论，并不单纯指生理学、解剖学、病理学、生物化学和各科疾病的诊断、治疗等理论，它还包括许多与之纵向和横向联系的知识，如祖国医学是从人与自然的整体上来考察疾病和健康关系的，因此强调学医要先学文，在精通医学知识的同时，要有天文、地理、气象、哲学等方面的知识。由于中医源于我国古老文化，形象思维是其重要的思维方法，在古代要求医生琴、棋、书、画均应涉猎，其目的是为了丰富医生的临床思维，提高其临床思维能力，使医生能在思考问题时，思想敏锐，触类旁通。

在现代医学科学中，医学属于应用科学，它以自然科学为基础，但又涉及许多社会和人文科学的知识。除了医学本身的各学科知识之外，还包括数学、物理学、化学、生物学、遗传学、哲学、心理学、社会学及其他社会科学等方面的大量知识。如数学可用于一切自然现象和疾病现象的定量研究，是空间形式和数量关系的反映，运用统计验证；假若医生的化学基础不扎实，在应用化学药物时就无法弄清楚药物的作用和副作用的产生机制及互相间的关系，对医疗过程中患者出现的药物反应就不能很好地认识。人类的健康和疾病，既受自然规律的支配，又受社会环境、家庭经济因素的影响；患者既是有病的生物机体，同时又是社会中的一员，具有复杂的精神活动。因此，临床上许多疾病的发生和发展都与社会环境、家庭经济生活及各自的社会心理因素有关；同时，社会心理因素还可以直接或间接地影响器质性疾病的病情发展与演变。

因此，现代医学一方面分科越来越细，另一方面是各学科间进一步相互交叉、相互联系，而对医学的某些难点则需要多学科的协同攻关。临床思维能力，实际上就是如何研究和认识各种复杂疾病的现象和内在规律的工具。所以医生必须掌握和运用哲学、逻辑学、认识论、方法论等思维科学方面的知识，并以此为指导，去合理地运用医学知识；只有这样，在临床上才能避免或少走弯路，才能牢固地掌握临床工作的主动权。

2. 坚持实践第一　临床医学的实践性极强，没有临床实践就没有临床思维的产生。实际上要掌握有关疾病诊断方面的理论知识并不难，有些甚至可以达到熟记或背诵的程度，但是如果没有亲身去接触过这种疾病，一旦遇到患这种病的患者就诊，听了病史主诉，检查了患者情况，再用学到的知识去验证时，就会发现有很多的症状、体征与书本理论并不完全相符，就会因为症状和体征不典型，发病过程和疾病表现与书本上说的不一致，也就是不像教科书上讲解的那样典型，于是不敢作出肯定的诊断。医学理论中有关疾病的症状体征和诊断依据都是前人实践经验的总结，虽然它归根结底还是来自患者，来自一个个各不相同的个体，然而这只是别人经验体会的总结；就医生自身而言，还需要把别人的经验理论变成为自己的认识，这就还需要自己去亲自实践。只有自己多接触不同的患者，多参加临床实践，不断丰富和增加感性认识，使思维建立在丰富的感性认识的基础之上，才能提高自己的思维能力，增强思维的正确性、敏感性。

3. 全面占有资料　临床思维的基础来自于医生对病史、症状体征及辅助检查结果的感性认识。在诊断具体患者的具体疾病时，全面系统地掌握病史及症状体征变化过程中的真实资料，是取得正确结论的基础；相反，仅仅依靠零散的、片面的资料或者因强调典型而以偏概全，则都将导致错误的诊断结果。

临床上许多疾病都有典型性，有经验的医生只要抓住一些典型的特征就能作出正确的诊断。注重疾病的典型性与强调全面地掌握病史资料是不矛盾的，因为同一种疾病的典型表现在不同患者中表现不同，且时间不同其典型的临床表现也不同，还可受其他因素的影响而改变；因此，在诊治过程中，既要注意疾病的典型性，也不能忽略对疾病的全面分析，否则就容易出现误诊。如甲状腺功能亢进症的老年患者之所以较青年患者更容易误诊，就是因为老年人的体征没有青年人典型；转移性右下腹痛可以是阑尾炎的典型表现，但是右侧输尿管结石、宫外孕、胆囊炎、甚至右下肺炎、消化性溃疡穿孔等也可出现类似的表现；上腹部疼痛、发热、黄疸被临床上称为胆道疾病的"三联症"，但也可以是某些肝癌患者的首诊症状。在诊断患者时，假若不进行全面细致的病史采集和认真的体格检查及辅助检查，一味依赖典型的症状体征，势必造成误诊。因此，进行临床思维必须全面占有资料，这是使思维沿着正确的方向延伸并获得正确诊断结论的基础。

要全面拥有病史资料并非易事，因为它涉及与疾病有关的所有资料，如疾病的原因、诱因、表现特点、症状体征、发病和治疗过程及对药物的反应等，这些资料的取得需要通过询问病史、体格检查、辅助检查及临床观察等一系列复杂的过程，还要反复进行，才能得到疾病的真实情况；询问病史、体格检查，对于医生来说虽然都是很平常的工作，但是要真正做好，并非十分简单；有经验的医生询问既简单又系统，能够抓住与疾病有关的重要问题，迅速获得有价值的诊断线索，选择有针对性的体检及辅助检查项目，很快获得了正确的诊断；而缺乏经验的医生，也许费了不少口舌，却未能发现有诊断价值的线索，而且即使进行了体检或辅助检查，但是由于缺乏针对性，仍然使诊断难以确立。所以临床上无论是询问病史或体格检查，均需要认真思考，这也是检验医生临床思维能力的方法。

4. **深入疾病的本质**　临床上医生最先接触到的和最容易感觉到的都是疾病的一些表象，即症状，如患者自述的腹痛、头痛、头昏，以及血压、脉搏变化等；但我们要认识疾病的本质，决不能仅仅满足于此，因为疾病的表现是千变万化的，如对腹痛，可以诊断为"腹痛待查"，这样无论是什么性质的腹痛或无论是什么部位的病变引起的腹痛都可以包括了，这样做固然最简单，但是对一个医生的临床思维能力来说，永远也无法得到提高，也不会获得什么经验。再以腹部包块的诊断为例，正确的方法是首先要考虑包块生长的部位和性质，这就需要通过询问病史来详细了解包块出现时间的长短、生长的快慢，通过体格检查在性质上判定包块的大小、质地的硬软、是否活动及与周围组织器官的关系；相反，假若在治疗前对包块的性质、部位都不作分析，而完全依赖于治疗过程中的观察和反复验证，或者等待最后的病理诊断，这种做法当然简单，但是却很难获得什么经验体会，临床思维能力也永远不能得到提高。

5. **不断更新知识**　临床医学与整个社会的相关学科的发展是同步的。随着科学的发展，经常会有许多新的知识进入医学领域，使人们对机体自身的认识和对疾病本质的认识不断地深化。因此，要提高临床思维能力，就要注意使自己的知识不断地吐故纳新，否则就无法顺应医学的发展。

综上所述，临床思维能力的提高，首先来自于临床实践，在实践中针对具体的疾病和患者，依靠已学到的专业理论知识及相关知识，运用正确的思维方法进行科学的分析，这样做不仅能有效地为临床实践服务，而且能提高自己的理性认识，积累起丰富的经验，还需要科学的思维方法、及时地更新。医生临床思维能力的提高，是由诸多复杂的因素促成的，任何强调某一方面而忽视其他方面的认识都是不恰当的，对整个临床思维能力的提高是不利的。

四、常见误诊的临床思维有哪些

误诊是临床认识中主客观相背离，是对疾病本质的错误反映。临床误诊受多种因素影响，其中临床医生不正确的思维方法是造成临床误诊的重要原因之一。具体表现有以下几个方面。

1. **主观性思维**　先入为主，主观臆断。这是临床思维方法上比较容易犯的一种毛病。仅凭患者某一病史或某一主诉，就先入为主地断定为某种疾病，忽视了诊断疾病时，既要坚持两点论，又要坚持重点论；先常见病、多发病，后少见病；先器质性疾病，后功能性疾病的诊断思维原则。

2. **片面性思维**　抓住一点，不及其余，医学知识不足，思路狭窄，将临床现象牵强附会地纳入自己理解的框架中，把自己的思维限制在自己熟悉的病种上，以偏概全，不能广开思路。

3. **表面性思维**　一叶障目，只见树木，不见森林。对疾病的认识只停留在表面的临床现象上，遇到复杂的少见的疾病或现象本质不相符的疾病就容易误诊。临床上很多症状可以是某些疾病的特殊表现，也可是许多疾病的共有现象，如果仅仅看到表面性，则难免发生误诊。

4. **静止性思维**　固守初见，一成不变。用静止的、孤立的方式认识疾病，不能把握疾病发生发展变化的全过程，对于疾病某一阶段出现的新问题、新情况不予重视或视而不见，缺乏辩证思想。在诊断过程中，既要详细了解既往病情，又要追踪观察病情动态发展。当病情发展与原有诊断不符时，如果仍固守初见，势必造成误诊。

5. **习惯性思维**　习惯于按一种固定的思维来认识疾病，当遇到新情况时，就容易滑入僵化性思维的泥潭。由于疾病常常是多因多果而不断变化着的过程，过分地依赖经验，必然导致不重视理论思维，最终成为错误诊断。在处理具体患者的具体疾病时，特殊性往往更具有意义，临床诊断绝不能用固定的模式去套所有的患者。

6. **唯仪器论思维**　过分夸大和依赖仪器的检测功能，特别是所谓的特异性检查，过高的评价其作用则可能导致误诊。随着各种医疗诊断技术的出现，临床医生不加分析地依赖检查结果，盲目片面地夸大诊断技术的作用，甚至达到代替临床思维的现象已成为重要的误诊原因。

为减少误诊，临床医生除具备认真负责的工作态度、丰富扎实的医学知识外，还应该多学些自然哲学，掌握认识论的唯物辩证法则。面对杂乱纷绘的临床资料，科学地运用各种思维方法，去粗取精、去伪存真，由此及彼，由表及里，正确地梳理原发病和继发病、典型表现和非典型表现、常见病和少见病的关系，通过分析归纳、推理判断，抓住主要矛盾方面，才能全面、客观、真实地认识疾病，减少诊断失误的发生。

五、临床思维中有哪些"模糊性"

（一）临床思维过程中的"模糊"元素

1. 病因的模糊性 还有许多疾病的确切原因尚不清楚。即便是权威的教材和专著在叙述某病的病因时也常使用"病因还未明确，可能与某些因素有关"等模糊性的语句。如高血压病，就有精神神经源学说、内分泌学说、遗传学说和钠摄入过多学说等。各种假说都有一定的依据，同时也存在着局限性，诸多假说构成了本病病因的模糊性描述。

2. 病史的模糊性 病史在诊断中的作用不言而喻，真实、详细、完整的病史是正确诊断的前提。然而在临床实践中常难以如愿，其原因包括：患者出于个人隐私的考虑；病史由他人代述，与实际情况有一定出入；患者的方言、文化程度和语言表达能力的影响；患者对医生的信任程度等，均影响到病史采集的真实性和完整性。

3. 症状和体征的模糊性 常有某种症状或体征为多种疾病所共有，无论考虑哪种疾病，这一共有的症状都带有不确定性或模糊性。以发热为例，许多疾病都可以表现发热，如患者以发热为首发症状来急诊，而其他伴随情况并不明确时，就很难根据发热做出某一疾病的诊断，故以"发热待查"这一模糊的症状性诊断是最明智的选择。

4. 实验室及辅助检查结果的模糊性 在大多数情况下实验室及辅助检查结果有助于临床医生的诊断和治疗。然而，不确切甚至错误的检查结果误导临床思维的情况并不少见。往往会模糊我们的诊断视线，影响因素有：患者的病程阶段与检查时间的选择；标本取样方法和部位；检查者的经验技术水平；仪器的性能局限等，故辅助检查结果的模糊性不容忽视。

（二）模糊信息的辨别

在临床实践中，模糊现象是普遍而客观存在的。模糊与清晰是一对矛盾，在疾病的发展演变过程中，这对矛盾也在变化着并可能相互转换。例如抗生素的广泛应用，导致耐药菌株的大量产生，细菌致病性状的改变使得某些感染性疾病变得错综复杂，其症状、体征和检查结果越来越不典型。这些不典型的临床表现可视为模糊信息，可能掩盖了疾病的实质，给诊断带来困难。如片面地追求典型的临床表现很容易使我们的思维陷入困境，导致误诊。

（三）模糊信息的处理

在急诊科，对患者模糊信息的处理常常是刻不容缓的，比如重症感染的患者不能等待细菌培养和药敏结果再给予抗生素治疗，部分外科急腹症患者不能等待完全明确病因后再行手术。此时经验性使用抗生素和急腹症的剖腹探查术均是医生根据以往的经验结合现实情况采取的一种应急救治措施，这些措施包含着对症治疗和明确诊断的双重意义，可以看成是医生与患者之间的一种模糊效应关系。虽然有一定的模糊性和盲目性，却为挽救急危重患者生命、稳定病情赢得了时间。从某种意义上说，医生识别和处理模糊信息的能力在一定程度上能反映出他的临床水平。

医生对疾病的认识过程可以看成是一个由模糊到清晰，再模糊再清晰的循环认识过程，随着这种周期不断更迭，对疾病的认识不断深化，经验不断积累，知识不断更新。因此，运用科学的方法探讨临床模糊逻辑，研究思维规律，有助于提高我们对疾病的认识和诊断水平。

六、急诊科医师临床思维特点是降阶梯思维

降阶梯思维是指在急诊临床工作的症状鉴别诊断时，其思维顺序是从严重疾病到一般疾病，从迅速致命疾病到进展较慢疾病依次鉴别，目的是尽早辨别出危及生命的情况，对高危患者给予及时有效的救治。

疾病的诊断过程是一个十分复杂并需要严谨的逻辑推理过程。在教科书《诊断学》中提出了诊断疾病的基本原则：先常见病、多发病，后少见病、罕见病；先器质性疾病后功能性疾病；先可治性疾病后不治之症和一元论原则（尽量用一个病解释所有的临床征象）。这些原则无疑是正确的，但在急诊科诊断和处理患者时，不可完全拘泥于固定的模式。

急危重症患者的特点决定了急诊科医生常常不能按部就班地详细询问病史、全面查体和系统的实验室检查后再作临床决策。救死扶伤，争分夺秒，是急诊科医生的行为准则。降阶梯思维模式就是首先要保证患者生命，生命是第一位的。在接诊患者时要抓住威胁患者生命的主要矛盾，分清轻重

缓急,对于威胁生命的情况要立即抢救,初步救治后,再询问病史、查体和辅助检查。诊断思路要从重症到轻症,将致命性疾病放在首位,不能按概率排序。例如:急性腹痛患者首先应考虑血管或内脏破裂(宫外孕、胃穿孔等)、坏死性胰腺炎、肠系膜动脉栓塞、急性心肌梗死,育龄期妇女应注意宫外孕。胸痛患者应注意急性心肌梗死、肺栓塞、主动脉夹层、心脏压塞、气胸、食管破裂等。这种诊断思路与近年提出的在重症患者使用抗生素所采用的"降阶梯模式"有异曲同工之妙。

降阶梯思维还可以扩展到临床干预措施的选择,医生应根据病情、患者的接受度和经济能力制订不同的阶梯方案,做不到最好,但可以选择最佳。采用这样的思维既可以保证临床诊疗工作的安全、有效,也可以大大避免各种沟通障碍或人文因素导致的医疗纠纷。降阶梯式的临床思维方式,对我们正确的掌握急诊临床思维提供了一个有效的方法。

七、推荐的急诊科医师临床思维流程:自问自答的八个问题

临床思维是医师在诊治患者过程中采集、分析和归纳相关信息,做出判断和决定的过程。一般而言,急诊科医师和其他专科医师一样,通过询问病史,体格检查和必要的辅助检查,排除其他疾病后得出诊断,再决定给予医疗干预(药物或非药物)。但是,由于急诊患者的某些特点,要求医师的思维过程要进行相应的调整。急诊患者的特点包括:

1. 处于疾病的早期阶段,不确定因素多。

2. 危重患者在做出明确诊断前就要给予医疗干预。

3. 来诊患者常以某种症状或体征为主导,而不是以某种病为主导。

4. 病情轻重相差甚大,从伤风感冒到心跳呼吸骤停。

5. 患者和家属对缓解症状和稳定病情的期望值高。

根据患者的这些特点,我们可以采用自我提问的方式,按以下过程进行思考。

问题1:患者死亡的可能性有多大?

虽然绝大多数急诊患者不是危重病患者,但在应诊之处就凭表象主观地认为"没什么大问题"是草率和危险的。在针对急诊科医师的投诉中,部分就是因为医师对病情估计不足所致。如果开始就从"是否会死亡"的角度考虑,将思维拉向极端的高度,

可以保持相当的警觉性。由此将患者分为3类:

(1)高度可能性,即危重(critical)患者,必须立即给予医疗干预。

(2)中度可能性,即一般急症(emergent)患者,占急诊大多数,短时间内没有生命危险,但不可掉以轻心。

(3)低度可能性,即非急症(non-urgent)患者,病情稳定,可以稍缓处理。

问题2:是否需要立即采取稳定病情或缓解症状的干预措施?

在做出明确诊断前就给予对症治疗,这是急诊科医师有别于其他专科医师之处。比如出血的患者先止血,疼痛的患者先止痛,气促的患者先给氧,躁狂的患者先镇静,休克的患者先补液,怀疑骨折的患者先固定等,有人称之为"先开枪,后瞄准"。有经验的医师常在看到患者的第一眼就会做出相关的决定,但在思维时要反复问自己:

(1)这些措施是否对患者最有利(利大于弊)?

(2)这些干预是一次性还是反复多次,维持到何时?

(3)如果干预是错的,怎么办?

问题3:最可能的病因是什么?

分析患者的主诉、现病史和过去史、初步的检查结果,结合自己的专业知识进行思考,遵循"先常见病、多发病,后少见病罕见病"和"尽量用一个病解释"的诊断学思路,根据急诊疾病谱特点区分为3类:

(1)创伤性急症(trauma emergencies):由各种创伤因子造成的急症。

(2)内科性急症(medical emergencies):呼吸、心血管、神经、消化、内分泌、泌尿、血液系统的非创伤急症,急性中毒、过敏性疾病和传染性疾病所致的急症。

(3)特殊的急症(special emergencies):儿科、妇产科和眼科、耳鼻咽喉科、皮肤科等专科的急症。

问题4:除了这个原因,还有没有别的可能?

这是鉴别诊断的思维过程。急诊患者常以症状和体征就医,如发热和腹痛是急诊科最常见的两个症状,背后的病因五花八门。医师根据自己的经验可能很快会做出倾向性的诊断,比如认为这是由于急性胃肠炎导致的腹痛。但是你还要考虑能否排除胃肠穿孔、胆道疾病或宫外孕破裂?医师应自问:

(1)这是唯一的病因吗?

(2)其他病因的可能性有多大,如何排除?

（3）请哪些专科医师帮助我？

问题 5：哪些辅助检查是必需的？

急诊科常用的辅助检查包括血液项目（常规、生化、酶等）、心电图和 X 线平片，进一步的检查有超声、CT 和核素等。比较普遍的现象是医师过分依赖辅助检查的结果，相对忽略病史采集和体格检查。辅助检查需要一定的时间，检查过程中还有病情突变的风险。医师在决定做某项检查时应自问：

（1）这项检查对患者的诊断和鉴别是必要的吗？

（2）如果检查过程中病情恶化，怎么办？

（3）如果检查结果是阴性，怎么办？

问题 6：患者到急诊科后，病情发生了什么变化？

急诊患者处于疾病的早期，但往往不是极期，病情变数很大，可能向好转的方向发展，也可能向恶化的趋势演变。在我们做出初步的诊断和相应的干预后数分钟或数小时，不要忘记作再次评估（re-assessment），以验证诊断是否正确，处理是否得当，以及患者对治疗的反应如何。因此，急诊观察区（病房）是非常重要、不容忽视的诊疗场所。医师和护士共同进行评估并认真书写记录。医师应考虑：

（1）病情稳定（stable）还是不稳定（unstable）？

（2）患者对干预措施（药物或非药物）反应如何，有无副作用？

（3）是否需要增加其他干预措施？

问题 7：往哪里分流作进一步的诊治？

一般情况下，患者在急诊科的诊治只是一个阶段，之后就要考虑下一步的去向，包括：取药后回家继续治疗；到输液中心进行静脉给药治疗；急诊观察区留观；收入住院部相关病区或 ICU；直接进入手术室或介入治疗室。尽早做出患者去向的选择可以得到其他专科的帮助，使患者更早获得针对病因的处置，提高救治的成功率。虽然在目前的医疗体制下医师往往还要考虑患者的经济能力和其他社会因素，但从病情的角度医师应回答：

（1）患者有否紧急手术或介入治疗的指征？

（2）住院治疗是否对患者更有利？

（3）患者在急诊科的时间是否太长了？

问题 8：患者和家属理解和同意我们的做法吗？

这是一个医患沟通的问题。有时医师抱怨说，我们辛辛苦苦抢救患者，最后得不到感谢，反而还被投诉。这种现象既反映出社会对急诊急救工作的专业特点应有更多的理解和宽容，也要求我们检讨自己工作中的疏忽和缺陷。由于患方对缓解症状和稳定病情的期望值较高，在救治的短时间里医患之间又往往难以建立彼此的信任，如果沟通不足，就容易导致患方不满意而医务人员又有"好心没好报"情绪的结果。所以，医师在诊治过程中应提醒自己：

（1）我是否已经将病情告知了患者或家属？

（2）他（们）同意我的做法吗？

（3）他（们）在知情同意书上签字了吗？

以上八个问题贯穿了我们在诊治急诊患者过程中临床思维的主要方面，这种自问自答的方式可以使我们的思考更缜密，条理更清晰，措施更严谨。保持自我反省的心态，认真对待诊治中的每一个环节，就能最大限度地降低医疗风险，为患者提供优质的服务。

八、诊断思路举例

长期以来，我们的临床思维是：患者的情况和诊断考虑是什么？为什么会出现这种症状和体征、检查结果等？怎么办（如何处理）？按照以下思路进行。

患者症状和体征的局部解剖→→局部解剖器官的生理功能→→病理改变（定位）→→病理生理（定性，病变的性质如炎症、肿瘤、缺血、压迫性、血管、神经、全身性等原因引起）→→症状和体征即临床表现→→形态学检查的可能结果（影像学、超声等改变）→→功能改变的检查结果（如抽血化验的结果）→→诊断及鉴别诊断→→治疗原则及并发症、合并症的处理→→如何预防。

如一个溶血性贫血的诊断思路如下：

（一）是什么？——是溶血

有红细胞进行性破坏证据：①进行性贫血：表现为乏力、心悸、气促、头晕、眼花，活动后上述症状加重，面色黄白，进行性的血红蛋白下降，但无失血的原因。→→提示进行性血红蛋白下降和贫血加重。②黄疸：红细胞破坏后，患者排酱油样、浓茶色尿，腰背部酸痛，皮肤巩膜黄染，尿胆红素及尿胆原阳性，间接胆红素即未结合型胆红素释放增加，红细胞内酶释放增加如乳酸脱氢酶、谷草转氨酶、肌红蛋白酶肌磷酸激酶及同工酶升高。→→提示红细胞破坏。

（二）为什么红细胞会破坏？原因是什么？

1. 红细胞内部异常所致

（1）红细胞膜结构和功能缺陷问题：如球形红细胞增多症、镰刀型红细胞增多症、椭圆形红细胞增多症、口型红细胞增多症、针棘状红细胞增多症等。→→骨髓穿刺检查和外周血红细胞图片等确诊。

（2）红细胞酶的缺乏：如磷酸戊糖旁路酶（葡萄糖 -6- 磷酸脱氢酶）缺陷、谷胱甘肽合成酶缺陷、丙酮酸激酶缺乏使红细胞膜通透性增加稳定性发生破坏。→→抽血检查这些酶即可诊断。

（3）血红蛋白分子结构异常：使分子间容易发生聚集或形成结晶，导致红细胞硬度增加，氧化作用破坏血红蛋白，致使海因小体（Heinz 小体）形成。如珠蛋白肽链量的异常而出现海洋性贫血；珠蛋白肽链分子结构异常而出现镰状细胞贫血、血红蛋白 C、D、E 等；不稳定血红蛋白病。→→进行血红蛋白电泳检查。

（4）获得性细胞膜糖化肌醇磷脂锚结膜蛋白（GPI）异常：出现阵发性睡眠性血红蛋白尿。→→进行酸、热等溶血、Coomb's 试验、风湿免疫性实验室等检查。

2. 红细胞外部因素所致溶血性贫血

（1）物理与机械因素：如大面积烧伤、病理性心脏瓣膜、人工机械瓣膜、微血管病性溶血性贫血（弥散性血管内凝血、血栓性血小板减少性紫癜等）等使红细胞机械性损伤。→→原发病的检查。

（2）化学因素：如苯肼、铊中毒、蛇毒中毒等。→→进行毒物分析。

（3）感染因素：如疟疾、传染性单核细胞增多症、肺炎支原体肺炎、溶血性链球菌感染等。→→进行细菌学等检查。

（4）免疫因素：主要为破坏红细胞的抗体所致。如新生儿溶血性贫血、血型不合的输血反应、系统性红斑狼疮等自身免疫性溶血性贫血等。→→免疫学方面的检查。

（三）怎么办？

首先补充被破坏的红细胞，血红蛋白（Hb）＜60g/L 者尽快输注洗涤红细胞，使用抗红细胞氧化剂、糖皮质激素等来稳定红细胞膜，然后再根据病因进行进一步处理，病情好转出院后如何预防。

综上所述，这就要求我们医师必须掌握局部解剖、生理、生物化学、病理、病理生理、药理、免疫学、微生物学、诊断学基础、内科学、急诊医学等基础知识，才能够快速、较准确地作出诊断和处理、才能够进行好对疾病的预防和宣教。

第二节　急症鉴别诊断

临床上，患者就诊时的主诉大多是某种（或几种）症状和（或）体征，医生对这些临床表现分析判断，按照上述的规律进行逻辑思维，做出疾病诊断并给予相应的干预。这个过程需要一定的时间，方能获得足够的证据，做出合理的决定。在其他专科，医生能在占有足够资料的前提下，做出病因、病理生理、病理解剖诊断，甚至包括功能诊断和并发症的评估，然后给予针对性治疗，即所谓"先瞄准，后开枪"。但在急危重症条件下，可能需要在极短的时间内采取救治措施来挽救生命、稳定病情或缓解症状，同时进行鉴别诊断，即"先开枪，后瞄准"。这就要求急诊科医生平时要熟悉常见急症的病因分类、临床表现特点和治疗原则，才能临阵不慌，减少误诊漏诊率，保证救治质量。

关于症状鉴别诊断思路，见于诸多教科书和临床专著。本书只列出几种急诊临床最常见的症状，意在提供分析的思路，供参考。

一、发热

（一）什么是发热（ fever ）？

发热是指致热原作用于下丘脑前部的体温调节中枢，使体温的调节发生变化，体温超出正常范围。健康人的体温通过神经、体液等因素使产热和散热过程保持相对恒定，使温度波动在 36.0～37.0℃之间，上午 6 时体温最低，下午 4～6 时最高，24 小时差异在 0.5℃左右。上午体温高于 37.2℃或下午体温高于 37.7℃即称为发热。体温的早低晚高现象在发热性疾病中也存在，但在体温过高时这一现象消失。

精神紧张以及剧烈运动、妇女月经前期、妊娠期，都会出现一些体温升高现象，属于生理变化。另外体温可以随环境和季节而有所变化。还与某些生理因素有关，如餐后、妊娠、情绪、运动、内分泌变化及年龄等都可以影响体温，一般体温波动范围不超过 1℃。正常情况下口腔温度为 36.3～37.2℃，直肠内温度比口腔温度高 0.3～0.5℃，腋窝温度比口腔温度低 0.2～0.4℃，不同个体温度略有差异。

（二）什么原因引起的发热？

发热只是一个症状，引起发热的病因繁多而且复杂，确定发热的热型对某些疾病的诊断具有重要意义，但是同一疾病因个体的差异，发热过程也有所不同。

1. 感染　感染的因素可分为：①细菌、病毒、立克次体，支原体以及原虫（阿米巴，蠕虫，疟疾）等致病微生物引起的呼吸系统、消化系统、泌尿系统、神经系统疾病以及菌血症和急性介入感染等急性炎症反应。还包括一些局部感染性疾病，如鼻窦炎，牙周炎，中耳炎、扁桃体炎等。②急、慢性传染性疾病：各种传染性疾病，如鼠疫、霍乱、非典型肺炎、禽流感、结核、梅毒、艾滋病、流感、炭疽病、黄热病、各型肝炎、巨细胞病毒感染、Q 热、布氏杆菌病等。

各种病原体包括细菌、病毒、真菌、螺旋体、寄生虫、衣原体、支原体、立克次体以及坏死物质等均是外源性致热原（exogenous pyrogen，EX-P），其或直接刺激吞噬系统，或与某些蛋白结合刺激机体的吞噬系统，产生内源性致热原（endogenous pyrogen，EN-P）导致发热。革兰阳性菌如葡萄球菌、链球菌、脑膜炎双球菌、肺炎球菌以及革兰阴性杆菌如大肠埃希菌、伤寒杆菌等除直接致热外，其释放的外毒素和内毒素作用于能够产生和释放内生致热原的细胞，如单核巨噬细胞、内皮细胞、神经胶质细胞等，产生和释放白细胞介素 -1（IL-1）、白细胞介素 -6（IL-6）和肿瘤坏死因子 α（TNFα）等内生性致热原。内生性致热原作用于丘脑下部体温调节中枢，使得体温调定点上移，引起发热。

温度低于体温调节中枢的调节温度，皮肤血管收缩，血流减少，表现皮肤苍白，由于神经冲动 - 内分泌的综合作用，骨骼肌屈、伸肌同时发生不随意收缩，此时患者可出现畏寒，甚至寒战。由于交感神经兴奋，皮肤立毛肌收缩，汗闭，散热减少。当体表温度达到调定点时，机体开始散热，患者表现为发热。由于炎症因素刺激机体的自我保护反应机制，白细胞升高，以抵御外来抗原的侵袭。但年老体弱、婴幼儿、肿瘤晚期患者、长期营养不良等免疫力低下患者，即使感染很重，常常也不出现发热。

因此，感染引起的发热患者往往存在畏寒或者寒战，后出现发热，伴有骨关节、肌肉酸痛，同时出现局部感染部位或器官的症状体征，白细胞总数和中性粒细胞数量增加或减少，血沉、C- 反应蛋白（CRP）、降钙素原（PCT）的升高，血细菌和真菌培养阳性、或者真菌试验阳性、或病毒抗体 IgM 四倍以上的升高、衣原体或支原体抗体阳性、血液和大便中找到寄生虫等，骨髓穿刺提示感染性或者刺激性骨髓象，影像学（X 线、CT、MR、B 超等）提示有炎症性渗出或脓肿、或反应性肿大或增生等，抗感染的经验性治疗有效。

2. 无菌性组织坏死　①见于急性心肌梗死、血栓形成、恶性肿瘤、血液病、大手术后、骨折、烧伤、放疗后等，此类发热亦称为吸收热（absorption fever）这是因为坏死的组织的吸收，刺激机体内生

致热原细胞，而产生发热并通过代谢排出体外。除上述原因外，白血病患者发热还与大量未成熟白细胞释放入血，在外周血液中生长和破坏，蛋白质分解代谢率增高有关。恶性肿瘤发热原因则还与组织坏死、代谢旺盛及可能有时伴随的感染有关。②物理、化学与机械因素引起的发热，大多是由于下丘脑体温调节中枢直接受损后引起的结果，产热增多或散热障碍，使体温升高。此种发热多为中枢性发热，体温大多在 39℃以上，高热无汗是其特点。物理因素如高温中暑、癫痫持续状态、烧伤等；化学因素如某些药物中毒（如阿托品、有机磷农药、镇静安眠药）；机械因素见于脑出血、脑外伤（颅底骨骨折常见）、肿瘤的侵犯等。

高热可对机体各系统直接产生损害。多见于高温作业者，临床早期表现为大汗后机体严重缺钠和通气过度所致的肌肉痉挛、恶心、呕吐、头痛、眩晕、乏力，严重脱水、低血压等，进一步发展出现汗闭、高热（体温可达 40℃以上）、心率加快、心律失常、抽搐、昏迷、甚至死亡。

此类患者的发热往往无寒战，炎症反应的检查指标如白细胞及中性粒细胞计数不高、CRP 和 PCT 不高，除合并感染外，难以找到病原学证据。

3. 内分泌引起的发热　痛风、甲状腺功能亢进、脱水等引起的发热，常因为代谢增高与产热过多或散热减少，致使短时期内发生高热。通过病史及内分泌的实验室检查容易确诊。

4. 免疫性变态反应疾病　见于风湿热、血清病、结缔组织病（系统性红斑狼疮、皮肌炎、类风湿、成人 Still 病等）、药物过敏、类白血病反应、输液反应等，是由于抗原 - 抗体复合物作用于内生致热原的细胞所致。抗原 - 抗体反应在反应过程中，机体产生大量的炎症因子刺激体温调节中枢调节点上移，引起发热。相应的风湿病、免疫学等方面的实验室检查容易确诊，糖皮质激素和免疫抑制剂治疗往往有效。

5. 神经、精神性发热　精神性发热多由于大脑皮层不稳定，血管运动神经兴奋性发生变化，影响体温调节中枢。神经性发热大多由于脑血管病或脑外伤直接损害体温中枢，导致发热。如大量脑出血晚期或丘脑、脑干出血，常有高热达 39℃以上，无汗，退热药效果不佳。需要通过详细的病史和神经系统定性定位体格检查、头颅的影像学检查、脑电图、脑脊液等检查确诊，应积极治疗原发病、物理降温（如冰毯、酒精擦浴、灌注 4℃的盐水等）、必要时冬眠或半冬眠降温等处理。

6. 药物引起发热　实属过敏性血管炎，既可能是由于药物刺激机体产生抗体、抗原 - 抗体反应所致，也可能是由于药物直接作用于体温中枢，如各类抗生素、抗疟药奎宁、砷制剂、镇静安眠药如巴比妥类、吗啡，抗组胺类药物等。药物热与患者特异性体质有关，常于给药 7～10 天后发生，热型无特异，可伴发荨麻疹、肌肉关节痛等血清样反应，血嗜酸性粒细胞增多、中性粒细胞减少或缺乏，停药后一般在数天后消退。

7. 其他　某些病理性体温升高，如先天性汗腺缺乏症，患者散热障碍；甲状腺功能亢进癫痫状态或惊厥后机体产热增加；下丘脑退行性变体温调节中枢被破坏，均为体温调节机构调节障碍，这一类体温升高称为过热。

二、急性呼吸困难

（一）什么是急性呼吸困难？

急性呼吸困难（dyspnea）是指各种原因引起的患者主观上感到有呼吸气量不足或呼吸费力的感觉。客观上表现为呼吸频率、深度与节律的异常。患者用力呼吸时可出现鼻翼扇动、发绀、端坐呼吸，可见辅助呼吸机参与呼吸运动。呼吸困难与呼吸增强不同，呼吸增强仅指肺换气作用增加，不一定有呼吸困难的感觉或表现。而呼吸困难则主要由于呼吸用力而引起的不适。目前多认为急性呼吸困难主要是由于通气的需要量超过呼吸器官的通气能力所致。

（二）什么原因引起的急性呼吸困难？

根据主要的发病机制，可将急性呼吸困难分以下几种基本类型：

1. 呼吸系统疾病

（1）上呼吸道疾病：包括咽后壁脓肿、喉及气管内异物、喉水肿、咽喉部白喉、喉癌等。由于局部黏膜声带充血肿胀或水肿，阻塞呼吸气道，可引起吸气性呼吸困难。同时体内 CO_2 潴留，血液中 CO_2 分压升高，刺激外周化学感受器（颈动脉体和主动脉体），冲动分别由窦神经和迷走神经传入延髓呼吸神经元，使其兴奋，导致呼吸加深加快。CO_2 分子易透过血 - 脑屏障进入脑脊液，形成 H_2CO_3，解离出 H^+，使脑脊液 H^+ 升高，刺激中枢化学感受器，使呼吸加强加快。

（2）支气管与肺部疾病：①感染性疾病：急性细支气管炎、肺炎、肺结核等。②变态反应性疾病：支气管哮喘、花粉症、棉尘肺等呼吸道过敏综合征及过敏性肺炎、热带嗜酸粒细胞增多症等。③阻塞性病变：慢性阻塞性肺气肿、肺纤维病变、阻塞性肺不张等，合并感染时呼吸困难加重。④肺血管病变：急性非心源性肺水肿、肺栓塞（空气、脂肪）、肺空栓栓塞证等。⑤其他原因：肺羊水栓塞症、肺泡蛋白沉着症、矽肺等。

支气管及肺泡表面，由于炎症作用表面分泌物增加，支气管处于痉挛状态，气道变得更为狭窄，肺顺应性下降，导致肺内气体不能正常尽快排出，因而引起呼气性呼吸困难。如肺炎、支气管哮喘等。急性肺动脉血栓形成、羊水栓塞、长骨骨折脂肪栓塞、肿瘤等引起的急性肺栓塞使生理死腔增加，通气效率降低，但由于急性肺栓塞可刺激通气，使呼吸频率和每分钟通气量增加，通常抵消了生理无效腔的增加，可出现 CO_2 潴留，PaO_2 降低，通气 / 血流比值失调。局部支气管收缩，肺不张和肺水肿为其解剖基础。如果心排血量不能与代谢需要保持一致，混合静脉血氧分压降低，使通气 / 血流比值失调和低氧血症进一步加重，并出现明显发绀。

（3）胸膜病变：创伤、自发性气胸、感染、大片肺不张及广泛性肺纤维化或肿瘤细胞经血液或淋巴管进入胸膜，胸膜出现水肿、充血，随后发生细胞浸润和胸膜表面纤维性渗出，渗出液吸收并机化为纤维组织而致胸膜粘连。此类疾病多表现为混合性呼吸困难，使肺的生理无效腔增加，使流经肺的血液不能进行充分气体交换，造成机体缺氧，出现代偿性呼吸困难。

（4）纵隔病变：急性纵隔炎、慢性纤维性纵隔炎、纵隔肿瘤及囊肿、纵隔气肿等。原发性纵隔肿瘤或继发转移肿瘤压迫气管或支气管引起机械阻塞性呼吸困难。

（5）胸廓运动及呼吸肌功能障碍：各种原因引起的胸廓运动受限、呼吸肌麻痹、膈高位等。

2. 心源性呼吸困难　见于心脏瓣膜病、先心病、冠状动脉硬化性心脏病、高血压性心脏病、心肌炎、心肌病及流出道狭窄等各种原因引起的充血性心力衰竭、左心功能不全。也见于心包积液、心绞痛发作、快速心律失常、休克等。

充血性心力衰竭（如二尖瓣病变、先心病、心动过速、急性心肌梗死）是由于循环中回心血流量减少或心肌收缩无力，血液淤滞在肺部引起肺充血、水肿，肺泡 - 血液气体交换减少，引起呼吸困难。急性左心功能不全因急性肺淤血可发生严重的呼吸困难。

心包大量积液时，心室舒张受限，使右心室

回心血流量减少，患者周围静脉压升高，动脉压下降，常出现脉压缩小，颈静脉怒张。由于缺氧、血液中还原血红蛋白增加而出现发绀和呼吸困难。其发生机制主要是由于肺顺应性降低，肺淤血，刺激牵张感受器，肺泡张力增加，肺活量减少，肺泡通气/血流比例失调，引起气体弥散障碍和低氧血症，反射性兴奋呼吸中枢和肺循环压力升高通过迷走神经反射性刺激呼吸中枢所致。

3. 中毒性呼吸困难 有机磷农药、灭鼠药、有毒植物等毒物中毒以及神经中枢兴奋或抑制药物等药物中毒等。某些镇静安眠药物（如吗啡、巴比妥类）和农药（有机磷、氟乙酰胺等）中毒可直接抑制呼吸中枢或作用于呼吸肌等靶器官引起呼吸困难；化学性刺激性气体如 CO、硫化氢中毒，使碳氧血红蛋白增加，体内氧合血红蛋白下降，失去携氧能力，组织乏氧，刺激呼吸中枢，使呼吸加深加快，引起呼吸困难；亚硝酸盐中毒是因为血红蛋白还原为高铁血红蛋白而失去携氧能力；在代谢性酸中毒时，在各种中毒及脓毒症时，血中酸性代谢产物强烈刺激呼吸中枢和通过颈动脉窦、主动脉化学感受器反射性刺激呼吸中枢，引起呼吸困难，呼吸深而规则。机体出现代谢性酸中毒时，H_2CO_3 相对增多，pH 值降低，刺激呼吸中枢和外周化学感受器，通过呼吸加快来代偿，以增加通气量，表现为呼吸深而大的呼吸困难，称为酸中毒深大呼吸（Kussmaul 呼吸）。

4. 血液系统引起的呼吸困难 重度贫血、亚硝酸盐引起的高铁血红蛋白血症、急性输血溶血的反应、大出血或失血性休克等。严重出血或贫血的患者，血液不能携带足够的氧，患者出现代偿性呼吸加深加快，以获得足够的氧气。

5. 神经精神性呼吸困难

（1）神经疾病：急性脑血管病如脑干出血、脑梗塞、颅内占位性病变、颅内各种炎症（如脑炎、脑膜脑炎等）、变性疾病以及颅内压升高引起脑水肿等可导致颅内压升高、脑水肿，直接刺激大脑呼吸中枢出现呼吸节律、深度、模式的改变。如中脑及桥脑出血出现呼吸深快，伴有鼾音及吸气时锁骨下凹陷。桥脑与延髓之间损伤，引起呼吸频率及深度不规则、间歇性和叹气样呼吸。

（2）精神疾病：心理障碍、神经症等所表现的呼吸困难，多由于受到刺激后，交感神经过度兴奋，引起呼吸频率加快，过度换气，使血液中 CO_2 浓度下降，出现呼吸性碱中毒，应用镇静药物可改善呼吸困难。

6. 代谢性疾病 甲状腺功能亢进危象、糖尿病酮症酸中毒、水电解质紊乱等。

7. 其他疾病 如重症肌无力、多发性神经根炎、多发性肌炎等是由于神经与肌肉运动终板病变或肌纤维本身严重病变，引起周围神经或呼吸肌麻痹，导致呼吸困难或呼吸衰竭。ARDS 是由于肺泡表面活性物质不足，肺泡及毛细血管上皮细胞损害，肺毛细血管通透性增强，导致渗透性肺水肿及肺内微血栓形成。

三、急性胸痛

（一）什么是急性胸痛？其机制如何？

急性胸痛是临床常见的具有挑战性及重要意义的症状，包括了多种不同的诊断，包括了胸部及腹部脏器的疾患，可以是良性的自限性疾病，也可以是威胁生命的危急重症，临床医师如没能在第一时间认识到这些具有潜在威胁的疾病如急性心肌梗死、主动脉夹层或肺栓塞等，则可能导致严重后果包括死亡。对于低危患者进行过度的检查、治疗则将带来不必要的住院、操作及医疗成本增加。

各种化学因素或物理因素造成组织损伤，释放出 K^+、H^+、组胺、5-羟色胺、缓激肽、P 物质和前列腺素等化学物质。刺激肋间神经感觉纤维、脊髓后根传入纤维、支配心脏及主动脉的感觉纤维、支配气管、支气管及食管的迷走神经感觉纤维或膈神经的感觉纤维，均可引起胸痛。此外，某一内脏与体表某一部位同受某些脊神经后根传入神经支配时，则来自这一内脏的痛觉冲动到达大脑皮层后，除产生这一内脏的局部疼痛感觉外，还可以出现相应体表的疼痛感觉。这称为放射疼痛或牵涉痛，如心绞痛，除出现胸骨后或心前区疼痛外，还可以放散到左肩及左臂内侧。炎症、肌肉缺氧、内脏膨胀、机械压迫、异物刺激、化学刺激、外伤及肿瘤等原因均可引起胸痛。

（二）什么原因引起的急性胸痛？及病理过程如何？

1. 心肌缺血、损伤 当心脏的供氧、供血不能满足心肌需要时则可以导致心肌缺血及损伤，从而导致胸痛发作。这种供求失衡，可以是由于心脏负荷增加、心肌需氧量增加所致，也可以因为心脏供血供氧水平下降所致，或两者同时存在。最常见导致心肌缺血的疾病是冠状动脉粥样硬化性心脏病，当冠状动脉存在狭窄时，如果机体出现运动、饱食、寒冷、发热或者贫血、低氧血症等，则可出现一过性心肌缺血，进而导致心绞痛发作，典型心绞痛位于心前区、胸骨后，绞榨样或呈高压感，可以向由下颌至脐以上的任何部位以及后背部放射，持续 30 分钟以内可以逐渐缓解或由于使用硝酸酯类药物而缓解。如果冠脉粥样硬化斑块发生破裂及局部血栓形成时，可以导致短时间内冠脉完全或几近完全性闭塞，侧支循环不能及时形成的情况下将导致闭塞血管远端心肌严重缺血缺氧，从而导致急性冠脉综合征或急性心肌梗死等情况，胸痛程度剧烈，部位与一般心绞痛者相似，患者出现大汗淋漓、恶心呕吐等自主神经兴奋症状以及濒死感，持续不能缓解，对硝酸酯类无反应或反应较差。心肌桥由于冠状动脉穿行入心肌之下，心肌收缩强烈时也可以导致一过性的心肌供血供氧不足。主动脉夹层形成时如果撕裂开口累及冠脉开口，或者由于主动脉瓣狭窄时由于主动脉射血期血流量减少，也可以引起冠脉缺血。此外心脏瓣膜病、高血压及肥厚性心肌病等导致心肌肥厚时，由于肥厚心肌的需氧量增加，心外膜冠脉的血流进入心内膜减少，导致心肌相对性缺血。

2. **心包疾病**　多数心包对于疼痛不敏感，心包炎患者出现胸痛往往是由于炎症累及壁层胸膜所致，部分心包炎患者可以出现剧烈的心肌梗死样胸痛，而心梗后综合征或尿毒症患者胸痛往往相对较为轻微甚至可以无胸痛。心包内积液增加时胸痛可以缓解。邻近心包的壁层胸膜有来自于多个部位起源的感觉神经，因此心包炎的疼痛可以表现在不同的区域，从肩、颈到腹部、背部。典型胸痛位于胸骨后，可由于咳嗽、深呼吸或其他导致胸膜活动的动作而加重，平卧时可减轻。

3. **主动脉疾病**　主动脉夹层是一种危及生命的危急重症，患者多有高血压病史而且控制不佳，可以有动脉粥样硬化病史。当患者活动、用力等情况下由于主动脉内压力一过性升高，撕裂内膜并形成血肿，沿主动脉壁延伸分离从而形成夹层，夹层内压力进行性升高，最后导致主动脉破裂从而导致猝死。导致主动脉夹层的其他外源性原因还包括心导管手术操作、主动脉内球囊反搏术、外伤等。非创伤性主动脉夹层等罕见于无高血压病或主动脉中层滋养血管和（或）平滑肌减少的患者。Marfan 综合征患者由于主动脉中层囊性变性，可以发生动脉瘤或夹层等情况，也是此类患者猝死的常见原因。此外，今年有作者报道部分不典型夹层形成（又称之为主动脉壁内血肿）以及穿透性动脉粥样硬化性溃疡，也可以导致类似主动脉夹层的急性胸痛，此类病变范围相对较局限，在治疗过程中可以因为血栓形成、机化或溶解等而出现血管壁的动态变化。因此又有作者提出了"急性主动脉综合征"的概念，包括了传统的主动脉夹层、真性及假性主动脉瘤、主动脉壁内血肿以及穿透性动脉粥样硬化性溃疡。典型患者往往表现为严重撕裂样胸痛，在开始即到达顶峰，甚至导致患者虚脱，根据动脉内膜撕裂的部位，疼痛可以由前胸延伸至后背、肩胛间区。

4. **肺及胸膜病变**　肺栓塞是一种可以危及生命的危急重症，患者常有长期卧床、血液高凝状态、静脉血栓形成、骨科手术或外伤等高危因素。胸痛是由于肺动脉扩张和（或）邻近胸膜肺节段性梗塞所致。大面积肺栓塞时可以出现剧烈的心肌梗死样胸痛，小面积肺栓塞往往表现为胸壁或胸膜炎样疼痛，肺栓塞时常常合并有呼吸困难、低氧血症、咯血等表现，急性大面积肺栓塞由于急性肺动脉高压，可以导致急性右心衰竭。肺损伤、肺炎或胸膜炎时也可以引起胸痛，呈锐痛，随吸气、咳嗽等胸壁活动而加重。

5. **消化系统疾病**　消化性溃疡合并有反酸症状以及反流性食管炎患者常伴有胸痛，部分患者其胸痛症状与心绞痛不易鉴别。典型反酸症状所引起的疼痛表现为深部烧灼感，可由于摄入酒精、阿司匹林等所诱发，在进食或服用制酸药物后缓解，卧位时较易发生。各种消化性溃疡、胆囊炎或胰腺炎等除表现为腹痛外亦可引起胸痛，此类胸痛与劳力关系不大，但与饮食关系较大。十二指肠溃疡疼痛可以表现为饥饿痛、夜间痛等，进食可缓解；常有季节节律性；胃溃疡疼痛则多出现于进食后 60～90 分钟后，节律性不明显；胆囊炎患者可在进食油腻食物后出现疼痛，持续性，常发生于进食后 1 小时或更长；胰腺炎患者疼痛持续不能缓解，可以伴有恶心、呕吐等。食管痉挛可以伴或不伴反酸，发作时呈压榨样胸骨后疼痛，而且予服硝酸甘油可以迅速缓解，予心绞痛往往不易鉴别；Mallory-Weiss 综合征（食管贲门黏膜撕裂）发生于有剧烈呕吐患者，可出现胸痛，常伴有消化道出血表现。

6. **神经肌肉疾病**　颈椎间盘脱出时由于压迫神经根可以导致胸痛，肋间肌痉挛或肋间神经炎患者胸痛呈区域性带状分布，带状疱疹出现皮疹前可出现胸痛，特点与一般肋间神经炎者类似。肋软骨、胸软骨炎是所有导致胸痛的原因中最为常见的，表现为短暂锐痛，部分患者呈持续性钝痛，压迫软骨、肋软骨关节常有压痛。肩、脊柱关节炎或滑膜囊炎也可引起胸痛。

7. 情绪及心理疾病　患者往往有抑郁、焦虑、场所恐惧症等病史，由于心因性因素出现而发病，胸痛者其症状特点各异，持续时间往往超过 30 分钟，常伴其他不典型的描述，情绪异常患者伴有过度通气时可出现心电图 ST-T 改变，较难与心绞痛鉴别。

（三）急性胸痛的诊断思路及推荐的诊治流程

1. 诊断思路

（1）患病年龄：青壮年胸痛应注意结核性胸膜炎、自发性气胸、心肌炎、风心病，40 岁以上的患者要注意心绞痛、心肌梗死与肺癌。

（2）胸痛部位、胸痛的性质、疼痛时间以及诱发因素：局部性疼痛、胸壁疼痛应注意肋骨骨折、肋软骨炎；伴有局部红、肿、热表现者应注意炎症病变。有水疱成簇沿肋间神经分布者，注意带状疱疹；胸骨后疼痛伴有进食或吞咽困难者应注意食管及纵隔病变。心前区及胸骨后或剑突疼痛并且疼痛往左肩、左臂内侧放散，应注意心绞痛；经休息或服硝酸甘油后疼痛不缓解的应要注意急性心肌梗死。胸疼痛剧烈并且向下转移至腹部、腰部及两侧腹股沟或下肢，应注意主动脉夹层。一侧胸痛应注意自发性气胸，肺栓塞；如果疼痛因呼吸运动或咳嗽加重，应考虑为胸膜炎。

（3）胸痛时间：阵发性胸痛见于平滑肌痉挛或血管狭窄缺血；持续性胸痛多见于炎症、肿瘤、血管栓塞、器官梗死。

（4）既往史：有冠心病患者出现胸痛首先考虑心肌缺血、损伤，无明确冠心病病史，但有高龄、长期高血压、高脂血症、糖尿病史、吸烟史等高危因素时，仍要首先考虑心绞痛、心肌梗死等。长期高血压而且控制不佳，伴或不伴动脉粥样硬化、心导管手术操作史者，出现胸痛应注意急性主动脉综合征特别是主动脉夹层可能。本人或家族成员中有马凡综合征病史、梅毒病史患者胸痛时注意主动脉瘤可能。近期骨科手术或骨科外伤史、长期卧床史患者出现胸痛注意肺栓塞可能。心梗病情稳定后患者以及尿毒症患者出现胸痛，排除心梗后注意心包炎可能。其他，如胆道疾病、消化道溃疡、肿瘤性疾病等病史应注意了解。

（5）体征：既往无明确心脏体征的患者在胸痛时出现新发心脏杂音，可能是由于乳头肌缺血后功能异常所致瓣膜功能不全所致；而长期存在心脏杂音时则应注意肥厚性心肌病、主动脉狭窄、心脏瓣膜疾病等。出现双上肢血压差值超过 30mmHg 时注意动脉夹层。心包摩擦音出现高度提示心包炎，合并脉压减少、奇脉、颈静脉充盈怒张者注意缩窄性心包炎可能。肺部啰音提示肺部感染，胸膜摩擦音提示胸膜炎，如胸痛伴呼吸困难患者出现异常呼吸音下降，注意肺栓塞可能，呼吸音消失、叩诊呈鼓音者注意气胸。胸痛患者出现上腹部压痛、Murphy 征阳性等应注意消化系统疾病。胸壁局部压痛注意外伤或肋软骨炎，沿神经走行方向分布的皮疹提示带状疱疹。

（6）辅助检查：对于因为胸痛至急诊求医的患者，所有辅助检查应以能够尽快明确患者是否存在危及生命的重大疾病。所有患者应常规进行心电图检查，典型 ST-T 段改变多提示心绞痛或急性冠脉综合征，但心电图检查敏感性较低，文献显示 12 导联心电图检查发现心肌缺血的敏感性可低至 50%，而且 2%～4% 的心梗患者可因正常心电图而漏诊，故此心肌酶学检查应常规进行。cTnT、cTnI、CK-MB 等指标有助于了解心肌损伤，如相关指标升高 2 倍以上高度提示各种原因包括冠脉阻塞或炎症等所致的心肌坏死，cTnT、CK-MB 等多在心肌坏死后 4～6 小时出现升高，故心肌酶学指标不高的胸痛患者应定期复查，另外相关指标升高不能反映心肌损伤所发生的时期，但通过动态观察有助于发现新发的心肌损伤。负荷心电图、负荷心脏彩色多普勒检查及心肌核素扫描等可以发现心肌缺血的证据，但对于急诊患者的应用尚有一定的限制。条件允许的单位对冠心病患者进行急诊 PCI 手术可以明确冠脉病变程度并进行介入治疗。对于怀疑急性主动脉综合征患者，胸片检查如发现增宽的纵隔往往提示主动脉夹层或主动脉瘤，然而应注意进行检查本身可能增加患者夹层破裂的机会，应在严密监察下进行，心脏彩色多普勒、CT、MRI、血管造影等检查有助于明确诊断。胸片还可以发现各种心包、肺部及胸膜疾病。怀疑肺栓塞患者，通过检测 D-二聚体可以达到快速筛选的作用，D-二聚体小于 500μg/ml 的情况下可基本排除肺栓塞可能，肺核素灌注扫描及超高速 CT 的应用可以发现肺血管病变情况，另外应进行彩色多普勒等检查明确有无血栓形成等证据。

2. 推荐的诊断流程　对于急诊就诊的胸痛患者，目前国外多个学术组织提出指南，指出应在最短时间内对胸痛的危险性进行分层，尽快鉴别可能导致生命威胁的重大疾病。ESC 2013 年胸痛处理指南中提出了以下的流程图（图 10-2-1）：

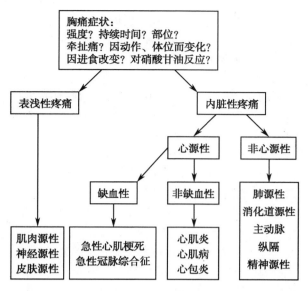

图 10-2-1　ESC 2013 年胸痛处理指南流程图

四、急性腹痛

（一）什么是急性腹痛?

急性腹痛（acute abdominal pain）是临床常见的症状。多数由腹部脏器疾病所引起，但腹腔外疾病及全身性疾病也可引起。病变的性质可为器质性，亦可为功能性。有的疾病来势急骤而剧烈，有的起病缓慢而疼痛轻微。由于发病原因复杂，引起腹痛机制各异，对腹痛患者必须认真了解病史，进行全面的体格检查和必要的辅助检查（包括化验检查与器械检查），在此基础上联系病理生理改变，进行综合分析，才能做出正确的诊断。

（二）什么原因引起的急性腹痛?

1. **腹腔内疾病病因**　急性腹痛首先要确定是腹内疾病还是腹外疾病，若是腹内疾病，应确定是何种器官患病、何种病理性质（表 10-2-1）。

（1）常见的外科急腹症:

1）胃十二指肠穿孔:根据溃疡病史，突发持续性上腹剧烈疼痛很快扩散全腹，常伴有轻度休克。体格检查肝浊音界缩小或消失，伴明显腹膜刺激征，X 线检查发现膈下游离气体即能确诊。

2）急性胆囊炎、胆管炎:前者表现为进油腻食物后，右上腹剧烈绞痛放散右肩及右背部，右上腹有压痛、肌紧张、Murphy 征阳性，B 超显示胆囊肿大，壁厚。急性胆管炎表现为剑突下剧烈疼痛，放散右肩。伴寒战、高热、黄疸，可出现休克或精神症状。

3）急性胰腺炎:暴饮暴食后发生，疼痛持续剧烈，向肩部放散;恶心、呕吐后腹痛不缓解。化验血、尿淀粉酶升高;腹腔穿刺液可呈血性，淀粉酶含量升高;B 超显示胰腺弥漫肿大，密度不均。

4）小肠急性梗阻:首发症状为突然剧烈腹部绞痛，腹痛时立即发生恶心呕吐，吐后疼痛减轻。高位梗阻呕吐早而频繁，无明显腹胀;低位梗阻呕吐出现晚或无呕吐，腹胀明显。梗阻发生后肛门停止排便排气，肠鸣音活跃，可呈气过水声。腹部 X 线检查见液气平面即可确诊。如腹痛加剧出现腹膜炎体征，提示有绞窄、肠坏死或穿孔。

5）急性阑尾炎:转移性腹痛，右下腹固定压痛为特点。当炎症加重或穿孔、坏死时可出现全腹性

表 10-2-1　腹痛的部位及疾病

腹痛部位		腹内病变	腹外病变
上腹痛	右上	急性胆囊炎、急性腹膜炎、十二指肠溃疡穿孔、急性肝炎、胆石症、右膈下脓肿等	右肾肾盂肾炎或结石、右下肺及胸膜炎症
	中上	急性阑尾炎早期、急性胰腺炎、急性胃痉挛、溃疡病穿孔、裂孔疝、胆道蛔虫症等	心绞痛、心肌梗死、糖尿病、酸中毒
	左上	急性胰腺炎、胃穿孔、左膈下脓肿、脾梗死、脾周围炎、脾区综合征等	心绞痛、左肾肾盂肾炎或结石、左下肺及胸膜炎症
脐周		阑尾炎早期、急性肠炎、急性腹膜炎、小肠梗阻、小肠痉挛、肠蛔虫症等	各种药物或毒素引起的腹痛
下腹痛	右下	阑尾炎、小肠穿孔、肠结核、肠梗阻、腹股沟嵌顿疝、克罗恩病、肠系膜淋巴结炎、肠肿瘤等	右输尿管结石
	下腹	宫外孕破裂、卵巢囊肿扭转、盆腔及盆腔脏器炎症、盆腔脓肿、痛经等妇科疾病往往偏重一侧	膀胱炎、急性前列腺炎、尿潴留等
	左下	细菌性痢疾、乙状结肠扭转、阿米巴性结肠穿孔、腹股沟嵌顿疝、结肠癌等	左输尿管结石

腹膜炎,但仍以右下腹体征为重。

6) 腹外伤后急性腹痛:腹部钝性闭合性损伤常引起腹腔内脏器(实质脏器和空腔脏器)损伤,表现急腹症症状和体征。如果是腹腔实质脏器破裂出血,临床表现为血压下降、心率增快等急性失血征象,甚至失血性休克。腹腔穿刺抽出不凝血液,B超、CT检查显示脏器破裂诊断即可确定。如果是腹腔空腔脏器损伤,腹部立位拍X线片可见膈下游离气体。如果腹腔内容进入胸腔,提示膈肌破裂,腹腔抽出大量澄清液,可能为膀胱破裂;抽出胃肠内容物,为消化道破裂。另外,对诊断难以确定者应留诊观察处理。做出必要的抢救措施。通过各种体征、症状细致入微的观察做出明确的诊断,减少患者痛苦,挽救患者生命。对病情重或具备手术探察适应证者,应及时手术,既可以明确诊断,又能得到合理处理。

7) 急性肠系膜缺血与腹痛:肠管缺血可直接刺激内脏神经造成血运障碍、肠梗阻致炎性渗出刺激腹膜,亦可引起腹痛。肠系膜血管栓塞及血栓形成是外科危重症,临床较少见。本病早期特征为腹痛重而腹部体征轻,常规医技检查无特异性。肠系膜动脉栓塞患者常伴有器质性心脏病,栓子多来源于心脏,急性剧烈腹痛并伴有肢体缺血病史则提示本病的可能,故全面、系统地了解病史及体检有助于诊断。肠系膜上静脉血栓形成起病缓慢,早期腹痛、腹胀、恶心、呕吐症状无特异性,当血栓累及肠系膜上静脉侧支及肠旁小血管时,可引起血运障碍性肠梗阻。对有周围静脉炎、深静脉血栓史、高血脂、肿瘤、腹腔手术史等患者应警惕本病,对不能用常见病解释的急性腹痛,特别是有腹膜炎、肠梗阻表现者,应行相关医技检查。对比增强CT扫描对诊断及鉴别诊断帮助较大,选择性肠系膜上动脉造影是最可靠的诊断方法,可发现肠系膜上动脉痉挛、闭塞,肠系膜静脉或门静脉不显影、充盈缓慢、造影剂淤滞于动脉弓、受累肠管造影剂染色时间延长等。本病有手术指征者,应及早手术治疗。

(2) 以腹痛为主诉的常见妇科疾病:

1) 卵巢滤泡破裂或黄体破裂:滤泡破裂多见于青年未婚女性,黄体破裂多见于已婚妇女,尤多见于妊娠早期。腹痛开始于右侧或左侧下腹部,较剧烈,患者常有腹部下坠感,白细胞和体温轻度升高,腹部压痛广泛,位置较低。肌紧张、反跳痛存在,肠蠕动音较活跃。

2) 宫外孕输卵管破裂和盆腔炎:大量血液渗入腹腔而产生急性腹痛,腹腔穿刺抽出不凝固血液。盆腔炎已婚妇女较多见,下腹压痛广泛,可有肌紧张,肛门指诊两侧髂窝均有触痛,宫颈有举痛。

3) 卵巢囊肿蒂扭转:起病急,一侧下腹部疼痛。多发剧烈持续性疼痛,伴有恶心呕吐,早期全身症状不明显,阴道指诊触到压痛圆形肿物,还可发生囊内出血继发感染、囊肿破裂等并发症。

2. 腹腔以外的常见腹痛为主述疾病

(1) 肺炎、胸膜炎:类似急腹症,同侧腹痛,多在上、中腹。深呼吸时疼痛加重,同侧下胸部痛、肩部痛,有发热、咳嗽、气急等呼吸道症状,同侧下胸部有阳性体征或胸膜摩擦音,腹部体征不明显,可有轻压痛,肠鸣音正常,胸部X线可明确诊断。

(2) 急性心肌梗死:类似腹中部剑突下剧痛、恶心、呕吐,可有胸痛、胸骨后痛、左上肢牵涉痛,重病容,脉率加快,血压下降,全身情况与腹部体征不符,肠鸣音正常,心律不齐,可有胸膜或心包摩擦音,心肌酶学指标增加,ECG异常,动态变化。

(3) 糖尿病酸中毒:类似全腹痛,以右上腹为甚,恶心呕吐明显,有多饮、多食、多尿、体重下降,起病缓慢、腹痛前有一时性乏力,脱水和意识症状,腹部体征不明显、罕有肌紧张和肠鸣消失,呼吸增强,有酮味,面潮红,尿糖、酮(+)血糖升高,酸中毒纠正后腹痛消失。

(4) 腹型过敏性紫癜:类似腹中部痛,血便,皮肤,口腔黏膜出血点,齿龈出血,可有关节痛。常有过敏史。

(5) 急性感染性胃肠炎:类似腹绞痛,饮食不洁史,恶心、呕吐、腹痛、腹泻,黄色水样便、米泔水样便或脓血便、血性便,发病期高热、全身不适,粪检大量脓细胞。腹柔软,广泛轻压痛。

(6) 急性肾上腺功能衰竭:腹中部绞痛,两侧上腹部痛,呕吐,腹泻,全身虚弱无力,皮肤色暗,周围循环衰竭。腹部体征不明显,侧腹上方可有压痛;血钾升高,ECG不正常等。

(7) 慢性铅、汞中毒:脐周绞痛为多见,长期与铅接触史;顽固性便秘、腹胀,齿龈铅线,颊黏膜斑点,口内金属味;腹肌柔软,无固定压痛点;点彩红细胞、碱粒红细胞。汞中毒较少见,金属汞主要以蒸气形态经呼吸道吸入体内,代谢产物的刺激及酸中毒等。

(8) 急性血卟啉病:可出现腹部剧痛、部位不定、多在中腹部、呕吐、腹胀、便秘,可伴肢体疼痛、轻瘫等;腹部体征不明显;尿放置后为红色,卟啉原阳性。

(9) 带状疱疹:腹痛,局限于一片,衣服或手轻轻接触或摩擦皮肤感到刺痛，疼痛沿肋间神经分布，呈束带状，止于中线，相应区域皮肤敏感性增加；发病3～4天后出现皮疹，沿神经分布。

（10）主动脉夹层：主动脉夹层多见于高血压、动脉硬化，其他遗传性疾病，如特纳（Turner）综合征，也有发生动脉夹层的倾向。基本病变为动脉中层弹性纤维有局部断裂或坏死，基质有黏液样变和囊肿形成。主动脉夹层致腹痛的机制是因主动脉内膜裂开、剥脱，形成主动脉夹层，疼痛可向胸1～腰1脊神经支配的部位放散，引起上腹部疼痛，当动脉真腔受压引起心脏、肠缺血时也可引起上腹痛。一般腹痛部位多为病变所在部位。临床如遇有胸骨后疼痛伴上腹剧痛者，应考虑食管或主动脉的病变，摄X线胸片提示主动脉阴影增宽或扭曲，应进一步行CT、MRI或主动脉造影检查，以明确诊断。

（11）全身性疾病：较罕见，如内分泌和代谢性疾病中的尿毒症、糖尿病危象、急性高蛋白血症等；自身免疫性疾病中的系统性红斑狼疮、风湿热、多发性结节性动脉炎等；血液病中的急性白血病、贫血等；神经与精神系统的脊髓结核危象，癔病等。可根据其各自特点、实验室和辅助检查加以鉴别。

（马中富　廖晓星）

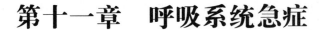

第十一章　呼吸系统急症

第一节　急性呼吸窘迫综合征

一、急性呼吸窘迫综合征的认识过程

急性肺损伤（ALI）/急性呼吸窘迫综合征（ARDS）是在严重感染、休克、创伤及烧伤等非心源性疾病过程中，肺毛细血管内皮细胞和肺泡上皮细胞损伤造成弥漫性肺间质及肺泡水肿，导致的急性低氧性呼吸功能不全或衰竭。以肺容积减少、肺顺应性降低、严重的通气/血流比例失调为病理生理特征，临床上表现为进行性低氧血症和呼吸窘迫，肺部影像学上表现为非均一性的渗出性病变。

1967 年，Ashbaugh 及其同事第一次描述了 ARDS：当时 12 个 ARDS 患者的特征是顽固的发绀，肺顺应性降低，胸片上的弥散浸润影。此后对此症的定义和诊断标准一直颇有争议。20 世纪 80 年代初，Petty 和 Ashbaugh 等将其命名为"成人呼吸窘迫综合征"（adult respiratory distress syndrome，ARDS）。后来改称为急性呼吸窘迫综合征（acute respiratory distress syndrome，ARDS），因为 ARDS 也发生于儿童。由于初期的定义缺乏特定的诊断标准，1988 年提出新定义，通过四点肺损伤计分系统定量呼吸损害，包括：呼气末正压（positive end-expiratory pressure，PEEP）水平，PaO_2/FiO_2 比值，静态肺顺应性，胸片上的浸润程度。四点肺损伤计分系统在临床和试验中被广泛应用，但因其在起病初始的 24～72 小时内，不能预测疾病预后，限制了其在临床的应用。在起病后的 4～7 天时，该计分系统分值 25 分以上预示病情复杂，需长时间机械通气。

1994 年第一次美欧联席共识会议（American-European consensus conference，AECC）提出将"成人"呼吸窘迫综合征改称为"急性"（acute 而不是 adult）呼吸窘迫综合征，并推荐新的 ARDS 和急性肺损伤的标准（表 11-1-1）。

此诊断标准与过去比较，不同之处在于：①ARDS 可发生于任何年龄组，而不限于成人；②以低氧血症的严重程度作为区别 ALI 和 ARDS 的唯一标准；③不把机械通气列入诊断指标；若把机械通气作为诊断指标，一些早期肺损伤而无机械通气的患者就难以得到诊断；④简化了诊断指标，便于记忆，加强了临床的可操作性；⑤新标准将 ALI 和 ARDS 共同列入诊断标准，将重度 ALI 定义为 ARDS，便于 ARDS 的早期诊断和早期治疗。缺点是：①诊断标准的简单化也存在缺陷，因为影响预后的因素，如基础疾病，其他器官系统是否受累并未评估；②胸片上双侧浸润影的存在，对 ARDS 的特异性不够，需要有经验的医生来判定。但与 1988 年四点肺损伤计分系统相比，已经提高了临床研究和治疗的水平。

此外，此诊断标准没有提及诱发因素和呼吸窘迫的临床表现。为此，中华医学会呼吸病分会于 2000 年提出了我国 ALI/ARDS 的诊断标准（草案），对这些问题给予了充分重视。该诊断标准包括：①有发病的高危因素；②急性起病，呼吸频数和（或）呼吸窘迫；③低氧血症，ALI 时 PaO_2/FiO_2≤300mmHg，ARDS 时 PaO_2/FiO_2≤200mmHg；④胸部 X 线检查示两肺浸润阴影；⑤肺动脉楔压（PCWP）≤18mmHg 或临床上能排除心源性肺水肿。与美欧诊断标准比较，进一步强调了发病的高

表 11-1-1　AECC 的 ALI 和 ARDS 诊断标准

	发病	氧合	胸部 X 线摄片	肺动脉楔压
ALI	急性开始	PaO_2/FiO_2≤40.0kPa（300mmHg）（不管 PEEP 水平）	正位胸片可见两肺肺浸润	测定时，≤2.4kPa（18mmHg）或无左房高压的临床迹象
ARDS	急性开始	PaO_2/FiO_2≤26.7kPa（200mmHg）（不管 PEEP 水平）	正位胸片可见两肺肺浸润	测定时，≤2.4kPa（18mmHg）或无左房高压的临床迹象

危因素和临床症状,更有利于指导临床工作。但是,这一标准也没有解决美欧 ARDS 共识会议制定标准中存在的问题。例如,其中所指的胸部影像变化主要适用于既往无呼吸系统疾病且 ARDS 的基础疾病是非呼吸系统疾病者;如果既往存在呼吸系统疾病或 ARDS 的病因为肺炎、吸入毒性气体或胃内容物,即可明显改变上述的影像学变化,或与上述表现重叠而影响诊断。诊断标准中 ARDS 与心源性肺水肿的鉴别也是值得讨论的问题,PCWP≤18mmHg 确实可排除心源性肺水肿,但 PCWP>18mmHg 却不能只诊断为心源性肺水肿而完全除外 ARDS,因为两者也可同时存在,特别在 ARDS 输液过多或原有心功能失代偿时,可出现两者并存,如果只诊断为心源性肺水肿,势必漏诊 ARDS,进而影响其预后;相反,像百草枯中毒患者,在早期未出现明显 ALI,而在常规血液净化过程中诱发急性肺水肿而导致呼吸窘迫时,容易误诊为 ARDS。

目前,学界对 ALI/ARDS 的认识和治疗状况尚不容乐观。中华医学会重症医学分会以循证医学证据为基础,采用国际通用的方法,于 2006 年达成关于成人 ALI/ARDS 诊断和治疗方面的共识,以期对成人 ALI/ARDS 诊断和治疗进行规范。但对于 ALI/ARDS 的诊断标准基本还是采纳 AECC 的诊断标准。

流行病学调查显示,ALI/ARDS 是临床常见的急危重症。根据上述 1994 年的 ALI/ARDS 诊断标准,ALI 发病率为每年 18/10 万,ARDS 为每年 13～23/10 万。而 2005 年的研究显示 ALI/ARDS 发病率更高,分别在每年 79/10 万和 59/10 万。这甚至可与胸部肿瘤、AIDS、哮喘或心肌梗死等相提并论。病因不同,ARDS 发病率也明显不同:严重感染时 ALI/ARDS 发病率可高达 25%～50%,多发性创伤达到 11%～25%,大量输血可达 40%,而严重误吸时,ARDS 发病率也可达 9%～26%。同时存在 2 个或 3 个危险因素时,ALI/ARDS 发病率进一步升高。另外,危险因素持续作用时间越长,ALI/ARDS 的发病率越高,危险因素持续 24 小时、48 小时及 72 小时时,ARDS 发病率分别为 76%、85% 和 93%。因此,许多情况可导致流行病学调查数据的巨大差别。总体来说,目前 ALI/ARDS 的病死率仍较高,通常在 50%～70% 之间。不同研究中 ALI/ARDS 的病因构成、疾病状态和治疗条件的不同可能是导致 ARDS 病死率不同的主要原因。

治疗策略:通常认为 ALI/ARDS 患者的治疗应强调综合性的系统治疗,其中支持治疗(呼吸、循环、营养及其他器官支持等)的改进,导致了死亡率下降,但最主要的支持治疗还是通过氧疗。重视原发病和多器官功能障碍综合征(MODS)的防治也是治疗成功的关键。但从以循证医学证据为基础的文献支持程度(依据 2001 年国际感染论坛提出的 Delphi 分级标准分为 A～E 级,其中 A 级为最高)看,目前的治疗手段似乎没有一项达到 A 级(至少有 2 项大样本、随机研究,结论确定,假阳性或假阴性错误的风险较低)的正面支持程度,相反有一项达 A 级反面支持者:不推荐吸入 NO 作为 ARDS 的常规治疗。达 B 级(仅有 1 项大样本、随机研究,结论确定,假阳性或假阴性错误的风险较低)支持程度的治疗措施有:①对 ARDS 患者实施机械通气时应采用肺保护性通气策略,气道平台压不应超过 30～35cmH_2O;但值得注意的是对 ARDS 患者并没有足够证据支持应积极进行机械通气治疗;②若无禁忌证,机械通气的 ARDS 患者应采用 30°～45° 半卧位;③对机械通气的 ARDS 患者,应制订镇静方案(镇静目标和评估);④在保证组织器官灌注前提下,应实施限制性的液体管理,有助于改善 ALI/ARDS 患者的氧合和肺损伤;⑤不推荐常规应用糖皮质激素预防和治疗 ARDS。达 C 级(仅有小样本、随机研究,结论不确定,假阳性和(或)假阴性错误的风险较高)支持程度的治疗措施有:①预计病情能够短期缓解的早期 ALI/ARDS 患者可考虑应用无创机械通气;②合并免疫功能低下的 ALI/ARDS 患者早期可首先试用无创机械通气;③应用无创机械通气治疗 ALI/ARDS 应严密监测患者的生命体征及治疗反应:神志不清、休克、气道自洁能力障碍的 ALI/ARDS 患者不宜应用无创机械通气;④应使用能防止肺泡塌陷的最低 PEEP,有条件情况下,应根据静态 P-V 曲线低位转折点压力 +2cmH_2O 来确定 PEEP;⑤ ARDS 患者机械通气时应尽量保留自主呼吸;⑥存在低蛋白血症的 ARDS 患者,可通过补充白蛋白等胶体溶液和应用利尿剂,有助于实现液体负平衡,并改善氧合;⑦补充二十碳五烯酸(EPA)和 γ-亚油酸,有助于改善 ALI/ARDS 患者氧合,缩短机械通气时间。

二、ALI/ARDS 的困惑和挑战

(一)对病因、发病机制的认识过程

1. 从定义上看,ALI/ARDS 只发生在原来心肺功能正常的人,那么为何原来有心肺疾病的人不会发生 ALI/ARDS 呢?

2. ALI/ARDS 的公认特征性病理改变是由于广泛的肺泡毛细血管屏障通透性提高，富含蛋白的水肿液流入肺泡腔。肺部这一广泛病理改变的启动、加重、恶化、吸收消退、纤维化以及修复等机制如何？不同病因其机理也一样？

3. 在 ALI/ARDS 中，临床和动物试验已经对中性粒细胞介导损伤的发生提供了大量的证据。但新的证据提出了这样的问题，中性粒细胞的炎症是肺损伤的原因还是结果？ALI/ARDS 可发生在中性粒细胞缺乏症的患者中，在某些动物的 ALI 模型研究发现，ALI 是不依赖中性粒细胞的。患 ALI 的患者，为提高循环中性粒细胞数量而对严重肺炎患者使用粒细胞集落刺激因子的研究发现，肺损伤的严重性及发病率未被提高。

4. 肺组织的其他炎症细胞浸润机制也不清楚。

5. 在肺泡上皮细胞和肺血管内皮细胞的损伤与修复中，促凋亡和抗凋亡机制研究显示了重要关联性，也许是未来研究的重要领域。

6. 参与 ALI/ARDS 的诸多炎症介质、细胞因子网络中心点或突破口何在？

7. ALI/ARDS 既是许多疾病的共同并发症，也往往是 MODS 的首发器官。其发病机制是否相同？

8. ALI/ARDS 的基因背景、特征及其意义如何？

（二）临床诊治过程中的困惑

1. 尽管人们一开始就发现其存在明显缺陷，目前对于 ALI/ARDS 诊断标准几乎还在沿用 1994 年的美欧标准。

2. 从诊断标准上看，PaO_2 是重要的、易获取的、计算氧合指数（OI）必须的指标。根据 ALI 的 OI 诊断标准，可理解为患者在呼吸空气（氧浓度 21%）的情况下达到了呼吸衰竭的 PaO_2 诊断标准（即 $PaO_2 \leqslant 60mmHg$，此时 OI<300mmHg）。在临床上，经常可见在严重感染、休克、创伤及烧伤等情况，当患者出现呼吸明显加快甚至窘迫时，PaO_2 尚大于 60mmHg，但很快出现 ARDS。因此，OI 诊断 ALI 似乎不够敏感，不足以早期诊断 ALI，而与设立 ALI 的初衷不太相符。另一方面，在诊断标准中，没有对 OI 的测算条件做规定，而实际上 OI 是受很多因素影响的，所以，同一患者同一状态，可以由于吸入氧浓度或 PEEP 等不同而得到不同诊断结果。

3. 在临床上，对于典型的 ARDS 在一般医院甚至住院医生都能做出诊断。但对 ALI 的诊断往往没有把握，尤其是初始阶段。尽管目前的诊断标准也分为 ALI/ARDS 两个阶段，但仍然不能正确的、动态的、更早地诊断 ALI，甚至延误病情。另一方面，

ALI/ARDS 的两个阶段是根据 OI 是否≤200mmHg 而人为分开，其理论依据却不清楚，因为大多数研究中 OI 与患者预后的相关性并不密切。因此，探讨更敏感的、特异性更高的预示和识别 ALI 的指标十分重要。

4. "肺毛细血管楔压≤18mmHg，或无左心房压力增高的临床证据"对诊断 ALI/ARDS 是必须条件，但在许多医院，要完全排除心源性因素很困难，每例患者都监测肺毛细血管楔压很难做到，况且检测结果也存在假阳性或假阴性的可能。因此，在实际工作中诊断 ALI/ARDS 的患者可能更多依赖"无左心房压力增高的临床证据"。这就造成临床诊断标准的不一致性。

5. ALI/ARDS 既是很多疾病的一个并发症，又往往是 MODS 的启动环节。但从诊断标准看，ALI/ARDS 似乎是一个独立疾病，容易导致治疗上的片面性。因此，如何在诊断上动态体现 ALI/ARDS 的变化值得深入研究。

6. 在治疗上，尽管强调了整体防治，也引入了一些诸如人工肺和连续性血液净化等效果还很有争议的手段，但未超越 15 年前的框架。ARDS 死亡率的变化在十年前一定程度下降后似乎也走入了平台期。

7. 关于常规氧疗和无创机械通气（NIV）。ARDS 患者往往低氧血症严重，常规的氧疗常常难以奏效，机械通气仍然是目前最主要的呼吸支持手段。尽管随机临床对照试验（RCT）证实 NIV 治疗慢性阻塞性肺疾病和心源性肺水肿导致的急性呼吸衰竭疗效肯定，但是 NIV 在急性低氧性呼吸衰竭中的应用却存在较多争议。迄今为止，不同研究中 NIV 对急性低氧性呼吸衰竭的治疗效果差异较大，尚无足够的资料显示 NIV 可以作为 ALI/ARDS 导致的急性低氧性呼吸衰竭的常规治疗方法。因此，ALI/ARDS 患者应慎用 NIV。然而，如何根据患者的具体情况，采取合理、可行、有效的氧疗方法往往是临床医生面临的实际问题，如何提高常规氧疗和 NIV 方法的疗效也值得进一步研究，毕竟这是简单、易行、实用的方法。

8. 机械通气的理论期望值往往高于实际疗效的困惑：因为实施机械通气时面临很多问题，如：①机械通气适应证、时机的评估和选择；②机械通气禁忌证、并发症的处理；③通气模式、参数的选择；④通气效果的监测和模式、参数的调整；⑤机械故障或异常情况报警；⑥机械通气的护理；⑦VAP 的防治；⑧机械通气本身并发症的处理与通气选

择;⑨脱机等。这些问题的处理水平及正确与否直接影响疗效。此外还有更深层次问题,如:①如何保护已开放肺泡避免过度通气(肺保护性通气的实施和把握);②如何在保护已开放肺泡避免过度通气的同时,尽量使未开放的肺泡复张(肺复张);③肺整体通气和局部通气;④机械通气加重肺损伤的机制和预防;⑤ARDS 最佳 PEEP 的选择目前仍存在争议。

9. ALI/ARDS 药物治疗上的困惑:由于 ALI/ARDS 的发病机制尚不清楚,尤其是启动环节不确定,对应的有效防治药物尚未出现。一些疗效不太确定的药物诸如活化蛋白 C、乌斯他丁等,价格昂贵。

(三)基础与临床研究中的难点问题

1. 近些年对于 ALI/ARDS 的认识虽有提高,但在早期诊断和早期治疗上没有长足进步,这与科研上没有突破性进展有关。如何寻找新的切入点,开创科研上的新领域可能是首先需要解决的问题。

2. 关于 ALI/ARDS 动物模型:由于临床病例资料(尤其是病理资料)收集存在一定的困难,故 ALI/ARDS 动物模型在研究 ALI 中发挥了很大作用,但同时动物模型的复制也是 ALI 的研究难点。建立公认标准的 ALI/ARDS 动物模型是众望所归。现有的动物模型实验时间短,不利于长期观察,而且模型的稳定性也不尽如人意。实验中原来健康实验动物突然遇到致病因素后迅速发病,而临床上患者在高危因素作用下多在 24~48 小时后才相继出现 ALI 的表现,二者在发病时间上有一定的差距;多数的大型动物在实验时均采用仰卧位,与动物的生理体位相背,而在多数实验中没有对此造成的通气血流失衡进行分析。目前国内外的 ALI 模型动物、致伤因素、致伤方法等均存在多样化,但模型是否达标,临床的 ALI/ARDS 诊断标准仍然是唯一的标准。此外,目前的科研工作中还存在着"早期肺损伤模型":即有肺脏损伤,但未达 ALI/ARDS 的诊断标准。此类模型除了可以用来研究 ALI 的发病机制之外,还着眼于具有 ALI 高危因素时的早期干预,防患于未然,但此类模型的评价也缺乏公认标准。正因为模型类型的多样性、评价标准的不确定性,也造成了动物实验结果的不一致性。

3. 关于人工肺和连续性血液净化:人工肺和连续性血液净化治疗 ALI/ARDS 在临床上虽已显示了一定的良好前景,但也具有双刃剑特性。因此,

这些支持疗法方案的优化、应用时机的把握、设备功能的全面仿生化以及费用的大众化等还需更多的科研支持。

三、展望

理想的 ALI/ARDS 诊断应与肺部病理及临床表现相一致,但直接取得病理诊断显然是不现实的。努力寻找间接的、特异性和敏感性高的、快捷的甚至床旁可做的,能密切反映肺部病理及临床表现的生物指标应是今后诊断研究的方向。

早期诊断和早期干预是降低 MODS 发生率的重要环节,也是提高 ALI/ARDS 治愈率的关键。因此,寻找有效的 ALI/ARDS 早期诊治措施十分重要,将是今后的研究主题。

(李超乾)

第二节 急性肺栓塞

一、肺栓塞的认识过程

肺栓塞(pulmonary embolism, PE)是以各种栓子阻塞肺动脉系统为其发病原因的一组疾病或临床综合征的总称,包括肺血栓栓塞症、脂肪栓塞综合征、羊水栓塞,空气栓塞等。

肺血栓栓塞症(pulmonary thromboembolism, PTE)为来自静脉系统或右心的血栓阻塞肺动脉或其分支所致的疾病,以肺循环和呼吸功能障碍为其主要病理生理及临床特征。PTE 为 PE 的最常见类型,占 PE 中的绝大多数,通常所称 PE 即指 PTE。

肺动脉发生栓塞后,若其支配区的肺组织因血流受阻或中断而发生坏死,称为肺梗死(pulmonary infarction, PI)。

早在 19 世纪,德国病理学家魏尔啸(Rudolf wirchow)的早期工作就已认识了 PE 栓子是来源于静脉血栓,并提出了静脉血栓形成的三要素:血流淤滞、内皮损伤和高凝状态,从而基本奠定了肺栓塞发病机制的理论体系。至今,关于肺栓塞发病机制的研究仍未突破魏尔啸理论的框架。现代的共识是将肺栓塞与深静脉血栓(deep venous thrombosis, DVT)视为同一病理过程的不同表现,统称为静脉血栓栓塞症(venous thromboembolism, VTE)。

临床对 PE 的治疗也基于对其发病机制的认识。尽管 20 世纪 30 年代就已经把肝素应用于 PE 的治疗,但由于对出血的恐惧,这一抗凝疗法长期没有得到推广,效果也没得到肯定。直至 1960 年 Barrit

与 Jordan 发表了第一个将 35 名肺栓塞患者以随机分组方式进行的肺栓塞肝素抗凝与不抗凝治疗比较的前瞻性临床研究结果（结论是：抗凝组肺栓塞死亡率和复发率都大幅度降低）后，才得到普遍接受和推广，并应用于 DVT。但该报告也有时代的局限性，主要是：①肺栓塞诊断依靠的是临床表现；②实验病例包括的主要是危重患者。这两个缺陷使得报告中的数字可能大幅度的过分估计了肺栓塞的严重性。这也影响了后来肺栓塞的科研。直到 2002 年，也是德国人 Konsantinides 在新英格兰医学杂志上发表了以双盲、随机分组方式进行的 256 名肺栓塞病例 rt-PA 溶栓与不溶栓治疗比较的前瞻性临床研究结果：对于次大面积肺栓塞患者，尽管血流动力学稳定，溶栓加抗凝仍然可以改善其临床结果。近些年，由于抗凝、溶栓治疗方案的简单、实用和有效化已经使得接受治疗者的死亡率、复发率大幅度降低。

在诊断方面，Barrit 与 Jordan 报告发表后很长时间里，肺栓塞治疗逐渐成为临床医生的一个巨大挑战。一方面，众所周知抗凝治疗非常有效；另一方面，肺栓塞诊断依靠的是临床表现，却没有可同时实施的、可靠的、易行的诊断手段。因此，在很长时间内，临床认识的可能主要是危重肺栓塞患者，且有关肺栓塞的流行病学资料数据也是差别很大，莫衷一是，使临床医生在诊断肺栓塞时显得近乎无能。在这种情况下，Robin 医生在 1977 年发表了著名社论，将抗凝在肺栓塞治疗中的尴尬状况比作皇帝的新衣，试图为临床现实情况辩解。他指出虽然在危重患者中肺栓塞的诊断不够，但却将这些数据不合适的应用到健康人群，使健康人群中出现肺栓塞的过度诊断和治疗。在此背景下，美国健康总署主持了多单位参与的大规模前瞻性临床研究 -PIOPED 临床试验，旨在评估通气 / 灌注扫描（V/Q）与肺血管造影在肺栓塞诊断中的意义。该试验得出结论：①肺栓塞不能单凭临床表现做诊断；② V/Q 扫描临床价值有限；③大多数患者必须做肺血管造影才可能准确诊断。PIOPED 发表后，肺栓塞诊断形成以下流程：临床表现怀疑肺栓塞，首先要做 V/Q 扫描；如果可以建立诊断，即可开始抗凝；如果诊断不确定，则应做肺血管造影。根据这个流程，近 75% 的 PTE 怀疑病例的处理过程必须包括肺动脉造影，但在美国肺动脉造影的利用率在 12% 以下。PIOPED 希望把 V/Q 扫描推荐为 PTE 诊断的第一手段，然而大部分情况下 V/Q 扫描并不能准确诊断或排除 PTE，PIOPED 没有产生令临床医生信服的效果。因此人们一直在寻找新的诊断手段和策略。

PIOPED 之后，肺栓塞诊断学上有两个重大进展：螺旋 CT 肺血管成像（CTPA）和 D- 聚体检测，也标记着肺栓塞诊断思想的变革。CTPA 有以下优点：①安全、省时、快捷；②与 V/Q 相比其敏感性、特异性更高，可作为急诊首选的影像学检查手段，高质量的 CTPA 检查阴性不需要进一步检查或治疗；③可同时检查深静脉血栓及肺部其他病变。初期的单探头螺旋 CT 只能检查三级以上的大血管，是其主要局限。多探头螺旋 CT，可检查 6 级以下小血管的栓塞。这一进展，不仅突破了灵敏度的局限，而且还发现了许多完全没有临床表现的小血栓。这些小栓塞如果不伴有较大栓塞也许算不上临床诊断意义的肺栓塞，却提示深静脉血栓的存在和肺栓塞复发的可能性。对这些小栓塞临床意义的讨论引发了肺栓塞诊断学指导思想的变革：无论是 V/Q 扫描还是 CTPA，以往肺栓塞诊断目标集中在发现或排除现存的肺栓塞。然而，人们早就知道抗凝治疗的作用在于稳定深静脉血栓、预防肺栓塞再发，而不是针对现存的肺栓塞。无临床表现的小血栓的发现使人们意识到肺栓塞诊断与治疗上的脱节。基于这样的思维，Holl 等在 1994 年公布了一项临床试验结果，主要结论是：处理肺栓塞怀疑病例时，只要心功能良好，并且无深静脉血栓，其死亡率极低，不立刻抗凝不会造成伤害，其危险性在于复发而不是现存的肺栓塞。因此，这些病例诊断的要点就自然应集中在评估肺栓塞复发的可能性，即是否有深静脉血栓存在。这种以最后结果为着眼点的肺栓塞诊断思路的安全性很快又被另外几个试验所证实，并成为肺栓塞诊断的主要指导思想之一。因此，处理怀疑肺栓塞患者关键之一就是能否可靠地排除深静脉血栓。于是，显现出 D- 二聚体检测的重要性。实验证明 D- 二聚体阴性预测值在 95% 以上，使 D- 二聚体的检测成为怀疑肺栓塞诊断中一个受推荐的排除性诊断手段。

目前，肺栓塞已成为重要的医疗保健问题，据欧美国家的初步流行病学资料显示，其发病率和病死率高，临床上漏诊与误诊情况严重。PE 的发病率在心血管疾病中仅次于冠心病和高血压。美国因静脉血栓住院人数为 65 万人 / 年，死亡人数 5 万人 / 年，其死亡率占全死亡原因的第三位，仅次于肿瘤和心肌梗死。未经治疗的 PE 病死率 20%～30%。而 10% 在发病 1 小时内死亡，诊断明确并经过治疗者病死率降至 2%～8%。75%～90% PE 的栓子来源于下肢深静脉血栓形成。有证据表明：DVT 患者中有高达 87% 的患者发生致命 PE。

近年来，国际上有两项大规模的临床资料评价肺栓塞预后与血压及右心功能不全的关系。这两个实验结果表明伴随低血压及右心功能不全者其死亡率显著升高，说明评估右心室功能对识别肺栓塞复发和死亡危险性的重要性。同时也说明，不同程度的肺栓塞人群，其死亡率和复发率是不同的。对于流行病学资料的表述，必须以明确和统一其诊断标准和严重程度为前提。

我国目前尚无准确的流行病学资料。过去曾将肺血栓栓塞症视为少见疾病，但据国内部分医院的初步统计和依临床经验估计，在我国肺血栓栓塞症绝非少见病，而且近年其发病例数有明显增高的趋势。为促进国内医学界对肺血栓栓塞症的规范诊断与治疗，提高我国对肺血栓栓塞症的医疗水平，中华医学会呼吸病学分会在充分参考国外诊治经验与研究成果的基础上，结合国内情况，于 2001 年才制订了我国"肺血栓栓塞症的诊断与治疗指南（草案）"。

二、肺栓塞的困惑和挑战

（一）关于肺栓塞的概念和流行病学

1. 肺栓塞是一单一性疾病还是其他疾病的并发症？或称肺栓塞综合征？

2. 长期以来，肺栓塞流行病学资料差别很大困扰着学界，如何缩小肺栓塞流行病学资料差异成了研究肺栓塞的前提。

（二）关于发病机制

1. 作为人体血液系统最大的必经滤器，发生栓塞是不可避免的。从"适者生存的自然法则"看，人体尤其是肺脏应该存在相应的拮抗或调节机制（包括全身性的和局部性的），目前还不了解。

2. 肺栓塞的栓子绝大部分来源于 DVT，DVT 的发生机制更值得研究。

3. 慢性血栓性肺动脉高压、肺心病的发生机制？

4. 对于没有合并右心功能不全的肺栓塞患者，目前临床上不主张溶栓治疗，但其对慢性血栓性肺动脉高压、肺心病的发生就没有关系？尚需弄清。尤其是广泛的细小肺栓塞患者其远期影响还有待观察。

（三）关于临床诊断和治疗

1. 肺栓塞的临床诊断往往存在两个极端，一是症状不典型或无症状者往往难以进入医生的诊断思维内，因此，再好的诊断手段对其也显得无能为力；二是进入医生的诊断思维内者病情往往很重，目前的四大确诊手段同样也显得无能为力。因此发展床边确诊手段必然是今后的研究热点。

2. 如何诊断慢性血栓性肺动脉高压症和肺心病？

3. 如何优化新的抗凝治疗标准化方案？

4. 如何解决长期抗凝治疗的副作用问题？

5. 溶栓治疗的临床实际疗效与理论期望值相差甚远，原因何在？

6. 如何把握溶栓治疗的适应证、时机、时间窗、不良反应等？

7. 如何合理评价溶栓治疗的益处和出血危险？

8. 怀疑大面积肺栓塞、生命征不稳定者的确诊问题。

9. 次大面积肺栓塞的确诊和溶栓问题。

10. 如何规范大面积肺栓塞导致呼吸心搏骤停者的急性溶栓治疗方案？

11. 非大面积肺栓塞的溶栓问题（涉及静脉栓塞治疗）。

12. 静脉滤器安装方案的标准化问题。

13. 整体治疗方案的标准化或诊治指南问题。

14. 如何治疗慢性血栓性肺动脉高压。

（四）关于预防

1. 如何普及肺栓塞的科普知识？

2. 如何规范高危人群的预防方案？

（五）关于科研

由于肺栓塞涉及多学科、多领域，加强多学科合作并寻找突破口对今后的发展至关重要。

三、展望

随着肺栓塞诊断标准的规范和统一，有关肺栓塞的流行病学资料将更具说服力。临床上对简单、实用、快速、高效、床旁可进行的诊断手段的要求将更加迫切，因为这是早期正确治疗严重 PE 的前提。同时，对 DVT 的防治是降低死亡率和复发率的关键，因此，对 DVT 的研究将更为热门。

（李超乾）

第十二章　弥散性血管内凝血

第一节　弥散性血管内凝血的基本概念和认识历程

弥散性血管内凝血（Disseminated intravascular coagulation, DIC）是一种常见的凝血功能障碍。它最早在产科患者中被偶然发现，现今已是可见于各种原发疾病患者的临床综合征，可由广泛的原发疾病引起的。

关于 DIC 的认识，早在 19 世纪，学者就已发现其机制与组织因子和纤维蛋白原激活和参与的凝血过程密切相关。100 多年前，Wooldridge 发现注射组织提取物导致的致死性反应，而 Mills 进一步阐述了上述过程中产生的凝血障碍与纤维蛋白原的消耗有关。之后的研究越来越多的发现相似的凝血功能障碍可有多种致病因素诱导产生。因此，在较早的文献中，也把 DIC 称为纤维蛋白脱失综合征（defibrination syndrome）。在 1961 年，Coben 等的发现提示了纤溶系统活性增强在 DIC 中的作用。数年后，Handaway 及 Brodsky 等的发现提示了微血栓栓塞是 DIC 重要的病理改变，并且可导致微循环障碍及其相关表现包括终末脏器损伤和功能衰竭、栓塞部位充血出血等。随着人们对凝血机制的认识的深入和进展，对于 DIC 的机制和病理过程的认识也随之发展。在 1971 年，Colman 提出了著名的 DIC 的临床和实验室诊断标准，其实验室诊断标准为：①初筛试验：血小板计数、凝血酶原时间和纤维蛋白原含量。②确诊试验：乳胶颗粒凝集试验、凝血酶时间和优球蛋白溶解时间；初筛试验全部异常或有两项异常另加一项确诊试验异常，即可诊断 DIC。

现今，由于各种实验室检测技术的进展，学者们发现了 DIC 更为广泛的分布情况，包括出现在各种病情危重或病情较轻的患者、急性或慢性疾病患者等。DIC 包括急性 DIC 和慢性 DIC。急性 DIC 多表现为失代偿性，微循环中大量纤维蛋白凝集、血小板和凝血因子的消耗速度大于骨髓及肝脏相应的合成速度；同时，过量的纤维蛋白刺激继发性的纤溶亢进，并且导致血清中纤维蛋白及纤维蛋白原降解产物增多。慢性 DIC 多表现为代偿性，纤维蛋白凝集和凝血因子消耗相对缓慢，肝脏对凝血因子的合成能力甚至骨髓的血小板合成能力能够代偿其消耗，并且维持凝血系统功能的稳定。此时，肝脏和骨髓的合成功能较正常情况相比增高数倍、甚至可能超过凝血因子等的消耗速度，从而导致纤维蛋白原或凝血因子增高。不过，在慢性 DIC 中，纤溶系统功能仍然增高，并导致血清中纤维蛋白及纤维蛋白原降解产物增多。通常，如没有纤维蛋白及纤维蛋白原降解产物增多的表现，不能诊断慢性 DIC。

第二节　凝血系统及其与 DIC 发生机制关系的回顾与思考

凝血系统的动态平衡对于机体维持正常生理功能具有重要的意义。通常，凝血瀑布反应途径分为内源性凝血途径（由于参与凝血过程的所有因子均来源于血液成分中，因此该途径被称做内源性凝血途径）和外源性凝血途径（该途径的启动和活化依赖于来自于血管内皮细胞或其他炎症细胞的组织因子等）（图 12-2-1）。Ⅻ、Ⅺ、Ⅸ、Ⅷ因子主要参与内源性凝血过程，外源性凝血过程主要有组织因子激活，参与因子还包括Ⅶ因子等，而之后的Ⅹ因子、Ca^{2+}、凝血酶、纤维蛋白原等的相互作用和活化是两种凝血途径的共同通路。

实际上，外源性凝血途径和内源性凝血途径并不是独立存在的两条凝血通路，将凝血机制完全独立的分为两条途径并不十分合理，而参与外源性凝血途径和内源性凝血途径的凝血因子也存在着很多的相互作用。比如，Ⅷ及Ⅸ因子均只参与内源性凝血途径，而血友病患者（血友病 A、B 为先天性Ⅷ因子或Ⅸ因子缺乏）却会出现严重的凝血功能障碍。因此，并不能独立地看待外源性凝血途径和内源性凝血途径在凝血瀑布激活中的作用。图 12-2-2 中

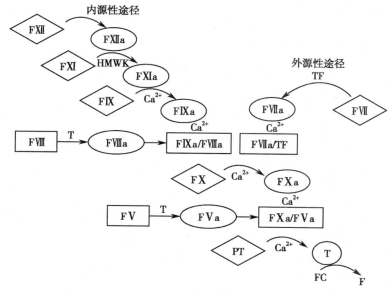

图 12-2-1　凝血瀑布示意图 1

列出了一种更新的较为合理的关于凝血瀑布激活的途径和机制。从图中可以看出，组织因子是启动凝血瀑布的重要因子，在凝血系统的激活中发挥了极为重要的作用。组织因子也是各种病理情况下导致凝血过程激活的最重要的凝血因子，在与多种疾病相关的凝血功能障碍中有着密切的关系。这种凝血瀑布的启动途径也能便于我们更好的理解在各种病理情况下包括 DIC 过程中凝血系统激活的始动因素和基本机制。

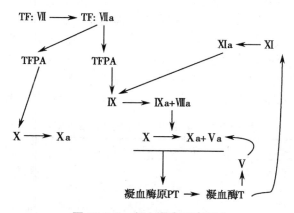

图 12-2-2　凝血瀑布示意图 2

纤溶系统是维持血液系统稳定的另一重要系统，主要功能在于溶解纤维蛋白和形成的血凝块（图 12-2-3）。纤溶系统的过度激活是出血性疾病的重要机制之一，而 PAI-1、PAI-2 等因子能够抑制纤溶系统的活性。

除凝血系统和纤溶系统外，一些抗凝因子对于凝血功能稳态的维持也发挥着重要的作用，其中活化蛋白 C、抗凝血酶Ⅲ、组织因子途径抑制剂等是机体血液中十分重要的抗凝因子。各种抗凝因子的相关作用如图 12-2-4 所示。

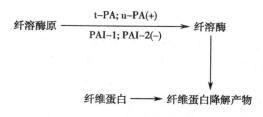

图 12-2-3　纤溶系统示意图
（+）表示激活；（-）表示抑制

在生理情况下，机体血液中的凝血及纤溶系统功能处于动态平衡之中。当各种病因如严重创伤、癌症、中毒、多器官功能障碍等的作用下，机体炎症反应激活，各种炎症因子大量释放，包括与血小板激活相关的各种炎症介质以及组织因子等。上述因子可导致血小板活化，而组织因子可在内皮细胞或其他炎症细胞表面表达或者大量释放入血，从而激活凝血瀑布。另外，一些因子还可能直接激活 X 因子从而激活凝血过程。

循环中凝血酶的大量生成是凝血功能活化的重要环节。当致病因素达到一定的严重程度或者持续时间时，可导致凝血系统激活后凝血酶过量生成并超过机体的调控能力，这也是 DIC 特征性的病理生理过程。大量活化的凝血酶生成可导致全身器官小血管中大量纤维蛋白和血凝块的形成，伴

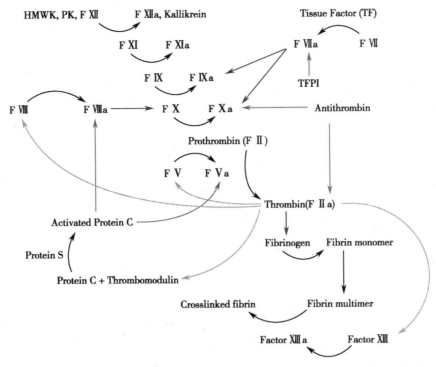

图 12-2-4　抗凝因子作用示意图

Activated Protein C：活化蛋白 C；Thrombomodulin：血栓调节素；Antithrombin：抗凝血酶；TFPI：组织因子途径抑制物

随该过程的是血小板和凝血因子的大量消耗并且超过机体的代偿能力，因此，在血栓大量形成导致器官微循环功能障碍的同时，也导致机体处于高出血风险状态。另一方面，凝血功能的过度活化会进一步导致纤溶系统功能的亢进。纤溶酶的过度活化是纤溶功能过度激活的关键环节，也是导致机体出血状态的重要因素。凝血酶过量活化导致纤维蛋白生成和凝结的增加，而纤溶酶的活化导致形成的纤维蛋白大量降解，从而使得 DIC 过程中血液循环中纤维蛋白降解产物的增多。而纤维蛋白降解产物还可进一步影响血小板功能并抑制纤维蛋白的聚合。在 DIC 中，还存在抗凝因子如活化蛋白 C 等的活性降低等改变。

因此，DIC 是一个复杂的病理生理过程，基本机制是凝血系统和纤溶系统的功能失衡而导致的循环功能障碍和机体的出血状态，并导致致命性的大出血。在临床上，各种原发疾病在达到一定的严重程度后，都可通过过度激活凝血系统从而诱发 DIC。急性 DIC 的病因主要包括严重感染、严重创伤、烧伤、病理产科、恶性肿瘤、蛇咬伤、其他中毒等。慢性 DIC 的病因有慢性肝功能障碍、实体恶性肿瘤等。表 12-2-1 中归纳了临床上可导致 DIC 的各种原发疾病及其可诱发 DIC 的具体情况。

需要着重指出的是，在机体中，各种凝血因子和炎症介质在各种危重症如急性肺损伤、全身炎症反应综合征、脓毒症休克、DIC 等的发生发展的病理过程中是紧密联系、相互影响的。炎症介质在内皮损伤、血小板活化以及凝血瀑布的激活中具有重要作用，炎症激活可导致凝血功能亢进和纤溶功能抑制，比如 NF-κB 水平增高可进一步引起 PAI-1 水平增高和纤溶系统活性下降。而许多凝血相关因

表 12-2-1　导致 DIC 发生的各种原发病因

导致 DIC 发生的各种原发病因	
严重感染 / 脓毒症	各种革兰阳性菌、革兰阴性菌、病毒、真菌或其他病原体感染
创伤	严重组织损伤；头部外伤；脂肪栓塞；烧伤
恶性肿瘤	实体肿瘤；血液系统肿瘤
产科相关	胎盘剥离；羊水栓塞；宫内死胎
血管病变	巨大海绵状血管瘤；大动脉瘤
免疫相关	严重输血反应；移植排斥反应
中毒	蛇咬伤；药物中毒
器官病变	重症胰腺炎

子如抗凝血酶Ⅲ，蛋白C，血栓调节素等参与炎症反应的发生发展，比如：凝血酶活化是引起血管内皮活化和屏障功能障碍的重要机制，凝血因子的大量活化在内皮通透性的增加、炎症细胞的趋化和迁移过程中起着重要作用。而抗凝因子的功能对内皮屏障功能具有重要的保护作用。

第三节　DIC 的诊断和临床表现

一、临床表现——系统性和非特异性

DIC 的相关临床表现通常出现在原发疾病表现的基础之上，在一些情况下也可能会作为一些重症患者的首发症状出现。

（一）系统性脏器损伤

DIC 通常与各种炎症细胞活化、炎症介质活化，血液系统各成分、蛋白及酶的功能异常等同时存在，并且相互影响。由于这些相关因子的变化情况和具体病理生理改变在不同原发疾病中存在差异，并且累及不同器官所造成的损伤也不同，因此，继发于不同原发疾病的 DIC 可能具有不同的与脏器功能损伤相关的临床表现。比如，脓毒血症导致的 DIC 早期通常导致肾脏损伤及相关表现，而继发于创伤的 DIC 早期更可能会出现急性呼吸窘迫综合征的表现。DIC 导致的广泛的小血管血栓形成是其导致器官循环障碍和损伤的重要机制，常见的部位包括肝、肾、肺、消化道、脑等全身各个器官。

DIC 中常见的脏器功能相关临床表现损伤包括肝、肾功能损伤的相关表现，如少尿、无尿、血尿、血肌酐和尿素氮升高等；急性呼吸窘迫综合征相关表现包括胸痛、呼吸困难、三凹征、组织器官缺氧表现如发绀、意识障碍等；高级神经功能损伤相关表现包括兴奋、躁动、嗜睡、昏迷等意识障碍，以及头痛、抽搐或颅内压升高表现；在一些患者中，由于肾上腺出血导致的肾上腺损伤还可导致低血压的发生，并且难于通过液体复苏纠正。表浅部位的栓塞可导致多发性皮肤黏膜血栓性坏死，引起趾端发绀、疼痛，甚至坏疽。随着病情的进展，DIC 多会发展为多器官功能障碍。

（二）出血表现

除了原发疾病和多器官功能障碍的相关脏器损伤表现外，出血是 DIC 的最常见临床表现，出血多为自发性和持续性，遍及全身。患者的出血征象也是临床上提示临床医生考虑 DIC 发生的最为重要的依据，很多情况下可能是唯一的引起临床重视的征象。具体表现包括突发的大量瘀点、瘀斑、紫癜、鼻黏膜出血、牙龈出血等。皮肤多发性瘀点或瘀斑有时表现为高出皮肤表面的深暗红色血栓，其周围被大小不等的片状、颜色较淡的出血灶所包绕，多见于眼睑、胸背、四肢及会阴部等组织松软的部位。

消化道出血、泌尿生殖道出血等可引起呕血、便血、血尿及阴道出血等，而颅内出血可直接导致患者死亡。然而，也有文献指出，外伤或手术创面渗血、穿刺点渗血等表现并不考虑为 DIC 的继发反应。也有少量 DIC 患者可能无明显出血表现。

DIC 中还常见低血压及休克。休克是 DIC 的早期常见表现，也可能继发于原发疾病。

在 DIC 中，有 10%～25% 的患者会出现血管内溶血，表现为黄疸、贫血、血红蛋白尿及血涂片检查发现红细胞破坏证据。

肝病通常会加重 DIC 的表现，并伴发黄疸、脾肿大等表现。

二、诊断——尽早诊断具有极为重要的意义

DIC 的病因和临床表现都具有非特异性，然而其会导致严重的结果，因而，早期诊断在 DIC 的医疗过程中有着十分重要的研究价值和临床意义。

（一）临床表现对于临床医生诊断 DIC 具有重要提示作用

任何具有紫癜、出血倾向、器官功能障碍如脑、肾功能障碍相关表现的患者，均有可能有 DIC 过程的发生。但在临床工作中，上述各种临床表现均缺乏特异性，并且与原发疾病的表现重叠或者相互掩盖，因此对临床医生早期识别 DIC 造成了很大的困难。但在临床工作中，各种临床表现仍然是提示临床医生考虑 DIC 的重要线索，其中出血表现是十分重要的提示征象。DIC 的出血或脏器损伤表现可能具有一些特征，如出血多突然发生，出血部位广泛并且原因不易用原发病解释，伴有多器官损伤，早期出现休克，起病突然，早期出现多器官功能障碍等。

（二）实验室检查是诊断 DIC 的重要依据

DIC 的诊断需要实验室检查的支持。目前建议用于 DIC 诊断的实验室检查包括外周血涂片，血小板计数，凝血酶原时间（PT），部分凝血活酶时间（PTT），凝血酶时间（thrombin time），纤维蛋白原水平，纤维蛋白降解产物水平等。

血小板减少是 DIC 早期的常见异常，通常情况下 DIC 患者都会出现血小板计数降低，但仍然不是所有患者都恒定具有的表现，包括有时患者的血小板虽然仍处于正常范围，但相对该患者的正常生理水平已降低。

凝血功能检查包括 PT、APTT、TT 等。DIC 患者凝血功能障碍，通常可见 PT、APTT、TT 延长。PT 是反映 V、Ⅶ、X 和纤维蛋白原状态的重要指标，在 DIC 患者中发生的凝血瀑布激活可导致上述因子大量消耗和 PT 异常，因此 PT 异常对于 DIC 的诊断具有重要意义。由于纤维蛋白及血凝块的大量形成及降解，DIC 可导致纤维蛋白原水平下降，纤维蛋白降解产物如 FDP、D-Dimer 水平增高的表现，在纤维蛋白降解产物中 D-Dimer 具有对于检测血栓形成具有较高的特异性。除此之外，在 DIC 中还可能出现抗凝血酶Ⅲ水平降低，血红蛋白尿等异常。表 12-3-1 为常用实验室检查指标改变的归纳。

虽然 DIC 可导致上述异常，不过各种单一的指标异常均不能作为准确诊断 DIC 的依据。比如，并不是所有 DIC 患者都可观察到纤维蛋白原水平的降低，这可能与纤维蛋白原的补充速度较快有关，而机体炎症反应的激活可能在早期导致纤维蛋白原水平的上升，也使得之后出现的纤维蛋白原水平在早期处于正常范围内。而血小板计数降低、PT、APTT、TT 等延长也并非 DIC 的特异性表现，并且一些患者在早期由于各种应激状态和炎症反应等导致高凝状态，而凝血因子的消耗不多，也可能导致上述指标异常的缺如。因此，对于临床医生而言，尤其是在 DIC 的早期，单一的实验室检查指标通常并不能很好地提示 DIC 的发生，在缺乏特异性的同时也同时可能被临床医生忽略。

除了上述指标之外，还有一些特殊的实验室检查比如 APTT 波形等可以用于 DIC 的诊断，不过这些检查尚未在临床广泛运用（表 12-3-2）。一些文献强调了包括血小板或凝血功能指标的动态观察，

表 12-3-2 一些特殊的检测指标

一些特殊的与 DIC 诊断相关的实验室检测指标
大量凝血酶形成相关
凝血酶-抗凝血酶复合物增多
血纤肽增多
凝血酶原片段 1、2 增多
凝血因子尤其是 V、Ⅶ 减少
活化 Ⅸ、X 因子增多
Ⅷ因子水平增高
高分子多聚体增多
蛋白 C、蛋白 S 和抗凝血酶减少
ⅩⅢ因子增多
纤溶水平增高相关
纤溶酶增多
纤溶酶原水平下降
抗纤溶酶减少
纤溶酶-抗纤溶酶复合物增多
高水平的纤溶酶原激活物抑制剂
凝血-炎症反应相互作用相关
HMGBP-1 增多
巨噬细胞迁移抑制因子增多
TNF-α 和 IL-1β 增多
内皮标记物相关
可溶性血栓调节素增多
可溶性 E-选择素增多
单位血小板 P-选择素增多
ICAM-1 增多
VCAM-1 增多
ADAMTS-13 减少

表 12-3-1 常用实验室检查异常

检测项目	相关发现	相关病理学变化
外周血涂片	血小板减少；异常形态红细胞；红细胞碎片	红细胞在纤维蛋白条索上发生破裂；并不一定可见异性红细胞
血小板计数	降低（通常 < 100 000/mm³）	大量凝集形成团块；出血时间异常
PT	延长	Ⅱ、Ⅳ因子大量消耗
PTT	延长	Ⅱ、V、Ⅷ因子大量消耗
TT	延长	Ⅱ因子减少，纤维蛋白降解产物增多
纤维蛋白原水平	下降	Ⅰ因子消耗，急性期反应较难观察
纤维蛋白降解产物（D-dimer）	高	取决于继发性纤溶的多少
血肌酐或尿检	可能正常	对在纤维蛋白凝结过程中最有可能损伤的器官的功能评估

——摘译自 *Rosen's Emergency Medicine*，P1588.

比如：有文献结果显示即使单一的血小板指标处于正常范围内，高达 98% 的患者都可能发生血小板减少。然而，现有的文献仅提示了各种实验室指标的动态观察对于 DIC 患者预后的意义，而其用于诊断的准确性仍未得以证实。

（三）DIC 诊断的评分系统——目前临床工作中诊断 DIC 的推荐原则

在数十年前，学者们就提出，对各种指标的动态重复检测和综合分析可能对 DIC 的诊断具有更多的提示意义。目前，采用综合的评分系统是临床工作中更好的早期诊断 DIC 的基本原则。国际血栓和出血协会（ISTH）的弥散性血管内凝血评分系统是目前应用广泛的 DIC 诊断的评分系统，包括 DIC 的危险因素和凝血及纤溶功能的各项相关实验室检查等方面的指标。该评分系统并未将患者的临床表现纳入评分，同时研究显示，活化蛋白 C、抗凝血酶、凝血酶 - 抗凝血酶复合物等实验室检查指标并未增加评分的准确性，因此也并未纳入评分。临床研究显示，ISTH 评分系统用于诊断 DIC 的敏感度和特异度分别为 91% 和 97%，其具体标准为：

需要具有诱发 DIC 的潜在疾病或危险因素；

血小板计数（BPc）：$> 100 \times 10^9/L = 0$，$< 100 \times 10^9/L = 1$，$< 50 \times 10^9/L = 2$；

凝血酶原时间（PT）：延长 <3 秒 $=0$，>3 但 <6 秒 $=1$，>6 秒 $=2$；

纤维蛋白原（Fg）：$>1.0/L = 0$，$<1.0g/L = 1$；

纤维蛋白相关标志物：不升高 $=0$，中度升高 $=2$，明显升高 $=3$；酶联免疫吸附测定 D-Dimer $<0.4\mu g/ml$ 为不升高，$0.4\sim4.0\mu g/ml$ 为中度升高，$>4.0\mu g/ml$ 为明显升高；

如果积分 ≥ 5 分，诊断为 DIC，每天重复积分；如果积分 <5 分，提示无 DIC 或不肯定发生 DIC，$1\sim2$ 天后重复积分。

除 ISTH 积分外，临床上运用的 DIC 诊断评分系统还包括 JMHW（the score of the Japanese ministry of Health and Welfare）评分系统、JAAM（Japanese Association for Acute Medicine）评分系统等，表 12-3-3 中列出了上述各种积分系统的具体标准。总的来讲，目前关于 DIC 的临床诊断缺乏"金标准"，而继发于不同基础疾病的 DIC 在临床表现和诊断标准上是否存在差异，仍然需要进一步研究。而根据现有的临床证据来看，ISTH 评分系统可能是最为有效的诊断方法。像血小板或凝血功能的动态监测等，同样具有进一步研究的价值。总之，诊断标准的改进，目的在于通过提高诊断的及时性和准确性从而使那些具有危险因素或不良预后的患者的治疗结局能够获益。

表 12-3-3　不同的 DIC 诊断评分系统比较

	ISTH	JMHW	JAAM	KSTH
存在 DIC 相关基础疾病	前提	1分	前提	
临床表现		具有出血征象但不伴血液系统恶性肿瘤：1分 具有出血征象且伴有血液系统恶性肿瘤：0分 具有血栓相关器官功能障碍：1分		
全身炎症反应综合征				SIRS 评分：$0\sim2$：0分；≥3：1分
血小板计数（$\times 10^9/L$）	$50\sim100$：1分；<50：2分	伴有血液系统恶性肿瘤的患者：0分；不伴血液系统恶性肿瘤的患者：<120：0分；$80\sim120$：1分	≥120：0分；≥80 并 <120 或 24 小时内下降 $>30\%$：1分；<80 或 >24 小时内下降 50%：3分	<100：1分
TT 延长	<3 秒：0分；≥3 秒：1分；≥6 秒：2分	与 PT 之比：<1.25：0分；$1.25\sim1.67$：1分；≥1.67：2分	与 PT 之比：<1.2：0分；≥1.2：1分	<3 秒：1分（or APTT <5 秒：1分）

续表

	ISTH	JMHW	JAAM	KSTH
纤维蛋白原水平 （g/L）	>1：0 分； ≤1：1 分	>1.5：0 分； 1. 0～1.5：1 分； ≤1：2 分	≥3.5：0 分； <3.5：1 分	<1.5：1 分
纤维蛋白降解产物水平升高（比如 d- 二聚体）	无升高：0 分； 中度升高：2 分（D-dimer：升高≤正常值 10 倍）； 明显升高：3 分（>正常值 10 倍）	纤维蛋白降解产物（μg/ml）：<10：0 分	纤维蛋白原 / 纤维蛋白降解产物（mg/L） <10：0 分	D-dimer 升高：1 分
合计	诊断 DIC≥5 分； 不诊断 DIC<5 分	伴有血液系统恶性肿瘤的患者≥4 分； 不伴血液系统恶性肿瘤的患者≥7 分	诊断 DIC≥5 分； 不诊断 DIC<5 分	诊断 DIC≥3 分； 不诊断 DIC<3 分

——ISTH: International Society of Thrombosis and haemostasis；JMHW: Japanese ministry of Health and Welfare）；JAAM: Japanese Association for Acute Medicine；KSTH: Korean Society of Thrombosis and Hemostasis

第四节 DIC 的治疗

一、治疗原发疾病是 DIC 治疗的基石

在临床工作中，应随时认识到 DIC 总是由严重的原发病因诱导产生的凝血功能障碍，因此潜在的原发疾病的治疗在 DIC 的治疗中具有极其乃至最为重要的意义。当考虑诊断 DIC 时，应首先争取消除诱导 DIC 的原发病因，当然还应当给予适当的基本的支持治疗措施如维持有效循环血量，纠正酸碱失衡等。一些 DIC 可能是自限性的，比如输血反应等导致的 DIC，在原发病因去除后再给予基本的支持治疗情况的下可自行好转。在严重创伤导致的 DIC 中，在早期进行合理的液体复苏、纠正酸中毒等治疗对于患者预后具有重要意义并且需要充分重视，即使在关于 DIC 的特殊治疗中会给予大量的血液制品。

二、补充治疗与抗凝治疗——合理把握时机和选择具体方法

DIC 的病理过程包括两个重要方面：一是大量纤维蛋白凝集和血栓形成；二是大量凝血因子消耗导致的出血倾向。在 DIC 的治疗中，补充治疗和抗凝治疗是两项基本的治疗方法，它们的选择和给予时机，需要建立在对上述两种病理改变在病程发展过程中的优势情况的评估的基础之上。

血液成分的补充治疗是 DIC 治疗的重要方法，目的是为了补充大量消耗的凝血因子。在患者具有出血倾向的情况的前提下，可以进行补充治疗。补充治疗的选择依据包括患者的反应（主要为出血的相关表现）和实验室检查指标的异常两个方面。2009 年英国的 DIC 诊疗指南的具体推荐方法包括：

在 DIC 患者的治疗中，不能只根据实验室检查结果考虑是否血小板或血浆的补充治疗，而对于具有出血表现的患者也应进行补充治疗（C 级，Ⅳ度）。在出血或高出血风险，并且血小板数 <50×10⁹/L 的 DIC 患者，应给予血小板输注治疗（C 级，Ⅳ度）。未出血的 DIC 患者，除非具有高出血风险，不给予预防性血小板输注（C 级，Ⅳ度）。

新鲜冰冻血浆对于 PT/APTT 延长的 DIC 患者可能有用。不应单独根据实验室检验决定是否给予新鲜冰冻血浆，而在具有活动性出血和需要进行侵入性操作的患者应给予相应治疗。并无证据表明血浆输注治疗会刺激正在发生的凝血启动过程（C 级，Ⅳ度）。

如患者具有出血征象，但因液体负荷过大不能输注新鲜冰冻血浆，可考虑输注凝血酶原复合物浓缩剂。该疗法仅能针对少量缺乏的凝血因子进行补充。如给予新鲜冰冻血浆治疗仍存在严重的低纤维蛋白原血症（<1g/L），可给予纤维蛋白原浓缩剂或冷沉淀治疗（C 级，Ⅳ度）。

在 2012 年意大利的 DIC 诊断与治疗指南中，关于输血治疗的建议为：对于具有活动性出血的 DIC 患者应给予输血治疗（包括血小板、血浆或冷沉淀）；对于不具有活动性出血征象的患者，不应仅根据实验室检查结果而给予输血治疗。

替代治疗的疗效观察包括观察出血症状的改善

情况，也可反复监测血小板计数和凝血相关实验。

抗凝治疗是 DIC 治疗的另一重要方面。理论上当血栓形成过程在 DIC 的病理改变中处于优势时，可以采用抗凝治疗。不过，从现有临床证据的评估结果来看，抗凝治疗的适用范围有限，并且其效果缺乏充分的高质量研究证据的支持。一些疾病情况下纤维蛋白凝集过程明显，抗凝治疗可收到一定的效果，比如暴发性紫癜、巨大海绵状血管瘤、宫内死胎、主动脉瘤相关的 DIC。而在创伤、严重肝病、脑膜炎球菌血症、胎盘早剥等相关的 DIC 中效果甚微。

英国的 DIC 指南中关于肝素的具体用法包括：当血栓形成过程处于优势时，比如动脉或静脉血栓栓塞、肢端缺血或皮肤血管梗塞相关的严重的暴发性紫癜，DIC 患者可考虑应用治疗量的肝素。对于同时存在出血风险的 DIC 患者，由于 UFH（unfractionated heparin）的半衰期短和可逆性，可持续输注 UFH。APTT 比例没有延长到对照的 1.5～2.5 倍的目标时可按体重调整肝素剂量[10U/(kg•h)]。APTT 的监测较为复杂，对出血征象的临床观察很重要（C 级，Ⅳ度）。病变严重，没有出血征象的 DIC 患者推荐应用预防剂量的肝素或低分子肝素（LMWH）预防静脉血栓栓塞（A 级，ⅠB 度）。

在 2012 年的意大利 DIC 诊断与治疗指南中，关于肝素或低分子肝素的建议为：仅在无活动性出血的患者中用于血栓栓塞的预防。

现在一些临床观察发现相较于肝素而言，低分子肝素的出血风险更低，更为安全，现在的临床医疗过程中低分子肝素的使用可能更多，在国外低分子肝素的使用也具有增加的趋势。在日本进行的一项多中心临床试验结果显示，与肝素相比（240U/kg/day），采用低分子肝素（75 anti-factor Xa international U/kg/day）具有更好的安全性并且改善器官衰竭。当然，关于低分子肝素、肝素疗效和安全性的比较，还需要进一步的临床研究加以证实。

在进行抗凝治疗的同时，对患者反应和出血情况，各项实验室指标的变化等应进行动态观察和监测。

三、其他治疗方法——疗效尚未证实，相关指南推荐存在争议，对于 DIC 及危重症的治疗具有研究价值

DIC 的病理过程涉及凝血系统，纤溶系统以及多种抗凝及抗纤溶因子的改变和功能失衡，并且与机体的全身性炎症反应过程密切相关。因此，在临床上，还有一系列的与抗凝因子相关的治疗方法的研究。这些因子具有共同的特点，除了是重要的抗凝因子或抗纤溶因子外，同时也是参与机体炎症反应过程和器官炎症损伤的因子，在凝血系统和炎症反应的调节过程中起着十分重要的作用。比如，抗凝血酶Ⅲ，蛋白 C，血栓调节素，各种蛋白酶抑制剂，纤维蛋白溶酶原激活物抑制剂等，现在都作为全身炎症反应综合征或脓毒血症等的治疗方法并进行了一系列的基础和临床研究。不过，总的来讲，这些方法的疗效仍然没有充足的临床证据支持。

活化蛋白 C 是重要的抗凝因子，并且还对机体的炎症反应具有重要的调节作用，主要作用为抑制血栓形成和炎症，促进纤溶。在前几年，多项前瞻性临床研究结果显示，活化蛋白 C 能够提高脓毒血症患者的预后。活化蛋白 C 也因此成为在重症医学中备受关注的也是被大家寄予期望的新的治疗方法，FDA 也已批准人重组活化蛋白 C 在严重败血症患者中的使用。然而，在 DIC 的治疗中，活化蛋白 C 的临床应用仍缺乏相关临床证据。值得一提的是，最近的一些相关临床研究结果显示，活化蛋白 C 在脓毒血症治疗中并未体现出明显的改善预后的作用。因此，活化蛋白 C 对于脓毒血症患者的治疗效果仍然存在争议。尽管在 2009 年英国的 DIC 指南中仍然有关于活化蛋白 C 的推荐，然而关于其具体临床疗效，不良反应尤其是大出血风险，以及效应 - 成本关系等的评估，仍然需要更多的研究进行验证。

英国的 DIC 指南中关于活化蛋白 C 的推荐：严重败血症和 DIC 考虑采用重组人活化的蛋白 C 治疗[持续静脉输注 24μg/(kg•h)]。出血高危的患者不应该使用重组人活化蛋白 C。

抗凝血酶是机体中的重要抗凝因子。2005 年的一篇临床研究提示了抗凝血酶在 DIC 患者的预后中的作用。现有研究证据提示，在不合并肝素治疗的情况下，抗凝血酶能够提高 DIC 患者的总体生存率，降低短期死亡率，而合并肝素可能抵消抗凝血酶的有益作用并增加出血风险。2006 年的一项纳入 3 篇随机对照试验和 364 个病例的系统评价对抗凝血酶在严重败血症相关的 DIC 治疗作用进行了评估，结果提示抗凝血酶降低患者的全因死亡率。

血栓调节素是与凝血酶以及活化蛋白 C 活性密切相关的重要因子。一项多中心的随机对照实验对血栓调节素和肝素在治疗癌症和感染相关的 DIC 时的疗效进行了比较，结果提示与肝素相比，血栓

调节素可提高患者的预后，并且出血风险更低。

在日本的关于 DIC 治疗的专家共识中，推荐在存在器官衰竭的患者中给予抗凝血酶治疗，并且对一些情况下也推荐给予血栓调节素治疗。然而，在英国及意大利的指南中并没有对抗凝血酶和血栓调节素治疗进行相关的临床推荐。原因可能包括：一是作为支持抗凝血酶和血栓调节素有益的证据的临床研究仅有极少量（对于血栓调节素而言仅有一篇随机对照研究显示其有益效果）；二是与药物效果的评估方法有关。评估药物作用的结局指标包括各种临床指标和实验室指标的改善，临床指标主要包括生存率、病死率等终点结局指标，通常应该作为评估患者预后的最重要的指标。而对于实验室指标的改善，不同的指南对其的侧重存在区别。

另外，还包括一些合成的蛋白酶抑制剂等在 DIC 的治疗中的作用也在一些研究中进行了观察。

关于抗纤溶治疗，一些学者提出在存在继发性纤溶亢进时可给予相关治疗。然而，也并无充分的临床证据支持和相关的指南推荐。抗纤溶治疗对于 DIC 治疗来讲无收益的原因可能在于继发性的纤溶亢进是机体对于血栓过度生成的应对反应，而无需对其进行干预。英国的 DIC 指南的相关推荐意见为：一般 DIC 患者不应该用抗纤溶药物治疗（C 级，Ⅳ度）。以原发性过度纤溶状态和严重出血为特征的 DIC 患者，可能应用赖氨酸类药物，诸如氨甲环酸（1g/8h）（C 级，Ⅳ度）。

总体来讲，对于 DIC 的临床治疗而言，现有的高质量临床证据十分有限。而对于临床研究质量的评估而言，也应更多地考虑对生存率、严重不良反应等指标的影响，当然实验室检查的改变也具有重要的参考价值。

四、小结

在急诊科，对于 DIC 的医疗主要目标包括初期的疑似诊断，进一步的明确诊断，基本支持治疗和对致死性并发症的防治。DIC 的治疗具有很强的个体化特点，临床医生应在对血栓形成和出血两方面的优势情况作出评估，并且结合患者的原发疾病和全身系统性情况的基础之上，选择合理的治疗方案。

（何　庆）

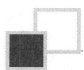

第十三章 心脑血管急症

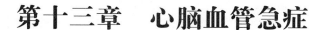

第一节 急性冠脉综合征

一、概念的提出——冠心病认识史上的重大进步

急性冠脉综合征（acute coronary syndrome，ACS）是近十几年来提出的新概念，按 ST 段抬高与否，分为 ST 段抬高型 ACS 和非 ST 段抬高型 ACS。前者即 ST 段抬高型心肌梗死（ST elevation myocardial infarction，STEMI），后者包括非 ST 段抬高型心肌梗死（Non-ST elevation myocardial infarction，NSTEMI）和不稳定型心绞痛（unstable angina，UA），涵盖了以往分类中的 Q 波 AMI 和非 Q 波 AMI。由于 Q 波的形成发生于心肌缺血后数小时，不利于早期诊断和治疗方案的选择，因此，为了更好的指导早期治疗方案（主要是再灌注策略）的制订，目前临床上以 ST 段抬高与否对 ACS 进行分类。尽管许多患者的临床症状各异，ACS 却具有共同的病理生理基础，即冠状动脉粥样硬化斑块破裂（rupture）或糜烂（erosion），继发完全或不完全闭塞性血栓形成。

对冠状动脉性疾病的认识可追溯至 18 世纪，Heberden 在他的一篇题为"对一种胸部疾病的解释"的论文中首次描述心绞痛的临床症状，但当时对这种缺血性胸痛的认识过于简单。20 世纪初，Herrick 首次叙述了急性冠状动脉血栓形成的临床特征，并报道了第一例存活的 AMI 病例，但遗憾的是当时并没引起同行们的关注，以致半个多世纪都未将血栓形成作为引起心肌梗死的主要原因。1959 年 Sones 开始采用选择性冠状动脉造影术对已知或怀疑的冠状动脉疾病进行评价，推动了对冠脉病变的深入认识。1962 年 Day 建立第一个冠心病监护病房（coronary care unit，CCU），心律失常得到及时发现和处理，使得 AMI 的死亡率从 43% 降至 19%。1970 年漂浮导管在临床上的应用对大面积心肌梗死导致心源性休克的治疗有了较大进展。20 世纪 80 年代 DeWood 等对 AMI 早期患者实施

冠脉造影并证实，出现症状 4 小时内梗死相关冠状动脉完全闭塞，后来 Rentrop 对 AMI 患者进行冠脉内链激酶溶栓治疗，宣告 AMI 进入溶栓治疗时代。随后直接冠脉介入治疗（percutaneous coronary interventions，PCI）在早期开通闭塞冠脉方面发挥了更好的疗效，开展得更为广泛。

ACS 这一术语在 1996 年发表的《ACC/AHA 急性心肌梗死治疗指南》中首次使用，开始注重强调易损或不稳定斑块致心肌缺血事件的概念；强调根据 12 导联心电图特征、心肌损伤标记物水平将患者分为：STEACS 和 NSTEACS。在大多数成人中，ACS 被认为是心脏性猝死的最主要原因，也是最为常见的心血管系统急症，对其病理及临床特征的认识是急诊科医生必须掌握的内容。

二、发病机制——易损斑块再认识，永无止境的反思

ACS 发病是已形成的粥样硬化斑块由稳定转变为不稳定的过程。目前已清楚，在决定急性缺血是否发生方面，斑块的易损性和致血栓形成的倾向比斑块本身的大小和狭窄程度更为重要。Little 等人指出：某些对血流动力学影响不大的、不明显的管腔狭窄，甚至狭窄仅有 10% 的，可能在几个月内发生 AMI，而高度狭窄的冠脉可能许多年仍保持稳定。本节将简要阐述对易损斑块的认识历程以及目前仍未解决的问题，以激励更多的年轻人热衷于解决这些难题。深入 ACS 发病机制的认识，会对 ACS 的防治带来不可估量的甚至是划时代的巨大进步。

1966 年，Constantinides 博士首次证实斑块破裂是大多数急性心血管疾病发作的原因，并奠定了现代的冠状动脉粥样硬化致血栓形成概念的基础。1984 年，Willerson 等进行的一系列后续研究进一步证实斑块破裂刺激血小板黏附、聚集和释放介质，导致冠心病急性事件发生，这些介质包括血栓素 A2、5-羟色胺等，可引起血栓形成和血管收缩。到 1994 年，斑块破裂、血栓形成和介质产生在急性

心血管疾病发生中的重要性被广泛接受。随即提出"易损斑块"这一概念，用于描述那些即将破裂并极有可能触发一系列不良心脏事件的斑块。随后的研究提示，大的脂质核心、薄纤维帽和富含巨噬细胞的斑块为易损斑块，但是并没有前瞻性研究证实它能够增加血栓形成的风险。1998年，Kullo等指出没有一种可靠的方法能够在斑块破裂之前识别它，但是，有理由相信，一个或多个技术的组合能够前瞻性地识别易损斑块。光学相干断层显像法、热像图法、血管内MRI、CT、PET-CT等有创或无创手段有希望早期发现易损斑块。综合上述评价技术的发展，目前有3种组织学亚型高度怀疑为易损斑块：①薄帽纤维粥样硬化；②富含糖蛋白基质或炎症导致内皮受侵蚀和血栓形成；③钙化结节斑块。

但是目前尚缺乏在活体识别各亚型斑块的手段，也很难明确易损斑块破裂或血栓形成导致急性心血管事件发生的几率。活体检查斑块的特征将依赖于分辨率高、识别性能高的仪器，尤其像冠脉MRI、CT、PET-CT等无创检测设备的发展和完善，以及新型仪器的研发和问世。在获得易损斑块特征的基础上，开展前瞻性研究探讨易损斑块破裂的发生率将会为ACS的发病机制提供更多的证据，并推动ACS防治学的进展。

三、危险评分和风险分层——成功与挑战并存

（一）不良结局的预测：孰优孰劣？

所有提示ACS的患者，均应进行早期风险评估、识别高危患者，以采取不同的治疗策略，并初步评估预后（即死亡或再次心肌梗死）。确定ACS危险分层的信息由病史、体格检查、辅助检查（血生化、心电图、超声心动图等）得到，目前普遍用于ACS危险评分的方法主要有以下几种。

1. TIMI危险评分 TIMI评分是一种简单、易于操作的评分方法，可对30天和1年的死亡风险进行预测。包括7个预测指标（年龄>65岁；3个以上危险因素；冠心病史；ST段改变；近24小时内有2次或以上的心绞痛样胸痛发作；近7天内有口服阿司匹林史；cTnI或cTnT升高）。根据累计的分数不同，分为低危、中危、高危3个级别。TIMI评分的显著优点是算法简便，患者就诊数小时内即可获取评分参数，便于早期指导治疗。不足之处在于TIMI评分模型出自临床试验的特定人群，不适合临床试验入选标准以外的ACS患者；另外，由于强调早期、简便，因此未纳入对预后有重要意义的有

创或无创检查，这影响了其预测的精确性，对患者远期预后的预测性较差。

2. GRACE危险评分 GRACE研究是一个全球、大型、多中心的ACS注册研究。GRACE评分基于GRACE研究制定，不仅能够预测所有ACS患者住院期间全因死亡风险，预测ACS患者6个月至4年死亡率，还对患者的长期预后具有较好的预测价值。该评分模型更加细化，根据入院时的8项参数（年龄、心率、收缩压、Killip分级、血肌酐水平、心肌标记物水平、入院时是否心搏骤停、心电图ST段压低）以及出院时的10项参数（年龄、心率、收缩压、血肌酐水平、院内PCI治疗、院内CABG术、既往陈旧心梗病史、心电图ST段压低、心肌标记物水平、充血性心衰）的不同分值计算出总评分作为危险分层的依据。该评分模型具有更广泛的代表性，适用于各种ACS人群，其对5年的远期死亡风险也有很强的预测力。但计算复杂，需要专用的GRACE评分计算器或专用软件来进行计算，这在一定程度上影响了该评分方法的广泛应用。

3. PURSUIT危险评分 PURSUIT评分用于预测NSTEACS患者30天死亡风险和再次心肌梗死复合终点事件，包括的变量有年龄、性别、心率、收缩压、CCS（加拿大心血管学会）分级、发作时心电图ST段压低和心力衰竭体征。该评分模型的优势是参数易于早期获得、算法简便，年龄在该评分模型中占有很大权重。该评分方法能很好地预测30天死亡风险，且评分的高低与冠状动脉病变的严重程度呈负相关。

4. Braunwald危险评分 Braunwald危险评分根据病史、疼痛特点、临床表现、心电图及心肌损伤标志物计算总评分，可以对NSTEACS患者进行短期分层。高度危险性患者建议早期接受侵入性治疗策略；中、低危患者建议接受保守内科药物治疗。

以上这些危险分层方法的侧重点不同，适用人群也有区别。目前尚缺乏一种完美的适用于所有ACS患者的危险分层评分方法。因此，临床工作中需要结合患者的具体情况，选择不同的评分方法对其进行危险分层。对于这些危险分层工具的掌握，要在领会其思想的同时进行创新性的探索，使之更加的完善。未来评分方法的方向将是在提高危险甄别能力的同时兼顾简单易行性。

（二）出血高危患者的检出——抗栓方案选择的科学之路

抗栓是ACS治疗的"基石"，然而，随着糖尿病、肾功能不全等高危患者的增多，介入治疗的

广泛开展，ACS 抗栓后出血风险增加。治疗过程中患者如果发生出血，医生将陷入两难境地。因此，及早检出出血高危患者，并制订个体化方案是 ACS 治疗的最佳策略。目前评估 ACS 患者出血风险的方法主要有 CRUSADE 评分和 Integer 评分。

1. CRUSADE 评分 CRUSADE 评分包括入院时的 8 个指标，即：性别（女性）、糖尿病病史、心血管疾病史、心率、收缩压、充血性心力衰竭的体征、基线血细胞比容和肌酐清除率。CRUSADE 评分是在美国 400 多家医院超过 8 万例患者的临床数据基础上建立的。随着 CRUSADE 出血评分的增加，患者大出血的发生率增加。CRUSADE 评分的优势是患者来自真实的临床实践，而且有不同国家的数个研究均验证了该评分的有效性，但其仅限于 NSTEACS 患者。

2. Integer 评分 Integer 评分是一个新的出血危险评分系统，将两项大规模的临床随机对照研究患者的数据进行汇总，再次证实出血是 ACS 患者死亡的独立预测因素，死亡危险与出血程度呈正相关。Integer 评分中出血临床危险因素包括：年龄、女性、血肌酐水平、白细胞计数、贫血等。该评分包含 STEMI 患者，但资料来自严格入选和排除标准的临床试验，限制了其临床广泛的推广应用。

在临床上需综合运用各种危险评分方法，权衡利弊，尽快达到缺血与出血的平衡。当然，上面提及的各种评分方法（无论是缺血评分还是出血评分方法）均来自欧美人群，由于在种族、饮食习惯、人口特征等方面存在着差别，国外的评分方法并不一定适合我国人群。因此，临床工作中积极探索适合中国人群的 ACS 缺血、出血风险评估方法是今后工作的方向。

四、治疗策略的演变与思考

（一）再灌注治疗的发展之路——曲折但充满希望

成功的再灌注策略能够早期、完全、持久地开通病变相关血管，改善急性心肌梗死患者的预后。急诊冠状动脉再灌注手段包括静脉溶栓、经皮冠状动脉介入治疗（percutaneous coronary interventions，PCI）。随着急诊 PCI 技术成功的增加，冠状动脉旁路移植术（coronary artery bypass graft，CABG）已较少用于急诊 AMI 患者，对于内科治疗无效的持续性或复发性心肌缺血患者，在不能进行 PCI 时，可选择急诊 CABG。

回顾一下再灌注治疗的历史，可以看出，80 年代研究的重点是寻找与证实溶栓的有效性，以及寻找理想的溶栓药物；90 年代开始比较溶栓与急诊 PCI 哪种策略更有效；而进入 21 世纪，研究的热点主要集中于联合方案的有效性、如何尽早地开通梗死相关血管、降低再灌注损伤以及采取合适的心肌保护措施。

1. 溶栓治疗 Dewood 在 80 年代初期的开创性工作证实了冠脉内血栓形成是 AMI 的病因，使 AMI 的治疗从被动等待转入主动争取再灌注的时代。20 年来在经静脉溶栓治疗 AMI 方面取得了很大的进展。静脉溶栓使用方便，花费少，易于在基层医院甚至院前使用，大大增加了受益的人群。然而，溶栓治疗存在明显的局限性：①静脉溶栓的再通率仅为 60%～80%，且再通后仍有残余狭窄；②仅 30%～55% 患者溶栓后冠状动脉内血流可达 TIMI3 级，且其中还有 23% 没有有效的心肌灌注；③临床上 15%～30% 患者溶栓后发生心肌缺血复发或冠状动脉再闭塞；④部分患者因溶栓禁忌证而不能接受溶栓治疗；⑤ 0.5%～1.5% 的危及生命的颅内出血并发症。正因为上述不足，又赶上 90 年代冠脉介入技术的普及和发展，所以以 PCI 方法为核心的再灌注治疗技术应运而生并得到蓬勃发展。

2. 急诊 PCI 鉴于溶栓治疗的上述局限性，在有条件的医院或中心，急诊介入治疗逐渐成为再灌注治疗的常规方法，与溶栓比较它有下述优点：①较高且稳定的再通率，尤其是 TIMI3 级血流率高；②能够同时处理梗死部位存在的残余狭窄；③对溶栓有禁忌者也可以做；④可以立即明确冠脉的解剖结构和左室功能，有利于早期危险度分层；⑤高危患者的生存率较高；⑥心肌再灌注损伤和心脏破裂发生率较低；⑦心肌缺血复发、再梗死闭塞发生率低；⑧减少致命性颅内出血的风险；⑨缩短住院天数，降低医疗费用。急诊介入治疗的缺点在于医院需要有导管室和手术经验的医务人员。美国 ACC/AHA 指南定规定每年至少完成 200 例介入治疗的中心，至少个人完成介入手术 75 例 / 年的医生可准入做急诊 PCI。由于急诊 PCI 需要医技人员 24 小时值班，增加运行成本，与溶栓相比有一定的时间延迟。

ACS 再灌注治疗决策制定过程中尚需思考的几个问题：

（1）急诊 PCI 介入治疗时机的选择：毋庸置疑，STEMI 患者越早开通梗死相关血管，患者获益越大，因此，国内外 STEMI 处理指南均强调及时进行急诊 PCI 的重要性。然而，是否所有的 NSTEMI

患者均能从早期介入治疗中获益尚无定论。近 10 年来,一系列以比较早期介入治疗策略是否优于早期保守性治疗策略为目的的随机、对照临床试验结果相继公布,表明早期介入治疗有益。同时随着一些新型抗凝、抗血小板药物在临床上成功应用,促使人们对 NSTEMI 采取早期介入治疗的观念逐渐转向积极的一面。2007 年 ACC/AHA 及 ESC 分别制定了 UA/NSTEMI 指南,建议对非 ST 段抬高 ACS 患者首先进行危险度分层,对中 - 高危险患者积极采取介入治疗策略,而对低危患者,可择期行介入治疗。2011 年 ACC/AHA 发布了 UA/NSTEMI 的治疗指南更新版本,再次强调药物治疗中仍有缺血发作的 ACS,应立即或早期介入治疗。

(2) STEMI 就地溶栓或转运 PCI 的选择:毋庸置疑,急诊就诊于有条件进行 PCI 的医疗单位,能够在指南规定时间内进行介入治疗者,将给患者带来最大获益。但是,患者就诊于什么样的医院,地处什么样的环境,往往是无法选择的。即使美国这样发达的国家,能够提供 24 小时急诊 PCI 服务的医院,也不到医院总数的 30%。因此,对于每个个体患者而言,转运患者到有条件的 PCI 介入中心,还是先进行就地溶栓再转运,常常是摆在基层急诊医生面前的难题,也是我们所有急诊医生需要协作解决的难题。如何在溶栓及转运 PCI 治疗之间做出选择,需要思考:介入相对于溶栓,延搁到什么程度,介入的益处会丧失?即介入治疗与溶栓治疗获益相等的时间是多少?患者发病时间长短、年龄、梗死部位、病情的危重程度、转运拖延时间等对转运 PCI 的获益影响多大?溶栓和转运 PCI 两种再灌注策略如何有效联合?上述问题至今尚未有循证医学的证据,今后值得进一步探讨。

(二) 个体化抗血小板治疗——困惑与对策

目前,冠心病抗血小板治疗仍以群体证据为主导,适当结合个体的冠心病危险分层情况,以此而决定药物使用策略。因此,该策略并未能充分考虑到个体对抗血小板药物的反应性。已有充分的证据提示,不同个体之间的药物反应性有显著差异,因此,未来抗血小板治疗方案应考虑个体化策略。然而,在个体化抗血小板治疗的发展道路上,仍面临一些难题。

1. **血小板药物抵抗的识别** 有充分的证据表明,抗血小板药物的临床反应存在显著的个体差异性。部分患者血小板未能得到充分抑制,从而导致严重支架内血栓形成等心血管不良事件的发生,称之为阿司匹林 / 氯吡格雷抵抗。从理论上说,应用药物后“残余的血小板活性”决定了药物的效果,因此,“基础状态下的血小板活性”,以及“被药物抑制的活性”决定了药物效果。过高的基础活性或者过低的药物抑制均可造成药物抵抗,而且这两种不同机制造成的抵抗类型,有着不同的危险因素和干预策略。对于前者而言,此类抵抗的发生并非由于抗血小板药物的药理作用减弱所致,因此可认为是“假性抵抗”,药物加量可改善抵抗;而后者直接与药理作用相关,此类抵抗可认为是“真性抵抗”,联合用药或换用其他机制的抗血小板药物可能有助于临床获益。由于当前血小板功能检测尚缺乏公认的标准,因此评价抗血小板药物的药效也就显得困难重重,目前各研究大多围绕血小板活化途径或药物作用位点进行其功能或药效评价。以阿司匹林为例,既可通过检测血小板黏附、聚集功能,亦可围绕 TXA2 及其代谢产物展开。各种方法均存在一定的不足,因此尚未有所谓的“金标准”存在。

2. **血小板功能评估的意义** 如何尽早识别这些药物抵抗患者,并采取何种措施预防其事件的发生,仍是当前研究的重点所在。然而,迄今为止尚无普遍接受的血小板功能临床评估方法,这在一定程度上制约着抗血小板治疗的进展。

3. **个体化抗血小板治疗的发展思路** 无论是针对检测方式的研究,还是评价干预手段的优劣,今后的研究中,均期望实现抗血小板药物的个体化治疗策略,即建立对该类药物效果的评价体系,以及根据评价结果适时调整用药方式,从而使应用抗血小板药物的患者均能得到最大的获益风险比。面对疾病复杂性日益增加的挑战,临床须进一步认识不同的联合治疗和相互作用策略,抗血小板治疗个体化是未来的发展方向,但还须进行大量的工作。

(三) 机械辅助装置——进展与争议

1. **IABP——一项随机对照临床试验引发的思考** 长期以来,一直认为主动脉内球囊反搏(IABP)是急性心肌梗死并发心源性休克最重要的治疗手段。美国、欧洲和我国的 AMI 指南中均将其作为 I 类推荐。IABP 的工作原理毋庸赘述,它可以减少心脏做功,减少心肌耗氧量,增加心脏和大脑等重要器官的组织灌注。然而,近期发表的 IABP-SHOCK II 研究显示,IABP 组患者替代终点,如血流动力学稳定时间、监护时间、升压药物用量及时间与药物治疗组比较均无统计学差异。不过,该研究规模较小,并且入选患者的病情相对较轻,这在一定程度上影响试验结果。一般认为,IABP 对于危重

STEMI 尤其 STEMI 合并心源性休克患者的救治中更为重要，对于病情相对较轻的患者应用 IABP 并非必要，因此，需要设计严格的大规模临床试验来肯定或否定 IABP 的有效性。尽管 IABP 在中国的应用已有数十年的历史，然而，尚缺乏来自国内的关于 IABP 临床应用价值的证据，设计并实施多中心的临床随机对照试验应是今后临床医生需解决的课题。

2. **血栓抽吸——常规还是选择性应用？** 血栓和粥样斑块造成的远端微循环栓塞是无复流的主要机制之一，即使在介入治疗成功开通了狭窄血管，无复流现象的发生仍是制约 ACS 救治成功率的难题。作为 PCI 治疗中处理血栓问题的一项重要技术，栓塞保护装置和血栓抽吸装置的问世，改变了临床指南与实践。TAPAS 研究是评价血栓抽吸装置在急诊 PCI 中疗效的单中心随机对照试验，结果显示，与单纯 PCI 组相比，血栓抽吸联合 PCI 组显著改善 PCI 术后心肌灌注、减少远端栓塞以及死亡率。另外几项荟萃分析也支持上述结论。根据以上结论，有学者提出，血栓抽吸应成为急诊 PCI 中的常规辅助手段。但是，临床上也有学者对此持不同观点，认为不应常规应用血栓抽吸，而应选择性应用。首先，并非所有急诊 PCI 患者均有明显血栓负荷，在 TAPAS 研究中，基线造影可见血栓者不足50%。其次，并非所有血栓都会造成严重无复流。在 HORIZONS-AMI 研究亚组分析中，与未接受血栓抽吸的 STEMI 患者相比，接受了血栓抽吸的患者，术后 30 天和 1 年的全因死亡、心源性死亡、心梗、靶血管重建、主要不良心脏事件（MACE）、主要出血事件均无显著差异。因此，尚需进一步的临床试验数据来指导血栓抽吸的应用方式。

五、治疗新思路的展望

（一）再论心肌细胞再生治疗——意义深远还是纸上谈兵？

目前心肌细胞再生治疗仍处于基础研究阶段。科学家对心肌细胞是否为"不可再生细胞"的讨论，源于 20 世纪 70 年代。此前人们一直将心肌细胞的终末分化特性视为经典理论，认为其促成生长的唯一形式是变肥变大。近年来，随着显微镜技术的极大发展，科学家观察到哺乳动物及人类的心脏在病理负荷下，心肌细胞有数量增加的现象，由此所谓的"终末分化"理论开始引发争论和质疑，许多科学家都通过各种手段试图证明心肌细胞的再生现象。

同时，在这场争论下，心脏病理研究和治疗也发展起来，开创了心肌细胞再生与心脏修复的新领域。科学家认识到，缺血性心脏病是由于冠状动脉循环障碍，引发部分心肌细胞丧失功能，导致心脏功能下降。所以，增加心肌细胞数目是治疗缺血性心脏病的关键。在这种认识下，科学家通过干细胞移植直接增加或间接分化成心肌细胞，其中骨髓干细胞的移植技术被认为是最有潜力的方法。专家从患者骨髓中提取干细胞输送至其心脏损伤部位，结果这些患者左心室的排血量指标有了显著提高，科学家认为这是干细胞分化成了一部分心肌细胞所致。

另有一些科学家致力于唤醒心脏自我更新机制的研究，发现心肌细胞在人体内被一种"成纤维细胞"所包裹着，后者决定着心脏组织细胞是继续分裂还是单纯增加尺寸。研究人员证实，胎儿的成纤维细胞对心肌细胞繁殖的促进作用，远远强于成人的成纤维细胞。刺激心肌细胞再生促使心脏自我修复，为治疗心脏病提供了一个崭新的视角。但这种方法十分复杂，需要精准的外科手术和细胞注射才能完成，而且大多数技术还处于实验室阶段。从基础研究向临床应用的转化还需要很长的道路要走。

（二）心肌细胞保护治疗——基础研究与临床实践的距离

尽管再灌注策略的不断进步使得 ACS 患者的死亡率大大降低，但是仍然有部分患者由于心肌细胞死亡发展为缺血性心肌病。以减少细胞死亡为目的的直接心肌保护药物尚在基础研发阶段。围绕心肌保护策略，在基因治疗、蛋白治疗以及干细胞替代治疗等不同层次均有新发现，如乙醛脱氢酶 2（aldehyde dehydrogenase 2，ALDH2）、热休克蛋白 70（heat shock protein 70，HSP70）均认为具有心肌细胞保护作用；另外，线粒体在心肌保护中的作用越来越引起人们的重视。但是这些心肌保护新机制、新方法的临床有效性还有待更多研究来证明。

综合以上两个方面，心肌再生和心肌保护是心血管临床及基础研究永恒的主题及最终目标。从基础到临床应用还有很长的道路要走，可以预见未来道路上的艰难性和曲折性，但是创新性思维是获取新发现并保持前进的不竭动力。希望医学生在研究生阶段就开始有意识的思索新思路、新方法，勇于探讨、善于发现，最终攻克"心肌再生"和"心肌保护"的难题。

第二节 致命性心律失常

一、致命性心律失常——急诊医生的挑战

致命性心律失常指可以导致心搏骤停、严重血流动力学障碍的心律失常,包括患者就诊时已经存在的心律失常,或者在其他疾病的诊疗过程中发生的心律失常,是急诊科常见危重症。急诊处理时首先需要稳定生命体征,更要在有限的抢救时间内寻找致病因素,进行对因治疗。近年来已经有多项心律失常处理指南问世和更新,主要包括2006年 ACC/AHA/ESC 室性心律失常预防和猝死治疗指南,2008年 ACC/AHA/HRS 器械治疗心律异常指南,2009年 EHRA/HRS 导管消融 VA 专家共识,2010年 ESC 心力衰竭器械治疗指南,2010年 AHA/ACCF 尖端扭转性室速院内预防科学声明,2010中国专家共识《获得性长 QT 综合征的防治建议》,2010年 AHA 心肺复苏及心血管急救指南,2011年心肺复苏2011中国专家共识,2012年 ESC 急慢性心力衰竭诊治指南等。

心律失常按心搏频率可分为快速性心律失常(>100 次/分)与缓慢性心律失常(<60 次/分),按 QRS 波群宽度分为窄 QRS 波与宽 QRS 波心动过速,宽 QRS 波心动过速是指心率>100 次/分,伴 QRS 波群>120ms。宽 QRS 波心动过速80%是室性心动过速,但需与快速房颤、预激综合征伴室上速或室上速伴差异性传导相鉴别。对于单形的 QRS 波心动过速,急诊医师需要寻找房室分离的证据,对于多形性宽 QRS 波心动过速,应鉴别有无尖端扭转性室速。同时急诊医师必须重视导致恶性心律失常常见病因:①急性冠脉综合征、陈旧性心肌梗死;②慢性充血性心衰,左室射血分数(LVEF)<40%;③各类心肌病;④长 QT 综合征;⑤药物和电解质紊乱。

目前,对心律失常的紧急处理的理念、方法和策略更侧重于有无血流动力学的改变上。是否需要紧急处理心律失常,首先要考虑是否有下述情况:①有血流动力学障碍,如发生晕厥、休克或急性肺水肿;②引起明显临床症状,如出现明显心悸、呼吸困难、头晕或心绞痛发作;③有潜在危险因素存在,如虽存在心律失常但无明显自觉症状,此种心律失常有可能转变为致命性心律失常或导致猝死;④心电图明确具有致命性心律失常。对于恶性心律失常,终止发作是最急需解决的问题。处理程序如图13-2-1所示。

伴随基础与临床研究的进展,恶性心律失常治疗方面也出现新的药物治疗理念及其他器械治疗方法,包括:

1. 抗心律失常药物的新认识——胺碘酮主要作用于钠、钾和钙通道,及 α 受体和 β 受体,可用于房性和室性心律失常。如果心功能不全患者左室射血分数<40%或有充血性心衰征象时,胺碘酮应作为首选的抗心律失常药物。

2. ICD 用于恶性心律失常的一级预防及二级预防研究。

3. 恶性心律失常的射频消融治疗等。

4. 临时心脏起搏器的植入等方法逐渐应用临床处理恶性心律失常。

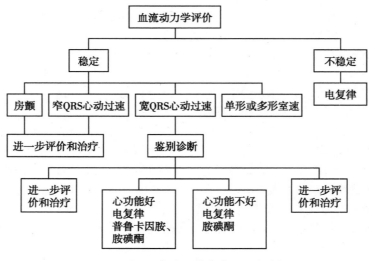

图13-2-1 急诊心律失常处理程序

近年来有关预测恶性心律失常事件及心脏猝死方面的研究进展包括：

1. 心率变异率分析 反映窦性心律变化程度的指标，是一种无创性评估心脏自主神经功能的方法。

2. QT 间期离散度 反映心室复极时间延长的不均一性，近年来被认为是预测恶性心律失常及猝死的又一可靠指标。

3. 校正后的 JT 间期 目前认为，JT 间期较 QTc 间期能更好地反映心室复极状态，较为准确地反映心室复极过程。JTc 间期延长，表明心室复极延迟，致心室易损期延长，而易于引发室速、室颤及猝死。

4. 心室晚电位（VLP） 为局部心肌延迟除极产生的破裂电位，是异常电活动，正常心脏极少见到。心梗患者由于心肌电活动异常，特别是梗死周围出现电活动缓慢，而引起折返激动发生恶性心律失常。

5. 积分法 是将 VLP、24 小时动态心电图记录的室早、EF 值三者各自分成不同的分值相加而得。

有学者提出 JT 间期离散度和长时间 QTc 变异也可以作为预测恶性心律失常及猝死的一个指标。

二、处理室速是单药还是联合？——评 β 受体阻滞剂、胺碘酮与利多卡因

室性心动过速（VT）是连续 3 次或以上室性期前收缩组成，心率在 120 次 / 分以上、节律规则或略不规则的快速心律。大多由心室肌或浦肯野纤维网内功能性微折返所致，也可由束支内大折返、自发或触发的异位自律性增高引起，少数机制不明。

（一）室性心动过速的分类

室性心动过速可分为：非持续性心动过速（持续时间 <30 秒，自行终止）；持续性心动过速（发作持续时间 >30 秒，需药物或电复律才能终止），常伴明显血流动力学障碍，临床症状包括：低血压、晕厥、心悸、气促、心绞痛等。

1. 心室扑动 / 颤动 心室扑动一般不能持久，将很快恢复或转为心室颤动。发生心室颤动患者须立即行心肺复苏，尽早实施电除颤，无脉性或多形性室速（VT）视同心室颤动（VF）行非同步除颤，首次单相波除颤能量为 360J，双相波除颤能量为 150～200J。电击除颤需要与 CPR 联合使用。在 VF 或 VT 除颤 2～3 次不成功和应用肾上腺素后，可快速静注胺碘酮 300mg。

2. 室性心动过速 最常见病因为冠心病，特别是急性冠脉综合征、扩张型与肥厚型心肌病、心脏瓣膜病、QT 间期延长综合征等；其他病因包括电解质紊乱、药物中毒、偶可发生于无器质性心脏病者。短阵性室速症状一般较轻，持续性室速症状重，多伴有血流动力学变化，需及时处理。根据其形态又分为单形性室速和多形性室速。伴心绞痛、肺水肿或低血压（血压 <90mmHg）的持续单一形状 VT，应行同步电复律，首次除颤能量 100J，如不成功，可增加能量。不伴心绞痛、肺水肿或低血压（血压 <90mmHg）的持续单一形状 VT，可按以下原则治疗：胺碘酮 150mg 缓慢静注 >10 分钟，如需要，10～15 分钟后重复 150mg；或静滴 1mg/min 前 6 小时，后 18 小时 0.5mg/min，必要时其间追加，总剂量不超过 2.2g/d。如果治疗过程中出现上述症状，则电复律。

3. 尖端扭转性室速 是多形性室性心动过速的一个特殊类型，其发生机制与折返有关，因心肌细胞传导缓慢、心室复极不一致引起。发作时 QRS 波群的振幅与波峰呈周期性改变，频率 200～250 次 / 分，QT 间期通常 >0.5 秒，U 波显著，伴有 QT 间期延长，可进展为心室颤动。常见病因为各种原因所致的 QT 间期延长综合征、心肌炎、心肌缺血、使用某些抗心律失常药物（如奎尼丁、普鲁卡因酰胺、胺碘酮等）、低钾血症或低镁血症。先给硫酸镁 2g，用 5% 葡萄糖液 40ml 稀释，缓慢静注，后以 8mg/min 静脉滴注。静脉补钾使血钾在 4.5～5.0mmol/L。Ⅰa 类或Ⅲ类抗心律失常药物可使 QT 间期延长，不宜使用。应用异丙肾上腺素可缩短 QT 间期及提高基础心率，使心室复极差异缩小，有利于控制尖端扭转性室速的发作。异丙肾上腺素 1～4μg/min 静脉滴注，随时调节剂量，使心室率维持在 90～110 次 / 分之间。对上述药物治疗无效的持续性发作者可采用直流电复律。如果与心脏传导阻滞及有症状的心动过缓有关，宜紧急和长期的起搏治疗。

4. 室速电风暴 是指 24 小时内自发的持续性室速大于 3 次，需要紧急干预治疗。急性心肌缺血、躯体精神创伤、中枢神经系统功能紊乱及损伤等可导致内源性儿茶酚胺在短时间内急剧升高，交感激活对离子通道有广泛的有害作用。另外，中枢交感兴奋性增强可产生中枢性致心律失常作用，常表现为室性和室上性快速心律失常及猝死。交感激活还引起室颤阈值降低，使患者易发生室颤。β 受体阻滞剂有广泛的离子通道作用、中枢性抗心律失常作用及其他特殊作用，有助于提高室颤阈值，降低

猝死。β受体阻滞剂联合胺碘酮标本兼治,是治疗电风暴最有效的方法。

(二)β受体阻滞剂、胺碘酮与利多卡因的地位

尽管目前用于室性心律失常治疗的抗心律失常药物有很多种,然而除β受体阻滞剂外,其他现阶段常用的抗心律失常药物均不作为一线用药,包括胺碘酮(表13-2-1)。β受体阻滞剂的Ⅰ类适应证包括:①急性心肌梗死后早期和晚期室性心律失常;②长QT综合征合并的室性心律失常;③儿茶酚胺敏感性室速和右室特发性室速;④合并或不合并心功能不全的室性心律失常。

表13-2-1 室性心律失常的药物选择

β受体阻滞剂	胺碘酮	利多卡因
中流砥柱	常常首选	重新定位
远期防治,SCD一级预防	终止发作首选,远期预防宜与β受体阻滞剂连用	正常心脏效果差,病理状态下不如胺碘酮,被取代

同时对于尚不具备ICD指征的患者,β受体阻滞剂是一线药物;对于已经植入ICD的患者,室速频繁发作并导致ICD频繁放电可以选择胺碘酮与β受体阻滞剂联用;在ICD患者中因频繁的快速房颤发作导致ICD的不适当识别与放电时可以首选β受体阻滞剂和(或)钙通道阻滞剂,无效时给予胺碘酮。胺碘酮一般用于:血流动力学稳定的单形性室速、不伴有QT间期延长的多形性室速、尚未明确诊断的宽QRS波心动过速和缺血性心肌病、心衰合并室速患者。在改善院外心肺复苏患者入院存活率方面已经证实应用胺碘酮优于利多卡因。植入ICD后的患者,仍有30%~70%有频繁室性心动过速发作,需要联合应用胺碘酮。利多卡因对短动作电位时程的心房肌无效,因此仅用于室性心律失常。利多卡因常规推荐用于血流动力学稳定的室速,在无脉性室速或室颤时保留利多卡因的应用,但不是首选。只作为其他药物无效时的第二选择。并在急性心肌梗死中不再预防性应用利多卡因以减少早期VT或VF的发作。利多卡因剂量大时易出现消化道和神经系统不良反应,也会加重心功能不全。其优点是半衰期短,数分钟药物作用即可消失,便于继续使用其他药物。

三、缓慢型心律失常药物和临时起搏谁最安全?

缓慢性心律失常包括:严重窦性停搏及严重病态窦房结综合征、严重房室传导阻滞、缓慢依赖性室速等。急诊科医生应积极寻找和治疗可逆性病因和诱因,如急性下壁心肌梗死、张力性气胸、酸中毒、低体温、高钾血症、药物毒物中毒等。缓慢心律失常导致血流动力学紊乱时,需要紧急抢救,静脉给予阿托品0.5~1mg,必要时重复使用,最大剂量3mg。阿托品治疗无效给予肾上腺素,必要时临时起搏。

临时心脏起搏器植入的指征:①严重的缓慢型心律失常,出现血流动力学障碍;②有永久起搏器植入指征而需心脏临时起搏过渡者;③急性心肌梗死,出现缓慢型心律失常,经药物治疗无效或伴有血流动力学改变者;④快慢综合征或慢快综合征应用抗心律失常药物困难者。

临时心脏起搏器属于有创性治疗,可能出现并发症,包括心律失常、导管电极移位、膈肌刺激、术后近期心脏穿孔、其他如股动-静脉瘘、误伤动脉、出血或血肿以及穿刺部位感染,锁骨下静脉穿刺有时可引起气胸等。虽然存在以上并发症,但是心脏临时起搏器在抢救危重患者,尤其是缓慢性心律失常患者时的作用是药物无法替代的,而且随着技术的进展应用气囊漂浮电极导管进行床旁心脏临时起搏已经成为一项简单而适用的方法,具有省时、迅速、简单易行的特点,易于在临床推广应用,挽救更多患者生命。

四、ICD防治致命性心律失常——前景广阔

致命性心律失常的防治也是心脏性猝死的防治,是全球范围内一个严重的尚在研究和探讨中的临床医学课题。总的来说,心脏性猝死的预防和治疗是一个尚未解决的问题。目前防治进展主要有:

1. 心脏性猝死的病因和发病机制的研究,近几年来突出进展是长QT综合征的研究进展。

2. 细胞电生理学和分子遗传学的研究进展,为阐明其发病机制和探讨其防治途径将有重要的指导价值。

3. 临床治疗以植入性心脏起搏复律除颤器(ICD)最为重要。

ICD自1980年首例植入至今已有30余年,ICD防治心脏性猝死和室速、室颤的效果是肯定的。凡有心性猝死病史者或者有室速、室颤者均为ICD植入的适应证。ICD目前已经发展至第三代,具有除颤+转复+抗心动过速起搏(anti-tachycardia pacing, ATP)治疗及起搏保护即:

1. **起搏功能** 当心率缓慢时具有起搏器的功

能进行按需起搏。

2. 治疗室性心动过速的功能 即超速抑制自动复律功能。

3. 低能量电复律 即用 2～5J 的能量将室性心动过速体内转复为窦性心律。

4. 自动电除颤的功能 即确诊室颤存在时自动用 10～30J 的自动放电将室颤复律为窦性心律。

安全治疗性质分为第一代：有痛治疗时代，以高能量除颤加低能量转复为主，其特点是疗效高，诊断的敏感性为 100%，特异性为 85%～95%，治疗恶性室性心律失常的有效性几乎为 100%，有效地减少猝死，但是在治疗的同时伴有高致痛性；第二代：无痛治疗时代，以 ATP 治疗为主。ICD 功能在不断扩展中，表现为感知功能的自动调整、无痛治疗的进展及室上性心动过速的鉴别算法。在这里主要介绍无痛治疗方面的进展。虽然电击可以挽救生命，但是它会导致疼痛、焦虑或抑郁并影响生活质量。尽可能让 ICD 实施无痛治疗，即减少电击、增加 ATP 转复的机会和成功率是近年来 ICD 研究的目标和方向。主要包括快室速区的划分、充电时的再确认、充电中 ATP 和充电前 ATP 等。因此无痛性治疗是 ICD 技术的唯一出路。

目前我国 ICD 植入比例明显低于美国等，而 ICD 作为心脏性猝死预防的实际应用远低于其指征范围，尤其是对于 SCD 的一级预防。经济原因可能并非主要因素，医务人员对 ICD 的认识欠缺可能具有很大的比例。因此推广 ICD 疗法任重道远，而随着 ICD 的普及，将有更多的高危患者免于猝死的悲剧。

五、射频消融治疗致命性心律失常——方兴未艾

射频消融术是将电极导管经静脉或动脉血管送入心腔特定部位，释放射频电流导致局部心内膜及心内膜下心肌凝固性坏死，达到阻断快速心律失常异常传导束和起源点的介入性技术。射频消融术目前已经成为根治阵发性心动过速最有效的方法。

结构性心脏病室速导管消融适应证包括：①存在症状性持续性单形性室速，包括室速被 ICD 终止，抗心律失常药物治疗无效，不能耐受或不愿意长期治疗；②控制非暂时可逆性原因导致的无休止性室速或室速电风暴；③植入 ICD 患者中，在优化治疗、ICD 程控和胺碘酮下，仍因室性心律失常反复放电；④存在束支折返或分支内折返室速；⑤对抗

心律失常治疗无效的反复发作持续多形性室速或室颤，当怀疑存在可被导管消融成功的触发灶时。

射频消融技术在恶性心律失常治疗中发展迅速，具有很大的优越性和发展前途，治疗成功率高、创伤小、经济上可以被患者接受，已经成为恶性心律失常在药物治疗、ICD 治疗后的另一有效治疗方法。

第三节　胸痛中心及急性胸痛救治的优化

一、胸痛中心概念的提出——时代发展、顺时而生

急性胸痛是最常见的急诊症状之一，其中的非创伤性胸痛涉及多个器官系统，病因繁多，不同病因的胸痛严重性悬殊极大，预后与疼痛程度并不总是呈平行关系，及时正确的诊治有着非常重要的临床意义。其主要致命性病因包括 ACS、主动脉夹层、肺栓塞等，这些疾病具有发病急、变化快、死亡率高、快速诊断及时救治可显著改善预后等特点。同时，由于医患对于疾病的认知水平、医疗环境等多方面的原因，一些低危胸痛如胃食管反流病、自发性气胸、肋软骨炎、自主神经功能紊乱等有时存在着过度检查和治疗的现象。随着时代发展，自 20 世纪末以来，无论发达国家还是发展中国家，胸痛患者，尤其是以 ACS 为代表的高危胸痛患者越来越多，呈井喷之势，同时，工作强度高、生活压力大等因素也导致功能性胸痛患者越来越多，如何通过更优化的救治体系和流程实行危险分层、提高救治效率、降低死亡率、节约医疗成本已成为社会发展的重要需求。

胸痛中心（Chest Pain Center，CPC）可以通过标准化的诊治流程、质量控制等，保障急性胸痛患者到达医院后得到早期评估、危险分层、正确分流与合理救治，既避免了高危患者的漏诊，使其得到及时诊断、及时救治，又可以减少低危患者住院检查和治疗的医疗费用。因此，具有重要的社会价值和意义。1981 年，全球第一家 CPC 在美国巴尔地摩 St.ANGLE 医院建立。迄今为止，美国的 CPC 已发展到 5000 余家，其他多个国家如英国、法国、德国、加拿大、澳大利亚等也广泛成立了 CPC。

国际上还成立了专门致力于发展 CPC 相关工作的非营利性学术组织——胸痛中心协会（Society of Chest Pain Centers，SCPC）。经过多年发展，

SCPC 的服务已经在 CPC、ACS 的基础上，扩展到心衰和房颤等领域。基于以上原因，2012 年 9 月，SCPC 更名为心血管患者关怀协会（Society of Cardiovascular Patient Care），目的是更真实地反映协会的专业，更加突出该组织的服务宗旨——促进急性心血管疾病的防治进展，为专注心脏健康的各种机构提供直接、全方位的心脏防治方案，在急救医疗系统、医院、医护人员、疾病防控部门、决策者之间搭建桥梁，促进经验分享。SCPC 经过多年的发展，在 CPC 的运作、管理、培训等方面积累了丰富的经验，其开展的国际认证工作以其权威性、规范性、引导性和高效性得到了全世界医疗机构的普遍认可。目前，国际上得到 SCPC 认证的 CPC 已超过 900 家。

二、胸痛救治现状——中外有别

（一）国际急性胸痛救治进展

进入 21 世纪以来，心血管疾病已成为世界首位的疾病死因，据统计，ACS 作为致命性非创伤性胸痛最常见的病因，比例达到了 95% 以上。对于 ACS、主动脉夹层、肺栓塞等致命性胸痛，国际上一直强调缩短有效救治的时间是改善预后的关键措施。譬如，欧美 ST 段抬高型心肌梗死（STEMI）指南均强调，应将"进入医院大门到介入手术球囊扩张（Door-to-Balloon，简称 D-to-B，D2B）时间"控制在 90 分钟以内。注册研究显示，通过多方面的努力，美国 STEMI 患者的平均 D2B 时间已经由 2005 年的 95 分钟降至 2010 年的 64 分钟。近年来，欧美心肌梗死指南均在 D2B 时间基础上开始强调对"与患者首次医疗接触到球囊扩张（First Medical Contact-to-Balloon，简称 FMC-to-B，FMC2B）时间"的控制，要求 STEMI 患者的 FMC2B 时间应限制在 120 分钟以内。国际上的研究显示，成立 CPC 显著缩短了 ACS、主动脉夹层、肺栓塞患者从发病到获得专业性救治的时间，改善了患者预后，降低了死亡率，提高了患者生活质量。并且，CPC 能够更高效的筛查出低危胸痛患者，避免过度检查和治疗，据报道采用快速、标准化治疗方案，可降低医疗费用至传统住院 1～3 天的 20%～50%。

（二）中国急性胸痛救治现状

2009 年，国内开展了一项"急诊胸痛注册研究"，连续入选北京市 17 家二级、三级医院急诊患者 5666 例。研究显示，胸痛患者占急诊全部就诊患者的 4%，其中，ACS 占 27.4%，主动脉夹层占 0.1%，急性肺栓塞占 0.2%，非心源性胸痛占 63.5%。急诊胸痛患者收住院比例为 12.3%，未收住院的胸痛患者在本次就诊后的 30 天内随访的无事件率为 75%。由此研究可以看出，我国急性胸痛患者大多数是非心源性胸痛，而高危胸痛中源性胸痛如 ACS 则占了绝对多数，并且，对高低危胸痛的鉴别筛选及收治不尽如人意。

目前，我国急性非创伤性胸痛的院内急救流程、临床路径已逐渐完善，尤其是在大型区域性医疗中心。并且，国内多家医疗机构已经意识到将急救服务从优化院内救治流程延伸到优化院前急救和转运的重要性，开始创建"移动胸痛单元"、"移动 ICU"、"远程 ICU"等新型急救医疗模式。但是，由于我国民众对医疗常识的严重匮乏、经济发展水平和医疗资源分布的不平衡等，导致治疗延误的因素很多，致使 STEMI 患者的再灌注治疗时间远未达到国际指南规定的 D2B 时间应控制在 90 分钟以内的标准。2007 年，在北京进行的"STEMI 急诊救治现状的多中心注册研究"发现，北京地区 AMI 患者接受再灌注治疗比例为 80.9%，其中 15.4% 进行了溶栓治疗，65.5% 进行了急诊介入治疗。平均开始溶栓时间（D2N）为 83 分钟，平均 D2B 时间为 132 分钟。只有 7% 接受溶栓患者 D2N 时间小于 30 分钟，只有 22% 的急诊介入 D2B 时间小于 90 分钟，与国际指南推荐的 D2N 时间（<30 分钟）和 D2B 时间（<90 分钟）相差甚远。上述结果表明，即使在医疗技术水平相对较高的北京，高危胸痛救治的效率与国际先进水平仍差距较大。

剖析原因，国内急性胸痛的救治还尚有许多待完善之处，譬如"早期评估、危险分层、正确分流"的能力、效率尚不足；仍缺乏可操作性强的院前及院内危险评分标准；尚未形成规范、高效的急性胸痛筛选、分层救治体系；各个地区急救医疗系统和医院多头管理、衔接模式不一、差别巨大，往往不能高效对接。同时，我国医疗资源分布严重不均衡，许多基层医疗机构缺乏对急性胸痛的筛选和救治能力，严重影响了危重胸痛患者的救治质量及预后，而大型医疗中心设备、床位、人手有限，面对庞大的不同危险程度的胸痛人群也往往心有余而力不足。因此，面对急性非创伤性胸痛患者，尤其是呈井喷之势的庞大 ACS 患者人群，如何评估急性胸痛，优化发病到获得专业性救治的流程，建立高效筛选、分层救治体系，如何合理利用医疗资源、建立区域医疗中心与基层医疗机构双向转诊的机制及流程，从而降低致残和致死率，是我国医疗卫生行业面临的重要课题和严峻考验。

三、CPC 在中国——建设有中国特色的 CPC

虽然国际上 CPC 已发展了 30 余年，但我国的 CPC 建设起步较晚。自 20 世纪末胡大一教授等发出在国内建立 CPC 的呼声，迄今为止，我国的 CPC 建设也才走过了十余年的历程，而且，最初只有星星之火，一直未能在全国普及，直到近几年才似有燎原之势，目前全国各地 CPC 建设正方兴未艾。国内较早建立的 CPC 包括：山东大学齐鲁医院（2002 年 10 月）、北京大学人民医院（2010 年 6 月）、河南中医学院第一附属医院（2010 年 10 月）、广东省中医院（2010 年 12 月）。2011 年起至今，大量 CPC 开始如雨后春笋般成立，如：广州军区广州总医院、广州医学院第二附属医院、深圳市第四人民医院、广州军区武汉总医院、上海胸科医院、解放军总医院、哈尔滨医科大学第一附属医院、太原市中心医院、西安交通大学第二附属医院等。目前国内 CPC 的模式主要有三种：心内科主导模式、急诊科主导模式、多学科协作模式。

2010 年 10 月，由中华医学会心血管病学分会组织急救医疗系统、急诊科、心内科、影像科等多个学科的专家，根据国外 CPC 运行模式，结合我国实际，共同讨论制订了《胸痛中心建设中国专家共识》，成为中国在急性胸痛救治领域的第一部规范流程。该共识针对的人群是急性非创伤性胸痛患者，目的是及时诊断和治疗 ACS、主动脉夹层、肺栓塞等致命性疾病，并筛查出 ACS 低危人群及其他导致胸痛的病因，避免过度检查和治疗。

近几年来，基于上文所述的我国医疗资源分布的状况，全国多地创造性地建立了区域性的急性胸痛协同救治网络，进一步提高了高危急性胸痛患者，尤其是 STEMI 患者的救治效率，满足了人民群众的健康需求。2011 年 3 月，广州军区广州总医院 CPC 联合广州市 120 急救指挥中心以及白云区、从化、花都等广州市北部地区 28 家基层医院组建了"广东军民融合的区域性协同急救网"。2012 年 9 月，以山东大学齐鲁医院 CPC 为核心，联合济南市历下区人民医院、市中区人民医院、济南市中医院、济南民族医院等建立了"区域性急性心肌梗死规范化救治网络"。2012 年 9 月，以深圳市第四人民医院为核心，协同深圳市 120 急救指挥中心和深圳各区数家医院、社区医疗机构等共同组成"深圳市 CPC 暨远程胸痛急救网"。2013 年 1 月，哈尔滨医科大学第一附属医院联合黑龙江省 120 和多家基层医院建立"区域协同胸痛急救网"。2013 年 2 月，由太原市 120 急救中心与太原市中心医院、太原武警医院、解放军 264 医院建立的三个 CPC 组成"太原区域协同急救网络系统"。上述急性胸痛协同救治网络的建立对于在我国现有医疗条件下探索区域性急性胸痛的救治模式奠定了基础，为开展相关研究提供了可能。

四、CPC 的未来——困惑与前进方向

目前，虽然 CPC 的理念在国内已逐渐获得认可，在实践中，各地也涌现出越来越多的 CPC 和区域性急性胸痛协同救治网络，但这些还都是些自下而上的改革，往往缺乏政府部门自上而下的大力推动，缺乏投入资金，协调管理力度小，基础设施建设缺乏。因此，资源利用的局限、各方利益的冲突等仍严重制约着其发展。在上述情况下，如何利用国际前沿的先进技术、管理理念和网络信息技术等，针对急性非创伤性胸痛，尤其是 ACS、主动脉夹层、肺栓塞等急性心血管疾病的救治服务体系进行探索，逐步建立起符合中国国情的规范化胸痛救治流程和诊疗规范，从而最大限度地既减少误诊、漏诊，又避免过度医疗，提高救治效率，降低死亡率，为国家卫生政策的制定提供重要科学依据，是目前摆在医疗卫生管理部门和广大医护人员面前的一个重大课题。

在一个地区，考虑到不同医疗机构资源分配不平衡、水平相差悬殊的现状，应通过整合医疗资源，探讨建立区域医疗中心、基层医疗机构、急救医疗系统三位一体的地区性急性胸痛救治体系，或称之为"区域性急性胸痛或急性心肌梗死规范化救治网络"，通过上述三类医疗机构的联动，对筛选出的高危及低危胸痛患者给予分层救治，提高整体救治效率，并带动基层医疗机构的发展。在大型医疗中心，应努力建立涵盖院前、院内、出院后各个阶段的一体化、无缝衔接的急性胸痛救治体系，避免院前与院内、院内不同科室、院内与出院后互相交接、沟通、配合不流畅，认识不统一等常见影响胸痛高效救治的问题。在急性胸痛救治过程中，应通过优化救治流程，实现"早期评估、危险分层、正确分流、双向转诊、高效衔接、规范化治疗方案与个体化治疗相结合"的救治策略。

尤其应当注意，要在实践中持续改进、不断优化我国急性胸痛救治，制定比现有策略更高效的救治流程、救治体系，尽可能优化从发病到获得专业性救治的每一个环节。

随着社会人口的寿命不断延长和日益老龄化，心血管疾病的患者数越来越庞大，这已成为我国乃至全世界 21 世纪面对的严峻公共卫生问题，CPC 的建设以及急性胸痛救治体系和流程的不断优化意义尤为重大，需要国家、各级医疗机构、医护人员和社会各界的共同关注、共同重视、共同努力。

第四节　缺血性脑卒中

缺血性脑卒中（ischemic stroke，IS）又称脑梗死（cerebral infarction，CI），是指各种原因引起脑部血液供应障碍，导致脑组织缺血、缺氧性坏死，出现相应神经功能缺损。由于脑组织能量来源主要依赖糖的有氧代谢，几乎无能量储备，脑组织对缺血、缺氧损伤十分敏感，如果脑组织的血供中断，2 分钟内脑电活动停止，5 分钟后出现严重不可逆性损伤。由此可见，IS 的急症期处理对其预后至关重要。

一、缺血性脑卒中的急症评估——"时间就是大脑"

缺血性脑卒中因其影响的脑血管不同可以表现出不同的神经功能缺损，其局限性神经功能缺损征象，与脑梗死的部位、大小、受累血管阻塞的缓急、受损区侧支循环、脑供血动脉的变异以及患者的一般状况等有关，因此临床上可表现为一般特点和特殊的血管综合征或临床综合征。

缺血性卒中实质是一个动态的病理过程。大脑内部为维持不同的功能和结构有明显的不同能量需求，一般梗死发生后第一小时内维持结构的血需求量约为 $5\sim8ml/(100g\cdot min)$，维持功能的血需求量约为 $20ml/(100g\cdot min)$，如果能够在"时间窗"内迅速恢复血流灌注，脑组织可无损害，神经功能缺失可以减少到最低水平。

为了使缺血性脑卒中患者能够在"时间窗"内尽早开始接受治疗，急性卒中患者急症室的分诊、诊断和评估十分重要。2013 年美国 ASA 缺血性卒中的早期治疗指南要求患者到医院后的流程表如下表 13-4-1 所示。

患者在确保气道、呼吸、循环建立的前提下，应立即评估神经功能缺损及合并疾病等情况。首先要明确患者是否是缺血性卒中。在急症评估中要鉴别一些"类卒中"样发作（mimicking stroke），例如痫性发作、低血糖、伴特殊先兆的偏头痛、高血压脑病、Wernicke 脑病等。当患者明确为缺血性

表 13-4-1　缺血性卒中急诊处理的流程表

处理	时间
来院至医生接诊	≤10min
来院至卒中团队接诊	≤15min
来院至开始 CT 检查	≤25min
来院至 CT 报告	≤45min
来院至用药（依从性≥80%）	≤60min
来院至入住卒中单元	≤3h

卒中后，应立即进入卒中绿色通道，接受仔细的临床检查，包括神经系统查体，目标是在患者到达急诊后 60 分钟内完成评价并做出治疗决策。为达这一目标，应建立包括急诊医师、护士、检验 / 放射 / 介入科人员、神经内科医师在内的急性卒中团队。

目前，缺血性脑卒中的急症评估在临床具体操作中存在着下面一些相互矛盾的情况：

首先，缺血性脑卒中发病时间的确定。随着缺血性卒中患者时间窗内溶栓、介入血管再通治疗的开展，判定患者卒中发病时间非常重要。卒中的发病时间是指患者出现新的神经症状体征或卒中患者原来基线症状加重的时间。但有时在临床上判定卒中症状出现的时间也会遇到一定的困难，譬如常见的"晨起"卒中（wake-up stoke），此时，卒中发病时间便只能定义为患者最后清醒或尚没有出现症状的时间，仔细询问患者发病前后使用电话、看电视、起居、行走时的情况可能有助于判断。另外，缺血卒中有时症状可以短暂性反复发作，若患者原发神经症状完全恢复，那么新的卒中症状的发病时间和治疗时间窗便可以重新归零。然而有研究表明，短暂性神经功能缺损持续时间越长，MRI 影像学上出现相关梗死病灶的几率越大，这是否会增加患者溶栓时的出血风险尚需进一步研究。

其次，缺血性脑卒中患者神经评估量表的选择。卒中患者的神经科评估目前并无统一规定的量表，但美国国立卫生研究院卒中量表（National Institute of Health Stroke Scale，NIHSS）应用最为广泛，其虽略显繁琐，但是临床上应用标准的卒中量表的好处显而易见。精确统一的量表有助于患者神经功能缺损的精确定量和分级，以便治疗前后的对比；判断血管闭塞的部位，便于制定针对不同患者的个体化干预措施；判断卒中患者的早期预后和出现并发症的几率；还有助于国际的交流和科研工作。

再者，缺血性卒中神经科评估和治疗时间能否前移，是否必须等待神经科医师床边查体。随着卒中治疗"时间就是大脑"观念的深化和急诊工作的

发展，卒中的远程评估和治疗也方兴未艾。应用远程影像和实时传输电子设备，最早接诊卒中患者的急救人员或基层医院医生，可以在神经科专家的远程指导下完成 NIHSS 评分、患者评估，极大地扩展了缺血性卒中抢救时程，有助于社区医院在现场没有足够卒中专家的情况下增加静脉 rt-PA 的使用。有初步研究表明远程卒中的优势在于可以优化没有神经科专家在场的溶栓方案，缩短启动溶栓的时间，并且与卒中医疗中心溶栓的安全性相当。

最后，缺血性脑卒中急诊辅助检查的选择，应该精度和效度并重。对于缺血性卒中患者在急诊评估时必须给予少量的血流学、凝血和生化检验。对于基线心电图、肌钙蛋白、胸部 X 线片等检查可酌情选作，但不应造成静脉 rtPA 使用延迟。

及时的影像学检查对于缺血性卒中的评估和诊断至关重要。大脑的影像学检查可以明确脑梗死的部位、大小，观察是否伴有出血、有无大血管闭塞，从而帮助临床制订卒中患者的中远期治疗方案。新近的影像学技术还可以观察缺血神经功能损伤可恢复性的程度、判断颅内血管的状况、脑血流动力学储备等。尽管技术的进步使得各种影像学技术越来越快地可以急诊获得，但颅脑 CT 平扫仍然是最常用方法，并能为缺血性卒中急症治疗决策提供必要的信息。

二、静脉溶栓 vs 动脉溶栓——孰强孰弱？

缺血性卒中的急性期溶栓可分为静脉溶栓和局部动脉溶栓。静脉溶栓是通过静脉输液途径给予溶栓药物，启动快速，操作简单；局部动脉溶栓治疗是将一根微导管放入动脉阻塞栓子的前后，然后注入溶栓药物。溶栓的最大风险是颅内出血，而动脉溶栓可以在 DSA 下看到闭塞的脑动脉，局部注入溶栓剂，获得比静脉溶栓更高的血管再通率，并减少溶栓药物用量，从某种意义上讲可以降低颅内出血的发生率。但是，动脉溶栓的启动往往需要一定的时间，要晚于可以快速开始的静脉溶栓。因此，有关两者在临床上孰强孰弱的话题时有争议。要比较这两种临床治疗方法，我们需要从下面几个方面提出临床问题。

1. 首要的是溶栓开始的时间是否影响卒中患者的预后？ 这牵扯到溶栓时间窗的概念，1996 年 FDA 批准的静脉溶栓时间窗是 3 小时，其后有 5 个临床试验尝试将静脉溶栓窗扩延至 6 小时，结果未获成功，2008 年欧洲急性脑卒中协作组研究

ECASS Ⅲ试验首次证实急性脑梗死起病后 3～4.5 小时给予 rt-PA 溶栓，可以使患者获益，2012 年的荟萃分析也得出类似的结论。但"越早越好"、"时间就是大脑"的基本原则并没有改变，美国国立神经病和卒中研究所的研究（NINDS）rt-PA 卒中试验亚组分析显示 90 分钟内开始静脉溶栓的患者临床预后要好于 90～180 分钟之间接受溶栓的患者。ECASS Ⅲ研究结果也证实了这一结论，起病 3～4.5 小时溶栓的效益只有 1.5 小时内溶栓的一半。动脉溶栓目前没有统一的指南，多采用 6 小时内的时间窗。动脉溶栓的疗效可能会在一定程度上因为时间的延误而抵消其部分疗效。

2. 动脉再通就一定与临床疗效成正比吗？ 静脉溶栓对于严重卒中疗效较差，患者 NIHSS > 10 或出现大脑中动脉高密度症状者多预后不佳，大血管病变的再通率较低。而动脉溶栓可以适用于神经功能残障明显的患者（NIHSS > 16），静脉溶栓无效者依然适用。但临床上血管再通并不一定和卒中患者的临床预后成正比，有时患者血管再通还会造成再灌注损伤，造成不良预后。

3. 卒中患者基线症状的轻重是否影响溶栓预后？轻型卒中需要溶栓治疗吗？ 临床上动脉溶栓患者往往症状较重，而对于轻型卒中患者（NIHSS ≤ 3）、卒中症状快速缓解的患者急性期是否需要溶栓治疗，还需进一步的研究，但有研究表明新发轻型卒中近期复发率较高，需要进一步评估，临床中需要权衡潜在增加的风险和预期获益。

4. 动静脉联合溶栓的疗效是不是更优？ 动脉静脉联合溶栓是对确定溶栓的患者先紧急启动静脉溶栓，先只应用一部分（如总剂量的 2/3）溶栓药物，然后尽快在 DSA 下启动动脉溶栓，这样可以结合静脉溶栓的快速便利和动脉溶栓的高再通率，似乎应该有更好的疗效。然而，最近的 Interventional Management of Stroke（IMS）Ⅲ Trial（IMSⅢ）研究 NIHSS > 10 发病 3 小时内的卒中患者，对比动静脉联合溶栓和单纯静脉溶栓，结果联合动脉溶栓 t-PA 剂量显著降低（59mg vs 69mg，$P < 0.0001$），但两者 90 天后的临床预后并无统计学差异。因此，对大血管闭塞的急性缺血性脑卒中患者，静脉和动脉内联合溶栓治疗还需进一步的研究，来探索更为有效的治疗方法。

三、缺血性脑卒中的药物治疗需要个体化

缺血性脑血管病的药物治疗除急性期的一般

处理外，还包括抗凝、抗血小板、扩容、舒张血管、神经保护剂，以及缺血性脑卒中急性期对血压、血糖、血脂的调控等。各国急性期卒中的治疗指南对药物治疗均有明确的推荐，但在临床中应注意对脑卒中患者全面的评估，尤其危险因素、脑血管的评估，做到指南的普遍推荐和患者的个体化治疗之间的有机结合。

例如临床中未接受再灌注治疗患者的高血压管理仍然是临床中的难题。缺血性卒中早期是否需要立即降压、降压目标值、脑卒中后何时开始恢复原用降压药及降压药物的选择等问题尚缺乏可靠研究证据。以往的指南过于一味强调血压的达标，认为当血压 < 140/90mmHg 时可以减少脑卒中的发生，有糖尿病和肾病的高血压患者，降压目标应更低一些，以 < 130/80mmHg 为宜。而后来的指南多考虑到急性脑卒中患者如果伴颈动脉的狭窄，其血压控制应该慎重。

对急性脑卒中的抗凝治疗效果也尚无明确结论。没有足够的证据证明抗凝治疗可以防止早期复发卒中，阻止神经症状的恶化，降低患者的病死率与致残率。相反，抗凝治疗伴随着出血危险性的增高，包括梗死部位的出血。

临床上最常用的阿司匹林等抗血小板药物在缺血性卒中治疗中也存在这样的问题。抗血小板药物的主要作用是预防缺血性脑卒中的复发风险，抗血小板药物对于本次急性缺血性卒中发作有无作用？卒中急性期何时开始启动抗血小板治疗？单用阿司匹林还是氯吡格雷，或者两者合用？静脉抗血小板药物对急性卒中疗效是否更佳？溶栓治疗后何时加抗血小板药物？这些临床问题都是不断地随着临床试验进行探索，指南也在谨慎修订的过程中。

四、缺血性脑卒中急性期血管内治疗技术——机遇和挑战并存

随着近年来神经介入技术的发展，缺血性脑血管病急性期的血管治疗成为一个热点领域，成为治疗急性缺血性卒中的一个研究方向，它为早期开通血管提供了最大的机遇，同时也面临着诸多挑战。

血管内治疗的发展是因为外科手术治疗的风险较高，难度较大，不利于卒中急性期的治疗。相比外科治疗，血管内治疗对于急性缺血性卒中有着广阔的前景，正逐渐成为治疗缺血性脑卒中不可或缺的手段，它主要包括：动脉溶栓、动静脉联合溶栓、机械碎栓/取栓，急诊血管成形和支架植入术

等。血管内治疗比传统的药物治疗具有更快的发展速度和更广阔的研究前景，动脉溶栓以及动静脉联合溶栓已在溶栓章节论述，这里我们重点介绍下机械碎栓/取栓。目前共有四种装置被 FDA 批准用于缺血性卒中的血管再通治疗：Merci 取栓装置、Penumbra 血栓抽吸装置，以及 Solitaire 和 Trevo 支架取栓器。Merci 装置是一种开瓶器样线圈，可有效释放动脉壁压力，带出血栓，但有松开而吸不住栓子的趋势；Penumbra 装置将抽吸导管送到血栓处，在用头端的分离器破坏血栓后利负压吸引的原理抽吸血栓而达到血管的再通；Solitaire 和 Trevo 是一种柱状金属网笼，张开后可从多点吸住栓子，便于取出血栓且可降低症状性颅内出血风险。

已有许多临床随机对照试验来研究机械碎栓/取栓的安全性和有效性。SWIFT 试验表明 SOLITAIRE-FR 装置与 Merci 装置相比具有压倒性收益优势，Solitaire 组和 Merci 组分别有 61% 和 24% 的患者达到主要终点——成功再开通而无症状性颅内出血，而且表现出良好的临床预后。基于此 2013 年美国缺血性卒中的早期治疗指南中明确，在选择机械取栓时，支架取栓器，如 Solitaire 和 Trevo 的效果通常优于螺旋取栓器，如 Merci。

也有学者研究尝试在缺血性卒中急性期利用球囊扩张或支架植入的方法来达到血管的再通。上面支架取栓装置的设计理念也是，首先尝试取出栓子，如若失败就分离出支架部分，将支架留在原处。有学者认为对于颅内动脉斑块上有少量栓子的患者，取栓并非最佳策略，容易勾住斑块的硬边，而支架治疗更为恰当。目前有学者应用 Solitaire、或 Wingspan 颅内支架、颈动脉支架来研究验证急诊颅内血管成形术和（或）支架植入术的有效性，但结果均尚不肯定，仍需要更多的随机试验数据。

血管内治疗的高再开通率似乎给急性期缺血卒中的治疗投来了曙光，但高再通率是否就一定能带来良好的临床疗效？血管内治疗的高再通率同时也会带来新的挑战，例如再灌注损伤，血管再闭塞、远端碎裂栓子的栓塞，以及尽管血管完全再通而无临床获益。上述问题均需要临床随机对照试验来继续探讨，因此说缺血性卒中急性期血管内治疗是机遇和挑战并存。

第五节 出血性脑卒中

出血性脑卒中，亦称脑出血（intracerebral hemorrhage，ICH）约占所有脑卒中发病的 10%～15%，

但其致残率与致死率均显著高于缺血性脑卒中。据国外资料报道,出血性脑卒中1年内死亡率高达62%,仅有12%～39%患者恢复独立生活能力。该病男性发病多于女性,且风险随年龄增加呈增长趋势。高血压(hypertension,HTN)与脑淀粉样血管病(cerebral amyloid angiopathy,CAA)导致的脑内小血管发生慢性病变并破裂,是原发性脑出血的主要原因。

一、卒中患者的急救

(一)怎样才能确保卒中患者的转运安全

出血性脑卒中患者的诊治自急救服务(emergency medical service,EMS)从院前处置开始。对于考虑出血性脑卒中的患者,急救人员应立即检查气道,给予呼吸与循环支持,并尽快将其就近转运至具有处理脑卒中能力的医疗机构。现场有针对的病史采集与简要查体对明确诊断与预后评价具有重要意义,例如发病时间、起病症状、是否存在慢性高血压病史、用药情况以及格拉斯哥昏迷评分(Glasgow Coma Scale,GCS)等。此外,急救人员与医疗机构的有效联动能够保证后者对于出血性脑卒中患者做出有效预判,从而缩短入院抢救时间。

在转运过程中,下列问题应加以注意:①轻症采取平卧位、较重者头部抬高30°并偏向一侧,全程头位应保持固定;②保持呼吸道通畅,防止舌后坠与误吸,纠正低氧和(或)高碳酸血症,必要时给予吸氧、辅助呼吸及气管插管;③传统观念认为卒中急性期降压导致脑灌注压下降,导致缺血损害,可参考美国心脏协会(American Heart Association,AHA)与美国卒中协会(American Stroke Association,ASA)2010年版指南将患者血压控制在合适水平(表13-5-1)。然而最新一项多中心Ⅲ期临床证据提示,相比现有指南标准,出血早期积极降压治疗

表 13-5-1 2010 年版 AHA/ASA 自发性脑出血血压控制建议

1. 如收缩压(SBP)>200mmHg,或平均动脉压(MAP)>150mmHg,考虑积极控制血压,并每5分钟监测血压
2. 如 SBP>180mmHg,或 MAP>130mmHg,且可能存在颅内压(ICP)升高,考虑控制血压的同时进行 ICP 检测,保证 ICP≥60mmHg
3. 如 SBP>180mmHg,或 MAP>130mmHg,且不存在 ICP 升高证据,考虑温和降低血压(即 MAP 为110mmHg,或目标血压 160/90mmHg),并每15分钟复查血压

(1小时内将收缩压降至140mmHg或以下,并保持至少24小时),可行性与耐受性良好、且有助于改善患者神经功能;④严密观察病情,超过20%的脑出血患者急诊入院后GCS评分相比急救首次评分减少≥2,且这一减少提示预后较差;⑤把握好转送时机,危重患者应就地抢救,但在病情允许的情况下,应争取将患者早期转运至医院。

(二)脑卒中的诊断:CT 能确诊吗?

患者抵达急诊后,医护人员应迅速有效进行病史采集、查体与病情评估。对于中老年患者,特别是有高血压病史男性,情绪激动或体力劳动时突然发病,出现呕吐、严重头痛、收缩压≥220mmHg,昏迷或神志减退,迅速进展等病史与症状均有助于判断脑出血,但缺乏特异性,而出血性脑卒中的诊断主要依赖于CT与MRI等神经影像学证据。

计算机体层摄影(computed tomography,CT)是目前诊断急性脑出血的“金标准”,除了能够准确显示血肿本身大小、形态、部位与范围,还可了解周围脑组织受压与水肿,以及脑室扩大与脑室内出血情况。CT检测的优势还体现在无创、简便、快速,且能够根据病情变化及时复查。一项自发性脑出血回顾性研究发现,有约38%的患者在初次CT扫描后3小时内血肿体积增加超过1/3。出现血肿量增加提示患者易出现临床神经功能障碍,预后较差。

除CT之外,磁共振成像(magnetic resonance imaging,MRI)的梯度回波(Gradient Echo,GE-MRI)、T2加权像与FLAIR像亦可用于诊断急性血肿。相比CT,MRI在判断相关结构性病变与血肿周围水肿等方面敏感性更高,然而在实际临床工作中,由于检查时间长、费用高、患者一般状态差无法配合等因素,MRI在脑出血诊断中应用远不如CT广泛。

一般情况下,CT扫描结合患者病史及临床表现,能够确诊出血性脑卒中,并为进一步急诊处置提供依据。有条件的情况下,MRI亦可作为一线选择。但对于颅内动脉瘤、动静脉畸形等因素造成的继发性脑出血与蛛网膜下腔出血的鉴别诊断,数字减影血管造影(digital substraction angiography,DSA)则是主要方法。

二、出血性脑卒中的治疗

(一)保守治疗成功的关键:理想卒中单元的建立和管理

卒中单元是指在医院的一定区域内,针对脑卒中患者的、具有明确治疗目标和诊疗规范的医疗综

合体,是经改善的住院卒中患者医疗管理模式,专为卒中患者提供药物治疗、肢体康复、语言训练、心理康复和健康教育的高疗效组织系统。卒中单元可以有独立的病房和工作人员,也可以仅有独立的工作人员而无固定的病房,后一种情况也成为移动卒中单元(mobile stroke unit)。

基于以上概念,卒中单元具有以下特点:①主要针对住院期间的卒中患者的管理,既不是急诊的绿色通道,也不是卒中的全程管理;随着卒中单元的发展,目前可以延伸到恢复期、后遗症期,包括社区医疗、家庭医疗以及各个收治机构,成为针对卒中患者一个完善的医疗管理体系;②卒中单元是一种病房管理系统,不是一种疗法;③工作人员由不同学科的专业人员组成(主要包括临床医师、专业护士、物理治疗师、职业治疗师、语言训练师和社会工作者),均受过专业培训,专长于卒中患者的治疗;④是一种多元医疗模式(multidisciplinary care system),多学科的密切合作,包括医疗、护理、康复、营养等多学科的联合和协作;⑤患者接受药物治疗前提下,还应接受康复治疗和健康教育;⑥卒中单元体现对患者的人文关怀,体现了以人为本。它把患者的功能预后以及患者和家属的满意度作为重要的临床目标,而不像传统的理念仅强调神经功能的恢复和影像学的改善。

自卒中单元出现以来获得了良好的临床效果,国内外病例随机对照研究发现,卒中单元是改善卒中患者预后的最有效干预措施,可以明显降低卒中患者早期及远期死亡率并减轻生活依赖程度。

(二)成功的另一半:再出血的控制

脑出血是常见疾病,手术清除血肿不仅可以减轻血肿的占位效应及脑组织的缺血,而且可以清除这些造成继发性损害的毒性物质,对于改善预后非常重要。但保守治疗过程中或术后再出血是导致病情加重或手术失败的重要原因。再出血一旦发生病死率明显升高,患者遭受二次打击,加重脑组织损伤、增加致残率和致死率。

关于再出血,目前多数学者一致认为血压重复波动或急骤升高是发生再出血的一个重要原因。恢复期患者再出血多与患者的情绪不稳定、劳累、便秘、吸烟饮酒等因素有关。颅内压的骤变也是导致再出血的原因之一,尤其是血肿抽吸时抽空过快,形成相对较低的颅内压,脑血管内外压差增加引起再出血。术中止血不可靠,技术操作不熟练,术中过度牵扯血肿壁可造成小血管撕裂,吸除血肿时吸引力过大等因素都可造成新的出血。此外,凝血功能障碍、合并冠心病、肝功能不良等多种疾病也是术后再出血的一个重要原因。

再出血严重影响患者的预后,增加病死率,需要我们有效的预防再出血,同时积极保护脑细胞,稳定内环境,改善重要脏器的功能,预防并治疗各种并发症,尽早行康复训练等综合治疗,才可取得满意的效果,提高患者的存活率和生活质量。

(三)外科手术的选择:钻孔引流能够取代开颅手术吗?

出血性脑卒中往往突然起病,且病情在短时间内恶化,病残率和死亡率极高。因此,能否及时清除颅内血肿,降低颅内压,防止脑疝的发生,从而改善脑组织血液循环,防止和减轻脑出血后病理变化,是降低患者死亡率,提高生存率的关键。目前,主要采用钻孔引流和开颅手术治疗。然而这两种手术方式各有优缺点:

开颅手术的优点是可在直视下即将血肿清除干净,有效降低患者颅内压,止血比较可靠,但是手术时间长,创伤大,术后并发症较多,影响患者的术后恢复。尤其是患者年龄比较大,全身综合评分低,原发病较多,在全麻状态下,对手术的耐受性差,可造成机体功能进一步紊乱。虽然开颅手术可以根据术中脑组织张力,行去骨瓣外减压,但术后当颅内压增高时,脑组织从骨窗部疝出,造成局部脑组织缺血缺氧,甚至坏死,影响患者的恢复。

传统钻孔引流术的优点是创伤小,时间短,操作简便,最大限度的减少了由于医源性因素对脑组织的损伤,术后脑组织损伤以及脑水肿反应比较轻,有利于术后恢复,对神经功能的恢复也是非常有利的。但钻孔引流缺点是不能一次性把血肿清除彻底,需要通过引流管将尿激酶注入血肿腔内溶解血凝块,增加了再出血及颅内感染的可能;该术式为徒手穿刺,准确性相对较差,反复穿刺增加脑组织损伤且更易再出血,其再出血的发生率较高。

近年来,新的钻孔引流技术(锥颅术)逐步发展起来,在传统钻孔引流优势的基础上,应用CT进行精确定位,建立颅内硬通道,穿刺定位准确,可严格控制在颅内血肿范围内,减少了穿刺次数,降低穿刺部位的出血及脑组织的损伤。经过临床研究证明颅内再出血和感染的发生率明显降低。随着颅内压监测探头的应用,在血肿钻孔引流的同时监测颅内压,可以有效地控制颅内压。

尽管临床上,微创钻孔引流技术已被证明有助于脑出血患者神经功能的恢复,提高日常生活自理能力,改善预后生存质量。但部分学者认为对于中线结构明显偏移、术前脑疝形成或估计颅内压过高、脑水肿较严重者,宜采用开颅血肿清除并去骨瓣减压术以利于降低颅内压平稳渡过脑水肿。因此,针对大部分脑出血患者,微创钻孔引流术是一种有效的方法,尤其是年老体弱或有重要器官功能衰竭、不能耐受手术者对手术的耐受力差,此时选择微创引流术较为合理,但是其不能完全替代开颅手术,在选择手术方式上,不应强调某一术式的优越性,应视情况而定。

(四)脑灌注压监测的临床研究:"隆德概念"适合脑出血患者吗?

脑出血患者治疗过程中,无论保守还是手术治疗,或者手术后患者的管理,脑血流都是非常重要的一部分,脑血流的驱动源于脑的灌注压(cerebral perfusion pressure,CPP),CPP = MAP－ICP。颅内压(intracranial pressure,ICP)增高而平均动脉压(mean artery pressure,MAP)不变的话,CPP 会急剧的减少,最终导致脑血流量进一步减少。因此,为控制高颅内压而展开的治疗,是许多神经 ICU 的治疗重点。

"隆德概念"(Lund concept)是在实验室和临床基础上提出颅脑外伤患者脑灌注压为 50～70mmHg。以控制脑容量为目标,进而达到控制颅内高压的治疗方法,该治疗方法是由瑞典隆德大学医院神经外科的 Nordstrom CH 和麻醉 ICU 的 Grande PO 两位医生于 1990 年共同创立的,临床运用已取得显著的疗效,主要在重型颅脑损伤患者控制高颅压时应用。

之所以称为"隆德概念",是因为"隆德概念"是"控制脑容量为目标性治疗(intracranial volume-targeted therapy)"的典范。"隆德概念"的治疗方法是基于一定的病理生理学基础,其治疗方法归纳为如下四个方面:①降低机体的应激反应及脑能量代谢;②降低脑毛细血管的静水压;③维持胶体的渗透压及控制液体的平衡;④降低脑血容量。

"隆德概念"主要应用于重度颅脑损伤患者,脑灌注压维持在 50～70mmHg 是适合的,是得到临床验证的,临床结果显示"隆德概念"治疗明显降低了重型颅脑创伤的死亡率。以控制脑容量为目标,进而达到控制颅内高压的治疗方法适用于外科及非外科的治疗,既能保证适当的脑血流,同时也不因为过度灌注导致颅内压增高。但脑灌注压的 50～70mmHg 对于脑出血患者是否合适有待商榷,因为脑出血患者的基础血压比较高,平均动脉压基本在 100mmHg 以上,因此当颅内压控制在正常范围内时(20mmHg 以下),实际脑灌注压应该维持在 80～100mmHg。

(陈玉国)

第十四章 急诊医学的基础研究与临床研究的设计

第一节 急诊医学的流行病学调查研究设计

流行病学是研究疾病（包括伤害）和健康状态在人群中的分布及其影响因素，借以制订和评价预防、控制和消灭疾病及促进健康策略与措施的科学。流行病学是人类在与多种疾病，特别是在与传染病做斗争的实践中形成和发展起来的。最初的流行病学产生于 19 世纪中叶，此时是以研究传染病的人群现象为主；近半个多世纪以来，随着社会的发展，非传染性疾病对人类健康的威胁日益严重，流行病学的研究范围扩大到了慢性非传染性疾病，流行病学发展逐渐成熟，并逐步将统计学方法引入其中；20 世纪 80 年代以来，随着医学模式的转变，流行病学研究涉及更多的心理和社会因素例如环境污染、吸毒、犯罪、心理卫生等，流行病学的方法学也随之不断发展，与此同时临床流行病学和药物流行病学得到了迅速发展；20 世纪 90 年代随着分子生物学的发展，分子流行病学异军突起；而近年来，流行病学的作用也引起医学各界人士的认识与关注，流行病学对于人群研究的贡献得到越来越多的共识。实际上，流行病学已发展为在人群中研究人体生物学现象和社会学现象的重要方法学。特别是临床流行病学以患者及其群体为研究对象，将流行病学和统计学的理论，结合社会医学和经济学的方法引入临床，探讨疾病的病因、诊断、治疗和预后的规律，力求研究结果的真实性与可靠性。近年兴起的循证医学的原理和方法就来自于临床流行病学。作为预防医学主导学科的流行病学既是基础医学、临床医学和预防医学三者共通的桥梁，也是医学科学研究的重要方法和工具。流行病学的基本理念和方法同样是医学科研的基础和原则，掌握基本的流行病学知识是能够开展医学科学研究的基础和前提。同样，对于某一疾病或健康问题而言，对其进行流行病学研究才能全面了解该疾病或问题的自然史和临床病程，以及疾病在社区和个人中发生的机制，才能为制订预防和控制疾病的对策及措施提供科学依据和方法。因此，流行病学研究往往也是我们对某一疾病或问题医学科学研究的先导和开始，是准确掌握疾病或健康问题规律和特点的前提，也是我们评价相关干预、治疗策略效果的基准。

流行病学调查对于急诊医学也是至关重要的。通过急诊的流行病学调查可以了解急诊患者的疾病谱；急诊患者分布的区域差异，如农村中毒患者主要为有机磷农药中毒，而城市中毒主要集中在镇静类药物中毒；急诊传染性疾病的流行与分布等。这对提高急诊科的管理，人员的配备和培训，应对突发公共卫生事件以及政府部门对急诊的卫生决策起到至关重要的作用。但遗憾的是，截至目前，国内有关急诊医学的流行病学调查和研究仍然较少。

急诊流行病学调查主要采用现状调查，其具体调查方式有普查和抽样调查。

（一）现状调查研究设计要点

1. 明确调查目的 是考核预防、治疗措施的效果，还是探索病因或危险因素；描述疾病的分布为急诊诊断提供基线资料等。

2. 掌握有关的背景资料 只有充分地掌握背景资料，了解该问题现有的知识水平，国内、外进展情况，才能阐明该研究的科学性、创新性和可行性，才能估价其社会效益和经济效益。掌握背景资料途径有：①自己经验的总结；②查阅文献资料。这项工作不仅是制订计划时的工作，而且应当贯穿于研究的全过程，是一个十分重要的环节。

3. 确定研究人群 调查者往往是在抽样后才测量暴露。这时可在一个确定的地理区域内的人口、家庭或其他单位抽取样本。有时根据暴露状态选择人群，特别是暴露容易识别时。例如，想比较天津市不同区的精神紊乱患病率，则可从不同区抽样。如果对某职业暴露有兴趣，可选择有暴露的工厂的工人与无暴露的工厂的工人，比较其患病率；或选择工厂中有暴露的部分工人与另一部分无暴露的工人比较。如果是相对小的人群，则可包括全部人群；如果不实际或花费太大，则可选择暴露组与非暴露组。

在横断面研究中，抽样过程使调查者有可能得到最有效的研究设计，以能代表将结果推及的目标人群为原则。

4. 暴露的测量　暴露即我们所研究的因素，研究对象所具有的特征，所发生的事件。暴露并不仅限于与研究对象有关的外界因素，同时也包括机体内部的因素如遗传因素、内分泌因素和精神因素等。暴露又称变量。暴露必须有明确的定义和测量尺度。应尽量采用定量或半定量尺度和客观的指标。用调查表、记录、实验室检查、体检和其他手段来测量暴露。知道暴露于这些因素多长时间，什么时候暴露很重要。

5. 疾病发生的测量　在人群中进行现况调查时，应尽量采用简单、易行的技术和灵敏度高的方法。对疾病必须提前建立严格的诊断标准，标准要利于不同地区的比较。调查表、体检或一些特殊检查常联合应用。如果可能，应测定疾病首次症状发作的时间。有时由于疾病系逐渐发生难于确定发作时点，或直到现况调查时才知道疾病存在。

6. 拟定调查表　调查表又称问卷（questionnaire），是流行病学调查的主要工具。调查表设计的好坏，对调查结果有着举足轻重的影响。调查表没有固定的格式，内容的繁简、提问和回答的方式应服从于调查的目的，并适应于整理和分析资料的要求。现在普遍采用的格式是把拟收集的数据项目用恰当的措词构成一系列的问题。

调查表的主要内容分为两类。一是一般性项目或叫识别项目，包括姓名、性别、年龄、出生年月、出生地、文化程度、民族、职业、工作单位、现住址等。另一部分即调查研究项目或叫研究变量。这是调查研究的实质部分。编写这部分内容时应注意以下几项原则：

（1）措词要准确、简练、通俗易懂、易于回答，尽可能不用专业术语，避免引起被调查者的误解或不同理解。

（2）与本次调查有关的项目一项也不能缺，而与本次调查无关的项目一项也不应有。

（3）问题按逻辑顺序和心理反应排列，先易后难，先一般后隐私。

（4）尽量获取客观和定量的指标。调查表中提问的方式主要分"封闭式"和"开放式"两种。"封闭式"即在问题后列出若干互斥的备选答案，供被调查者选定其中的一个。答案的范围相当于测量的尺度。"开放式"指年龄、出生日期、吸烟支数等一些不能明确限定答案尺度的问题。有时也可将两种方式结合起来提问。

7. 对调查员的要求　对调查员的最基本要求是实事求是的科学工作态度和高度的责任心。调查员要有一定的文化水平，但是并非医学水平越高的人越适于做调查工作。相反，有医学知识的人易于掺入自己的假设和看法，调查时易于诱导性地提问题而产生信息上的偏倚。从这个意义上讲，倒不如非医务人员调查更客观。对调查员应经过严格的培训和考核再决定取舍。

（二）普查及抽样调查

1. 普查　现况调查在特定时间、特定范围内进行全面调查称为普查（census）。特定时间应当较短，甚至指某时点。特定范围指某个地区或具有某种特征的人群。

普查不适用于发病率很低或无简易诊断手段的疾病。因是横断面调查，故一般只能获得阳性率或现患率而得不到发病率资料。同时，还应注意普查的成本和收益问题。如过去用拍胸部 X 线片来普查肺结核，成本高、收益少，现已不再使用。

2. 抽样调查　如果现况调查的目的是为了查明现患情况或当前某病的流行强度，则可用抽样办法进行调查，即抽样调查。例如我们要研究某个地区某病现患率，该目标地区的总体人群即目标人群（target population）或叫抽样框架（sampling frame），按统计学原则从其中抽取部分人作为调查对象，即样本人群或研究人群（study population）。然后，可根据样本人群的结果推断目标人群的现患率。

抽样调查比普查费用少、速度快、覆盖面大、正确性高。

抽样调查的缺点是不适用于患病率低的疾病，不适用于个体间变异过大的资料，并且设计、实施和资料的分析均较复杂。

抽样必须随机化，样本必须足够大，这两点是抽样调查的基本原则。

（1）抽样方法：目前在流行病学调查中使用的抽样方法有单纯随机抽样、系统抽样、分层抽样、整群抽样和多级抽样。在现况调查中，后三种方法较常用。

1）单纯随机抽样（simple random sampling）：这种方法的基本原则是每个抽样单元被抽中选入样本的机会是相等的。简便、易行的科学分组方法是利用随机数字表。抽签、抓阄的方法严格地说不能达到完全随机化，但因其简单、实用，小范围的抽样仍可使用。简单随机抽样首先要有一份所有研究对象排列成序的编号名单，再用随机的方法选出进入样本的号码，已经入选的号码一般不能再次列入，直至达到预定的样本含量为止。

单纯随机抽样的优点是简便易行。其缺点是在抽样范围较大时，工作量太大难以采用；以及抽样比例较小而样本含量较小时，所得样本代表性差。

2）系统抽样（systematic sampling）：此法是按照一定顺序，机械地每隔一定数量的单位抽取一个单位进入样本，如单位为医院急诊科。每次抽样的起点必须是随机的，这样系统抽样才是一种随机抽样的方法。例如，拟选一个 5% 的样本（即抽样比为 1/20），可先从 1～20 间随机选一个数，设为 14，这就是选出的起点，再加上 20，得 34，34 加 20 得 54，……。这样，14，34，54，74，94 就是第一个 100 号中入选的数字，以后依次类推。

系统抽样代表性较好，但必须事先对总体的结构有所了解才能恰当地应用。

3）分层抽样（stratified sampling）：这是从分布不均匀的研究人群中抽取有代表性样本的方法。先按照某些人口学特征或某些标志（如年龄、性别、住址、职业、教育程度、民族等）将研究人群分为若干组（统计学上称为层），然后从每层抽取一个随机样本。分层抽样又分为两类：一类叫按比例分配分层随机抽样，即各层内抽样比例相同；另一类叫最优分配分层随机抽样，即各层抽样比例不同，内部变异小的层抽样比例小，内部变异大的层抽样比例大，此时获得的样本均数或样本率的方差最小。

分层抽样要求层内变异越小越好，层间变异越大越好，因而可以提高每层的精确度，而且便于层间进行比较。

4）整群抽样（cluster sampling）：抽样单位不是个体而是群体，如居民区、县等。然后用以上几种方法从相同类型的群体中随机抽样。抽到的样本包括若干个群体，对群体内所有个体均给以调查。群内个体数可以相等，也可以不等。

这种方法的优点是，在实际工作中易为群众所接受，抽样和调查均比较方便，还可节约人力、物力和时间，因而适于大规模调查。但整群抽样要求群间的变异越小越好，否则抽样误差较大，不能提供总体的可靠信息。

5）两级或多级抽样（two-stage or multi-stage sampling）：这是大型调查时常用的一种抽样方法。从总体中先抽取范围较大的单元，称为一级抽样单元（例如县、市），再从抽中的一级单元中抽取范围较小的二级单元（如区、街），这就是两级抽样。还可依次再抽取范围更小的单元，即为多级抽样。

多级抽样常与上述各种基本抽样方法结合使用。

（2）样本含量

1）对均数做抽样调查时的样本含量公式：

$$n = (u_a\sigma/\delta)^2 \qquad (式1)$$

式中 n 为样本含量，u_a 为正态分布中自左至右的累积概率为 $\sigma/2$ 时的 u 值（如 $u_{0.05} = 1.960$，$u_{0.01} = 2.576$），σ 是标准差，δ 是允许误差。也可用如下公式：

$$n = (t_a s/\delta)^2 \qquad (式2)$$

式中 s 为样本标准差代替总体标准差 σ，以 t 分布中的 t_a 代替正态分布中的 u_a。当样本含量 n < 30 时，用后一个公式更合适。

2）对率做抽样调查时的样本含量公式：

$$N = K \times Q/P \qquad (式3)$$

N 为调查例数，P 为预期阳性率，Q = 1 − P。当容许误差为 10% 时，k = 400；容许误差为 15% 时，k = 178；容许误差为 20% 时，k = 100（见表 14-1-1）。

表 14-1-1 按不同预期阳性率和容许误差时现况调查样本大小

预期阳性率	容许误差		
	0.1P	0.15P	0.2P
0.05	7600	3382	1900
0.075	4933	2193	1328
0.10	3600	1602	900
0.15	2264	1000	566
0.20	1600	712	400
0.25	1200	533	300
0.30	930	415	233
0.35	743	330	186

表 14-1-1 是用上式计算出来的样本大小，可参考使用。但须注意，当流行率或阳性率明显小于 1% 时，此式不适用。

作为一门新兴学科，急诊医学在流行病学领域仍然有很多的空白亟待填补，国内大部分急危重症的流行病学资料均来源于国外的研究报告。参考国际的标准和惯例，结合中国的社会、环境和人口的因素特点，首先建立一个单位或机构的流性病学研究标准和方法，再联合其他单位和机构建立研究协作组，最后形成区域性或全国性流行病学研究结果，是实现全国性相关疾病流行病学研究的重要步骤。有了真实的流行病学数据，我们才可能准确把握防控和治疗的关键，提出科学、合理的干预和防治策略。以心肺复苏的研究为例，我国目前尚无准确的全国性院外猝死患者的流行病学调查资料。我们不清楚我国院外猝死患者的确切比例，城市和农村是否有差别？我们不了解此类患者猝死诱发的病因分布情况，不清楚猝死发生时患者的心律如何？我们不清楚患者从发病到接受救治的平均时间，有旁观者施救的比例是多少，有无接受电除颤治疗？我们不清楚我们医护人员抢救时心肺复苏的质量如何？抢救流程是否合理、规范？患者复苏后有无接受保护性低温治疗？复苏后存活患者1年生存率是多少？缺乏这些数据我们无法准确分析我国心肺复苏成功率较低的原因，更无法制定有效的抢救和防治策略。因此，以 Utstein 模式为基础建立统一标准，建立全国性研究联盟，进行标准的流行病学调查是我国急诊医学研究领域的重要课题。此外，像各种急性感染病原学的流行病学资料同样意义重大。还有各种创伤、中毒、器官功能不全综合征等的准确流行病学资料都是急诊医学今后能够不断进步发展的重要数据。而拥有了这些本底资料之后，我们便可对新建立的影响因素（干预、治疗手段）的效能进行客观的评价。

第二节　急诊医学的基础医学研究设计

急诊医学是一门综合性医学边缘学科，是研究和处理各类疾病急性发病阶段的病因、病理生理和抢救治疗的专业。急诊医学作为一门新兴的学科，其在科研方面起步也相对较晚。急诊科的是一涉及各个传统学科的边缘性且综合性的学科。在过去基础医学研究对传统专科对疾病认识起到长足的发展，但作为一门讲求时间性的临床学科，各种急危重症短期内快速、复杂的病理生理改变过程却为急诊医学的基础研究带来不小的难度。但随着国内急诊医学专科建设与发展的不断深入，特别是急诊医学硕士、博士点以及专业研究院所的建立和发展，在心肺脑复苏、创伤、急性中毒、多器官功能不全综合征（MODS）、脓毒症等急诊医学特有的领域，相关的基础研究方兴未艾。特别是近几年来，越来越多的基础实验研究成果不断在国际相关领域的优秀期刊发表，得到国际学界的认可与关注。当然，不可否认的是，目前我国急诊医学基础研究的总体水平还不高，还缺乏高质量的原创性研究成果在顶尖的国际科学期刊发表。基础医学研究与临床实践的联系不够紧密，研究成果缺乏进一步向临床转化的能力。此外，在急诊临床实践中，我们常常可以发现一些难以用基础医学研究来解释的临床现象，是否急诊医学基础研究应有别于传统专科，也有其独到的方式？

人类对于疾病现象的探索早在史前时代就开始了，现代医学的起源可以追溯到古希腊时代，被誉为现代医学之父的"希波克拉底"对医学实践中的普通问题，如早期诊断、预后分析、患者个体差异、遗传现象、生理与心理的关系、误诊误治等进行了深入的研究，他提出的四体液学说为当时的医学发展奠定了坚实的理论基础。从那时起人类对医学的研究就沿着还原论的方向前进，无论是中世纪的哈维的血液循环理论还是19世纪的孟德尔学说，亦或是1953年 Watson 和 Crick 提出的 DNA 分子双螺旋结构和半保留复制模式都没有脱离还原论的范畴。迄今为止，以还原论为哲学指导的医学研究已经取得了辉煌的成就，并诞生了相应的学科。从形态上讲，由于显微镜、电子显微镜的发明，人类对疾病的认识由巨到细，从解剖学到细胞学、病理学，再到细胞生物学；从功能上讲，人类对疾病的研究从生理学到细胞学再到细胞器学，生物化学。而诞生于20世纪70～80年代的重组 DNA 理论和技术更是引起了生物学、医学的革命性变化。该理论的诞生促成了人类对疾病现象的本质性认识：即从 DNA 水平研究生物学现象；同时也催生了现代医学研究的重点学科——分子生物学。分子生物学为众多传统的生物学、医学学科注入了新的活力，并将各个学科的研究内容引入到分子水平，使人们对生物学原理和规律的认识越来越接近生命的本质。这些以还原论为指导思想的新兴学科的涌现为医学研究的进一步发展奠定了坚实的基础。目前结构基因组学已经基本完成，绝大多数从事人类基因组计划工作的机构已经实施由基因组学向功能基因学的战略转移，然而，此时人类却发现沿着还原论的老路似乎走不通了。因为即使人类已经破译了基因的编码形式，但这种一个基因、一条代谢途径、一个生理周期的研究形式远远不能解释纷繁复杂的疾病现象。人们开始意识到"整体大于部分之和"的系统论的观点。

急诊医学最重要的特点是它的整体性。现代医学的分科越来越细，分科细是知识积累的结果，是医学的需要、也是社会的需要，它能提高医疗质量。但人毕竟是一个整体，医学规律之一是它的综合性。分科过细对许多患者、即使部分从专科治疗中得益的患者，总体来说，也会导致医疗质量下降。传统分科以解剖学脏器为基础，它们就像树木的研究者中以某树种为研究对象，而急诊研究的是森林。当众多树种和树木聚集在一起时，就发生了超越单种树木自身规律特点以外的新规律和新特点。在认识事物的方法论中，传统专科倾向于用还原论观点去寻找答案，例如从脏器深入到器官、组织，再从组织到细胞、基因和分子，这无疑是对的，丰富了我们对人体和疾病的知识。但这又是不够的，当众多脏器和功能聚集在一起组成一个生动的有机体时，就发生了超越单个脏器自身规律特点以外或以上的新规律、新特点。急诊医学研究的重点不是向下探究分子和基因，而是向上，探讨当多种脏器功能聚集在一起时所发生的新现象和规律。

分子生物学、基因组学、蛋白质组学到糖组学，以还原论为哲学指导的医学研究已经取得了辉煌成果，与此同时，以系统论为哲学指导的系统生物学应是急诊医学研究的方向。还原论是系统论的基础和条件，而系统论则是还原论的归宿和终点，整个基础医学的研究进展经历了一场由还原论到系统论、再实现还原论与系统论辩证统一的演化过程。急诊医学与多个临床和基础学科相互交叉、融合，同时又具有自身的特色与优势，因此在基础研究的设计中应该结合自身的特点，在充分借鉴各种先进的方法和手段的同时，兼顾急诊学科的特色和理念。

作为实践性很强的一门年轻的临床学科，急诊医学很多领域仍有很多未知的领域和临床过程等待我们去探知。而优秀的基础研究设计离不开临床实际中所要解决的未知和问题，因此急诊医学基础研究的选题应该出自临床所需，课题既可以是对某一临床疾病急性发作期的特殊病理生理过程的研究，了解临床演变的本质，也可以针对引发或决定急性病理生理过程调控或起决定因素的相关机制或机理，还可以在此基础上探讨相关药物或干预策略对相关疾病演进过程的作用和影响，进而提出临床治疗的思路和方法，而在这整个过程中相关分子标志物、蛋白或基因可能扮演的诊断或治疗的角色，同样也是很好的研究目标。需要强调的是，好的基础实验设计首先是要能凝练提出要解决的问题，通过大量的文献复习提出解释或解决研究问题的研究假说，在产生、建立了科学假说的基础上才选择合适的实验对象（细胞、组织、器官还是活体动物），利用相关的模型和实验、检测方法来完成实验的设计。实验动物模型的建立和实验方法学作为基础研究中的必要条件显得非常重要，但价值最高的还是研究假说提出的过程，以及科学、合理的制订研究方案加以论证的过程。因此，作为基础研究的设计，客观上要求研究者对相关的研究领域有足够的了解和熟悉，能够把握最新的前沿和热点，对原始创新的要求更多。所以，各种前沿检测、实验技术的引入以及新的理论和机制的借鉴、推衍，学科间技术和思路的交叉、互补都能成为基础研究设计意想不到的源源动力。而敢于质疑和挑战"经典"和"权威"，善于观察和分析实验的数据和结果，长于经典之上的革新与发展也是研究者在进行基础研究设计中不可或缺的重要能力。

同其他的临床学科一样，今后急诊医学的基础研究仍然会是新理念、新思路和新技术的交汇点，在经典的模型和方法基础上不断创新，利用各种新技术和方法实现不同层次的观察和论证仍然是基础研究设计的主要思路。利用各种分子生物学、蛋白组学、基因组学等新兴技术，在微观层面对各种急危重症病理生理过程的解释和探讨依然会是基础研究中新的热点和亮点，而从微观回归活体，揭示和反映机体和系统在各种急危重症条件下的反应和变化，各种干预措施对机体生存预后或重要器官功能的影响，为临床前期研究提供更加充分和可靠的理论依据才是急诊医学基础研究的核心和价值所在。

第三节　急诊医学的临床研究设计

作为一门临床学科，真正推动急诊医学不断发展的还是高质量的临床研究。同整个医学发展的历史一样，早年的急诊医学临床研究还带有浓厚的传统医学特点，例如以经验医学为主，证据的收集上很难做到系统全面，也不重视对收集到的证据进行系统评价，疗效判断的指标多是某些中间指标例如实验室检查、仪器或影像学检查等，课题没有统计学设计，实验组和对照组间可比性不强等，对临床的指导作用有限。随着循证医学的出现及其理念的不断深化和推广，对临床科学研究产生的重要的影响。循证医学要求明智、慎重地应用当前临床研究中所能获得的最新、最有力的科学证据，结合医生个人专业技能和临床经验，并考虑患者的价值和愿望。因此，在循证医学背景下，要求临床研究的设计要更加科学、合理，研究设计中必须采用统计学的方法，研究过程中要采用防止偏倚的措施，确保试验结果的真实性和科学性,疗效评判的指标应该是死亡率、重要事件发生率等终点指标等,提升所设计临床课题的证据水平,确保试验结果的科学性和可靠性。不同于基础研究,临床研究以患者为研究对象,因此在设计干预性(治疗性)研究的同时要有充分的基础研究和临床前期研究的证据支持且经过足够的论证,要保证患者的安全,应该充分考虑试验的伦理性以及患者的知情同意权利。临床科研设计应该合理、全面,研究方案要详细、周全,可操作性强,研究进行中要完整收集相关临床治疗,追踪患者的预后和并发症等。因此,临床研究的设计除了建立了良好的科学假说,确定科学的研究方法,更强调项目实施的规划以及数据收集整理的完备,还要确保研究的伦理以及研究的知情同意,研究设计难度要远大于基础研究。急诊医学的研究对象多是初诊的急危重症患者,病情变化快,医师所能获得的数据有限,难以有足够的时间确保知情同意,很多患者在稳定后迅速转诊,难以追踪患者的预后,因此临床研究的实施难度更大,对课题的设计要求更高。

临床工作者在提出自己的研究设想后,就要考虑如何选择科研设计方案。适合临床研究的方案有多种,一般根据以下两点来选择。一是探索问题的性质,如药物疗效、药物副反应的评价、药物预防效果评价、疾病预后及影响预后的因素、诊断试验、病因研究等;二是研究人员现有的工作条件,包括研究人员的科研设计能力、患者的来源和数量以及研究人员所在单位的设备、技术水平、经费和协作条件等。

临床研究设计方案的选择也要考虑科研工作的时向。临床研究工作的时向主要有两种,一是前瞻性的,即研究对象接受干预之后,被随访一定期限,观察收集研究对象的发病或死亡情况,评价其防治效果。另一类是回顾性的,即从某病的不同临床结局(痊愈、显效、好转、无效、恶化、死亡)出发,向研究对象调查了解过去是否采用过某种干预措施以及应用的程度,以发现导致不同结局的可能因素。另外还有一种时向是横断面的,是在某一时间内,在特定的研究对象中查出该人群中有病或无病的人,又同时了解其暴露于可疑致病因素的情况。不同的临床研究设计方案的实用性和价值是不同的,即采用不同的设计方案所获得的研究结果和结论的论证强度是有区别的。因此,要想合理地选择研究设计方案就必须掌握各种设计方案的原理、特点、应用条件。

一、临床研究常用设计方案的类型

(一)根据研究的时向划分

1. **前瞻性研究(prospective study)**

(1)随机对照试验(randomized controlled trial,RCT)

(2)交叉对照试验(cross - over design,COD)

(3)前 - 后对照研究(before - after study)

(4)队列研究(cohort study)

2. **回顾性研究(retrospective study)** 病例对照研究(case control study)

3. **描述性研究(discriptive study)** 横断面研究(cross sectional study)

(二)根据研究方案的设计原则和方案的论证强度划分

1. **Ⅰ型方案** 论证强度高

(1)随机对照试验(RCT)

(2)非随机对照试验(non - randomized controlled trial,NRCCT)

(3)历史性对照试验(historical control trial,HCT)

(4)交叉对照试验(COD)

(5)序贯试验(sequential trial)

(6)前 - 后对照研究(before - after study)

2. **Ⅱ型方案** 论证强度较高

队列研究(cohort study)

3. **Ⅲ型方案** 论证强度较弱

(1)病例对照研究(case control study)

(2)横断面研究(cross sectional study)

4. **Ⅳ型方案** 论证强度较差

(1)叙述性研究(病例分析)

(2)个案报道

上述 4 型研究方案所得结果的论证强度由Ⅰ~Ⅳ型逐渐减弱,Ⅰ型方案中的各个方案均为前瞻性,其干预措施的实施多是由研究者设计而施加的,故又将此型方案称为试验性研究方案,其中又由于每个试验所具有的特征不同,从而又可分为真试验和类试验,如其中的 NRCCT 和 HCT 即为类试验,类试验的论证强度弱于真试验。Ⅱ型的队列研究虽然也为前瞻性,但在设计内容上与Ⅰ型方案有所不同,Ⅲ型方案则为回顾性和横断面调查,而Ⅳ型方案多为叙述性报告。

二、临床研究常用设计方案的概述

(一)Ⅰ型方案简介——随机对照试验

1. **设计模式** 本项研究方法是按照正规的随

机化方法将研究对象分为试验组或对照组，然后给予试验组干预措施（intervention），对照组不给予该项措施或仅给安慰剂（placebo），在相同的实验条件下，应用客观的效应指标，经过对试验对象一段时间的随访观察后，比较两组疗效的差别。也可以将研究对象按已知对研究结果有较大影响的因素分层，形成不同的组，再用随机化方法将各不同组的对象分为试验组和对照组。随机对照试验既是一种临床研究的最佳方法，也是评判一项临床研究质量优劣的"金标准"。例如，拟探讨抗血小板药物预防心肌梗死复发的效果，首先选择符合诊断标准的心肌梗死患者为研究对象，并根据一定的纳入和排除标准选取满足样本量要求的合格病例，采用随机的方法将合格病例分为两组，一组为试验组，另一组为对照组，选择试验组服用抗血小板药物，对照组则服用安慰剂，观察随访 2 年后，比较两组心肌梗死的复发率。如果试验组的复发率低于对照组，则说明抗血小板药物对预防心肌梗死的复发有一定的效果。

2. **适用范围** 随机对照试验主要用于临床治疗性或预防性的研究，探讨和比较某一新药或新的治疗措施对疾病的治疗和预防效果，为正确的决策提供科学的依据。

（1）临床治疗性或预防性的研究，这是应用 RCT 最多的方面。有以下几种情况：①探讨某一新药或新的治疗措施是否优于传统的治疗措施，是否能提高对疾病治疗和预防的效果，从而为正确的选择治疗决策提供科学依据。应用的前提是目前不能肯定新疗法比旧疗法好，进入治疗组的患者接受新疗法治疗，对照组接受传统疗法治疗。②探讨某一新药或新的治疗措施与安慰剂对照的比较，用于暂时不予治疗不影响预后的疾病。③大样本随机临床试验：根据目前的信息，虽然现有的小样本 RCT 研究结果提示某种疗法对某种疾病可能有益，但还不能肯定这种疗法确实有效，以及对患者的预后影响如何，这就需要进行大样本的 RCT。有些疗法虽未经 RCT 证实，但长期的临床实践经验已肯定了其疗效，这样就无需再进行 RCT 试验验证其疗效，如阑尾炎手术治疗、青霉素治疗细菌性感染等；某些少见病也无法进行 RCT，因为病例来源有限，不能积累足够数量的患者；创伤较大的外科手术不适于进行 RCT 试验；不少致死性急性疾病也不宜作 RCT。

（2）RCT 还可应用于疾病的预防和群体干预性研究中：RCT 是前瞻性研究的一个特例，是群体研

究方法中的一种科学性很强的试验性研究。

（3）在特定的条件下，随机对照试验也可以用于病因学因果关系的研究。应用的前提是：拟研究的可能致病因素，对人体尚无确切的危险性证据，但它又不能排除与疾病的发生有关。

3. **优点**

（1）采用随机分组和同期对照，可以消除、控制许多已知或未知的选择性偏倚。特别是在某些情况下，将样本分层之后再进行随机分配，就能做到两组（或多组间）重要研究基线状况的相对一致性，使试验组与对照组均衡可比，从而保证了研究结果的真实性。

（2）研究设计中应用盲法，减少了测量性偏倚，使得试验结果能够客观和真实。

（3）很多统计学检验假设是以随机抽样为基础的，在进行两组结果显著性检验时，RCT 分组更适宜于卡方检验和 t 检验，而不需要复杂的方法加以校正。

（4）由于两个组是在用一个医疗单位并在相近的时间内接受治疗的，技术条件相似，又按同一方法接受观察和收集资料，外界环境对两个组的影响相似，因而所获得的资料可比性好。

4. **缺点**

（1）病例的选择有时会有一定局限性，很可能不能代表某些疾病的全体。因此，其代表性及外部真实性有一定的局限性。

（2）存在药物临床研究的伦理问题。因为从 RCT 设计方案来看，有一半的患者未能接受新的疗法。当安慰剂使用不当或所研究的某种有害致病危险因子若主动暴露于人体，则会违背医德的原则。

（3）研究方案所需样本量大，耗费人力、物力较多，研究工作的周期、随访时间较长，研究对象容易流失，组织工作也较复杂。尽管 RCT 有一定的不足，但其优点是主要的，它所具有的研究对象的代表性，实验组与对照组的可比性，随机分组、设立对照、实施盲法、应用安慰剂等手段，构成了该方法的精髓。也正是如此，才被誉为临床试验的"金标准"方案。其对提高临床治疗水平和科研水平的作用是无法估量的。

（二）Ⅱ型方案简介——队列研究

1. **设计模式** 从性质上讲，此型方案同试验性研究一样，也是前瞻性的，但其论证强度弱于前者。它是一种有假设、无干预的一种前瞻性研究设计。是将一群研究对象按是否暴露于某因素分成暴露组与非暴露组（对照组），随访适当长的时间，

通过追踪两组的发病或死亡结局,来研究该疾病与暴露因素之间的关系。与试验性研究不同,暴露组和非暴露组并非经随机而获得,而是在自然状态下根据因素暴露的有无自然形成,暴露因素也不是人为施加,也是在自然状态下存在的。在临床研究中,评价某些措施的效果或疾病预后因素也可采用队列研究方案。它是根据某种疾病不同的治疗措施而划分为暴露组和非暴露组,比较两种措施的疗效。如评价骨髓移植治疗白血病的效果。治疗组是经过首次化疗后接受骨髓移植,将骨髓移植作为"暴露因素",而将首次接受化疗后继续接受化疗者作为"非暴露",然后比较两组接受不同治疗措施后的生存情况。由于研究人员不能控制研究对象是否进行骨髓移植,也就是研究对象的分组并不是经研究人员随机分配,而是由研究对象与骨髓提供者人类白细胞抗原的一致性决定的,故属队列研究,而不是试验性研究。若为疾病的病因研究,则在研究工作开始时,两组研究对象均不应患所研究的疾病。如研究 HBsAg 与原发性肝癌的关系,则应先除外研究对象中的肝癌患者,再将其余的研究对象按 HBsAg 阳性者和阴性者分为两组,随访观察和比较两组各自肝癌的发生率。

2. 特点和种类 队列研究的特点:①该研究方法属于观察性的,而非试验性;②研究对象按是否暴露于某因素来进行分组的,而非随机分组;③随访过程研究者可通过调查与记录,获得人群的暴露与疾病发生的动态情况;④研究是在疾病发生前开始的,需经过一段时间随访观察后,才能获得发病的病例,从因果关系看,这是一种先有原因存在,再去追寻相应疾病结果是否发生,即由因找果的研究。

3. 队列研究的种类

(1)前瞻性队列研究(prospective cohort study),是指研究开始时暴露因素已经存在,但疾病尚未发生,研究的结局要经过随访一段时间才能得到,既是从现在到未来的研究,也称同时性或即时性队列研究。

(2)回顾性(历史性)队列研究(retrospective cohort study),是指这种研究在研究开始时暴露和疾病均已发生,即研究的结局在研究刚开始时就可以从历史资料中获得,暴露因素的确定及其分组也是根据研究开始时已掌握的暴露历史资料划分的。从而可知,该研究是从过去到现在的研究,也可称为非同时性或非即时性队列研究。

(3)双向性(混合性)队列研究(ambispective cohort study),即在回顾性队列研究之后,继续进行一段时间的前瞻性队列研究。是从过去到现在又从现在到未来的研究。该方法兼有上述两种方法的优点,在一定程度上弥补了前两种方法的不足。因此,在实际工作中常常用到,适用范围也比较广。上述中提到的"回顾",与病例对照研究有本质的区别,原因就在于它是前瞻性的,暴露和疾病的时间顺序很清楚,因在前果在后,以暴露因素分组,结局是疾病。因此不能将此方法与病例对照研究混淆。

4. 优缺点 队列研究能追踪观察疾病的发生、发展过程,能对暴露因素及其他影响因素进行追踪监测,因此,具有所得资料准确、可靠的特点;同时还可以直接计算各种率和一些联系强度指标。所以一般认为,队列研究能直接检验疾病与病因之间的因果关系。队列研究的不足之处,是研究所需的时间比较长,且工作量大,耗费多。因此,队列研究多适用于发生率高、潜伏期短的疾病,或者在病例对照研究已初步验证了病因假设的基础上,对某些疾病进行深入的病因探讨。同时,也可以应用于药物近期副反应的观察研究等。

(三)Ⅲ型方案简介——病例对照研究

1. 设计模式 病例对照研究是将研究人群按是否患有所要研究的疾病分为病例组和对照组,然后再同时追溯这两组人既往暴露于某个或某些因素的情况及程度,并比较他们之间暴露率的差异,以判断暴露因素与疾病有无关联的一种观察性研究方法。病例对照研究的设计内容在病因研究和临床研究上有一定区别,在病因研究的病例对照研究中,病例组是患有某种疾病者,而对照组则不患有该种疾病及与该疾病为同一系统的疾病,然后调查两组某种因素或某些因素的暴露状况及暴露程度,最终比较两组暴露率的差别。如要研究吸烟与肺癌的关系,则以患肺癌者为病例组,以未患肺癌者为对照组,比较两组对象吸烟率的差别。若病例组的吸烟率高于对照组,则提示吸烟可能是肺癌的危险因素。在临床疗效或疾病预后的病例对照研究中,病例组和对照组是患有同一种疾病,但病例组要具有某种"特征",如死亡、并发症、复发等,即有特征者为病例组,无特征者为对照组,然后调查两组某种因素或某些因素的暴露状况及暴露程度,最终比较两组暴露率的差别。如要研究住院期间应用利多卡因对心肌梗死患者死亡的影响,则以住院的心梗死亡者为病例组,以同期入院患同种疾病并且可比者为对照组,调查两组患者住院期间是否应用过利多卡因及应用的剂量水平,然后比较两组对象利多卡因应用率的差别。若病例组的利用率低于对照组,则提示利多卡因对心梗的预后可能具有保护作用。

2. 特点和种类 病例对照研究的特征包括,本方法也属于观察性研究方法,不是试验性的;必须设立对照组;在疾病与暴露关系的探寻顺序上是:先确定患者,再追溯可能与疾病有关系的因素,即由"果"到"因",但必须确认暴露是发生在疾病之前;能判定暴露与疾病是否有关联,但不能证明暴露与疾病间的因果联系。从研究形式上,病例对照研究可以分为成组性的和配比性的研究,前一种又可分为两组间的比较、暴露因素与疾病发生间的剂量反应关系比较及分层分析;后者可以分为1:1~1:4四种形式。

3. 优点 该方法需要样本数量不多,特别适用于罕见病的病因研究;由于采用回顾性分析,不影响住院病例的治疗;此法是询问病例的既往暴露史,多数只进行一次性调查,这样可节约时间、人力和费用,而且在收集资料后可较快地得到研究结果;在一次调查中可同时调查研究多个危险因素的作用,既可以探索病因又可以验证病因。

4. 缺点 此法是回顾性研究,追溯既往的暴露史,由于病例和对照对既往史回忆的广度和深度不同,极易造成回忆偏倚;可能还有事前未能估计到的对发病有影响的未知因素,由于未能对之进行调查,以致可能影响因果关联的结论;较难选择性别相同、年龄和其他已知对发病有影响的危险因素相似的对照,这样就影响对比两组的均衡性;由于是住院病例,不能代表全部病例,以其他疾病患者作对照也有其片面性,也易产生偏倚;难以做到盲法,从而降低了信息的可信性;只能计算比值比(OR 值),不能计算相对危险度(RR 值),因而难以确定某可疑因素与某病的因果关系。

(四) Ⅲ型方案简介——横断面研究

横断面研究过去不太被临床医生关注,但随着近几年人们对社区医学研究的重视,已经认识到用人群中的病例作临床疗效评价、预防效果评价、疾病预后及病因研究更具代表性和可比性,因此,该方法已经受到较为广泛的应用。

横断面研究是在特定的时间同时调查某个集体的全体人员或具有代表性的一些人是否患病和具有某些因素或特征的情况,由于是在一特定时间进行调查的,故称横断面研究。又因是收集当时的信息,不是过去的暴露史,也不是随访而获得将来

发病的结果,故称现况研究。由于是同时获得患病和有关因素的信息,故一般不进行因果联系的分析。横断面调查方法分为普查和抽样调查。

1. 普查 普查是指在特定时间对特定范围内的全部人群进行调查。特定时间应该较短,不宜太长,可以是1~2天或1~2周。特定范围是指某个地区或具有某种特征的人群。普查的目的是:疾病的早期发现和治疗;了解疾病的分布;为了建立某些生理、生化指标的正常值。优点:发现人群中全部病例使其能及时得到治疗;设计和实施均比较简单;可同时调查数种疾病。缺点:由于普查时调查数量大,时间短促,漏查是难免的;工作量大,工作上难以做到细致;要耗费大量的人力、物力和时间;由于是在人群中进行调查,只能使用一些简单易行的诊断手段,致使诊断也不够准确;只能获得患病率而不能得到发生率的资料,因而普查一般适用于慢性病的调查。

2. 抽样调查 若横断面调查的目的是为了查明患病情况或当前某病的流行程度,可不必调查某人群中所有的人,而抽出一部分人加以调查即可,这称作抽样调查。抽样调查可用于描述疾病的分布;衡量一个国家或某地区的卫生水平以及研究影响健康的因素等。优点:①省人力、物力、时间;②调查对象数量少,调查工作较易做到细致。缺点:①设计、实施和资料分析较复杂;②不适用于变异过大的材料;③不适于需要普查普治的工作;④不适用于发生率很低的病,因为小样本不能提供所需的资料。

(五) Ⅳ型方案简介

Ⅳ型方案多为叙述性报告。叙述性研究是将观察到的临床资料加以总结叙述,统计分析,得出结论。包括一般的病例分析、个案报告、评论、述评等。该类研究多数情况表现为病例数量少,又未设对照组,研究质量较低,研究结论可能有较大偏倚,往往不容易重复验证,论证强度差,因此,在此不作叙述。

三、选择临床设计方案需注意的问题

1. 尽量选择论证强度高的设计方案 从上述内容中可知,不同类型的设计方案有不同的特点,有不同的应用范围,设计的严谨性及科学性不同,其科学论证度也明显不同。常用的临床科研设计方案中,科学论证强度最高的是Ⅰ型设计方案,其中最具代表性的是随机对照试验、交叉对照实验、前后对照研究,其次是Ⅱ型的前瞻性队列研究,Ⅲ

型的病例与对照研究、横断面研究等,最差的是叙述性研究。在临床实际研究工作中,要充分结合所研究的内容、特点及要求,根据本单位人力、物力的实际情况,尽可能采用论证强度高的方案,这样得出的结果科学性较强,结论可信。

2. 注意研究对象的样本量　不同的研究设计方案、不同的研究内容对所要求的样本量是不同的。可以根据具体的公式进行计算。一般来说,对照组的样本量应与试验组的样本量相同。但在有些情况下可以适当减少。如某试验的目的是为验证某一新药的疗效是否优于目前的标准疗法,选择的阳性对照药的疗效是确定的,而病员来源较困难,在此种情况下,可采用非等量对照方法,即对照组的样本量比试验组少。一般可采用试验组与对照组2:1或者3:2的比例。

3. 注意依从性　依从性是患者对规定执行的医疗或科研的试验措施所接受和执行的客观行为及其程度。在实际研究工作中,有时尽管选择了论证强度较高的设计方案,但不一定能够获得满意的结果,其中主要原因之一就是该研究没有良好的依从性。在实际工作中,要求全部患者达到完全依从是很难做到的。对于前瞻性的研究课题,失访率应尽可能减少,最好能在10%以下。若超过20%,就会对研究质量产生影响,严重的甚至会失去研究的意义。提高依从性首先是诊断正确,用于治疗性研究的措施或药物要有科学依据,要在方案实施前仔细考虑可能影响依从性的因素,采取有效的控制措施。

4. 真正做到随机　临床研究采用随机方法得出结果的论证强度要比非随机方法高得多,具有较高的临床应用价值。其原因就是它可以保证最大限度地消除选择性偏倚,增加组间的可比性。因此,所用设计方案有条件达到随机的,一定要努力做到。在实际工作中,有一些医生将随机与"随意"混为一谈,严重影响了结果的可靠性。常用的随机方法有简单随机、区组随机和分层随机,随机数字表法较为科学,在临床中也较为常用。

5. 注意医学伦理学问题　临床研究工作中,要时刻把患者的利益放在第一位,不能忘记医生的职责是为患者解除痛苦,不能为获取个人名利、厂家利益而把患者当作试验品。在试验中如果发现干预措施可能对患者造成伤害,要及时处理,必要时停止试验,不能隐瞒或欺骗患者。在整个研究工作中要把医德要求贯穿始终,要实事求是,不隐瞒不利于自己的结果,更不能伪造。

虽然急诊医学的临床设计面临的难度和挑战众多,但急诊医学的信息化发展为"大数据"条件下的急诊临床科研的目标的实现提供了可能性,从患者全面信息的录入和提取以及患者预后的追踪都可以自动实现,研究者可全心投入于临床研究的设计而不是如何应对大量的数据流失。在充分尊重和肯定循证医学的科学价值和意义的同时,越来越多的科学家开始反思以死亡和重要事件发生作为临床研究终点的科研设计对于急诊医学这样一门具有显著时间特性的临床学科的合理性。急诊医学作为很多急危重症处理的最先、最早的环节虽然至关重要,但以最终的事件终点来衡量治疗措施的有效性却难免有失偏颇,在衡量急诊医学临床科研的证据力度上,应该建立更科学、客观的评价体系。

(余　涛　于学忠)

第十五章 循证医学与质量控制

现代医学的发展自16世纪欧洲文艺复兴时代开始，已有400多年。长期以来，临床医师多依据临床经验进行医疗决策，而对于这种经验性决策的准确性却未得而知。进入21世纪以来，信息化时代的到来使医学信息量急速膨胀，民众对医学决策的理解和认同感出现翻天覆地的变化，随之带来的则是医师的责任和压力，循证医学应运而生。20世纪90年代出现的循证医学（evidence-based medicine，EBM）提倡将医生个人的临床实践经验与客观的科学研究证据结合起来，用最正确的诊断、最安全有效的治疗和最精确的预后估计服务于每位具体患者，是医学治疗学的决策指南和发展方向。经验医学向循证医学的转变是21世纪临床医学的一场深刻变革，是临床医学发展的必然趋势，循证医学已成为医学界的主流思潮，被临床医师和医学卫生领域中的决策者广泛接受。在许多学科范围内纷纷冠以"循证"二字，如循证心血管病学，循证外科学，循证脑血管病，循证护理、循证精神卫生、循证口腔病学等。

一、循证医学的概念

循证医学是指遵循证据的医学，提倡认真、明确和明智地应用现有的最好证据，同时结合医生的个人专业技能和临床经验，考虑患者的愿望，对患者做出医疗决策。著名的临床流行病学家David Sackett教授将循证医学定义为"慎重、准确和明智地应用所能获得的最好的研究依据来确定患者的治疗措施"。其核心思想是：医疗决策应尽量以客观的研究结果为依据。证据及其质量是循证医学的关键。研究人员应该尽量提供高质量的证据，临床医生应尽可能使用现有的最佳证据。高质量的证据指采用了足够的防止偏倚的措施，尽可能保证结果真实性的、以患者为中心的临床研究。

循证医学与传统医学有着重要的区别。传统医学以个人经验为主，医生根据自己的实践经验、高年资医师的指导、教科书和医学期刊上零散的研究报告为依据来处理患者。其实践的结果是：一些

真正有效的疗法因不为公众所了解而长期未被临床采用；一些实际无效甚至有害的疗法因从理论上推断可能有效而在长期、广泛使用。循证医学的实践既重视个人临床经验又强调采用现有的、最好的研究证据，两者缺一不可。这种研究的依据主要是指临床研究证据，而基础理论或动物实验等依据，只是在没有临床研究证据的情况下作为参考。一种治疗方法在动物身上或理论上的效果并不等于在患者身上的实际效果。而该实际效果需要临床试验予以证明。

二、循证医学的发展

在临床实践中很多理论上应该有效的疗法被临床试验证实无效，很多过去认为无效或疗效一直不肯定的方法却被证明有效。上述情况使临床医生开始意识到，临床决策应以临床的宏观证据为依据，单凭经验、推理或病理生理学理论来指导临床行为是不可靠的。

早在希波克拉底著述中就将观察性研究引入医学领域；中国宋代的《本草图经》也已提出通过人体试验鉴证人参疗效；而中国清朝的《考证》则第一次提出了循证思维。1747年苏格兰航海外科医生Lind进行了首次治疗坏血病的对照试验，试验橘子、柠檬及其他干预的疗效，与他同时代的其他研究人员创造性地将观察性试验、定量试验研究陆续引入内科学和外科学；1816年Alexander Hamilton首次报道了爱丁堡的一项大型对照试验，评价放血疗法的效果，这是有关采用交替法产生对照组的最早记载之一；1898年丹麦医生Fibiger通过半随机对照试验验证了血清治疗白喉的效果。1904年Pearson研究接种肠热病疫苗与生存率之间的相关关系，开创了将多个研究资料合并，进行统计学分析的先例；1907年Gold Berger鉴定伤寒菌尿症的文献，制定特定标准来选择、提取供分析的资料，而后进行统计学分析，成为meta-分析的雏形。1948年英国领导开展了世界上第一个临床随机对照试验（randomized controlled trial，RCT），肯定了链霉

素治疗肺结核的疗效。1982 年 Thomas C Chalmers 提出累计性 meta- 分析概念，即将每一项新的随机试验结果累加到已知的针对某病某干预措施的随机临床试验 meta- 分析结果中。1987 年 Cochrane 根据妊娠与分娩的 RCT 结果撰写的系统评价成为 RCT 和系统评价方面的一个真正里程碑，并指出其他专业也应遵循这种方法。1992 年底，英国国家卫生服务中心（NHS）成立了英国 Cochrane 中心（UK Cochrane Center），旨在促进和协调医疗保健方面 RCT 系统评价的生产和保存，以便依据最好的科学进展和研究结果服务于临床医疗、卫生管理和高层决策。国际著名内科学家 Dr.David L.Sackett 于 1992 年起相继在 *JAMA* 等杂志上，作为对临床医生一种新型培训措施——"循证医学"，发表了系列总结性文献，受到了临床医学界的广泛关注，并于 1997 年主编和出版了第一部循证医学专著：*Evidence-based medicine：how to practice and teach EBM*。促进了 21 世纪医学从经验医学向循证医学的转变。据统计，全世界每年约有 200 多万篇医学论文发表在 2 万 2 千多种生物医学杂志上，临床医生和决策者很难迅速从中提取所需信息，而 EBM 将在全世界收集某一病种各种疗法的小样本单个临床研究结果进行统计分析和系统评价，将尽可能真实的科学结论及时提供给社会，促进推广真正有效的治疗手段，摒除尚无证据治疗有效、甚至有害的疗法。由于不需过多投资便可最大限度地提高有限卫生资源的使用效率，因此从诞生之日，这一学科便受到各国关注，发展迅速。

EBM 的产生虽然只有短短的 10 余年，该学科对临床医疗实践和医疗卫生决策产生了重大影响。1993 年在英国成立了"世界循证医学协作网"，目前全球已在 11 个国家发展了 14 个循证医学中心，4000 多个成员参与这项跨国学术合作。中国也已于 1999 年 1 月正式批准加入世界循证医学协作网，成为第 15 个中心（中国循证医学中心）。组织了对全国临床医生和相关专业的人员培训，开展了广泛的国际、国内合作，有力地促进了循证医学在中国的普及、发展和应用。目前国内尚无循证医学的著作，有关知识只在少数期刊杂志上有零散介绍，研究工作也在启动阶段。因此，将循证医学学科理论和方法尽快引入临床科研领域对提高临床医疗质量和科研水平具有重要意义。

循证医学的证据强调系统检出此前所有证据的前提下先科学分类，再对同类证据按特定标准严格评价后分级，最后根据证据质量为临床或实践转化给出客观公正的推荐意见。因而循证医学问世近 20 年来，其证据质量先后经历了"老五级"、"新五级"、"新九级"和"GRADE"四个阶段。前三者关注设计质量，对过程质量监控和转化的需求重视不够；而"GRADE"关注转化质量，从证据分级出发，整合了分类、分级和转化标准。目前 GRADE 标准已被包括 WHO 和 Cochrane 协作网在内的 28 个国际组织、协会采纳，成为证据发展史上的里程碑事件。

三、循证医学的研究方法及证据来源

循证医学实践就是结合临床经验与最好证据对患者进行处理的过程，包括提出问题，检索证据，评价证据，结合临床经验与最好证据对患者做出处理和效果评价 5 个步骤。

检索证据的前提是提出问题。虽然提出问题似乎并不是一个复杂的过程，但这一过程可帮助检索者获得一个贴切的答案，起到事半功倍的作用。一个理想的临床问题应包括下列 4 个要素：患者或人群、干预措施或暴露因素、结局与对比。收集研究证据是循证医学实践一个不可缺少的重要组成部分，其目的是通过系统检索最全面地得到证据，为循证医学实践获取最佳证据奠定坚实的基础。目前有大量可供医学研究证据查询的来源，① Cochrane 图书馆是国际 Cochrane 协作网的产品，是以光盘形式发表的一种电子杂志，每年 4 期，是临床医学预防、治疗及康复措施的系统评价和临床对照试验的资料库，可在网上查阅到有关题目的摘要。②中文循证医学数据库检索系统：中国生物医学文献数据库、中文科技期刊全文数据库和万方数据库等。③ MEDLINE、EMBASE 和 OVID 是世界上最大的生物医学研究资料库之一；*Evidence Based Medicine*、*Evidence Based Health Care* 及 *Clinical Evidence* 等印刷期刊也是临床研究证据的重要来源。

得到证据后应采用临床流行病学的研究质量评价标准对其真实性、可靠性和实用性进行评价。评价结果为最好证据则可结合临床经验与患者个体情况进行应用，做出临床治疗决策，并对应用效果进行评估。如评价结果不理想，则应进行再检索。

传统临床研究对药物疗效的评价，常由一个或少数医院或医生完成，观察的病例数往往有限。而 EBM 临床药物疗效的评价，大多是由多中心、大规模、前瞻性、随机双盲的研究，需对成千上万的患者进行长达 3～5 年甚至更长时间的追踪观察，且多为跨国、数十甚至上百家医疗中心参加的研究，因此可认为所得的研究结论是更可靠、可信。开展 EBM 的另一条途径，是对临床研究资料进行二次分析评价。新的统计分析方法荟萃分析，也称 meta- 分析（meta-analysis）可将若干个单中心 RCT 结果再进行综合分析。RCT 及荟萃分析的许多研究结果，对改变世界临床实践及指导临床研究课题的方向，具有重要的临床指导意义。按其质量和可靠程度可分为五级，可靠性依次降低。

一级：按照特定病种的特定疗法收集所有质量可靠的随机对照试验（RCT）后所作的系统评价 / meta- 分析。

二级：单个样本量足够的 RCT 结果。

三级：设有对照组但未用随机方法分组。

四级：无对照的病例观察。

五级：专家意见。

四、循证医学的证据质量分级划分方法

1. 美国预防医学工作组（U.S. Preventive Services Task Force）分级方法，用于评价治疗或筛查的证据质量

Ⅰ级证据：来自至少一个设计良好的随机对照临床试验中获得的证据。

Ⅱ-1 级证据：来自设计良好的非随机对照试验中获得的证据。

Ⅱ-2 级证据：来自设计良好的队列研究或病例对照研究（最好是多中心研究）的证据。

Ⅱ-3 级证据：来自多个带有或不带有干预的时间序列研究得出的证据。非对照试验中得出的差异极为明显的结果有时也可作为这一等级的证据。

Ⅲ级证据：来自临床经验、描述性研究或专家委员会报告的权威意见。

2. 牛津循证医学中心（Oxford Centre for Evidence-based Medicine）分级方法，用于预防、诊断、预后、治疗和危害研究等领域的研究评价

A 级证据：具有一致性的、在不同群体中得到验证的随机对照临床研究、队列研究、全或无结论式研究、临床决策规则。

B 级证据：具有一致性的回顾性队列研究、前瞻性队列研究、生态性研究、结果研究、病例对照研究，或是 A 级证据的外推得出的结论。

C 级证据：病例序列研究或 B 级证据外推得出的结论。

D 级证据：没有关键性评价的专家意见，或是基于基础医学研究得出的证据。

3. 美国预防医学工作组（U.S. Preventive Services Task Force）的推荐评价标准，用于衡量医疗行为的风险与获益，以及指导医患沟通

A 级推荐：良好的科学证据提示该医疗行为带来的获益实质性地压倒其潜在的风险。临床医生应当对适用的患者讨论该医疗行为。

B 级推荐：至少是尚可的证据提示该医疗行为带来的获益超过其潜在的风险。临床医生应对适用的患者讨论该医疗行为。

C 级推荐：至少是尚可的科学证据提示该医疗行为能提供益处，但获益与风险十分接近，无法进行一般性推荐。临床医生不需要提供此医疗行为，除非存在某些个体性考虑。

D 级推荐：至少是尚可的科学证据提示该医疗行为的潜在风险超过潜在获益；临床医生不应该向无症状的患者常规实施该医疗行为。

Ⅰ级推荐：该医疗行为缺少科学证据，或证据质量低下，或相互冲突，例如风险与获益无法衡量和评估。临床医生应当帮助患者理解该医疗行为存在的不确定性。

五、循证医学证据在急救医学中的应用

急诊医学是一门新兴的学科，在国内的发展不过 20 余年时间，但有急诊、急救医疗活动的历史并不短暂。随着急诊学科的发展和建设，其跨多学科专业的特点，需要及时准确并有较强的综合能力专业要求则将更为突出。用更可信、确切的临床证据指导急诊救治应该作为发展急诊医学的指导思想，EBM 无疑是急诊医学十分重要的临床研究方法，EBM 原则在急诊医学理论和方法的变革中起着很重要的作用。很多临床问题的提出应以 EBM 为基础，很多临床问题的解决也离不开 EBM 的方法和实践。将各种急救的方法、手段、急救中使用的药物等根据已获得临床和实验研究证据的可信程度分为不同的级别，供医务人员选择。

（一）制订复苏措施所需的循证方法

2000 年、2005 年和 2010 年的"国际 CPR 和心血管急救（ECC）指南"都是循证医学发展的实例。作为国际 CPR 和 ECC 指南是由各国专家组成的国际小组经过科学、客观的评估，认真的讨论后最后成稿，意在指导救助者与急救人员以最有效的方法救治心血管急症，如心搏骤停、急性心肌梗死和卒中（中风），从而制定出的一个全球性标准。新的心肺复苏指南一个突出特征是遵循循证的准则，经数百名世界范围内著名复苏方面的专家学者，进行认

真讨论和详尽评估，求得科学共识，对所需更改的指南内容都认真循证确定：①查寻系列研究和发表结果作为依据；②认真评价每篇文献的质量；③确定每篇研究报告的等级；④综合所有获得的文献依据，确认最终指南建议的等级。这种循证不仅保证了指南更改内容和新疗法的科学性和准确性，也兼顾到对将来可能的影响，如安全性、价格、有效性和可行性。如我们可在 Cochrane 图书馆里可以查到有关心肺复苏方面的证据：①利用喉面罩通气装置可以使不熟练的操作者在复苏过程中迅速可靠地进行复苏，保持患者气道通畅和血流动力学稳定，并减少患者咳嗽和咽喉疼痛。缺点是增加了胃内容物漏出和误吸的可能性。②第一目击者进行的 CPR，用初步急救医学技术进行的早期电击除颤（<6 分钟）和在院外进行的高级生命支持治疗能提高心搏骤停患者的存活率。③与常规 CPR 比较，对心搏骤停患者进行有力的胸腔按压－减压治疗益处不大。

胸外按压前无需检查脉搏作为新指南的主要变化标志，这含纳着重要的循证方法，也是避免发生Ⅱ类错误（假阴性）的原因。新 CPR 和 ECC 指南强调，所有关于临床的建议均以循证为据，证据的可信度可从最高标准的 1 级（一个或更多的随机临床试验）低标准 8 级（以推理、常识、公认史实为实践标准）：①随机临床研究或有确切疗效的多个临床研究的荟萃分析；②小样本的随机临床或无显著疗效的研究；③前瞻性、设对照、非随机的队列研究；④回顾性、非随机的队列或病例对照研究；⑤病例系列，同类病例收集，缺乏对照组的研究；⑥动物或机械模型研究；⑦现有以其他研究目的资料推断或理论分析；⑧合理推测（共识）、以往制定的临床常规。还需严格评估每篇文献中采用的研究设计和方法，将其等级评为：优质、好、一般、差、不满意。将等级与水平列入交叉表格内确定推荐方案的临床循证等级。无证据的建议肯定影响其最终录入指南，比如治疗费用的问题。

国际指南 2000 会议专家对较为生疏的两条原则进行了辩论，以尽可能避免评估病情时的"假阴性"（Ⅱ类）错误发生，将治疗发生的危险尽可能地降低至零。流行病学家和统计学家使用标准 2×2 格表来阐明疾病真实存在与否的关系，和临床医生诊断这种疾病正确与否的关系。90 年代，许多研究者都在证明检查脉搏实际是一个诊断性试验。检查颈动脉搏动是为诊断心搏骤停，如果确实如此急救者也就正确诊断了"无脉"，那么，即可开始

CPR。如果急救者错误地将已无脉者认作"有脉"（假阴性的Ⅱ类错误），则放弃 CPR，而忽略检查是否发生室颤，使用 AED 除颤，如此后果是显而易见的，患者宝贵获救机会的丧失。

在急救专业人员到达之前，应主动进行初步复苏的 A、B、C 步骤，但他还需要检查脉搏，不幸的是，他却感觉患者有脉，未去做心脏按压，未能应用 AED，于是，我们会有 1/10 的心搏骤停患者失去最佳抢救的机会，患者失去宝贵的生命。目击下的心搏骤停中心室颤动的发生率为 70%～80%，早期除颤患者的存活率为 50%～70%，如此计算，应有 35%～56% 的患者是能够救活，但由于存在 10% 的假阴性率，100 例患者中就有 4～6 例会错过生存的机会。新心肺复苏指南删除检查脉搏的内容，仅依据患者有无反应和基本生命体征，就可决定是否行 CPR，也可避免 10% 患者因假阴性错误，当某种事情的准确性和有效性出现问题时，我们必须在两个方面调整视点，首当其冲的是，正确评估脉搏是否存在万分紧急，然而检查脉搏的缺点显而易见。最大的错误在于对检查脉搏时所犯的Ⅱ类错误难以弥补，这将导致心搏骤停诊断错误，而不行 CPR，将愧恨于 10% 因室颤引起的心搏骤停患者获救的机会失之交臂。一个对心搏骤停患者生死攸关的诊断性检查，其准确率仅仅 75%（敏感性 90%，特异性 60%），这是不能为人所接受的，必须立即终止。检查脉搏其实是 CPR 程序中最难掌握的步骤，而经简化的 CPR 训练简便易学，也会使操作者正确运用率得以提高。

（二）提倡早期公众除颤的依据

普及公众除颤（public access defibrillation, PAD）将作为复苏的重要一环在今后的 10 年不断发展，2000 年开始指南会议对此表现出关心和兴趣。早期电除颤对救治心搏骤停的患者至关重要，理由有电除颤的时机是治疗室颤的决定因素，每延迟 1 分钟复苏成功率下降 7%～10%。在心搏骤停发生 1 分钟内行电除颤，患者存活率可达 90%，而 5 分钟后则下降到 50% 左右，第 7 分钟约 30%，9 到 11 分钟后约 10%，而超过 12 分钟则只有 2%～5%。有研究表明，如果电除颤时间延迟 4 分钟，而这期间即使第一目击者行 1 分钟非标准 CPR，也可以提高患者的存活率。如果心搏骤停发生时有人在场，存活率可大大提高。例如，当患者在严密监护下进行心脏康复中发生心搏骤停，常在数分钟内即可行电除颤，有 4 项共 101 名此类患者的研究表明，90 例（89%）抢救成功，这是院前抢救最高的存

活率。社区内虽无院前 ACLS 条件，但开展电除颤也可提高心搏骤停患者的存活率。其中比较突出的结果来自华盛顿国王区报道，患者存活率从 7% 升至 26%；还有报道存活率从 3% 升高到 19%。其他类似报道很多，在欧洲 5 个地区由 EMS 人员实施早期电除颤项目后，发生室颤的患者并康复出院的人数从 27% 增加到 55%。

近年来对心室颤动（VF）波形的研究进展给选择除颤的时机提供了新的思路。研究表明，ECG 波形与心肌的血流具有明显的相关性，这样就可以根据心室颤动（VF）波形决定先行胸外按压还是先行电击除颤。如果电击除颤很有可能终止当前的 VF，那么就应立即除颤；相反，如果当前电击除颤终止 VF 的可能性低，那么立刻进行 CPR，改善冠脉灌注，准备电击除颤，这是提高复苏成功率的最优先考虑措施。

Weil 心脏医学研究院近年对于 VF 波形的分析研究取得突破性进展，开发出了组合心电波形幅度与频率数值的幅度谱面积（AMSA）技术，根据 VF 波形分析决定优先除颤、还是先行 CPR 后再除颤。因此，除颤不再是仅依据心搏骤停事件发生时间或者急救人员的个体经验简单估计。整合 AMSA 技术的新一代智能商品化自动体外除颤器现已进入临床试验阶段，当 AMSA 分析表明当前的 VF 波形已达到除颤阈值，将提示医务人员给予除颤，否则的话不考虑除颤，而是继续给予 CPR。

（三）复苏药物使用的指导意义

20 世纪 80 年代，人们通过一系列的动物实验观察得出肾上腺素的量效曲线，经计算表明该药发挥最佳效应的范围为 0.045～0.20mg/kg。并且从这些研究中可以看出较大剂量的肾上腺素能够改善血流动力学，提高复苏成功率（尤其是对于心脏停搏时间较长的患者）。这一结果的发现，才使得很多临床医生开始将较大剂量的肾上腺素应用于治疗中，且有令人鼓舞的临床系列研究和回顾性研究结果，它们相继发表在 80 年代末和 90 年代初的刊物中。曾有四个临床实验比较了大剂量肾上腺素与标准剂量肾上腺素的治疗效果，结果表明大剂量组（0.07～0.20mg/kg）自主循环恢复率增加，但出院患者的院外生存率无明显改善。而且有意义的是没有一个实验发现应用大剂量肾上腺素会导致明显的伤害。依据这一结论 1992 年心肺复苏指南仍建议首次推注肾上腺素的剂量为 1mg，而且提出两次应用肾上腺素的时间间隔为 3～5 分钟而不是 5 分钟。如果每 3～5 分钟应用 1mg 肾上腺素无

效，1992 年的指南规定可以静脉推注较大剂量肾上腺素，其方式可以为逐渐增加剂量（1，3，5mg），直接使用中等剂量（每次 5mg 而不是原来的 1mg），也可以根据体重增加剂量（0.1mg/kg）。

但回顾性研究已经证实，大剂量肾上腺素的累积与血流动力学的恶化和神经系统副作用的发生有关，但是他们不能证明其因果关系。设计完善的实验室研究结果既支持其有益的生物学效应，也支持其有害的副作用。有益的是大剂量的肾上腺素在心肺复苏时可以增加冠状动脉的血流量，增强血管紧张度以促使恢复自主循环；不利的是同样的效应也可以增加心肌功能不全的发生，并且在复苏后期偶尔还可以导致高肾上腺素状态。所以对于目标人群需要确定其增加的危险性和潜在的益处后，再决定是否应用大剂量肾上腺素。所以目前不推荐常规大剂量静脉应用肾上腺素，但如果 1mg 肾上腺素治疗无效时可以考虑应用。总之，1mg 肾上腺素无效后是否需要使用大剂量肾上腺素治疗仍需进一步临床循证研究。

（四）心律失常治疗的评价

原发性室颤是心肌梗死早期的重要死亡原因。原发性室颤的发生在冠状动脉阻塞后 4 小时以内最高（3%～5%），然后明显下降，故室颤是 24 小时之内的重要死因。再灌注治疗和辅助治疗的一些新的临床信息和流行病学数据，使得心肌梗死急性期室性心律失常的处理水平不断提高。流行病学资料提示，原发性室颤是可以降低的。随机试验的一项荟萃分析表明，虽然预防性应用利多卡因可使原发性室颤的发生率减少 1/3，但却不能使其总的死亡率降低。由于例数太少，随访时间受限，目前尚无法评价这样做的利弊，因此，常规预防性注射利多卡因的方法已被基本放弃。由于 β 受体阻滞剂的应用，使得室颤的发生率已降到较低的水平。ISIS-Ⅲ 的一项数据分析显示，利多卡因虽能降低室颤率却同时有增加死亡率的倾向，这可能与心脏收缩力减弱有关。一项荟萃分析和新的临床数据支持这一假设，这使它能降低室颤治疗作用有所抵消。目前不提倡利多卡因做预防性应用和治疗无症状的恶性心律失常。指南 2000 对抗心律失常药物可能是致心律失常药物做出循证评价，药物致心律失常的可能性对受到损害的心脏变得尤为重要，在受到损害的心脏正常的心肌间存在瘢痕和受损的组织，这些区域成为折返性心律失常、异位起搏点和传导阻滞的根源。不考虑抗心律失常药物的 Vaughn-Williams 分级，所有抗心律失常药物都

有致心律失常作用,当应用第二种抗心律失常药物时,负面作用是呈指数级增长。因此,指南建议每个患者用一种,且只用一种抗心律失常药物,这将显著减少一种以上抗心律失常药物导致患者状况明显恶化的事件的发生。

(五)心绞痛和心肌梗死

在急诊科常常遇到不稳定心绞痛和无 ST 段抬高的心肌梗死(UA/NSTEMI)患者,如何处理和给患者一个治疗建议是每个急诊医生面临的问题。有两个选择值得我们考虑,是采取介入治疗(短期内行冠状动脉血管造影,如有指征行冠状动脉重建术)还是药物的保守治疗。2006 年 Hoenig 等的系统评价提示:包括 5 个 RCT(7818 例患者)在心肌梗死后 2～5 年里,介入治疗可有效降低死亡率(RR 0.75,95% CI 0.62～0.92);在发病 4 月内和6～12 月间,明显减少心绞痛发生率(RR 0.47,95% CI 0.32～0.68)。因此,对(UA/NSTEMI)患者,应早期采用介入治疗。但也应注意介入治疗后,可能增加出血发生。

在急性冠状动脉综合征(ACS)包括了急性心肌梗死和不稳定心绞痛,ACS 的发生常见,可能导致死亡。高压氧疗(hyperbaric oxygenation therapy,HBOT)是否可增加心脏的供氧、减轻急性心肌梗死的范围、降低患者的死亡率或有其他不良后果不得而知。2005 年 Bennett 等报道了他们的研究结果,4 个临床研究(462 例患者),结论提示,HBOT 对于 ACS 的患者有减少心脏危险事件和某些心律失常发生的可能(RR 0.12,95% CI 0.02～0.85,$P=0.03$;NNT 4.95%,CI 3～10),特别是完全性心脏传导阻滞,可缩短缓解疼痛的。

(六)上消化道出血和肝性脑病

质子泵抑制剂(PPI)治疗消化性溃疡出血是急诊科常用的药物,但对它的止血效果却一直存在争议。2006 年 Leontiadis 等分析了 24 个随机对照试验(4373 例消化性溃疡出血的患者)并进行系统平评价,结果显示,与安慰剂或 H_2- 受体拮抗剂(H_2RA)比较,PPI 可减少溃疡患者出血率(OR 0.49;95%,CI 0.37～0.65),减少外科手术例数(OR 0.61;95%,CI 0.48～0.78),但不能改善患者生存率。因此,当我们在急诊科遇到类似的患者,特别是老年、大出血和伴有其他疾病的患者,应首先考虑选用 PPI。支链氨基酸治疗肝性脑病的机制是可能降低支链氨基酸与芳香族氨基酸的比例,促进患者恢复。但新近纳入 11 个肝性脑病的 RCTs(556 例患者)的系统评价结果显示,没有证据表明支链氨基酸治疗肝性脑病有益。与对照组相比,支链氨基酸治疗后并不能明显改善肝性脑病患者的症状(RR 1.31,95%,CI 1.04～1.66)和提高生存率(RR 1.06,95%,CI 0.98～1.14)。因此对肝性脑病患者是否使用支链氨基酸值得考虑。

(七)急性有机磷农药中毒

发展中国家每年急性有机磷农药中毒导致成千上万人死亡。标准治疗是静脉使用阿托品和肟类药物(如双复磷、氯磷定和解磷定等)。虽然全球双复磷和解磷定已在临床上使用 20 多年,但对它的临床效果却难以评价。2005 年 BucMey 等系统评价的研究结果指出,目前还不能显示肟类药物在治疗急性有机磷农药中毒患者是有益还是有害。需要大样本 RCT 进行 WHO 推荐的解磷定与安慰剂之间比较,以观察这类药物疗效。其他辅助治疗也试图改善急性有机磷农药中毒的预后,前期的动物实验和临床研究显示,给急性有机磷农药中毒患者输入 $NaHCO_3$ 有益。2005 年 Roberts 的系统评价结果提示,虽然临床研究显示,给急性有机磷农药中毒患者静脉输入 $NaHCO_3$ 有益,但无足够证据支持这种方法可以常规使用,需要更好的 RCT 进一步评价和证实。这些研究结果为我们提出了今后对这类药物临床应用研究的方向。

六、循证医学在急诊医学应用的局限性

循证医学得到了医药界的极大关注和广泛应用,虽然它有科学、正确、积极的一面,但也存在着某些局限与争议,存在问题包括:

1. **不可测量的结果**　EBM 存在的第一个问题是很多重要的治疗后果不能被测定。大规模、随机对照试验本身存在一定缺陷。如观察时间不够;常常不是安慰剂对照,效益容易被低估;治疗组常选自患者中危险性较低的人群。EBM 为做出一个均衡的决定,必须将某种行为可能产生的全部后果均考虑在内,但目前的方法尚不能充分测定某些治疗(例如疼痛)的结果;某些指标(例如公正)是不可测量的;而一些复杂的结果(例如生活质量)甚至不能被适当地定义。对于 EBM 却常需将无形的价值(例如公正或生活质量)与能简单量化的价值(例如费用和死亡率)相权衡。

2. **在有争论的观点中做出选择**　EBM 是专家意见对权威性质量等级的评价,但在大多数情况下,仍然由医生决定研究对象、分析研究资料、使用研究结果。许多评论员要求消费者更多地参与研究事项的制定,但尚不清楚应如何解决在研究事项中

持不同利益者间的争议。

3. 与公共道德的分歧 EBM 评估干预的唯一方式是证据的有效性。在进行荟萃分析时,研究者将尽可能地收集所有可能获取的资料,如果在方法学上可靠,甚至可使用未发表的资料。例如,1990年柳叶刀杂志上发表的 GISSI-2 试验,未要求试验对象签署知情同意书,但该研究仍被广泛地引用,并包含在很多荟萃分析中。

4. 收集证据 EBM 更强调某些形式的证据的价值,将随机对照试验的结果置于非常重要的地位。随机对照试验具有证实有效治疗方案的价值,防止无效治疗方法传播的作用。这种试验会引起大量伦理道德问题,包括:受试者的选择、受试者的知情同意、随机化、停止试验的方式以及完成试验后对受试者的继续治疗。有人指出,医生对患者道义上的责任与要求患者参加随机对照试验的建议是不相符合的,因为二者之间存在利益冲突。

5. 使用证据 临床试验看来是做出临床决策的最好基础。但是,对受试对象与将要运用试验结果的人群加以比较,但这并不是必需的。因为某个试验的最后结果代表的是其平均作用,即使在受试人群中某些人的改善程度高于平均水平,而对其他人的害处却相对更多。由此可见,草率地将试验结果应用于人群,即使平均益处比害处多,并不意味着某些患者受到的损害就比较少。

总之,急诊工作的紧迫性、复杂性与社会性要求医生应用准确、可信的治疗手段处理患者,这样既可以提高急诊抢救率,对医生来说以科学的证据为指导又是有效的自我防护手段。急诊医生在掌握循证医学的基本方法后就可以实践循证学,参考当前最好的临床证据,指导解决急诊问题,掌握疾病的发生发展规律,提高诊断准确性和可靠性,在患者最危急的时候应用最有效、安全方法为患者服务。

(于学忠)

第十六章　常用急诊诊疗技术的临床应用

第一节　电击除颤与心脏起搏

一、电除颤的概念、发展历史和意义

（一）电除颤的概念

电除颤是指使一定强度的电流在极短的时间内经胸壁或直接经过心脏，刺激心室肌细胞（包括起搏细胞），使心肌各部分在瞬间同时去极化，以恢复室上性心律的过程。其原理在于，有序的内源性起搏点可导致有效的心脏节律。在去极化后，具有高度自律性的心脏起搏点（如窦房结、房室结）可以发挥起搏作用，于是有可能重建窦性或房性节律。

（二）电除颤的发展历史

心脏电除颤术的产生源于 1774 年法国的一个偶然事件：一名三岁的小女孩 Sophia Greenhill 不幸从楼上摔下而引起心搏骤停，在医生诊断为死亡后，一名非医务人员在她的胸部进行电击，而小女孩居然起死回生。而在 1788 年，Kite 在一篇个案分析中描述了一起案例，一名医生在事故发生现场使用"一个储能的电容器、一个充电调钮和两个放置胸部的电极"而挽救了一位"所有目击者都以为死了"的溺水的女孩。1899 年，Prevost 和 Batelli 在狗模型研究中发现，低能量电击可以诱发室颤，而较高能量的电击可终止室颤并诱导正常节律的恢复，他们也第一次提出了"电除颤"的概念。1933 年，Hooker 和 Kouwenhoven 等首次采用 60Hz 的交流电在犬模型中成功除颤。1947 年，德国心脏外科医生 Beck 在开胸手术中采用交流电对突发室颤的患者成功除颤。1956 年，德国的 Zoll 医生首次报道了采用交流电对一名室颤患者成功进行体外除颤的案例。1961 年，Lown 等人发明了应用 R 波触动的同步电复律技术。1962 年，Edmark 和 Lown 研究发现直流电除颤比交流电更为有效和安全，并采用直流电复律成功。而后来，随着计算机技术等的发展，除颤器的开发向着更为小型化和自动化的方向发展。1980 年 2 月，Dr. Mirowski 和他的同事首次为一位反复发生心搏骤停的患者植入了埋藏式自动除颤器（automatic implantable defibrillator，AID）。1986 年，接受了基本培训的消防队员开始在院前急救中使用自动体外除颤器（automated external defibrillator，AED），后 AED 的使用在公众中逐渐普及。

（三）电除颤的意义——具有确切"救命"效果的手段

在心搏骤停心律中，很大一部分是心室颤动，终止室颤最有效的方法就是电除颤，除颤也是几乎唯一具有确切效果的能够"救活"心搏骤停患者的治疗手段。同时，对于心搏骤停来讲，除颤的时机是复苏的关键，研究数据表明，除颤每延迟一分钟，复苏成功率便会降低 7%～10%。然而，有资料显示，短时间内（≤3 分钟）目击者能够应用 AED 的地区，心肺复苏成功率可高达 70%～80%。

因此，快速除颤对早期心搏骤停患者至关重要，尽早除颤也是生命链的重要环节。

二、电除颤与同步电复律

通常提到的电复律治疗（Cardioversion），是指在严重快速性心律失常时，利用外加的高能量脉冲电流通过心脏，使全部或大部分心肌在瞬间同时除极，然后由最高自律性的起搏点重新主导心脏节律的方法。电复律分为两类：同步电复律与电除颤。

同步电复律的特点是，以患者自身心电中的 R 波触发同步信号进行放电，使直流电落在 R 波的下降支，即心动周期的绝对不应期，而达到转律的目的。同步电复律用于 R 波清晰可辨的快速心律如室上性心动过速、房扑、室性心动过速等。而电除颤通常是指在 QRS 波分辨不清的情况下，如室颤、无脉性室速、多形性室速、室扑等，除颤仪不启用同步触发装置而在任意时间放电的电复律方式，即非同步电复律。心室肌细胞在复极过程中，经历绝对不应期、有效不应期和相对不应期，相对不应期前的一段时期心肌细胞受刺激容易产生折返或异位心律，从而引起室颤的严重的心律失常，称为

易损期。易损期主要位于 T 波上，该期诱发室颤所需的能量很低，尤其是在心肌缺血的情况下，因此，通过特殊的装置检测 QRS 波群并以 R 波同步触发发电，可使放电发生在心动周期的绝对不应期（R 波降支或 R 波开始后 30 毫秒内）中，避免放电落入易损期而诱发室颤。而在室颤等情况下，已无正常心动周期，无法区分 QRS 波群，同时也无需避开易损期，因此在任意时间均可放电进行复律。

三、除颤方法

（一）电极的放置

主要有 4 种电极的放置位置：前 - 侧、前 - 后、前 - 左肩胛下、前 - 右肩胛下，目前并无相关研究表明 4 种电极放置方法在效果上存在差异。2010 年 AHA 心肺复苏指南中指出，4 种放置方式均是合理的，而鉴于易于放置和培训的原因，前 - 侧位是默认的合理的放置方式。

成人使用的电极大小应在 8～12cm，有研究提示大的电极能够减小跨胸电阻抗，而更小的电极可能会导致心肌损伤。耦合剂或者自带凝胶的电极贴都能降低跨胸电阻抗，使用手动电极板可使用耦合剂，电极板或凝胶电极都应确保与皮肤充分接触。对于多毛的患者，应在使用电极前迅速进行剃毛，或通过快速移动电极移开过多的胸毛，当然同时需保证按压并不耽误除颤。不能将电极贴直接贴在经皮药物贴片上，在不延误电极的条件下应先移除药物贴片并擦洗该区域，之后再放置电极贴。

（二）除颤波形

出产波形包括单向波和双向波。现研究表明，与单向波相比，双向波除颤可以在降低除颤能量的前提下获得同样或者更好地除颤效果，不过，目前并无研究证明与单向波相比，双向波除颤能够提高心搏骤停患者的出院生存率。目前生产的除颤器多为双向波。有一些研究对多向波除颤的效果进行了观察，不过，尚无充足的人体研究证据支持多向波除颤的使用。

对于除颤能量的选择，目前仍然存在争议。尽管有一系列临床试验对除颤能量的选择进行了研究，但仍没有确定最佳的初始及后续除颤能量。人体研究中并无证据表明能量高达 360J 的双向波除颤会造成显著的心肌损伤（包括心肌酶学改变、心肌收缩功能下降或心电图改变等），而动物模型研究结果则提示了高能量的电除颤会对心肌造成损害。

2010 年 AHA 的心肺复苏指南提到，目前仍不能给出最佳的初始电除颤能量的推荐，但在可能的情况下，后续的除颤能量应高于或至少不低于前次的除颤能量。在除颤时，双向波的能量通常在 120～200J，单向波初始能量即可选择 360J 并重复进行电击。对于在复律后重发室颤的患者，可采用之前除颤成功的能量继续进行电击。

（三）除颤策略——关于能量选择、与 CPR 的整合策略的争议

关于除颤策略的争议，首先是连续 3 次电击方案和 1 次电击方案的选择。有研究结果显示，与 3 次电击除颤方案相比，1 次电击方案能够提高心搏骤停患者的生存率。因此，2010 年 AHA 指南推荐采用 1 次电击的除颤策略。需要注意的是，为了减少按压的中断时间，在电击除颤后应立即恢复胸外心脏按压，在按压足够的循环后再进行心律和脉搏检查。来自于动物实验的发现提示在电击后 5 秒内，即使除颤成功，心电图仍可显示为心搏骤停心律，这也为上述除颤和心律检查的方法提供了相关理论基础。

目前存在更多争议的是关于除颤和心脏按压的结合和优先的问题，主要是指对于心搏骤停的患者，在除颤之前是否需要进行一段时间（多为 1～3 分钟）的心脏按压，之后再进行初次除颤。该除颤策略的理论基础在于，在心肌缺血缺氧一段时间后，恢复一定时间的心肌灌注可能改善心肌代谢和活性，从而提高心肌的除颤的敏感性。到目前为止，研究人员进行了一系列研究，对心脏按压 + 延迟除颤策略和立即除颤策略的效果进行了比较。不过，目前的研究并未标明前者与后者相比能够提高心搏骤停患者的预后包括出院生存率、出院时的神经功能评分以及远期生存率等。有小样本量的数据提示，当急救人员到达现场的时间延长时（大于 5 分钟或更长），心脏按压 + 延迟除颤策略能够提高患者的预后。然而，现有的研究数据并不能为两种心脏按压策略的选择提供充足的临床证据。在 2010 AHA 指南中，关于除颤策略的建议是，对于院外心搏骤停，在急救人员到达现场后应立即进行心肺复苏并且进行除颤准备，待各种准备工作就绪后应尽快给予电击除颤。

在同步电复律中，对于快速性室上性心动过速，对房颤患者建议给予双向波 120～200J 的首次电击能量，其他室上性心动过速首次能量可选择 50～100J。对于快速性室性心动过速，可选择双向波 100J 的首次能量。

（四）AED 的应用——挽救生命的公众复苏体系

AED 是可靠便捷的除颤，它能够通过电脑化设备进行自动节律分析，并通过声音和视频提示旁观者或专业施救人员对可除颤心律的患者进行除颤。

自 1995 年以来，AHA 推荐发展公众除颤计划（public access defibrillation，PAD），即 AED 设置于机场、公园等公共场所，警察、消防、安保、司乘、空乘人员和普通市民接受规范的心肺复苏和 AED 培训，能够作为第一目击者快速实施除颤。在成功推广公众除颤计划的国家和地区（美国、欧洲、日本、中国香港等），心搏骤停的抢救成功率有了显著提升。

在目击的院外心搏骤停患者中，公共场所提供 AED 设备可缩短自心搏骤停发作到旁观施救者给予电击除颤的时间，并且可提高心搏骤停患者的生存率。这种情况下生存率的提升可能基于给予电击的时间间隔的缩短和旁观者及时的心脏按压。一项大规模的随机对照研究（public access defibrillation trial，PAD）显示了更为振奋的结果，在具备条件的大型公共场所，与通过早期 EMS 呼叫和早期 CPR 相比，旁观者进行 CPR＋AED 的施救程序，可使患者生存率提高一倍，当然，前提是需对普通施救者进行严格的培训和实践／再培训。

由于 AED 施救程序提高生存率的作用基于开始 CPR 和除颤的实践，因此，建立良好的反应机制，对潜在施救者进行相关的培训，维护相关设备以及与 EMS 系统的协同，与 AED 施救程序的效果密切相关。研究显示，实际上，普通施救者需要经过严格的训练才能对紧急事件进行及时的反应并给予合理的复苏。

四、电起搏技术

电起搏是治疗缓慢性心动过速的重要治疗方法。在各种心律失常性疾病中，植入性起搏器是常用的治疗设备。在急诊医疗过程中，电起搏技术主要应用于有脉搏的症状性心动过缓的治疗，包括经皮电起搏和经静脉电起搏。

对于无脉性心律，电起搏是无效的。因此，对于心脏停搏的患者，不推荐进行电起搏治疗。而在症状性心动过缓的治疗中，可以考虑进行电起搏治疗。不过，目前并无明确的研究证据表明与药物治疗（如阿托品、多巴胺等）相比，电起搏能够改善患者预后。在 2010 年 AHA 指南中，对电起搏的推荐意见为：对阿托品无效的血流动力学不稳定的心动过缓患者可以考虑给予电起搏治疗，对于未能建立静脉通路的血流动力学不稳定的高度房室传导阻滞患者，可考虑立即给予电起搏治疗，对阿托品及经皮电起搏无效的患者，可考虑给予经静脉电起搏治疗。

（何　庆）

第二节　机　械　通　气

一、机械通气的发展历史

人类在很早以前就认识到呼吸对于生命具有重要意义，圣经中关于 Elisha 采用口对口人工呼吸的方法抢救 Shunammite 儿子的生动描述，将人工呼吸的历史追溯到史前时代。公元 15 世纪，欧洲文艺复兴时代的代表人物 Leonardo da Vinci 认为：空气通过胸廓风箱式的作用而进入肺内。这个认识对于后来呼吸生理学和机械通气理论的发展有重要的启蒙作用。1543 年，Vesalius 开创建立人工气道之先河，对猪进行气管切开后成功植入气管内插管，证实了通过气管内插管施以正压能够使动物的肺膨胀。1792 年，Curry 首次对人进行了气管内插管，人工气道技术的应用经过 200 余年的发展终于由动物过渡到人类。1869 年，德国的外科教授 Trendelenburg 首次在手术中将气管内插管用于患者，并将一个可扩张的气囊套于导管周围以密封导管与气管壁。这一技术后来成为保证压力转换型正压机械通气得以顺利实施的前提条件。1880 年英国的 MacEwen 首次进行经口气管插管，1895 年 Kirstein 在柏林首次介绍了直接喉镜的应用，此后，喉镜直视下气管插管方法成为气管插管的标准技术方法。由于人工气道技术的不断完善，借助于人工气道进行正压通气的方法，引起了人们极大的兴趣，1909 年 Janeway 发明了一个小型硬质容器，将患者的头置于铁箱内，颈周封以颈圈，通过对箱内间歇施以正压而提供通气。

在人工气道建立和正压通气研究不断发展的同时，体外负压通气的研究也逐渐成为关注的热点。负压通气属于非侵入性通气技术，通过将负压周期性的作用于体表的胸部和上腹部，使肺内压降低而产生通气。早在 1832 年，Dalziel 描述了应用一种风箱操作的箱子，将"淹溺的海员"从颈部或者肩部进行密封后会产生呼吸运动；1876 年，Woillez 在巴黎建造了第一部依靠人工操纵风箱驱动的可使用的箱式呼吸机；1889 年，Doe 使用一种

Braun 在维也纳发明的风箱对新生儿进行复苏抢救，这些都是负压呼吸机的雏形。具有临床应用价值的箱式负压呼吸机（即"铁肺"）是 1928 年美国哈佛大学医学院 Drinker 等发明的，在随后的 30 年脊髓灰质炎流行期间，"铁肺"得到了成功的应用，医学界认为 Drinker 铁肺研制成功并应用于临床，是机械通气史上的一个里程碑。1946 年 Bennett 生产出第一台定压呼吸机，开始在临床上应用人工气道进行正压通气，然而，在临床实践中，定压呼吸机常常不能保证有效的潮气量，这一发现除了使呼吸机的设计者们给定压呼吸机增加潮气量监测功能外，更促进了容量控制型呼吸机的研制，瑞典的 EngstrÖm 型呼吸机率先采用容量转换功能，开定容型呼吸机之先河。后来随着物理学的发展，电子技术被引进机械通气设备的设计中，呼吸机的功能不断完善，机械通气模式和技术也取得了快速发展。1967 年，为了将正压通气对血流动力学的影响降至最小，瑞典的 SjÖstranel 提出了低潮气量和高频率通气的高频通气（HFV）模式。1967 年，Ashbaugh 将呼气末正压（PEEP）技术应用于 ARDS 患者的机械通气治疗并获得了满意疗效。1971 年，Gregory 应用持续正压通气（CPAP）治疗新生儿呼吸窘迫综合征取得成功。1972 年，Hill 首次应用体外膜肺（ECMO）技术救治创伤后急性呼吸衰竭患者。1973 年，Bowns 首次采用间歇指令通气（IMV）模式，使患者顺利脱机。1990 年，Greenspan 首次将液体通气用于急性呼吸衰竭患者的治疗。1992 年，Zapol 提出了容积损伤的概念，为了防止其发生，相应的提出了允许在机械通气时保持一定程度高碳酸血症的"允许性高碳酸血症通气"策略。同年，Anderson 首次介绍了压力调节容量控制（PRVC）通气模式，具有明显的智能化色彩，使机械通气更接近生理状态。

自从"铁肺"的研制开始了机械通气的临床应用，至今已经有接近 80 年的历史，随着对呼吸生理学认识的深入以及电子计算机技术的引进，机械通气的新观点、新技术不断涌现，通气支持日益普及并且得到了空前广泛的应用。近 20 年来，机械通气的理论和实践发展迅猛，呼吸生理和危重病病理生理的不断深入研究及其与电子计算机技术、传感技术、呼吸监测技术的不断发展与融合，导致了机械通气观念的转变和更新，新的通气模式不断增多，传统的通气模式在临床应用过程中被不断赋予新的内容，通气策略改变和逐渐完善，各种辅助通气方法的深入开展和监护技术的长足进步，使机械通气作为一种干预性治疗方法，在严重呼吸衰竭和其他重症患者的抢救治疗等方面已经成为不可分割的重要组成部分。

二、机械通气的双刃剑效应

机械通气对生理功能的影响非常复杂，临床上机械通气的生理学作用为：提供一定水平的分钟通气量，维持有效的肺泡通气；改善气体交换功能；降低呼吸功，缓解呼吸肌疲劳。这些生理效应是我们临床上选择机械通气适应证的重要依据。但是，随着新的机械通气技术和方法的不断出现，又会带来新的特殊的生理效应，使机械通气的适应证发生变化。另一方面，由于正压机械通气属于非生理性的，因此应用过程中也会带来一些并发症，严重者甚至危及生命，如：包括气压伤、容积伤、萎陷伤和生物伤在内的呼吸机相关性肺损伤（VILI）；呼吸机相关性肺炎（VAP）；氧中毒和呼吸机相关的膈肌功能不全等。另外机械通气对肺外器官功能也会有影响，如引起肾功能不全和消化系统功能不全、精神障碍以及对心血管系统可能发生低血压、各种心律失常等。发生上述并发症的危险因素不尽相同，但是其基本原因却在于正压机械通气时胸内压为正压。因此，在临床上如何充分利用机械通气的治疗作用，同时尽量避免其副作用一直是我们所关注的热点。

研究表明机械通气超过 7 天的患者，几乎一半以上发生了获得性呼吸肌无力，这是撤机困难的主要影响因素，常常应用咳嗽峰流速（PCF）和吸气肺活量（IVC）等指标来评估其是否存在及程度，监测超声下膈肌活动度，可以直接反映膈肌的收缩能力。获得性呼吸肌无力产生原因与呼吸肌疲劳密切相关，炎症介质、药物（主要是神经阻断剂和糖皮质激素）以及血糖等因素在患者发生获得性肌无力的过程中的作用尚存争议。动物实验证实使用部分支持模式进行机械通气，与完全支持通气比较，允许间歇自主呼吸，呼吸机诱导的膈肌功能不全（VIDD）可以缓解。

三、机械通气在急诊临床的应用

肺功能的急性改变是急诊应用机械通气的根本原因，原则上说，凡是呼吸系统不能维持正常通气，呼吸衰竭经过长期治疗效果不佳而且继续进展者，就应该予以机械通气。急性呼吸窘迫综合征（ARDS），慢性阻塞性肺疾病急性加重（AECOPD），哮喘发作，心搏骤停，急性脑血管病等都可以成为急诊应用机械通气的原因。原则上讲机械通气没有绝对禁忌证，但是在下列情况时机械通气可能使病情加重：气胸以及纵隔气肿未行引流，肺大泡和肺囊肿，低血容量性休克未补充血容量，严重肺出血，气管食管瘘等。但是在出现致命性通气和氧合障碍时，应该在积极处理原发病（如尽快行胸腔闭式引流，积极补充血容量等），同时不失时机地应用机械通气。

机械通气的主要生理学基础是呼吸力学特性，其核心是压力 - 容积（P-V）曲线，必须根据不同疾病的 P-V 曲线特点以及疾病所处的不同时期，给予符合患者病理生理的通气条件，做到个体化的机械通气，以提高通气效率，减少并发症。临床上实施机械通气治疗，最主要应该根据患者的病理生理基础和临床具体情况，指导和选择呼吸机参数和通气模式，并且根据呼吸机上的监测和报警参数，尤其是根据定期测定的动脉血气结果，兼顾患者的心脏功能和血流动力学状态来调整参数。从通气治疗的角度将呼吸衰竭分为肺衰竭和通气泵衰竭更有意义，其中肺衰竭的标志是低氧血症，通常是由于严重的通气 / 灌注比例失调引起的，其典型病例为 ARDS，而通气泵衰竭的标志是高碳酸血症，通常是由于中枢神经系统，外周神经系统或者呼吸肌的功能障碍引起的，其典型病例是慢性气流阻塞性相关疾患如 COPD 等。ARDS 的治疗目标是增加呼气末肺容量，使萎陷和充满渗出液的肺泡重新扩张，从而减少分流，相反，因气道阻塞加重而致高碳酸血症性通气衰竭患者的治疗目标是增加有效肺泡通气量及减少动态肺过度通气，缓解呼吸肌疲劳。

四、机械通气的研究进展和展望

回顾历史的意义在于展望未来，综合分析目前呼吸生理学和机械通气的研究成果以及存在的问题，以下方面可能成为今后一段时间内机械通气研究重点：探索更符合生理状态的机械通气新模式，减少人机对抗；致力于将机械通气的不良影响减少至最低程度；探讨能够确保疗效的无创通气模式。

（一）机械通气模式的发展

机械通气的模式可以分为 2 大类，即完全通气支持和部分通气支持。控制通气技术的采用有利于对患者呼吸力学的监测，如呼吸阻力、顺应性、内源性 PEEP、呼吸功，以及经食管气囊导管获取的肺力学有关资料，都只有在控制通气时测得的值

才准确可靠。随着科技的进步与发展，压力调节容量控制通气（PRVC）、容积支持通气（VSV）、适应性支持通气（ASV）、双向气道正压通气（BiPAP）、压力释放通气（APRV）、比例通气模式（PAV）和压力增强通气模式等新的通气模式不断涌现，通气模式总体发展趋势是越来越符合生理状态，越来越重视保留患者的自主呼吸功能，进一步改进人 - 机协调性，最大限度地降低患者的呼吸功耗和防止呼吸机相关的并发症。以 PAV 为例，该模式下呼吸机送气与患者呼吸用力成比例，患者的吸气努力较小时，压力支持水平也较低，患者的吸气努力较大时，压力支持水平也较高，患者可以舒适的获得由自身任意支配的呼吸形式和通气水平。以动物模型为基础的实验室数据均已证实了新的通气模式的可靠性和优越性，但是人体的复杂性和不同疾病病理生理基础的多变性决定了对新通气模式的评价需要进行长期细致的观察研究，只有循证医学的证据面世后，这些新模式才能被常规应用于临床。近年来更倾向于联合应用各种呼吸支持治疗手段，从而起到良好的协同治疗效果。我们在临床上选择通气模式时首先应该考虑：为患者提供多大的呼吸功？应用后气道正压能有多高？如何减少或者避免气压伤等并发症？

关于一氧化氮吸入技术、表面活性物质补充技术、气管内吹气技术、人工膜肺技术、俯卧位通气技术和部分液体通气技术等都可以归属为新通气模式，其临床应用价值正处于深入研究和探讨之中。高频震荡通气时呼吸频率高，每次潮气量接近或者小于解剖死腔，特别是呼气时系统呈负压，将气体主动抽吸出体外，这种主动呼气的原理保证了 CO_2 的排出，该模式被认为不仅能改善患者的气体交换功能，还能减少肺组织以及气道的损伤，减少对循环系统的影响，但是关于该通气模式对全身各系统产生的影响及其与化学介质释放之间的关系等问题有待于进一步探讨研究。气管内吹气技术是指在不改变呼吸机管路连接的情况下，应用能够合适的连接管将细导管放在气管隆突附近，通过此细导管连续或者定时的向气管内吹入新鲜气体以减少解剖死腔的一种方法，可以在一定程度上解决小潮气量通气合并高碳酸血症问题，但是应用时存在气道压力以及内源性呼气末正压升高以及吹入气体难以加温加湿等问题。

（二）肺保护性通气策略和开放肺策略

1990 年 Hickling 等报道了限制潮气量和气道压力以减少肺的过度膨胀，并且允许动脉血二氧

化碳分压升高到一定水平，可以减少 ARDS 患者的病死率；1993 年，The American College of Chest Physicians Consensus Conference 发表的指南也强调了限制气道压力和肺泡过度通气的重要性。

自保护性肺通气策略提出以来，有些问题一直没有得到解决，如该策略降低 ARDS 病死率的机制；恰当的 PEEP 水平的确定；低潮气量通气造成的对神经系统和心血管系统有损害的严重高碳酸血症和呼吸性酸中毒；小潮气量通气必然增加镇静剂或者肌松剂的剂量使患者适应机械通气，从而增加肺不张，延长机械通气时间等。潮气量的设置和调节还应该注意充分考虑呼吸机的动态和静态死腔以及不同的疾病状态对通气量要求的差异，因此如何设定更合理的潮气量以及适当的高碳酸血症本身对肺损伤是否具有保护作用等仍有待于进一步研究。新近有研究表明，与小潮气量通气相比，限制气道平台压力低于 $30cmH_2O$，更能有效减轻 VILI 的发生，而且气道平台压力与 VILI 的严重程度呈正相关。

机械通气改变了胸腔压力，必然对循环功能产生影响，近年来机械通气与心脏功能的相互作用受到重视，心肺相互作用产生的基础是呼吸时胸腔压力和肺容积的变化影响静脉血液回流和心脏射血功能，心脏超声是机械通气时评估心脏功能准确且方便的手段，包括监测腔静脉壁呼吸动度、右室横径、室间隔偏移和估测肺动脉压力等。气道平台压力、PEEP、肺复张手段的实施以及俯卧位通气等是影响右心室功能的主要因素，因此以右心功能的监测为导向的通气策略为进一步改善 ARDS 患者的预后提供了新的方向。

1992 年 Lachman，Sjostand 等提出了开放肺策略，即应用足够高的压力及适当的 PEEP"打开肺并使其保持开放"。开放肺策略是机械通气现代治疗中的一个重要方面，包括重新开放无通气功能的肺泡，使通气肺泡和再通气肺泡与相连气道保持开放，从而增加患者的功能残气量，降低通气/血流比例失衡，改善氧合。新近研究表明，开放肺策略对于肺泡复张和改善氧合是有效的方法，但是由于肺内源性 ALI 和肺外源性 ALI 的病理改变不同，因此不同原因引起的 ALI 对机械通气肺复张方法的反应可能不同。影响患者肺复张的效果的因素除了基础疾病以外，还与患者的病程、上机时间、复张前呼吸机参数（主要是 PEEP）、肺部病变的性质（弥漫性或局灶性）、肺间质水肿的程度（检测血管外肺水含量）、肺复张的具体方式、复张压力和时间的选择等有关。目前，关于开放肺策略的实施方式、持续时间、压力水平尚无统一标准，临床上应该致力于寻找能够复张肺泡的最低压力水平和最短时间，以尽可能减轻复张对循环功能的影响。在实施肺复张后选择合适的 PEEP 水平，使复张的肺泡保持开放是维持肺复张效果的关键，而如何确定复张后的 PEEP 水平目前尚无定论，有待于进一步深入的临床研究。

近年来，胸部 CT、电阻抗成像技术、胸部超声等影像学技术可以直接观察通气参数引起肺组织通气状态的改变，胸部 CT 可以评价患者肺组织的可复张性和是否存在过度膨胀，以指导临床肺复张和合理的 PEEP 设置，通过对吸气末和呼气末暂停时的 CT 扫描可以评价潮气量引起的肺组织通气状态的变化，有利于指导潮气量的合理设置。胸部超声早已成功应用于诊断胸前积液和气胸，目前其应用范围进一步扩展至评价塌陷肺泡的复张、定性评估 PAOP、评价 VAP 的抗菌药物疗效等。

（三）无创通气

呼吸机漏气补偿功能的增强、呼气阀的不断改进等机械以及电子性能的进步，使患者可以不经过气管内插管就可以接受机械通气，被称之为无创通气，包括无创正压通气、胸外负压通气和其他辅助通气方法如腹压带、膈肌起搏等，近年来无创正压通气已经成为主要的无创通气形式。目前无创正压通气已经被证明可以有效地应用于 AECOPD 和 COPD 患者的序贯撤机过程，并能够降低呼吸机相关性肺炎的发生率。无创通气可以避免人工气道的不良反应和并发症（气道损伤、呼吸机相关性肺炎等），但是不具有人工气道的部分作用（如气道引流、良好的密封性等）。应用无创通气时患者必须具备的基本条件是：意识清楚，有自主咳痰和自主呼吸能力，血流动力学稳定并且能够耐受无创通气。新近研究表明对于 AECOPD 患者，急性心源性肺水肿和免疫抑制患者，较早应用无创通气可以降低患者气管插管率和住院病死率。而关于重症肺炎、ARDS 和支气管哮喘持续状态患者，早期应用无创通气或有创通气的临床对比研究较少。

关于无创通气目前特别迫切需要探讨的问题有：无创通气对于 AECOPD 以外的其他疾病的有效性和安全性、合理的应用指征、疗效判断的标准、无创转变为有创的指征、选择更加密闭舒适安全且低死腔的连接方法等。另外，无创通气需要患者的良好配合，而且如果设置压力过低，不能保证潮气量，而设置压力过高，会引起腹胀，膈肌上移等影响胸廓及肺顺应性。

（四）减少人机对抗方法的探索

机械通气与自主呼吸的协调，也是影响机械通气治疗效果的重要因素，两者不同步时称为人机对抗。呼吸机与患者不协调或者对抗必然妨碍气体交换，导致或加重低氧血症和高碳酸血症，增加呼吸肌负荷，抑制心脏血管功能等。产生人机对抗时，应该从患者和呼吸机两方面来查找原因：患者方面原因有缺氧未得到纠正、急性左心衰竭、中枢性呼吸频率改变、气道分泌物阻塞、体位不当、心理精神因素、严重代谢性酸中毒以及发热等；呼吸机方面的原因有机械呼吸机的同步性能差、触发灵敏度低、管道漏气等。当两方面因素无法分清时，应首先排除患者方面的因素。

随着临床需求的不断增加，呼吸机也在不断发展，使机械通气的功能逐步向患者的自主呼吸功能靠近，理想的呼吸机应该对患者的呼吸驱动和呼吸功负荷的改变做出即刻反应，随时调整输送的气流量。目前，辅助通气的触发机制灵敏度较前提高，延迟时间缩短，开发出流速触发、Flow-by等减少了触发时的阻力和呼吸功消耗，还有成比例通气模式的开发和应用等，使自主呼吸与机械通气更容易相协调。最近开发和应用的神经调节性辅助通气（NAVA），就是将膈肌电活动信号作为呼吸机触发信号的一种新型通气模式，使呼吸机的力学触发更加接近患者的神经触发，能够根据患者的需求提供通气辅助，减少力学触发的滞后现象，提高机械通气的人-机协调性。

（五）脱机评价指标的新进展

随着机械通气时间的延长，呼吸机相关性肺损伤和膈肌功能障碍等并发症发生率会明显增加，严重影响患者的预后，因此对于机械通气的患者，每日进行脱机前筛查不仅能够动态监测病情变化，也是及时有效脱离呼吸机的重要措施。目前在原有评估指标的基础上，越来越多新的监测手段和指标被应用到临床。

浅快呼吸指数（f/Vt）是最常用的指标，通常认为超过105预示脱机失败。$ScvO_2/SvO_2$是反映全身氧供和氧需之间关系的指标，BNP是反映心室壁张力大小的指标，对临床指导脱机有一定的参考价值。心脏超声监测PAOP和心脏功能（收缩期二尖瓣瓣环运动速度峰值和二尖瓣血流衰减速度）等，对临床上预测心源性脱机困难的价值很大。膈肌是最主要的呼吸肌，超声下膈肌活动度可以直接

反映膈肌收缩能力，检测是否存在膈肌功能不全，膈肌电活动指标如神经肌肉偶联指数和神经通气偶联指数分别检测单位膈肌电信号下膈肌收缩产生的气道压力变化和潮气量的变化，是膈肌收缩力量强弱和呼吸负荷大小的定量反映。相信对上述指标的综合应用指导临床以及新的相关指标的开发，既可以尽可能地避免延长不必要的机械通气时间，又可以防止过早脱机。

（刘　志）

第三节　血液净化技术

血液净化（blood purification，BP）技术包括用于治疗肾功能不全患者的血液透析（hemodialysis，HD）、腹膜透析（peritoneal dialysis，PD）及后续衍生技术，如持续性肾脏替代疗法（continuous renal replacement therapy，CRRT）、血液灌流（HP）或吸附、血浆分离及治疗技术。由于不同的BP技术之适应证不同，治疗范围也已延伸至多种非肾脏疾病，如中毒、脓毒症的抗炎治疗、严重创伤、烧伤、急性胰腺炎、多脏器功能障碍等，已成为各种急危重病患者的重要疗法之一；同样，同一疾病的不同阶段，所适合的BP技术也可不同，不可同一技术一用到底。近些年，不但出现了一些新的设备及技术，新的理论也相继提出，为临床更好的应用这些技术提供了指导。

连续性血液净化（continuous blood purification，CBP）是指所有连续、缓慢清除体内水分和溶质的一组治疗方式的总称，它通过不断完善的滤过、吸附和超滤等技术，试图清除外来毒物、药物和体内产生的各种致病因子，并维持机体水、电解质酸碱平衡。CBP是血液净化领域最新成就之一。

一、连续性血液净化的研究历史

在19世纪苏格兰化学家Graham首先提出了"透析"（dialysis）的概念，1912年Abel及其同事第1次对活体动物进行弥散（diffusion）实验，并首次命名为人工肾脏（artificial kidney），从而开创了血液透析事业。

血液透析净化技术在40年代开始，临床上主要针对尿毒症患者的治疗。随着人们对急性肾功能衰竭（acute renal failure，ARF）的病理生理和发病机制的研究及血液净化技术的不断革新，ARF的预后已有所改观。近十几年来，危重病医学越来越受到重视，危重患者病情复杂，预后凶险，如多脏器功能障

碍综合征（MODS）、急性呼吸窘迫综合征（ARDS）、全身严重感染等，病死率达 30%～70%。人们越来越多地认识到机体受到严重的病理损害后，可出现全身失控的炎症反应，由此产生过量的炎症介质和细胞因子，它们可造成组织细胞损伤，最终导致脏器功能损害。这些患者因其病情重，常需呼吸机支持治疗而难以搬动，且内环境不稳定，希望能在床旁进行血液净化治疗，传统透析技术已不能满足这一要求，这就需要有高效、稳定且操作简便的床旁血液净化技术。

自 1977 年 Kramer 等首先提出连续性动脉 - 静脉血液滤过（continuous arterio-venous hemofiltration，CAVH）并应用于临床以来，由于其克服了传统血液透析所存在的"非生理性"治疗的缺陷，在临床上被迅速推广使用。1982 年 4 月美国 FDA 批准 CAVH 可应用于 ICU 以治疗 ARF，1983 年 Lauer 等人描述其独特的治疗机制，并将其用于危重患者，使 ARF 的治疗得到广泛应用。经过 20 多年的实践，CAVH 技术已衍生一系列治疗方式，如连续性静脉 - 静脉血液滤过（continuous veno-venous hemofiltration，CVVH）；连续性动脉 - 静脉血液透析滤过（continuous arterio-venous hemodialysis，CAVHD）；连续性静脉 - 静脉血液透析滤过（continuous veno-venous hemodialysis，CVVHD）；连续性动脉 - 静脉血液透析滤过（continuous arterio-venous hemodiafiltration，CAVHDF）；连续性静脉 - 静脉血液透析滤过（continuous veno-venous hemodiafiltration，CVVHDF）及缓慢连续性超滤（slow continuous ultrafiltration，SCUF），形成了一系列的 CBP 治疗系统。

自 1995 年第一届国际连续性肾脏替代治疗（CRRT）会议在美国加利福尼亚州圣地亚哥举行以来，CRRT 已经从最初治疗重症急性肾功能衰竭扩展至对各种常见危重患者的救治，CRRT 这一名词已不能完全概括此项技术的实际临床价值，而 CBP 较符合临床实际内容。目前其临床应用范围已远远超过了肾脏替代治疗范畴，扩展至非肾脏病治疗领域，在 CCU、ICU 中广泛应用，是近年急危重病急救技术领域的重要发展，是一个医疗单位对急危重病急救水平的重要标志。CBP 在急危重病尤其是非肾脏病领域中的应用迅速发展，在急危重疾病的救治中发挥了较大的作用，在多脏器功能衰竭综合征（MODS）、重度感染、急性呼吸窘迫综合征（ARDS）、严重肝病、重症急性胰腺炎、外科术后并发的危重疾病的治疗中已发挥了其他治疗手段无法比拟的作用，具有广泛的应用前景。

二、连续性血液净化的治疗方式、原理和临床应用

连续性血液净化治疗系统包括了一系列的治疗方式，如连续性动脉 - 静脉血液滤过（CAVH）、连续性静脉 - 静脉血液滤过（CVVH）、连续性静脉 - 静脉血液透析（CVVHD）等。

连续性动脉 - 静脉血液滤过（CAVH）是模拟正常肾小球滤过功能，利用人体动静脉之间压力差，驱动血液通过一个小型高效能、低阻力的滤器，血浆中的水分被不断滤出，以对流的原理清除体内的毒素及水分，同时补充一部分置换液。血滤器由许多中空纤维管组成，其通透性能和膜孔隙大小可比拟为肾小球的基底膜，这种膜可以有效地通过水分和血浆内中小分子物质，功能虽不如正常人体肾小球那样完美，在紧急抢救情况下可以起到调节生理平衡的作用，它是抢救急危重患者必须掌握的治疗手段。CAVH 的原理与血液滤过（hemofiltration，HF）相似，在模仿肾小球的功能上比血液透析（hemodialysis，HD）前进了一步，又由于它是连续滤过，故比 HF 更接近于人肾小球滤过功能，同时大大简化了治疗设备。它对中分子物质清除效率高，对小分子物质（如肌酐、尿素氮）清除不如透析。

连续性静脉 - 静脉血液滤过（CVVH）的清除溶质原理与 CAVH 相同，避免了动脉穿刺的危险，需用血泵辅助。

连续性动脉 - 静脉血液透析滤过（CAVHDF）及连续性静脉 - 静脉血液透析滤过（CVVHDF）是在 CAVH 及 CVVH 的基础上弥补 CAVH 及 CVVH 对氮质清除不足的缺点，其原理是对流及弥散结合的治疗方式。在血滤器滤腔中加入置换液或透析液，兼顾 CAVH 的对流转运（清除中分子物质为主）和透析的扩散转运（清除小分子物质为主），透析作用将影响滤出效果。

连续性动脉 - 静脉血液透析（CAVHD）及连续性静脉 - 静脉血液透析（CVVHD）主要是以单纯弥散及少量对流原理清除溶质。方法类似于 CAVHDF，唯一区别是将高通量滤器改为低通量的透析器，不需要输入置换液，透析液与血流方向相反输入透析器腔。它能更多地清除小分子物质，与 CAVH 比较每小时平衡液量减少。

缓慢连续性超滤（SCUF）也是 CAVH 的一种类型，缓慢的超滤，以对流的方式清除溶质，但主要是脱水，不需补充置换液，也不用透析液。

CBP 除了具有 HD 的肾替代作用外，尚具有以

下优点：①因其能连续、缓慢、等渗地清除水分和溶质，故血流动力学稳定性好；②除血肌酐、尿素氮、电解质等小分子溶质外，CBP 尚能清除许多导致危重病发生和发展的炎性介质和毒性物质等中、大分子溶质；③在危重症高分解代谢和多脏器功能障碍的状态下，有利于保持代谢废物水平与酸碱、电解质的持续稳定；④ CBP 能满足大量液体的摄入的需要，同时控制了代谢产物的水平和血磷，有利于肠外营养的实施。

总的说来，目前 CBP 对复杂性急性肾衰竭（复杂性 ARF）和不能耐受间歇性血液透析（IHD）的重症慢性肾功能衰竭（重症 CRF）的疗效和安全性显著优于 IHD 已无异议；对脓毒血症及多脏器功能障碍综合征（Sepsis/MODS）、急性呼吸窘迫综合征（ARDS）、急性重症胰腺炎（SAP）、重度顽固性左心衰和部分严重中毒等非肾性急危重症的治疗，有较好的临床疗效。

由于目前尚缺少以大型、多中心、前瞻性对照研究为基础的循证医学依据，CBP 的治疗时机还待进一步的临床研究和规范。2005 年在美国圣地亚哥召开的第 10 届国际 CBP 年会上，Khankin 等公布了对加拿大多伦多、安大略区 14 家中心 ICU 当前 CBP 应用趋势的调查结果，其中临床适应证前 3 位的是重症 CRF、Sepsis/MODS 和复杂性 AFR。

三、连续性血液净化治疗在非肾脏病患者中的应用

近年来，连续性血液净化（CBP）技术日趋成熟，在复杂性急性肾功能衰竭（ARF）中的应用已形成共识，而其临床应用范围已远远超过了肾脏替代治疗领域，扩展至非肾脏病领域，成为各种危重病救治中多器官支持疗法（MOST）手段之一。CBP 在非肾脏病中的应用并非间歇性血液透析（IHD）的一种简单改良，非肾脏病危重患者的治疗不同于一般肾脏病，前者病情往往重笃，需要平衡渐进性治疗。另外，重症患者要实现内环境平衡，不仅要行血液净化治疗，而且还要彻底纠正代谢紊乱（水电解质、酸碱平衡、营养支持），以及清除炎性介质。近年来，已发现 CBP 能清除大量的中分子炎性介质，如白细胞介素 1（IL-1）、肿瘤坏死因子（tumor necrosis　factor，TNF）、血小板活化因子（platelet activating factor，PAF）及心肌抑制因子（myocardial depressant substance，MDS）等，这些介质是导致系统性炎症反应综合征（SIRS）的危险因素。因此早期应用 CRRT 治疗，以清除炎性

介质、细胞因子和维持体液平衡，对 SIRS、ARDS、MODS 和急性坏死性胰腺炎等疾病的病理过程产生影响，扩大了 CRRT 的临床应用范围。

（一）多器官功能障碍综合征（MODS）

随着医疗技术的进步，急救医学获得很大进展，多器官功能障碍综合征对人类健康的威胁日益突出，成为当今重症监护病房患者的第一位死因，也是许多疾病的共同归宿，已成为急救医学极为迫切的任务。MODS 是指患者在受到严重感染、休克、创伤、大面积烧伤、大手术等打击后，同时或序贯出现两个或两个以上的系统或器官功能障碍，不能维持内环境稳定的临床综合征。

MODS 的发病机制尚未完全阐明，目前存在多种假说，包括"缺血 - 再灌注假说"、"胃肠道假说"、"炎症失控假说"、"两次打击假说"以及"基因调控假说"等。这些假说从不同侧面阐述 MODS 的发病机制，相互又有重叠与联系。随着研究的深入，免疫学发病机制成为当前探讨的热点。炎症失控假说能较为确切、合理地解释这一机制，即 MODS 是由于机体受到创伤和感染等刺激而产生的炎症反应过于强烈，即所谓"瀑布效应"，机体损伤自身细胞的结果。因此，MODS 的治疗，除了经典的抗感染、器官功能支持疗法以及提供足够氧灌注、改善组织缺氧外，连续性血液净化已越来越广泛地应用于 MODS 患者，成为 MODS 的重要治疗措施之一。连续性血液净化除了能够有效控制患者的液体平衡、氮质血症和电解质酸碱平衡之外，还可稳定机体内环境，降低细胞因子的峰值浓度，重建免疫平衡。

已经明确，炎症介质是导致 SIRS 的危险因素，早期治疗 MODS 的关键是清除大中分子炎症介质。炎性介质多属中分子肽类，分子量 5000～30 000Da。CBP 应用的高通量和高生物相容性滤器可以清除分子量大于 30KDa 的炎性介质，如 TNF-α、IL-1、IL-6、IL-8 和 PAF 等，降低血浆中炎性介质的浓度。故可望通过 CBP 治疗来减轻或缓解 SIRS，改善 MODS 的预后。

CBP 可改善各脏器功能，在 CBP 过程中，患者心血管功能能够维持比较稳定的状态，治疗后的平均动脉压、心脏指数、心排血量和 PaO_2/FiO_2 均上升；平均肺动脉压降低，动脉氧分压改善。高容量血液滤过（HVHF）可显著减少全身性感染伴MODS 患者的血管活性药物用量，血液滤过后循环中心肌抑制因子降低，心肌功能得到改善；CBP 还有助于清除肺间质中过多的水分，并可提高动脉

血氧分压，减少二氧化碳潴留，改善肺功能；血液滤过可降低血浆促炎细胞因子的浓度，减轻肺部局部炎症反应，降低肺毛细血管内皮细胞及肺泡上皮细胞的通透性，缓解肺水肿，改善心肺功能。

经典的 CBP 技术在改善患者的代谢及体液平衡中作用明显，也能清除一些细胞因子，但血浆细胞因子浓度的下降与滤器的筛选系数及滤过率有关，与膜的吸附作用及溶质的对流转运相关，因此，有必要将吸附与其他血液净化方式联合应用。血液灌流联合血液透析，既能通过灌流吸附各种特异和非特异性毒素，又能经透析维持水电解质、酸碱平衡。连续性血浆滤过吸附是指血浆被滤出后经吸附再生回输体内，避免了血浆置换时输入新鲜血浆中的补体和由此造成的不良反应。由于不同血液净化方式有其独特的清除特点，故不同方式联合应用将是治疗 SIRS 和 MODS 的趋势。

从 SIRS 到 MODS 至 MOF 是一个动态过程，应预防及早期干预 SIRS 的进展。虽然许多临床或试验研究认为通过 CBP 可清除部分炎症介质，但临床关于血液滤过诸多益处的报道都是非对照及回顾性的，细胞因子水平的下降可能与试验条件、滤过膜的种类及测定方法不同有关。此外，CBP 在清除细胞因子的同时，可能也清除血浆中的抗细胞因子物质，对生物体的作用应是双向性的。在 CBP 治疗 MODS 中，对以下问题尚未达成共识：①血液净化治疗时机，目前认为越早越好，但是早到什么时候，尚无定论；②治疗量的选择，许多研究表明 HVHF 比 CVVH 能清除更多炎症介质，但其适合的置换液剂量尚未统一，有人提出需 > 6L/h；③滤器的选择，不同材料的滤器对炎症因子吸附能力及种类不同，增大滤孔孔径也能增加炎症介质的清除，故应比较各种膜的效能及副作用，选择合适的滤器；④对 CBP 疗效的评估，目前缺乏大规模、多中心、前瞻性的临床验证，CBP 对预后的影响还需探索。

（二）重症急性胰腺炎

急性胰腺炎的发病机制是胰蛋白酶的活化，消化自身胰腺组织，以及胰蛋白酶进入血管床，作用于各种不同的细胞，释放出大量血管活性物质，如 5-羟色胺，组织胺，激肽酶，导致胰腺组织坏死，炎症反应，血管弥漫性损伤，血管张力改变，引起心血管、肝和肾脏功能不全。组织坏死和腹腔内感染所产生的毒素，以及刺激机体引发的炎症介质和细胞因子的产生，是出血坏死性胰腺炎导致严重并发症的关键。

采用腹腔灌洗和 CBP 以打断病程的发展对提高救治成功率有实际意义。胰腺炎时腹腔内含有胰酶渗出液常称之为毒性腹水（toxic ascites），是导致全身炎性反应的一个重要因素。因此，从 20 世纪 70 年代至今，腹腔引流或腹腔灌洗（peritoneal dialysis）始终是一项必要的治疗措施。同样，胰腺外分泌（蛋白酶、淀粉酶、脂肪酶等）进入血流，再加上细胞因子、炎症介质等也应是导致或加重全身炎症反应的因素。CBP 可清除血液中的细菌内毒素、细胞因子及炎性介质，这些物质从血液中清除当有利于症状的控制，有利于遏制病程的发展。应用 CBP 于重症急性胰腺炎患者，对控制高热、改善急性呼吸窘迫综合征（ARDS）、调整水电解质紊乱有明显效果。

目前认为：①重症急性胰腺炎（SAP）并发 MODS，APACHE Ⅱ评分 > 12 者，宜用 CBP；②CBP 对控制脓毒症症状，纠正水电解质紊乱，治疗 ARDS、急性肾衰效果明显；③需进行 CBP 者，宜早用；④持续、大流量 CBP 有较好的效果。

（三）连续性血液净化治疗在其他非肾脏病患者中的应用

1. **急性肺水肿、ARDS** 清除炎症介质可以改善 ARDS 的预后，血液滤过可以改善肺气体交换参数，与血管外肺水大量清除有关，血管外肺水的清除是 CBP 治疗 ARDS 有效的另一个机制。超滤和血液滤过使心源性肺水肿和 ARDS 患者血管外肺水和肺内分流下降，同时心排出量及氧传输下降，因此对 ARDS 患者应在严密监测血流动力学情况下使用血液滤过。

2. **药物或毒物中毒** CBP 超滤液中含有血浆中所有的药物，其含量取决于血浆药物浓度及与蛋白结合的程度，一般来说，只有游离的药物才能被滤出。药物或毒物中毒时，当常规内科治疗不能缓解毒性作用或伴严重肝肾损害威胁生命时，应不失时机地选择 CBP 治疗。血液滤过效果优于常规血液透析和腹膜透析，在理论上 HF 对药物和毒物的清除率与超滤率呈正相关，与蛋白结合率呈反相关。另外，高通量滤器对药物或毒物还有不同程度的吸附能力，从而提高清除率。

3. **挤压综合征** 挤压综合征有外伤或自体挤压史，临床表现脱水状态、血压降低、酱油色尿。实验室检查有肌红蛋白血症和肌红蛋白尿，血清肌酸磷酸激酶、转氨酶、尿素氮和肌酐增高。肌红蛋白分子质量大约是 17 659U（17 800Da），因此 HF 比其他血液净化方式更能有效地排除肌红蛋白，故可以防止挤压导致的肾功能衰竭。挤压综合征属高分解代谢，血液净化治疗时应该早期、充分透析，加强营养，纠正体液平衡紊乱，碱化尿液是非常重要的。

4. 肝性脑病　肝性脑病的发病机制尚未完全阐明，一般认为与血中氨、假性神经介质、血中芳香族氨基酸等含量增高或支链氨基酸与芳香族氨基酸比例失调有关。CBP 可以清除氨、假性神经传递介质（如羟苯乙醇胺）、游离脂肪酸、酚、硫醇、芳香族氨基酸（苯丙氨酸、酪氨酸组氨酸），并可以提高支链氨基酸与芳香族氨基酸的比值，增加脑脊液中 C-AMP 的含量，改善脑内能量代谢使肝性昏迷患者清醒。

四、连续性血液净化治疗的抗凝问题

（一）CBP 抗凝的目标

CBP 治疗需要应用抗凝剂，以保证滤器的有效性。但危重患者常并有较严重的出凝血功能障碍，尤其是大手术后患者及有活动性出血的患者，抗凝剂的应用有很大风险。目前虽有多种抗凝剂及抗凝方案选择，抗凝方案均应个体化。抗凝方案应尽量减轻血滤器的膜和血路对凝血系统的激活作用，同时可长时间维持血滤器和血路的有效性；尽量减少全身出血的发生率，将抗凝作用局限在体外循环的血滤器和血路内。因此，理想的抗凝剂应具有下列特点：用量小，维持体外循环有效时间长；不影响或改善血滤器膜的生物相容性；抗血栓作用强而抗凝作用弱；药物作用时间短，且抗凝作用主要局限在滤器内；监测方法简单、方便，最适合床旁进行；过量时有拮抗剂；长期使用无严重副反应。

（二）抗凝方法

1. 全身肝素抗凝法　肝素抗凝是抗凝方案中最常用的抗凝方法，首次剂量予 15～30U/kg；维持量为 5～15U/（kg·h）或 500U/h，大部分患者获得满意的抗凝效果。上述用量不随血流量变化而更改，会增加滤器凝血的危险。优点是方便，易于监测，过量时可用鱼精蛋白迅速中和。缺点是出血的发生率高，药代动力学多变，血小板减少等。主要用于高凝状态、无明显出血倾向的患者。

2. 局部肝素化法　滤器动脉端输入肝素速度为 600～800U/h，静脉端输入鱼精蛋白的速度为 5～8mg/h，保持滤器中活化部分凝血活酶时间（APTT）在 130 秒左右，其对全身的抗凝作用较轻微。治疗中需要监测凝血酶原时间（PT）及 APTT，分别从肝素后动脉端，鱼精蛋白后静脉端及肝素

前动脉端抽血检验。鱼精蛋白需要量随个体和治疗时间的变化而变化，每 100U 肝素需要鱼精蛋白 0.6～2mg 中和，需用中和试验调整剂量。

3. 低分子肝素法　低分子肝素是一类新型抗凝药物，抗 Xa 因子的作用强于抗 IIa。它具有较强的抗血栓作用，而抗凝血作用较弱，出血危险性小，生物利用度高及使用方便等优点，是一种理想的抗凝剂。特别适合于危重患者及有出血危险的患者。一般情况下，其抗 Xa 活性控制在 0.4～0.5/ml 内较为安全。法安明（fragmin）首剂静注（抗 Xa 活性）15～20U/kg，追加 7.5～10U/（kg·h）。其调整剂量用抗 Xa 因子水平来决定，而 APTT 无效。低分子肝素的缺点是用鱼精蛋白不能充分中和，监测手段较复杂。低分子肝素主要用于出血倾向较明显的患者。

4. 无肝素抗凝法　对高危患者及合并有凝血机制障碍的患者可采用无肝素抗凝法行 CBP。无肝素 CBP 最好采用生物相容性好的滤器。首先用含肝素 5000U/L 的等渗盐水预充滤器和体外循环通路，浸泡 10～15 分钟，CBP 前用等渗盐水冲洗滤器及血路。血流量保持在 200～300ml/min，每 15～30 分钟用 100～200ml 等渗盐水冲洗滤器，同时关闭血液通路，适当增加超滤去除额外冲洗液。前稀释补充置换液，CBP 中应避免在血液管路中输血，以免增加凝血的危险。

5. 局部柠檬酸盐抗凝法　本法在常规透析中已显示出很多优越性，但该技术的顺利进行需以强大的弥散作用清除柠檬酸钙作为基础。从滤器的动脉端输入柠檬酸钠，结合血中的离子钙，以达到抗凝的效果，然后在滤器的静脉端或从外周静脉输入氯化钙以补充血液中的钙离子。同时应选用不含碱基和钙离子、低钠浓度的透析液和置换液。其优点是作为局部抗凝技术，对全身凝血系统影响很小，可用于大手术后或有活动性出血及血小板减少的患者。缺点是代谢性碱中毒的发生率较高，有肝功能障碍的患者可能使肝损害加重，须监测血游离钙、血气等。由于须通过弥散清除柠檬酸钙，该技术仅适用于 CAVHD、CVVHD、CAVHDF 及 CVVHDF。

总之，CBP 在急危重病治疗中已展示了良好的前景。CBP 是危重病患者行多器官功能支持治疗（MOST）的一个基本治疗手段，应用 CBP 治疗急危重病与机械通气和营养支持同样重要，临床医师应更关注重患者疾病整个过程的动态变化，力求早期诊治才能降低病死率。但 CBP 的治疗必须

强调"连续性",这是它的优势,其清除作用及调节机体内环境的功能均不能离开"连续性"。因为炎症是持续存在的,只有持续性才能保证内环境的稳定。CBP 在急危重病领域应用仍有一定的争议,还有一些待解决的问题,希望我国从事急危重病及肾脏病的工作者共同探索,针对性进行临床研究以予解决。

(李超乾　黄子通)

第四节　急诊介入技术

一、急诊介入时代的到来——大势所趋

介入技术在急诊医学中的应用尽管尚处在年轻的阶段,但已经显示出了巨大的潜力和顽强的生命力,在临床各个领域里越来越显示出其重要作用。介入技术应用于急诊医学有它天然的技术优势。首先,介入技术创伤小,疗效好。"立竿见影"是对许多介入技术临床疗效的形象诠释,这一点在急诊抢救中非常重要。其次,在介入诊疗过程中,需要相关科室和人员较少,因此缩短了从急诊接诊到实施诊疗的过程,节约了宝贵的抢救时间。再次,介入放射学既包括诊断,又包括治疗,体现了诊断与治疗的完美结合。最后,介入技术对患者本身的生命条件要求低,绝对禁忌证较少。而且,导管室和 CT 室、MRI 室等一般是相邻的,大大简化了各种检查之间的流程,在"时间就是生命"的急诊诊疗活动中显得尤为重要。

目前,介入治疗在急诊医学中越来越显示出其优越性,已经成为血管栓塞性疾病和出血性疾病急诊治疗的重要手段,在心脑血管疾病中的应用比较成熟。1983 年,从 Hartzler 等首先将经皮冠状动脉介入治疗(percutaneous coronary interventions, PCI)用于急性心肌梗死(acute myocardial infarction, AMI)的再灌注治疗以来,直接 PCI 技术得以广泛的应用。近年来,随着科学的发展,技术的进步,急诊介入技术得到飞速的发展,特别是 AMI 的介入治疗已成为急诊介入治疗的代名词。下面着重介绍 AMI 的介入治疗。

二、急诊介入技术重中之重——AMI 的介入治疗

(一) STEMI 的介入治疗时机:越早越好

救治时间是急性 ST 段抬高型心肌梗死(ST-segment elevation myocardial infarction, STEMI)患者治疗中的根本问题,血流恢复越早,心肌细胞存活率越高,心功能保存就越好。2010 年欧洲心脏病学会(ESC)和心胸外科协会(EACTS)共同发布了《欧洲心肌血运重建联合指南》,提出对于 STEMI 患者,应该在首次医疗接触(first medical contact, FMC)后 2 小时内完成急诊 PCI,将原来的进医院门到球囊扩张时间(door to balloon opening time, D-to-B)为 90 分钟的标准改为 FMC-to-B 120 分钟。2012 年 ESC STEMI 治疗指南及 2013 年美国心脏病学基金会 / 美国心脏协会(ACCF/AHA)STEMI 处理指南均强调及时再灌注治疗的重要性,再次强调 FMC 的概念,评价治疗时间延迟的起始点由以往的"进门时间"前移为"FMC 时间"。国内外实践证实,胸痛中心的建立可缩短 FMC~B 的时间。

(二) 优化急诊 PCI 带给我们新的挑战

1. 急诊医生的抉择:介入策略之选择(直接 PCI、转运 PCI、补救 PCI)　PCI 对于实现心肌再灌注是一种非常有效的方法,适合于 90% 以上的患者,众多资料支持应用 PCI 治疗急性 STEMI。为此,ACC/AHA 提出了施行直接 PCI 的最佳时机:① STEMI(包括正后壁心肌梗死)或伴有新发左束支传导阻滞的心肌梗死患者,症状发作 12 小时内能够行 PCI 并且如果能够在就诊 90 分钟内完成球囊充盈;② ST 段抬高或新发左束支传导阻滞的心肌梗死、发生心肌梗死心源性休克 < 36 小时和休克发生 < 18 小时以内可以完成并适合血管重建治疗并且年龄 < 75 岁的患者,除非由于患者本人的意愿或禁忌证或不适合做进一步有创治疗,进一步支持没有价值;③严重充血性心力衰竭和(或)肺水肿(Killip 3 级)并且症状发作 12 小时之内的患者。ACC/AHA 同时提出了 2 个要求:①实施介入手术的医师每年手术例数 > 75 例,同时每年完成 > 11 例次 STEMI 的 PCI;②具备一定条件的导管室:每年 PCI 例数 > 200 例,其中 STEMI 的直接 PCI 例数 > 36 例,除此之外,还需要能够进行心脏外科手术。

高危 STEMI 患者就诊于无直接 PCI 条件的医院,尤其是有溶栓禁忌证或虽无溶栓禁忌证但已发病 > 3 小时的患者,可在抗栓治疗同时,尽快转运患者至可行 PCI 的医院。根据我国国情,也可尽快请有资质的医生到有 PCI 硬件条件的医院行直接 PCI。

补救 PCI 是指静脉溶栓治疗失败后患者仍有持续性心肌缺血而于 12 小时内 PCI。对那些溶栓

治疗不成功的患者，通常应用 PCI 能够恢复冠状动脉前向血流。几项研究已经证实了梗死相关动脉开通对急性 STEMI 患者的存活明显受益。补救 PCI 策略的主要问题是不能准确识别溶栓治疗没有恢复冠状动脉前向血流的患者。除非发现静脉溶栓治疗不成功并且迅速纠正（症状发作 3～6 小时），否则就不能挽救缺血心肌。然而，再灌注的临床指标：胸痛缓解、ST 段回落、再灌注心律失常等，对于预测静脉溶栓治疗成败的价值有限。

2. 急诊 PCI 路径的选择：桡动脉或股动脉？
AMI 的传统手术路径为经股动脉途径 PCI（transfemoral intervention，TFI）。AMI 患者一般状态较差，容量不足，且需强化抗栓治疗，使 TFI 后穿刺局部的大出血、皮下血肿、假性动脉瘤、动静脉瘘、皮肤破溃感染及拔除鞘管时迷走神经反射等并发症的危险增加，同时延长了卧床和住院时间。而经桡动脉途径 PCI（transradial intervention，TRI）术后易于止血，血管并发症少，无体位限制，心理压力轻，易于术后恢复。尤其是在强化抗栓条件下，经 TRI 可减少出血并发症，缩短住院时间，减少住院费用。

近十年来，国内外进行了急诊 TRI 治疗 AMI 的尝试。抢救 AMI 关键在于缩短罪犯血管再通时间，所谓时间就是心肌，时间就是生命。TRI 能否获得与 TFI 相似的再灌注时间是影响预后的关键。早在 1999 年，Delarche 医师就尝试了 TRI 治疗老年患者 AMI，初步显示了其成功率高、血管并发症少、可提前下床活动和出院的优点。Saito 比较了 AMI 患者 TRI 和 TFI 治疗效果，结果显示两组再灌注成功率和院内 MACE 发生率相似，证实了 TRI 的可行性。FARMI 研究比较了应用阿昔单抗的 AMI 患者不同途径操作的出血并发症和 PCI 效果，结果显示桡动脉组周围血管并发症显著减少，可早期下床活动，而住院时间无明显差异。之后国内外多个研究也证实了 TRI 治疗 AMI 的可行性、安全性。

3. 新技术，新手段（如临时起搏，血栓抽吸，IABP 等）　由心动过缓和（或）短暂停搏引起的血流动力学障碍的患者均应考虑安装临时起搏器。对大多数的患者来说，这个很可能发生在 AMI 时；前壁心梗伴完全性房室传导阻滞常常提示预后较差和需要起搏，下壁心梗伴完全性房室传导阻滞常常是可逆的。AHA/AMI 处理指南提供的指征分级是根据安装起搏器获益依据的权重而不是梗死部位。

血栓脱落引起微血管床栓塞是急诊 PCI 无复流发生的主要原因之一，目前关于血栓抽吸装置在急诊 PCI 中应用的争议较大。TAPAS 研究是第一

个证实血栓抽吸能够显著改善 STEMI 患者心肌灌注和预后的随机对照研究。对于 STEMI 患者，尤其冠状动脉造影提示"罪犯病变"富含血栓者（如血管闭塞段呈截断状，闭塞部位血栓长度 >5mm，存在漂浮血栓伴病变远端持续造影剂滞留或不完全闭塞伴蓄积血栓长度超过参考血管直径三倍等），需先用血栓抽吸导管抽栓再行球囊扩张和（或）支架植入。但并非所有急诊 PCI 病例都适合血栓抽吸术并从中获益。如"罪犯病变"为慢性高度狭窄基础上发生闭塞，血栓负荷很少，可不必先行血栓抽吸，且血栓抽吸导管也很难通过此类病变。TAPAS 研究显示，血栓抽吸组 STEMI 患者中有 54 例改行单纯 PCI。因此造影术后对 AMI 患者"罪犯血管"血栓负荷和狭窄程度等病变特征进行充分评估，再决定是否行血栓抽吸策略，将使 AMI 患者更大程度获益并提高手术成功率。

IABP 在 AMI 中应用的指南推荐：心源性休克药物治疗难以恢复时，作为冠状动脉造影和急诊血运重建术前的一项稳定措施；AMI 并发机械性并发症，如乳头肌断裂、室间隔穿孔时，作为冠脉造影和修补手术及血运重建术前的一项稳定性治疗手段；顽固性室性心动过速反复发作伴血流动力学不稳定；AMI 后顽固性心绞痛在冠脉造影和血运重建术前的一种治疗措施。

4. 新问题，新挑战（抗栓与出血的平衡）　抗栓治疗是 PCI 围术期的重要问题，能大幅度地改善临床预后和预防介入治疗部位发生的并发症。然而在抗栓带来的益处背后，随之而来的就是出血并发症。如何在血栓和出血事件中找到一个平衡点，正是摆在介入医生面前的一大难题。OASIS、OASIS-2 及 CURE 研究都表明，出血可使 PCI 患者的死亡率增加 5 倍以上。出血会增加死亡、心肌梗死和卒中的风险，出血的风险分层应当成为冠心病综合治疗决策过程中的一部分。临床常用的出血分级标准有 TIMI 和 GUSTO 出血分级系统，并推出了不同的 ACS 患者出血预测模型：GRACE 出血风险模型及 CRUSADE 出血评分系统。PCI 抗栓治疗的出血并发症是十分棘手的问题，我们需要术前进行充分的风险评估，对术后的出血应早期发现早期处理，力争减少这一并发症带来的危害。

三、介入治疗在急性脑血管疾病中的地位如何

（一）脑血管介入技术发展历程和现状
20 世纪 60 年代，Sano 开展了首例颅内动静脉

畸形栓塞术；70 年代，Djindjian 尝试了颈动脉超选择性造影术，Serbinenko 应用可脱性球囊导管治疗颈动脉海绵窦瘘，Mathias 实施了首例颈动脉狭窄球囊扩张术；80 年代，Zeumer 首先报道了动脉内直接溶栓技术；90 年代初，随着心脏支架置入技术越来越多的应用于临床，颈动脉狭窄支架成形术也被开展起来，使颈动脉成形术的安全性和有效性大为提高，1990 年、1993 年，Mathias、Theron、Diethrich 等分别尝试应用不同类型支架行颈动脉支架成形术；自 20 世纪末起，随着支架和导管制作技术的进步，颅内动脉支架成形术成为可能，1999 年 Price 等成功实施首例椎基底动脉支架成形术，2000 年 Gomez 等实施了大脑中动脉支架成形术。近年来，随着介入材料的发展和操作者经验的积累，介入治疗脑血管病已经得到了广泛的认可。尤其是 2010 年 CREST 试验结果的公布，更是介入治疗颈动脉病变的一个里程碑式的进展。

（二）介入技术在脑卒中治疗中越来越成熟

目前，脑血管的介入技术主要包括动脉溶栓术、机械溶栓术、动脉血管成形术和血管栓塞术等。其中，在急性脑血管病治疗方面，上述技术主要用于治疗缺血性脑卒中、短暂性脑缺血发作（TIA）和出血性脑卒中（脑动静脉畸形或颅内动脉瘤破裂等）。不同的介入治疗方法都有其相应的适应证和禁忌证，2005 年，由中华医学会神经外科分会、中国医师协会神经外科分会和神经内科分会联合制定的介入神经放射诊断治疗规范，为各科医师开展脑血管病介入治疗提供了依据。

动脉溶栓和机械溶栓术可应用于治疗缺血性脑卒中。近年来，一些新型的支架取栓装置已经获得美国 FDA 批准，除了 Merci 和 Penumbra 装置之外，还包括 Solitaire FR 和 Trevo 装置。现有数据表明，支架取栓装置可以更快地获得血管再通，至少对于 Merci 装置来说是如此，因此，应该优先选择。目前还没有这些装置的比较研究的数据。

动脉血管成形术可应用于治疗颈内动脉颅外段和颅内动脉狭窄或斑块破裂导致的 TIA 和缺血性脑卒中。尽管目前血管内治疗已变得如此广泛，而且越来越多的医生开始从事缺血性卒中的血管内介入治疗。然而在大规模的随机对照研究完成之前尚无确切的数据支持血管内介入治疗优于药物治疗。时间窗是决定治疗决策的重要因素，在时间窗内（尤其是 <3 小时）静脉溶栓证据充分，超出时间窗者可能需血管内治疗，如何缩短治疗延误值得探讨；对静脉溶栓效果不佳者，血管内治疗是一

种很好的补充策略。无论采用何种溶栓策略，神经功能预后都是评估有效性的标准。

目前，多数学者均主张对发生蛛网膜下腔出血（SAH）的动脉瘤进行治疗。介入治疗尤其适用于解剖部位深，且外科手术暴露困难的后循环动脉瘤、直径 <25mm 的动脉瘤以及窄颈动脉瘤，最常用的方法是弹簧圈栓塞。随着球囊和支架技术的不断进步，介入治疗在宽颈动脉瘤（瘤颈直径大于 4mm 或瘤颈／瘤体比≥0.7）中的应用也越来越广泛。

血管栓塞术是治疗动静脉畸形的重要方法之一。目前普遍采用的是液体栓塞剂，以 NBCA 和 Onyx 的应用较广泛。NBCA 高浓度时易粘管，不能很长时间注射，故操作要求较高，对于较大动静脉畸形栓塞效率低；而新近推出的 Onyx 不易与导管粘连，弥散性和可控性更好。但 Onyx 价格昂贵，且其中所含二甲基亚砜是一种有毒溶剂，易引起血管痉挛，可能导致微导管拔管困难，故其临床安全性、长期疗效仍有待进一步观察。

四、介入治疗在其他疾病中的应用

除急性心脑血管疾病外，对于各类急诊出血性疾病，介入技术的准确定位和栓塞往往能在整个急救过程中起到决定性的作用。如在支气管大咯血、消化道出血、鼻出血、产后大出血以及外伤性肝、脾、肾破裂出血的急诊治疗中，介入治疗能够在短时间内发现缺血责任血管病变并进行栓塞治疗，稳定患者生命体征。

外周血管疾病的介入治疗在临床中的应用也日趋广泛。因介入治疗具有简便安全、微创伤性、并发症少、定位准确、可重复性等优点，外周血管疾病介入治疗的范围也已从原来的肢体动脉发展到大动脉以及静脉，甚至全身几乎所有的血管。目前最为成功的是髂、股动脉、肾动脉和下腔静脉狭窄的介入治疗。介入治疗针对的主要是血管狭窄或闭塞、血管扩张及血管畸形三大类疾病。目前外周血管疾病的介入治疗方法主要有球囊血管成形术及血管支架置入术。

可以预见，介入治疗无时不在，无处不有。随着介入器材及新技术的不断进步、介入范畴的不断扩展、介入治疗方法的不断完善，介入技术将在我国临床疾病诊疗中发挥越来越重要的作用。

（陈玉国）

第五节 辅助循环技术

一、辅助循环技术——心力衰竭终末期患者的福音？

据世界卫生组织调查，目前心血管疾病占所有疾病的30%左右，预计至2020年，心血管疾病将占到所有疾病的40%，其中多数疾病最终影响到左心室功能。由于左心室是向全身各器官提供血液供应的主要血泵，当其发生障碍时必将导致严重的后果。尽管各种治疗手段不断涌现，仍有某些心室功能严重障碍者得不到有效的治疗，辅助循环技术（mechanical circulatory support，MCS）应运而生。

MCS是应用机械或生物机械手段部分或全部替代心脏的泵功能以维持全身良好的血液循环的方法。为了支持虽经正规适当药物治疗但仍不能维持足够心排血量的衰竭心脏，临床上寻求使用一种外源性机械力量以维持机体循环需要，这种机械装置称为心脏辅助装置。

心脏辅助技术的作用原理为：维持足够的主动脉压和流量以代偿并纠正心功能衰竭所造成的生理紊乱，同时提供充足的舒张压以满足心肌灌注，逐步恢复心脏搏血的正常生理功能；降低心脏后负荷，减少心肌做功，促进心肌正常收缩功能恢复；降低心脏前负荷，纠正肺、肝、肾等器官因循环障碍所产生的功能紊乱。

1953年Gibbon成功地在体外循环支持下关闭了房间隔缺损，1961年Clauss等提出体外反搏的概念，1962年Moulopoulos等完善并提出了血管内反搏气囊。1968年Kantrowitz等报道了第一例成功的气囊反搏临床应用。主动脉内球囊反搏（intra-aortic balloon pump，IABP）最初需要外科操作，1980年开始了经皮穿刺植入术，目前主要用于心源性休克和外科心脏手术后低心排患者的辅助治疗。70~80年代，心脏辅助装置主要用于心脏移植前的过渡，90年代后则致力于研究用于各种终末期心肌病患者的可永久植入性心室辅助装置（ventricular assist device，VAD）。随着辅助循环技术的发展，目前辅助循环装置有IABP、左心或右心辅助装置（left/right ventricular assist device，LVAD/RVAD）、双心室辅助装置（biventricular assist device，BVAD）及完全性人工心脏（total artificial heart，TAH），以及体外膜肺氧合（extracorporeal membrane oxygenation，ECMO）等。

二、主动脉内球囊反搏（IABP）

（一）IABP的原理和应用

1952年，Kantrowitz的实验证明，血液从股动脉吸出，舒张期回注入动脉可增加冠脉血流。1962年，Moulopoulos研制了IABP，利用气囊的充气与排气，取得了良好的反搏效果。1967年，Kantrowitz首先将IABP用于临床治疗心源性休克获得成功。IABP的作用原理为：①在心脏收缩期球囊放气致动脉阻抗降低，主动脉收缩压下降，降低心脏后负荷，减低心肌耗氧量；②心脏舒张期心脏舒张期球囊扩张，升高主动脉舒张压，增加冠脉和周围组织的灌注，改善心功能。

1. **适应证** 不稳定型心绞痛经内科治疗无效者，急性心肌梗死并心源性休克，病情不稳定者同时行PCI，梗死后再发心绞痛，乳头肌功能不全并急性重度二尖瓣关闭不全，梗死后室间隔穿孔，晚期心肌病患者等待心脏移植或者安植人造心脏，心脏停搏，高危患者（心功能不全、左主干、三支病变或左室功能减低CABG前预防性使用IABP）。

2. **禁忌证** 主动脉病变或创伤，主动脉瘤，主动脉夹层动脉瘤，主动脉外伤等，严重主动脉瓣关闭不全，不可逆性脑损伤，严重凝血机制障碍全身抗凝治疗者，严重的主动脉和外周血管粥样硬化。

3. **IABP的缺点** ①提供的血流动力学支持有限，而且依赖患者自身的心脏功能发挥作用。IABP只适于低水平支持的患者，它只能提供不超过1.5L/min的心排出量。当主动脉收缩压低于70mmHg时，IABP辅助效果差。②由于导管植入部位限制患者活动而不能长期应用。③当IABP应用超过20天时，血管并发症、感染和出血等风险大大增加。

（二）IABP能改善心源性休克患者预后吗？

高危冠心病患者血运重建时应用IABP是否有益？过去认为，施行心肌血运重建手术前后用IABP作支持，可增加冠脉灌注减少后负荷，改善心肌氧供和氧需的平衡，减少心肌的局部缺血，从而进一步提高术后的心脏功能。观察性研究也支持IABP改善此类患者预后。然而，其后的研究似乎部分颠覆了这一结论。如英国的一项随机研究表明，选择性IABP并不能减少高危冠脉患者主要心血管事件，如死亡、急性心肌梗死、脑血管事件，或者血管重建。CABG术前进行IABP支持则在众多研究得到获益的结论。有研究表明，IABP支持可以让CABG术患者获得以下3个方面改善：减少bypass时间16%；缩短ICU时间和住院时间34%从而降低治疗费用；降低医院内死亡率，在 IABP 对照组死亡率下降 60%。然而，目前这方面研究主要为回顾性和前瞻性研究，因此，有必要开展更多大规模、前瞻性、多中心随机对照研究，评价它对替代终点、一级终点的影响，以进一步明确 IABP 在心源性休克治疗中的地位。

三、心室辅助装置临床应用现状——希望与挑战

（一）心室辅助装置的分类、原理和技术

VAD 是将心房或心室的血液引流到辅助装置，通过血泵升压后，再回输到动脉系统，起到部分或全部替代心脏做功，维持血液循环。目前临床上依据泵功能、心脏辅助装置的构造、血流动力学特征及植入方式等将心脏辅助装置分类：

1. **按泵功能分类**　分为心室辅助装置（ventricular assist device，VAD）和全人工心脏（total artificial heart，TAH）。

2. **按血流动力学特征分类**　分为搏动血流型和非搏动血流型。

3. **按驱动方式分类**　分气动型、电动型、电磁型和记忆 - 合金型。

4. **按血泵类型分类**　包括囊型血泵式、隔膜型血泵式心脏辅助装置。

5. **按植入方式分类**　包括体旁型和植入型。

6. **按植入时间分类**　分为暂时性和永久性。

体外 VAD 即经皮心室辅助装置，由股静脉插管穿过房间隔从左心房抽出血流，通过体外离心泵，连续泵入一侧或双侧股动脉，最大泵血速度可达 3.5L/min，需要抗凝。该装置主要用于短期血流动力学支持。体内 VAD 有气动和电动两种，可植于腹前壁或腹腔内，产生搏动性血流，最大流量达 10L/min，只能用于左心室支持。

FDA 批准应用于临床治疗的辅助装置有：① Abiomed BVS 5000i 双心室辅助系统，用于治疗心脏手术后或 AMI 后心源性休克；② Thoratec 心室辅助设备、Novarcor 左室辅助系统（LVAS）、Heart Mate IP 辅助系统以及 Heart Mate VE 辅助系统作为心脏移植前的过渡治疗；③ Heart Mate LVAD 作为终末期心脏疾病的治疗手段；④应用于急性心源性休克的可植入的多种装置，包括 Arrow LionHeart 系统、Jarvik 系统、Heart Mate Ⅱ系统、MicroMed DeBakey 轴流血泵以及 Cor-Aide 离心装置。同时，还有更多的辅助装置正处于研制和临床试验阶段。

（二）辅助循环装置技术的发展和限制因素

辅助循环装置能阻断休克导致的炎症反应链，阻止不可逆性终末脏器损伤，降低死亡率。IABP 操作简单，稳定血流动力学，减少风险，因此常作为一线辅助循环装置。但它不能提供足够的心排出量，因此，VAD 成为严重的心力衰竭和心源性休克患者目前较为可靠的选择。

VAD 的适应证主要有三个方面：①作为治疗性措施，使衰竭的心脏恢复功能，用于：心脏手术后不能脱离体外循环机、急性心源性休克、顽固性左心衰或不易控制的致命性心律紊乱、心脏移植后的排斥反应，心源性休克。②作为心脏移植桥梁过渡等待供体。使用方便、迅速的临时性 LVAD 作为植入式长时间进行辅助的 LVAD 和人工心脏的中间过渡措施。③作为预防性措施，主要用于高危冠心患者行 PCI 术中预防心搏骤停，维持动脉压和心排血量。

目前，人们已经研制出了短期、中期、长期和永久支持的设备，如体外离心泵，体外膜式氧合器，搏动式设备（LVAD、可植入式左室辅助设备），体内心室辅助设备、全人工心脏，轴流泵，全置入搏动设备等，其中一些设备还正处于基础和临床试验阶段。随着技术的改进，其适应范围逐步从慢性心力衰竭的失代偿期扩展到大部分伴有心源性休克的急性心功能不全的患者，还可用于心脏移植术前过渡期的治疗。

近年来，VAD 的不断改进，更好的病例选择标准，临床应用方面的进步以及临床经验的积累，使得左心辅助循环取得了很大的发展。许多产品已商业化，性能良好，使用安全，治疗效果有了明显的进步，应用范围也有了很大的拓宽，但术后出血、感染，肾衰等并发症仍然较高、价格昂贵等，且 LVAD 虽可大幅降低心室负荷进而逆转心室重构，但能够成功脱离设备的患者数目并不是很多。这些缺陷严重影响了左心辅助循环的临床应用。无论是 VAD 的应用技术，装置本身，还是术后管理等都有待进一步研究解决。

（三）心脏辅助装置会替代心脏移植吗？

心力衰竭患者每年死亡率达到 22%，心脏移植能明显降低心力衰竭患者死亡率，是非常有吸引力的治疗策略，然而，可获得的心脏器官极其有限，预计全球每年大约 5000 个，而仅美国每年因急性心力衰竭住院患者达 1 百万，这与需求量存在极大的差距。因此，VAD 将在终末期心力衰竭的治疗中发挥重要的作用，尤其对非心脏移植受体和等待

心脏移植的患者。目前，VAD 植入患者一年存活率为 62%，预计今后五年存活率将提高到 70%，与心脏移植相近。然而，伴随着心力衰竭患者数量的不断攀升，VAD 工艺制作、患者选择标准以及植入后管理仍需要大量深入研究。需要研究长期机械循环支持，减少血栓形成、感染及免疫敏感性等并发症。理想的 VAD 应该是完全可植入体内，无需抗凝，适合各种体型的患者，经久耐用。而实现这一目标，需要临床医师和生物工程学工程师的密切合作。此外，VAD 植入需要组建多学科团队，包括心脏内科医师，介入心脏病学医师、心脏外科医师的协作，迅速评估和决策，选择最佳治疗方式。

四、ECMO 的原理及临床应用

（一）ECMO 的原理以及与体外循环的区别

ECMO 原理是将体内的静脉血引出体外，经过特殊材质人工心肺旁路氧合后注入患者动脉或静脉系统，起到部分心肺替代作用，维持人体脏器组织氧合血供。

ECMO 的基本结构：血管内插管、连接管、动力泵（人工心脏）、氧合器（人工肺）、供氧管、监测系统。临床上常将可抛弃部分组成套包，不可抛弃部分绑定存放，并设计为可移动，提高应急能力。

ECMO 和传统的体外循环区别如下：ECMO 是密闭性管路无体外循环过程中的储血瓶装置，体外循环则有储血瓶作为排气装置，是开放式管路；ECMO 由于是肝素涂层材质，并且是密闭系统管路无相对静止的血液。激活全血凝固时间（ACT）120～180 秒，体外循环则要求 ACT>480 秒；ECMO 维持时间常 1～2 周，体外循环一般不超过 8 小时；体外循环需要开胸手术，需要时间长，要求条件高，很难实施。ECMO 多数无需开胸手术，相对操作简便快速。

（二）ECMO 的分类

ECMO 主要分为两种方式：V-V 转流与 V-A 转流。

1. **V-V 转流** 经静脉将静脉血引出经氧合器氧合并排除二氧化碳后泵入另一静脉。原理是将静脉血在流经肺之前已部分气体交换，弥补肺功能的不足。V-V 转流适合单纯肺功能受损，无心脏停跳危险的病例。

2. **V-A 转流** 经静脉将静脉血引出经氧合器氧合并排除二氧化碳后泵入动脉。V-A 转流是可同时支持心肺功能的连接方式。V-A 转流适合心功能衰竭、肺功能严重衰竭并有心脏停跳可能的病

例。由于 V-A 转流 ECMO 管路是与心肺并联的管路，运转过程会增加心脏后负荷，同时流经肺的血量减少。长时间运行可出现肺水肿甚至粉红泡沫痰。这也许就是 ECMO 技术早期对心脏支持效果不如肺支持效果的原因。

（三）ECMO 适应证：是否所有心肺功能衰竭患者均可获益？

ECMO 方式的选择是要参照病因、病情，灵活选择。总体来说，V-V 转流方法为肺替代的方式，V-A 转流方法为心肺联合替代的方式。心脏功能衰竭及心肺衰竭病例选 V-A；肺功能衰竭选用 V-V 转流方法；长时间心跳停止选 A-A-A 模式。而在病情的变化过程中还可能不断更改转流方式。例如在心肺功能衰竭急救过程中选择了 V-A 转流方法，经过治疗心功能恢复而肺还需要时间恢复。为了肺功能的快速恢复，转为 V-V 模式。不合理的模式选择则可能促进原发症的进展，降低成功率；正确的模式选择可对原发症起积极作用，提高成功率。

ECMO 适应证：①各种原因引起的心跳呼吸骤停；②急性严重心功能衰竭；③急性严重呼吸功能衰竭；④各种严重威胁呼吸循环功能的疾患、酸碱电解质重度失衡、重症哮喘、溺水、冻伤、外伤、感染。在辅助循环装置中，ECMO 提供心脏支持最多，根据导管直径和位置，它可增高心排血量 6.0L/min 以上。然而，它需要更严密的监测。其并发症：肢端缺血、出血、卒中和感染等。

ECMO 能迅速改善血流动力学，减少正性肌力药物及升压药物的需求，改善通气，并使终末器官衰竭指标下调。目前尚无随机对照研究探讨 ECMO 的疗效，但回顾性评估表明，ECMO 可改善急性冠脉综合征导致的心源性休克患者预后。然而，也有少量研究数据显示，尽管 ECMO 对急性心肌损伤效果明显，但对心肌病变终末期患者的效果差。

（陈玉国）

第六节 体外膜肺氧合技术

一、呼吸循环衰竭的传统治疗面临的挑战

急性呼吸衰竭最基本的治疗是机械通气治疗，其中呼吸末正压通气（PEEP）为改善呼吸衰竭发挥了积极作用。PEEP 作用包括逆转进行性肺泡萎陷，阻止液体向肺泡渗出，减轻间质水肿，从而改

善肺泡气体交换。它还使萎陷的肺泡膨胀，使已膨胀的肺泡容量加大。但 PEEP 难以解决血液氧合这一根本问题，其原因有：① PEEP 不能解决 ARDS 肺内分流问题；② PEEP 影响静脉回流，不利于血流动力学的维持；③长期高 FiO_2 的 PEEP 治疗可导致氧中毒，此时肺泡透明膜形成，气体弥散障碍；④急性呼吸衰竭患者肺顺应性很低，气道阻力很大，PEEP 易造成肺气压伤。

在新生儿，机械通气使呼吸功能衰竭的患者死亡率下降。然而，持续的肺部高压综合征则成为这些婴儿的常见病，并且导致他们的呼吸功能衰竭的发病率和死亡率明显增加。虽然机械通气成功地治疗了许多新生儿的呼吸功能衰竭，但是也有部分病例，传统的气体交换不足以支持这些患者。此外，还有许多幸存者出现慢性肺部疾病的发病率明显增加，例如肺支气管发育异常。

心力衰竭的常规治疗主要靠药物来进行。其原则为改善心脏舒缩功能，调整合适的心率，减轻心脏前后负荷，提高心排血量。对于顽固性的心衰，上述常规治疗效果相当有限。主动脉内球囊反搏对提高心排量，改善心肌氧的供需平衡有积极意义。其局限为：①主动脉瓣膜关闭不全和主动脉瘤患者不能使用；②不能降低心脏的前负荷；③对于心射血能力极差的患者无能为力；④严重心律失常的患者效果不佳；⑤婴幼儿缺乏规格适宜的导管；⑥对改善右心衰的作用有限。

二、体外膜肺氧合（ECMO）技术的原理及优势

体外膜肺氧合（extracorporeal membrane oxygenation，ECMO）是一种呼吸循环支持技术，其原理是经导管将静脉血引到体外，在血泵的驱动下，经过膜式氧合器氧合，再输回患者体内。ECMO 的应用克服了传统治疗方法的不足，其优势在于：①人工心泵能有效地替代患者自体心泵，维持循环功能；ECMO 治疗期间可进行右心辅助、左心辅助或全心辅助，同时它可通过调节静脉回流，降低心脏负荷；在保证血流供应时，适当应用扩血管药，可改善微循环灌注并降低心脏后负荷；由于前后负荷改善，在没有或较少的正性肌力药物条件下，心肌获得充分休息，能量储备增加。②人工肺能使血液获得良好的氧合和排出二氧化碳，保证组织氧供。③避免长期高氧吸入所致的氧中毒。④避免了机械通气所致的气道损伤。⑤ECMO 治疗中可用人工肾对体内环境如电解质进行可控性调节。

⑥可同时或选择性地对呼吸和循环进行支持，克服了呼吸机或主动脉内球囊反搏等传统治疗的单一性。

三、体外膜肺氧合技术的发展历程

（一）体外膜肺氧合技术的开发和应用

1953 年，John Gibbon 开发了第一台心肺机器并成功地应用于心脏手术，一些学者将这种机器改进后用于体外心肺支持，体外肺支持（extracorporeal lung support，ECLS）技术逐渐在 ICU 得到发展。现在 ECLS 广泛应用于新生儿的呼吸衰竭，在某些专门的中心用于儿童的呼吸心脏支持，在治疗成人的呼吸衰竭方面也从临床研究转到临床应用阶段。机械性的心肺支持统称为体外生命支持。根据用途不同派生出很多其他名称：提供全心肺支持以协助心脏手术时称为心肺旁路（CPB），用于提供呼吸支持时称为体外膜肺氧合（ECMO），用于急诊心肺支持时称为心肺支持（cardiopulmonary support，CPS）或者体外心肺复苏（extracorporeal cardiopulmonary resuscitation，ECPR）。

1972 年由 Hill 等首次报道了成功使用体外生命支持的病例。该患者在一次摩托车事故中造成了主动脉破裂，经过了三天的静脉 - 动脉体外支持最后获得成功。此后，文献中又有一些成功报道。

1976 年首次报道成功的使用 ECMO 治疗新生儿的呼吸功能衰竭。因为导致他的呼吸功能衰竭的疾病本身是可逆性的，也没有慢性病的可能性，不会导致这种并发症的增加，所以使用体外生命支持是很合理的。

（二）对体外膜肺氧合技术的争论

1975 年由美国卫生研究所（NIH）组织的一项多中心的、前瞻的、随机化的实验，使用 ECMO 和传统的治疗方法来治疗急性呼吸窘迫综合征的成人，这项试验完成于 1979 年，并于 1980 年报道。两组患者的生存率都少于 10%，原设计有 300 个患者参与这项研究，但是没做到 1/3 就中止了。这些问题包括有些中心事先并没有 ECMO 的经验，出血太多，以及进入实验中的有很多患者患有流感性肺炎。尸检中发现所有的患者都有大范围的肺纤维化。显然，患者的选择、处理以及结局，在很大程度上受到疾病本身可逆性的程度、肺实质破坏的程度及纤维化程度的影响。由于这项研究的结果，美国于 1979 年停止在成人患者中使用 ECMO 技术。同样，这份研究也显示出可以使用 ECMO 进行长期的生命支持。精明的观察者们认识到，这项

研究显示：如果患者选择得当、处理正确这项技术是非常有用的。

1982 年，Barrlett 等报道了 45 例使用 ECMO 的病例，其生存率为 55%。这些都是濒死的患者，而且其他治疗都被认为是无效的，所以该技术只作为一种抢救措施。这项研究的结果令人振奋，促使其他人更广泛的开展该项治疗。然而，要提供 ECMO 技术的价值的科学证据是困难的。虽然可以比较容易的证明，患者可以被 ECMO 支持，问题是：如何确定哪些患者需要使用 ECMO。这就需要对患者死亡的危险性进行确认。早期的研究激励了临床医生应用 ECMO，而焦点主要集中在如何使用 ECMO 及如何选择患者。当 ECMO 成为常用的技术以后，出现了两个新的问题：一方面，患者经过 ECMO 治疗后，它的远期神经功能如何？为此所有的 ECMO 中心都对经 ECMO 治疗的新生儿建立了长期的随访的计划；另一方面就是要在对患者使用 ECMO 技术的时候，不仅要能减少死亡，还要减少肺部慢性疾病的发病率。

研究者要在某些新的方法用于患者之前启动临床实验来评价这些临床措施的有效性和可行性。将存有争议的 ECMO 的研究用于新生儿有非常大的困难。多数研究者认为要首先预见到传统治疗无效后，患者才能进行 ECMO 治疗，那么就可能会失去一些可能因为接受新的治疗而获益的患者。假设 ECMO 是有益的，为了证实它是有效的，就会放弃一些患者接受 ECMO 治疗，而这种放弃可能导致患者的死亡。想让所有研究者一视同仁地看待传统治疗和 ECMO 是一件很难的事。

为了回避这个问题，在证实 ECMO 可以治疗新生儿呼吸衰竭的基础上还同时提供科学依据。Bartlett 等引入了一种新的统计学方法叫做随机取胜法，将接受传统方法治疗的新生儿和接受 ECMO 治疗的新生儿的治疗结果进行比较。1985 发表的这个对照在科学界引起了激烈的争论。问题争论焦点是以随机取胜法来选择患者正确性。随机取胜法是指导这项研究最有效的方法，并且尽量减少无效的治疗方法。这项实验取得了良好的临床结果，仅 1 例婴儿死于传统的治疗方式。有 12 例连续收集的病例在经过 ECMO 治疗后成活。但是却因为统计方法的争议而失败。

另外的批评则针对应用 ECMO 的入选标准，先前的研究报告已强调要针对不同使用机构制定出特殊标准的重要性，以预测死亡危险，这样就可以确定 ECMO 治疗的入选人群。这种方法最大局限在于把危险程度限制在疾病发展某一特殊时段和点位，如果根据这些指南使用 ECMO，由于传统治疗效果已改善，所以对传统治疗和 ECMO 治疗的死亡率进行再评估的结果并不满意。

四、体外膜肺氧合技术的临床应用

ECMO 的基本结构：包括血管内插管、连接管、动力泵、氧合器、供氧管、监测系统。临床上常将一次性物品组成套包，重复使用部分绑定存放，并设计为可移动，提高应急能力。

（一）ECMO 的转流方式

ECMO 主要分为两种方式：V-V 转流与 V-A 转流。

1. V-V 转流　V-V 转流是经静脉将静脉血引出经氧合器氧合并排除二氧化碳后泵入另一静脉（图 16-6-1）。通常选择股静脉引出，颈内静脉泵入，也可根据患者情况选择双侧股静脉。原理是将静脉血在流经肺之前已部分气体交换，弥补肺功能的不足。V-V 转流适合单纯肺功能受损，无心脏停跳危险的患者。可在支持下降低呼吸机参数至氧浓度 <60%、气道压 <40cmH_2O，从而减少为维持氧合而进行的伤害性治疗。V-V 转流只可部分代替肺功能，因为只有一部分血液被提前氧合，并且管道存在重复循环现象即部分血液经过 ECMO 管路泵入静脉后又被吸入 ECMO 管路，重复氧合。

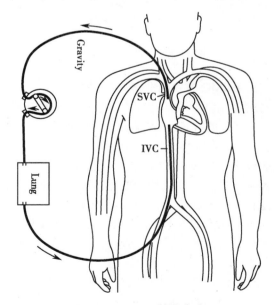

图 16-6-1　V-V 转流方式

2. V-A 转流　V-A 转流是经静脉将静脉血引出经氧合器氧合并排除二氧化碳后泵入动脉（图 16-6-2）。成人通常选择股动静脉；新生儿及幼儿由于股动静脉偏细选择颈动静脉；也可开胸手术动静脉置管。V-A 转流是可同时支持心肺功能的连接方式。V-A 转流适合心功能衰竭、肺功能严重衰竭并有心脏停跳可能的病例。由于 V-A 转流 ECMO 管路是与心肺并联的管路，运转过程会增加心脏后负荷，同时流经肺的血量减少，长时间运行可出现肺水肿甚至粉红泡沫痰。当心脏完全停止跳动，V-A 模式下心肺血液滞留，容易产生血栓而导致不可逆损害。如果超声诊断下心脏完全停止跳动 > 3 小时则应立即开胸手术置管转换成 A-A-A 模式。两条插管分别从左、右心房引出经氧合器氧合并排除二氧化碳后泵入动脉。这样可防止心肺内血栓形成并防止肺水肿发生。

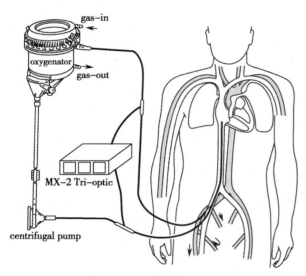

图 16-6-2　V-A 转流方式

3. ECMO 方式的选择　ECMO 方式的选择要参照病因、病情，灵活选择。总体来说 V-V 转流方法为肺替代的方式，V-A 转流方法为心肺联合替代的方式。心脏功能衰竭及心肺衰竭病例选 V-A；肺功能衰竭选用 V-V 转流方法；长时间心跳停止选A-A-A 模式。而在病情的变化过程中还可能不断更改转流方式。例如在心肺功能衰竭急救过程中选择了 V-A 转流方法，经过治疗心功能恢复而肺还需要时间恢复，为了肺功能的快速恢复，可转为V-V 模式。

一旦建立了 ECMO 环路，血流通过该循环，提供部分或全部的心脏和肺的支持。ECMO 是部分的旁路，而不是心脏手术所需要的完全旁路。通过提供循环和气体交换的机械支持，自身的心脏和肺则不需要或较少工作，可以休息。这就意味着呼吸机和血管活性药物可减至安全的低水平。氧合血

液在循环系统中持续流动，直到心肺功能改善。血流量根据所需要的支持程度而定，而这个支持程度则是依据一系列的对患者的生理监测指标而定。

（二）适应证和禁忌证

1. ECMO 适应证　ECMO 适应证因其强大的心肺替代功能并且操作简单而非常广泛。ECMO 的成功与否同实施时机有着密切的关系。过早介入会导致不必要的浪费，增加患者的风险，介入过迟脏器发生不可逆性损害，成功率降低。因此建立一个科学的指标来指导实施 ECMO 是非常必要的。由于 ECMO 是一门新兴技术。不同医疗中心设备、人员甚至对 ECMO 的认识不同导致有许多标准被报道。笔者结合临床实践同时参照其他 ECMO 中心的标准，得出以下标准。各种原因引起的急性严重心功能衰竭：①容量充足，LVEF < 30%；②多巴胺 > 20μg/（min•kg）或肾上腺素 > 0.2μg/（min•kg）；③收缩血压 < 80mmHg；CI < 2.1L/（min•m²）；血乳酸 > 5mmol/L，时间 > 30 分钟；或出现急性严重呼吸功能衰竭；④ PEEP > 10cmH₂O，PaO₂/FiO₂ < 150mmHg；⑤肺顺应性 < 30ml/mbar；⑥右 - 左分流 > 30%；⑦ FiO₂ 1.0 和 PEEP > 10cmH₂O，PaO₂ < 50mmHg，持续 2 小时以上。

2. ECMO 的禁忌证　①头部外伤并颅内出血 72 小时内，出血乃 ECMO 最常见的并发症，ECMO 过程中，有部分抗凝及凝血功能损害，如颅内有活动出血，则会加重出血；②年龄大于 70 岁；胎龄小于 32 周；体重 < 2kg；③恶性肿瘤晚期；自然死亡；④缺氧致脑功能严重受损，预计无法恢复者；⑤成人 ARDS 并慢性阻塞性肺疾病。

（三）ECMO 的常见并发症

1. 出血　出血是 ECMO 最常见的并发症。原因有：部分肝素化可使出凝血时间延长；凝血功能在过程中受损；插管的部位止血不彻底。使用肝素涂抹表面（HCS）技术可激活全血凝固时间（ACT）在 120～180 秒范围内，管路不形成血栓，减少肝素用量保护凝血因子；插管部位要彻底止血；在运转过程中应及时补充凝血因子。以上措施可减少出血发生率。

2. 血栓　血栓包括管路内血栓及体内血栓。管路内血栓多由抗凝不充分，管路血流量不足引起。体内血栓有以下因素：心肺血流量少血流缓慢；插管过粗影响远端血流。解决方案是合理抗凝；避免有不流动的血液在管路系统；选择合适的插管。

3. 感染　由于 ECMO 创伤较大并长时间运转，感染很难避免。用广谱抗生素，减少有创操作，做

好无菌操作可适当预防感染。

4. 远端肢体缺血坏死 肢体坏死多由于插管过粗影响远端肢体血供，导致缺血坏死。预防方法是合理选管，在肢体远端建立旁路血供。观察双侧下肢皮肤温度，颜色，有无脉搏等可及时发现并纠正远端肢体缺血情况。

五、体外膜肺氧合技术在急危重症中的应用展望

尽管过去的数十年对 ECMO 的使用充满了争议，但 ECMO 临床使用的成功也是很突出的。虽然对使用 ECMO 有科学方面的争议，多年的经验已经说明应用 ECMO 治疗呼吸衰竭时的作用。因为 ECMO 主要用于可能死亡的患者，它的治疗效果主要用简单的生存率来描述。长期的生存质量随访研究显示，多数生存者生活质量是好的。目前，新生儿呼吸衰竭的存活率是 80%；儿童呼吸衰竭是 60%；成人呼吸衰竭是 50%；儿童心脏衰竭的存活率是 45%；成人心脏衰竭是 40%。

开始仅是用于抢救重症新生儿的一项实验性技术，现在 ECMO 已成为一项被接受和被期待的用于抢救呼吸循环功能衰竭的治疗方法。当传统的通气方式失败后，ECMO 是一项标准的治疗方法；虽然，还有许多问题有待解决。有幸的是过去的经验将帮助我们解决体外生命支持现在和将来所面临的问题。

现在 ECMO 转向治疗儿童或成人的呼吸衰竭及心脏手术的术前、术后支持。关于儿童和成人呼衰的治疗，Barrlett 等建议对成人患者来讲，ECMO 是整个治疗的一部分，对传统通气治疗无效的患者使用 ECMO 治疗；新生儿患者仍是 ECMO 治疗的重要组成部分。来自 Portland 和 Ann Arbor 的报道更扩大了 ECMO 应用于儿童和成人肺和心脏支持的适应证，包括术前等待阶段和术后出现急性排斥反应，还有肺栓塞，心脏功能失常或冠脉搭桥术后心肌功能紊乱，心力衰竭的抢救等。

ECMO 是一种行之有效的高级生命支持技术，其在急危重症中的应用尚需更多的循证医学的支持。笔者根据现有的经验认为：① ECMO 应用的前提是常规治疗无效或不能维持有效的动脉血压和氧供给而心、脑功能有恢复的可能；② ECMO 本身不是直接治疗疾病，而是一种短期生命支持的方法，在维持全身血流动力学稳定的基础上应尽快采取综合治疗措施，积极治疗原发病，恢复心肺功能，同时尽量降低 ECMO 流量；③ ECMO 可以有

效的改善低氧血症，迅速提高氧分压，改善全身组织氧供，减少机械通气对循环影响，给心肺一个休息恢复的时机，减少多脏器功能不全的发生，降低死亡率；④采用肝素涂敷管道，可明显减少肝素用量，辅助期间，通过补充血小板及监测凝血指标，可避免出血并发症的发生；⑤配备急诊 ECMO 专用成套物品，如血管切开包，各种管道等一次性用品等；⑥建立一套完整的规范制度和操作程序，组建一支专业队伍，同时加强与其他相关科室的协作，准备充分，在紧急情况有条不紊地做出正确而快速的反应，是快速建立 ECMO，提高抢救成功率的重要条件。

（黄子通）

第七节 急诊超声技术

急诊超声检查（emergency ultrasound studies）已经成为临床急诊医生用于诊断与鉴别诊断的重要的检查手段。胸痛、腹痛、呼吸困难等是急诊患者常见的主诉，隐藏着危及生命的疾病，如动脉夹层、急性心肌梗死、急性心脏压塞、气胸、急性肺水肿、急性胆道感染、宫外孕等，其预后与及时正确的诊断和治疗直接相关。急诊超声检查不仅能提供病因线索以及血流动力学方面的参数，而且具有床旁、适时、可重复、无创等优势。急诊超声检查是急诊医生应具备的基本技能之一。

一、腹部及腹膜后疾病超声诊断

经腹部超声检查常选用凸阵探头，探头频率范围：2～5MHz。扇形扫描、接触面较大，穿透力较高，多用于检查深部的较大器官。

（一）腹主动脉

1. 正常声像图表现 纵切腹主动脉呈管状无回声区，横切为圆形无回声区，正常腹主动脉近段内径约 2～3cm。彩色多普勒超声成像（color doppler flow imaging, CDFI）：血流为层流，流向足侧，远心段舒张早期存在反向波。

2. 常见病的超声诊断

（1）真性动脉瘤：显示瘤体呈梭形膨大（前后径 >4.0cm），扩张的管壁上可有附壁血栓形成。内血流缓慢呈"云雾"状。

（2）假性动脉瘤：动脉一侧无回声肿块，边界欠清楚，其瘤壁与腹主动脉壁不连续。彩色多普勒检测：显示收缩期高速彩色血流经破口进入瘤体，舒张期转换色彩从破口再流向腹主动脉。

（3）夹层动脉瘤：动脉壁内膜分离，管腔内可见细线样回声，形成真、假两个管腔，断端呈飘带样飘动。分离的内膜回声收缩期短促向假腔侧移动，随即又向真腔侧移动，舒张期又朝向假腔移动。彩色多普勒检测：可见彩色血流从真腔经破裂口流入假腔内。

（二）胆道系统

1. 正常声像图表现

（1）正常胆囊：囊纵切面多呈梨形，横断面呈椭圆形，轮廓清晰，内胆汁为无回声，透声性好。胆囊纵轴指向肝门，颈部位置较深，邻近门脉右支。体部前壁贴于肝脏的胆囊床，底部游离于肝下缘邻近腹前壁。胆囊的长径一般不超过 8.5cm，前后径多数不超过 3.5cm，胆囊壁厚度不超过 2mm。

（2）正常胆道：肝内胆管，左、右肝管在门脉左右支的前方，内径在 2mm 以下，正常人肝外胆管上段内径≤5.0mm。

2. 常见病的超声诊断

（1）急性胆囊炎：单纯性胆囊炎，初期超声显示胆囊稍大，囊壁轻度增厚，缺乏诊断特征。形成化脓性胆囊炎后声像图特征较明显：①胆囊体积增大，囊壁张力增大，轮廓模糊；②胆囊壁浆膜下水肿、出血、炎性细胞浸润，弥漫性增厚呈"双层影"；③胆囊腔内有稀疏或密集分布不均的细小或粗大光点；④超声莫非氏征阳性；⑤胆囊颈部常伴有结石；⑥急性胆囊炎穿孔时，胆囊壁的局部膨出或缺损，胆囊周围有局限性积液；⑦胆囊收缩功能差或丧失。

（2）胆囊结石：

1）典型结石型：胆囊腔内可见强回声光团，其后体声影，强光团可随体位变化而移动。

2）充满型：胆囊腔内充满大小不等的强回声光团，腔内液性暗区消失，其后方伴有大声影，胆囊后壁不显示呈囊壁结石声影"三合征"。

3）小结石型：胆结石的颗粒较小，沉积于胆囊后壁，声影不明显。

4）泥沙型：结石呈泥沙状沉积于胆囊后壁沉积层较厚随体位移位而流动，其后方多伴声影。

（3）胆道梗阻：

1）肝内胆管扩张：①肝内胆管内径＞3mm，提示肝胆管扩张；②肝内胆管腔与伴行的门静脉形成小"平行管征"则提示肝胆管中度扩张；③肝内胆管呈树杈状扩张，并向肝门部汇集，相伴行的门静脉受压，管腔显示不清则提示胆管重度扩张。

2）肝外胆管扩张：①肝外胆管内径＞7～10mm则提示轻度扩张，10mm 以上提示显著扩张，梗阻所引起的肝外胆管的扩张，为均匀性扩张——即下段较上段、肝外较肝内扩张明显；②胆总管与伴行的门脉内径相似，呈现"双筒猎枪征"，为肝外胆管扩张的典型特征。

3）梗阻部位的判断：①胆总管扩张提示胆道下段梗阻；②肝外胆管正常或不显示，肝内胆管或左、右肝管一侧扩张，提示肝门部梗阻；③一般情况下胆囊与胆总管的张力一致，胆囊增大提示胆管下端梗阻，胆囊不大则提示胆管上端梗阻；④肝内、外胆管均正常，仅胆囊增大提示胆囊管阻塞或胆囊自身的病变；⑤胆总管、胰管均扩张提示壶腹部梗阻。

4）梗阻病因诊断：①结石引起的梗阻扩张的胆管壁平直完整，结石与管壁分界清楚；②肿瘤所致的梗阻扩张的胆管壁欠清晰，不平整，管壁有残缺，肿瘤与管壁分界不清。

（三）肾脏

1. 正常声像图表现 肾脏纵断面呈椭圆形或扁卵圆形。肾的包膜光滑、清晰。肾皮质呈均匀中低回声。肾锥体呈圆形或三角形，为弱回声区。肾中心部分为肾窦区，包括肾盂、肾盏、血管和脂肪等组织，呈不规则的高回声团。肾脏横断面在肾门部呈马蹄形。

2. 常见病的超声诊断

（1）肾创伤：肾挫伤轻度仅有少量血尿者，声像图可无明显异常，肾实质挫伤，多在实质断裂处显示不规则的无回声或低回声区，血肿机化回声增强，类似实质。或在肾包膜下与肾实质之间出现梭形或新月形低回声区，显示为肾包膜下血肿，包膜完整无破裂；肾实质裂伤，包膜破裂时出现肾周积血、积尿时可见肾包膜外为无回声或低回声区包绕，肾破裂处有包膜中断现象，大量出血时可见腹腔积血。

（2）肾积水：

1）肾窦回声分离＞1cm 者。

2）中度以上肾积水肾体积增大，轻度则无明显改变。

3）重度者肾实质萎缩变薄，轻、中度肾实质无明显改变。

4）梗阻部位在输尿管或输尿管以下者，合并输尿管积水。

（3）肾结石及输尿管结石：在肾窦区内或输尿管内出现点状或团块状强回声，其后方有声影，直径小于 3mm 的结石后方无声影。结石位置肾内以下盏为多,输尿管多为肾盂连接部、跨髂血管段和膀胱壁内段。肾结石伴肾积水者,在积水暗区远端可发现嵌顿的强回声结石光团和声影。

(四)脾脏

1. 正常声像图表现 在冠状切面下脾脏外形呈近似三角形,肋间切面可呈半月形。其轮廓清晰,表面光滑,膈面略向外凸起,其中部即为脾门,可见管道状较高回声包绕的血管结构。正常脾脏回声呈弥漫性略低回声(相对于肝实质),内部回声分布均匀。彩色多普勒示脾血管呈条状从脾门处进入脾实质内。

2. 脾破裂的超声诊断

(1)真性脾破裂:

1)脾实质破裂:脾实质断裂,包膜连续性中断,轮廓失常。

2)脾周围积液:脾周围可见无回声或低回声区,加压扫查可见积液区宽度发生改变,为脾周围血肿,是真性脾破裂的重要间接征象。

3)腹腔积液:少量出血时,仅在左上腹脾周围、膀胱直肠陷窝、子宫直肠陷窝内出现无回声或低回声间隙;大量出血时,可在全腹、盆腔,肝周围、肠间隙等处出现无回声区。

(2)中央型破裂:脾实质内出现局限性无回声、低回声区(局限性血肿),随着病程的延长,血肿机化,回声增强,脾包膜完整。

(3)包膜下脾破裂:

1)脾包膜下出现梭形或不规则形无回声或低回声区。血肿多位于脾的膈面或外侧,使脾实质受压移位,脾包膜完整。

2)血肿内可有低回声团块和沉淀物,为凝血块和血细胞沉渣。有时可见条索状分隔结构,系机化所致,为陈旧性血肿。

(五)胰腺

1. 正常声像图表现 胰腺长轴切面胰腺呈一略向前凸起、横跨脊柱前方、回声稍高的长条状结构。边界光滑,胰腺实质呈细小、均匀的点状中等回声。主胰管位于胰腺实质内,显示为横贯胰腺实质的两条平行而光滑的中、高回声线。胰体后方为管状无回声的脾静脉,是识别胰腺的重要标志。

2. 急性胰腺炎的超声诊断

(1)胰腺炎性水肿、肿胀,体积呈弥漫性增大,或局限性增大,呈肿块型,轮廓不规则,边缘凹凸不平。

(2)胰腺内部多呈低回声或无回声。水肿性病变内部多呈均匀一致的低回声,急性出血坏死所致的病灶内部回声强弱不等并可见强光斑。

(3)胰腺周围及腹腔内积液多在发病早期出现,为胰腺周围渗出和水肿样变化。

(4)胆系异常:胆源性胰腺炎占60%,在胆囊或胆管内可见结石声像图。酒精性胰腺炎时可显示胆囊肿大或胆管的扩张。

(5)胸、腹腔积液:急性胰腺炎可伴发胸水,腹水。

二、心脏超声

探头的选择:经胸探头选择 2～4MHz 频率,短阵探头,扇形扫描,接触面积小,声窗小。

(一)临床适应证

1. 心包积液
2. 心功能不全
3. 呼吸困难
4. 胸部钝器伤
5. 胸部穿透性伤害
6. 心律不齐
7. 心悸
8. 休克

(二)心功能评价

超声技术可以获得心脏容积或压力等临床参数,进而评估血流动力学。

1. 左心室每搏容量(stroke volume,SV)和左室射血分数(left ventricular ejection fractions, LVEF)评估 在心尖两腔心切面和四腔心切面以改良的双平面 Simpson 公式测算获得左室舒张末容积(end-diastolic volume,EDV)和收缩末容积(end-systolic volume,ESV)参数,进而得出 $SV = EDV - ESV$。由于右心室不规则形态等原因,目前超声技术不能测算右心室容积。LVEF 是左室每搏容量与左室舒张末容积之比,是评价左心室泵功能的最有意义的参数之一,正常范围 56%～78%,低于 50% 通常认为是异常。用 M 型超声记录二尖瓣腱索水平室间隔和左心室后壁活动曲线,以 Teichholtz 公式测量左心室射血分数,但在节段性室壁运动异常的患者,M 型超声测量的准确性降低。有严重节段性室壁运动异常的患者,应在心尖两腔心切面和四腔心切面以改良的双平面 Simpson 公式测量 LVEF。心内膜回声边缘的描画宜采用手动法。在紧急危重的情况下,可以视觉大致评估心肌的收缩性,其与测量所得 LVEF 参数有较好的相关性。超声多普勒能依据二尖瓣反流检测 dp/dt,也是评估心室收缩性的参数之一,与导管所测参数有良好的相关性。

2. 心腔内压力的评估 用彩色多普勒观察有无二尖瓣、主动脉瓣、肺动脉瓣、三尖瓣反流束。利用主动脉瓣反流，估测 LVEDP。利用三尖瓣反流测算右心室收缩压和肺动脉压力；肺动脉瓣反流测算肺动脉舒张压和肺动脉平均压。甚至可以依据超声所测得的右心室流出道血流加速时间（acceleration time of the RVOT）计算得出肺毛细血管楔压（pulmonary capillary wedge pressure，PCWP）。利用二尖瓣反流，依据 Bernoulli 公式估测右房压（right atrium pressure，RAP）。或通过测量下腔静脉入右心房处的静脉内径，观察吸气时下腔静脉塌陷的程度评估 RAP。下腔静脉内径 <1.5cm，吸气时静脉内径塌陷，RAP 约 5～10mmHg；下腔静脉内径 1.5～2.5cm，吸气时静脉内径减少≥50%，RAP 约 5～10mmHg；下腔静脉内径 1.5～2.5cm，吸气时静脉内径减少≤50%，RAP 约 10～15mmHg；下腔静脉内径 >2.5cm（扩张），吸气时静脉内径减少 <50%，RAP 约 15～20mmHg；下腔静脉内径扩张伴肝静脉扩张，吸气时静脉内径没有改变，RAP>20mmHg。

3. 以脉冲波多普勒记录舒张期二尖瓣血流频谱，测量左心室等容舒张时间、E 峰减速时间以及舒张早期 E 峰与心房收缩期 A 峰最大流速的比值，综合评价左心室舒张功能。

（三）常见病的超声诊断

1. 急性心肌缺血

（1）节段性室壁运动异常：心肌缺血通常可表现为运动减弱，严重者可表现为不运动。局部室壁增厚率减低（<30%）。急性心肌梗死后超声心动图几乎立即出现室壁运动异常。典型的运动异常为矛盾运动及室壁收缩期变薄，通常发生于较大面积的前间壁心肌梗死。由于左旋支和后降支之间通常存在侧支循环，后壁、下壁心肌梗死常表现为运动减弱及无运动。

（2）室壁运动不协调：正常室壁收缩时呈协调一致的向心性运动，舒张期离心性运动，心肌运动柔顺。当缺血时，局部运动幅度减弱，被动的受其附近室壁运动牵制而使整个室壁运动出现不协调，左室短轴观可呈顺时针或逆时针扭动。

（3）左室形态失常：多为心尖部扩大、圆钝。

（4）心内膜回声增强：缺血区局部可见心内膜面回声有不同程度增强。

（5）左心房轻度扩大。

（6）左室收缩功能降低。

（7）急性心肌梗死早期（6 小时以内）心肌回声减弱，以后逐渐增强。这种回声强度的变化，以伪彩色编码处理更易显示。

（8）右室梗塞表现为右室游离壁矛盾运动，室间隔与左室同向运动。

2. 心脏压塞 当心包积液迅速积聚或积液量超过一定水平时，心包内压急剧上升，使心脏受压。

（1）心脏周围环绕有大片状无回声区。

（2）心脏活动受限，右心室舒张期塌陷，左心室吸气时变小、呼气时增大。

（3）颈静脉、下腔静脉及肝静脉增宽，肝、脾淤血肿大。

（4）当心肌梗死、外伤等引起心壁穿孔造成心包积血，用多普勒超声可显示出血部位和血流状态。

三、女性盆腔超声

（一）输卵管妊娠

1. 子宫增大，但小于闭经周数，宫内无环状的妊娠囊及胚胎（同时存在宫内及宫外孕时可见），仅在宫内呈现宫内膜蜕膜反应的较强弥漫性点、环状类孕囊样回声。

2. 附件区可见一肿块图像，轮廓不规则，周边回声模糊，内部回声减弱或呈现圆形暗区伴有实质不均质回声，未破裂前在肿块间见一完整的妊娠囊，内有胚芽，并见胎心搏动回声；破裂后肿块呈混合性，以实质性回声为主，暗区胚囊边缘不整变形。

3. 宫外孕破裂时在子宫直肠陷窝可见出血所致的不规则液性暗区，大量出血时腹腔内显示大范围液性暗区，由于出血多可见子宫漂浮在暗区中，随体位的改变而移动。彩色多普勒血流成像：妊娠囊周边可见滋养层丰富的血流信号，有胚芽时可显示点状的原始脉管搏动血流。

（二）输卵管积脓

输卵管脓肿时附件区可显示肿块，肿块形态不规则，壁厚，内为低回声及散在的点状回声及纤维素样分隔带等。

（三）卵巢囊肿蒂扭转

妇科急诊中的常见因素，常发病于育龄，最常见的临床症状有恶心、呕吐，60% 的患者表现为下腹突发剧痛。确诊需外科手术。超声能够观察到一侧附件区的包块。彩色多普勒超声通过观察卵巢内部的血供情况能够帮助鉴别诊断，当上述症状条件下同侧卵巢内未检测出血流信号可以初步诊断为卵巢囊肿蒂扭转，然而需要记住的是，即使血流正常也不能排除此病的诊断。

四、肺部超声

（一）正常声像图表现

1. 5～7.5MHz 探头沿肋间扫查，可显示皮肤、皮下脂肪、胸壁肌层及内外侧筋膜结构。

2. 在深部脂肪层弱回声下方可见弧形明亮的细带状强回声，为壁层胸膜与微量生理性胸水的界面反射，可反映壁层胸膜的状态。

3. 含气肺呈现为逐渐衰减的大片状强回声。正常肺内部结构一般不能被显示，位于肺表面的脏层胸膜与之紧贴，偶见呈双层状，随呼吸同步运动，与壁层胸膜分离。

（二）常见病的超声诊断

1. 胸腔积液

（1）游离性胸腔积液：少量积液时在肩胛线或腋后线低位肋间显示积聚于后肋膈角处的三角形无回声区。当中量或大量积液时，无回声区面积增大呈片状，可达胸腔中部以上，并可显示被压缩的肺组织呈膨胀不全或不张实性回声区。

（2）血性积液或脓胸：常可见液性暗区内有低弱的细小光点及光斑飘浮沉积，其纤维素成分可显示多数细回声带与胸膜相连，有的甚至相互粘连呈不规则蜂窝状，随心脏搏动在液体中浮动。

（3）外伤性血气胸：在胸腔内显示含有细小光点的不规则积液区前方，常可见到强回声气带反射。如发生血肿可显示胸腔液性暗区中凝血团块，呈不规则状。

2. 气胸

（1）没有胸膜滑动征 = 气胸：在肋间隙处找高回声线，正常情况下此代表壁层和脏层胸膜，在检查中需要看这两层结构的互相滑动。使用超声观察气胸，我们会发现无胸膜滑动征，发现肺滑行可排除气胸，但仅是探头下方没有气胸，气胸可能在检查侧胸部的其他地方，因此，为了提高气胸检查的敏感度，需系统的对每侧胸部多个肋间进行评估。当患者为仰卧位时，大部分气胸位于胸前部，由于并存或之前有其他肺部疾病，气胸也可能位于其他部位，因此只检查胸前部可能会漏诊。另外，胸膜滑动征也出现于以下几种情况：呼吸减弱、呼吸暂停、肺炎、肺不张、胸膜粘连、胸膜固定术史、右主支气管插管。

（2）气胸的另一个表现是"肺点"，也叫"前沿征"。气胸边缘处，壁层和脏层胸膜恰好分开处可以看到此征象。"肺点"典型的表现为在一个超声图像上在有胸膜滑动的图像边出现没有胸膜滑动

的肺部，此征象对于气胸的诊断特异性高达99%。

3. **肺水肿**　当患者存在肺水肿时，肺泡内同时存在气体和液体，此种情况下，超声信号被多个高度反射的界面"包围"形成回声泡，每个回声信号在这些气泡之前来回传播，在某些部位，这些回荡的信号从中逃离出来，被探头所接受，这些反射回来的信号因远离混响发生的区域，因而逐渐减弱，描述这些线的术语是"B线"，这些线通常与胸膜滑动并存，肺水肿每个肋间隙至少有 3 条 B 线（图 16-7-1）。

以下病因可出现 B 线：心衰、肾衰、肝失代偿下的容量负荷过重，肺炎，肺挫伤，急性肺损伤。

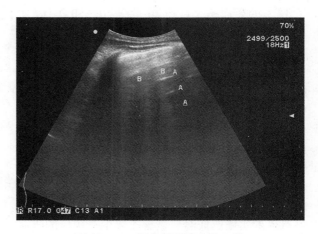

图 16-7-1　超声显示肺水肿 B 线

（李丽君）

第八节　治疗性低温技术

作为目前治疗急性中枢神经系统损伤和脑保护最有希望和成效的方法之一，治疗性低温是指采用主动控制温度的措施，使患者核心温度降低至37℃以下的一种治疗手段或技术。通常将治疗性低温的程度划分为三个等级：浅低温一般是指核心体温控制于32～34℃之间，也有学者称为亚低温；中度低温是指核心温度控制于28～32℃之间；核心体温低于28℃则被称之为深度低温。尽管多个基础和临床研究证实治疗性低温能够对多种疾病或神经损伤产生保护和治疗作用，但目前研究较多且临床应用相对成熟的主要还是在心搏骤停及复苏后的脑保护治疗之中，因此本节主要介绍治疗性低温在心搏骤停后的临床应用。

一、治疗性低温技术的历史追溯——一波三折

据古籍的记载，低温很早就被人类用于疾病

的诊治。西医的先哲——希波克拉底曾建议在严重创伤的患者周围覆盖冰雪以减少出血。在古代中国，华佗也曾将发热的患者裸身浸没于家中花园的石槽内，利用低温进行治疗。公元 1672 年，Robert Boyle 将伤寒高热的患者浸于冰冻盐水或海水中降温。到了 1814 年，拿破仑军队的总外科医师 Baron Larrey 在拿破仑战争时期发现受伤的士兵如果被放置在离营火较近的地方，往往比没接受保暖的士兵更容易死亡。19 世纪末，现代医学之父——加拿大医生 William Osler 爵士在约翰霍普金斯医院使用低温的方法治疗伤寒高热患者，降低了 17% 的死亡率。直到 20 世纪 40～50 年代，才真有将低温应用于临床的报道出现，美国的神经外科医生 Temple Fay 使用冰块覆盖严重颅脑损伤的患者，通过低温治疗显著提高了患者的生存和神经功能预后。美国的心胸外科医生 Wilfred Gordon Bigelow 通过研究发现，将患者核心体温降至足够低，就能够保护心脏外科手术时患者的脏器和神经功能，在此理论指导下，第一台低温条件下的开胸手术也于 1953 年成功实施。1959 年，来自美国约翰霍普金斯大学医学院附属医院的 Donald W. Benson 和 G. Rainey Williams 发表了他们对心搏骤停后患者实施亚低温后显著改善生存预后的研究结果，这是人类首次将低温技术成功地临床应用于心搏骤停患者。但由于对低温治疗技术认识不够全面、深入，在其后的几十年间，由于很多研究者盲目将中、深度低温应用于临床，加之没有重症监护病房（intensive care unit，ICU），治疗的副作用和并发症频发，低温造成病患死亡率和伤残率的大幅增加，治疗性低温技术随后被业界束之高阁。除了相对成熟的低温体外循环技术外，该项技术在临床的应用发展一度停滞。直到 20 世纪 70～80 年代，复苏医学之父——Peter Safar 教授从带领他的团队开展了一系列治疗性低温的基础和临床研究。他们发现 32℃ 以下的低温能够诱发动物和人类严重的心律失常，而随着温度的降低进一步下降，低温在多个系统脏器的副作用会充分显现，导致治疗的失败。他的团队通过大量的实验数据证实，在心搏骤停的灵长类动物或人类复苏成功半小时内，给予 32～34℃ 的浅低温治疗能够显著改善生物的生存和神经功能预后。基于这些充分而有力的证据，Peter Safar 教授在 1979 年在美国国立卫生研究院（NIH）的部分资助下成立了国际"脑复苏临床研究"联盟，并在动物研究的成果基础上开展了多个治疗性低温相关的临床研究。直到 1997 年，Stephen A.

Bernard 报道了他的团队应用低温治疗技术成功改善心搏骤停后心肺复苏成功患者的生存预后及出院时神经功能。这是治疗性低温技术在临床应用沉默了 38 年之后，再次被临床医生们重新认识并唤醒。随后，越来越多的临床证据证实了治疗性低温的确切保护效果，而其在临床中的应用也日趋成熟和完善。2002 年，随着两篇标志性的论文在新英格兰医学杂志（*The New England Journal of Medicine*）上发表，正式确立了治疗性低温在心肺复苏后脑保护治疗中的作用和地位。由此，治疗性低温作为标准的器官缺血、缺氧及再灌注损伤后的保护性治疗措施之一被列入各种临床治疗指南。目前，治疗性低温已成为心搏骤停患者复苏后的常规治疗措施之一。

二、治疗性低温的保护作用机制与临床应用现状

（一）低温的保护作用机制——全面保护

与意外低温不同，治疗性低温通过控制性降低机体体温，对机体产生保护作用。低温治疗具有多重保护效应，可同时作用于脑缺血级联损伤反应的多个靶点，减少因心搏骤停引起的全身性的缺血：再灌注损伤。治疗性低温的主要保护作用机理：①降低机体代谢，减少脑组织对氧气和葡萄糖的消耗；②保持脂膜流动性，抑制破坏性酶反应，降低再灌注期脑低灌注区的氧需，抑制脂质过氧化，减轻脑水肿和细胞内酸中毒等；③减少细胞色素 C 释放和抑制 caspase 活性，从而减轻神经细胞凋亡、减少脑梗死面积；④可能通过抑制 Ca^{2+} 依赖性中性蛋白酶（calpain）而减轻神经细胞凋亡；⑤抑制羟基、过氧化氢等活性氧的产生，其机其机制尚未明确，但可带来神经保护作用；⑥抑制缺血后由 NFκB 激活、细胞因子释放、白细胞浸润、小胶质细胞活化以及内皮黏附分子表达等所激发的炎症反应过程；⑦纠正再灌注期脑血流失调，在脑充血期和低灌注期均有调节作用；⑧减轻脑白质损伤和抑制星形胶质细胞增殖等。

（二）治疗性低温的方法学——各有千秋

常见的治疗性低温的诱导方法：①表面低温是最常用易行的低温方式，但往往降温速率较慢，且难以稳定控制，常用的方法有冰袋、装有循环冷却剂的冰毯、冷空气体表冷却、冰帽等；②血管内低温降温速率较快，能够稳定控制温度的降低和维持，但需要有创性操作，需要一定的设备，目前常用的方法有通过血管内导管进行血管内冷却、颈动

脉冷却液体灌注、一侧颈动脉体外冷却血液灌注和4℃生理盐水灌注冷却降温等；③选择性头部低温能够尽快产生局部低温，进行脑保护治疗，但需要一定的专业设备，部分技术在临床中的价值仍需进一步验证，常用的方法有冰帽、冰水鼻腔灌洗、鼻咽喷射诱导脑部低温技术等；④体外循环低温技术往往所需装备复杂，多在进行相关治疗时顺带采用，常见方法有体外膜肺（ECOMA）、血液透析等；⑤其他还有一些新技术也极具临床应用潜力，例如药物诱导低温已被证实能够快速、稳定诱导低温且效果显著；体腔冰冻液体灌洗技术目前能够以最快（10℃/h）的速率快速降温，能够产生效果，但同样属于有创性操作。

（三）治疗性低温的适应证

1. 心搏骤停经复苏恢复自主循环后仍昏迷（例如对语言命令没有有意义的响应）的成年患者 初始心律为室颤的院外心搏骤停病者；院内心搏骤停（初始心律为任何心律）复苏后患者；院外心搏骤停复苏后非室颤心律的病患；未成年患者可能受益。

2. 各种原因引起的中枢性高热 例如中暑，创伤后颅脑损伤引起的高热。

3. 各种严重的颅脑及神经系统损伤 严重创伤性脑损伤、严重脑卒中、蛛网膜下腔出血、急性脊髓损伤、新生儿缺血缺氧性脑病。

4. 其他 急性心肌梗死及心功能不全。

（四）治疗性低温的禁忌证

1. 心搏骤停复苏后患者 年龄 < 18 岁，复苏后清醒患者或格拉斯哥昏迷评分（GLS）> 5 分，患者心搏骤停前已昏迷，心肺复苏总时间超过 1 小时，复苏后自主循环恢复超过 6 小时，创伤性心搏骤停。

2. 出血倾向 出、凝血功能异常，活动性出血，无法控制的消化道出血。

3. 大手术 72 小时内将进行大手术，或 2 周（14 天内）进行过大手术。

4. 全身感染 感染性休克、疑似脓毒症。

5. 严重心血管功能障碍 持续出现心律失常，顽固低血压或平均动脉压低于 60mmHg 超过 30 分钟，严重心源性休克。

6. 特殊情况 孕妇，疾病终末期患者，患者放弃抢救、治疗并签署相关文件。

（五）治疗性低温的临床实施

治疗性低温实施过程较长，对机体的影响较大，临床处理不当会对机体各系统脏器功能造成显著的伤害，因此临床实施治疗性亚低温时一定要首先制订科学、完备的临床实施方案。治疗性低温的实施最好在具备全面监护和生命支持能力，具有多学科专业背景人员集中的重症监护室进行。总体来说，治疗性低温的实施主要包括实施前准备、低温诱导、低温维持和复温四个阶段。

1. 低温实施前准备 在实施治疗性低温前首先要严格对照治疗的适应证和禁忌证严格甄别适于应用该项技术的患者。此外对患者应进行全面的评估，包括全血细胞的计数、分类，水电解质、酸碱平衡，各脏器功能，凝血功能，胸部 X 线检查，全面的神经系统检查，心电图、心脏彩超等心血管系统的评价，有条件应该完成头颅 CT 检查，最好能够进行连续的脑电图监测和记录。

实施治疗性低温的全程，需要为患者建立高级气道（最佳为气管内插管），实施机械通气，建立有创血压监测和中心静脉通路；常规进行心电图、血流动力学、血样饱和度和中心静脉压力的连续监测。

整个低温治疗期间，关键与核心就是能够进行连续、准确的核心体温监测，首选中心静脉体温（Swan-Ganz 导管），膀胱内体温和食道体温也较可靠，鼓膜温度能够反应脑部温度，但肛门直肠温度不推荐为最佳选择，因为与真正的核心体温相比，其变化较慢且易受体表降温装置的影响。切记在治疗性低温实施过程中核心体温要严格控制于32℃以上，否则可能诱发致命的心律失常。

此外，低温实施前应该做好镇静和麻醉的准备，主要目的为控制低温实施过程中的寒战、抽搐等不良反应。目前，尚无统一的镇静、镇痛和肌松的最佳方案。常用的镇静药物和肌松剂有咪达唑仑、芬太尼、泮库溴铵或维库溴铵等。

当然，如有专用的低温治疗装置和温度管理系统，应先行做好系统的调试和准备。

2. 低温诱导阶段——越快越好 在完成准备工作给予患者镇静和麻醉后，亚低温治疗应该尽快实施，目前公认的最佳的低温治疗的目标温度为（32～34℃）。

尽快将患者体温降至目标温度不但能使患者获得最佳的保护效益而且能够减少相关的并发症。目前，最常用的低温诱导方式包括冰冻盐水输注，即给予冷却（4℃）乳酸盐林格液（或生理盐水）30ml/kg体重（对于 1 例体重 70kg 的患者，大约为 2L），30分钟内外周静脉输注。此外，在极有影响的临床试验中，降温也可通过在头、颈、躯干和四肢周围放置大量冰袋来实现（在澳大利亚临床试验中），或者通过使用覆盖全身的冷空气垫来实现（在欧洲临床试验中）。其他体表降温的方法包括使用水循环降温垫和预冷（冷藏）的降温垫。中心降温可通过使用血管内降温导管（由金属或者充盈了冷生理盐水的封闭球囊制成），或通过静脉输注低温液体的方式来实现。这些技术中大多使用了专为目标体温管理设计的商业化开发的设备，并成功应用于临床。

从目前的数据可知，目前能够最快诱导低温的设备为腹膜腔冰水灌洗技术，其降温速率能够达到 $-11℃$/小时，部分血管内低温和表面低温温度管理系统可达到 $-5℃/h$ 至 $-2℃/h$，而传统的表面低温方法只能达到 $-1℃/h$ 至 $-0.5℃/h$。因此，低温诱导阶段因低温诱导方法的不同而时间长短不一，但最好能够在 6～8 小时内达到目标温度。

此外，随着患者逐渐达到目标低温，更要严密监测患者心电图的变化，注意水电解质的变化，常规每 5～30 分钟监测温度，每小时监测患者生命体征（血压、脉搏、呼吸和血氧饱和度）、出入量、神经功能评估、寒战的症状和体征。

3. 低温维持阶段——平稳监测　低温维持阶段要保持温度的稳定，要避免核心体温大幅的波动。目前多采用商用温度管理系统，能够智能化根据患者核心体温情况实时调整低温治疗。目前最新的指南建议低温治疗维持的时间为 12～24 小时，但最佳的低温持续时间仍存争议，普遍采用的时间是 24 小时。

在维持低温的 24 小时中要注意观察以下指标：

（1）温度：每小时监测。

（2）血流动力学参数：中心静脉压（CVP）和静脉血氧饱和度（SVO_2）监测容量，心排量（CO）；维持平均动脉压 90～100mmHg。

（3）氧和与通气：目标值（$PaO_2 > 100mmHg$，$PaCO_2 = 35～45mmHg$）；没有自主呼吸。

（4）肾功能及水电解质、酸碱平衡：每小时尿量；每 12 小时复查电解质、尿素氮和肌酐。

（5）代谢：血糖维持于 5～7mmol/L；每小时监测血糖。

（6）血小板：如有活动性出血或血小板计数 < $30×10^9$/L，可输注血小板。

（7）体位：通常头部抬高 30°。

（8）良好镇静，防止寒战：镇静剂、肌松剂维持应用，确保无自主呼吸。

（9）液体管理：避免低血容量，及时处理低血压。

（10）皮肤情况：观察有无冻伤或出血证据。

在维持低温的 24 小时内，如出现如下情况，亚低温治疗应提前终止：根据临床判断需要停止，反复出现的影响血流动力学的心律失常，顽固性休克，有出血证据的凝血功能障碍，顽固性酸中毒。

4. 复温阶段——缓慢平稳　当 24 小时的低温治疗完成，可停止亚低温治疗，开始复温。与低温诱导过程相反，复温过程要求平稳而缓慢，平均复温温度最好不宜超过 0.5℃/h，否则可能导致严重的组织损害，导致低温治疗失败。

复温可采用被动复温的方式，即仅保留部分低温装备，让患者体温逐渐自动回升，或采用温度管理系统管理复温。建议复温的速率应保持在 0.1℃/h 至 0.2℃/h。复温过程中应该继续维持镇静、麻醉，保持机械通气，稳定血流动力学和血气，保持水电解质平衡，评估可能发生的脓毒症征象。

复温过程应避免体温高于正常，患者的体温应保持在正常范围（核心体温 36.5～37.5℃）直至 48 小时，因为过热可使转归恶化。复温后，停用镇静剂、镇痛剂和麻痹剂，并且提供标准重症监护，包括在适当的时候拔管。

对患者的神经功能及预后的评估至少应在复温至正常体温后 3 天才可进行。

（六）治疗性低温的并发症及预防策略

1. 治疗性低温的并发症　治疗性低温的不良反应或直接与降温装置相关，或由低温本身引起，但一项大型的临床研究证实，实施低温治疗的心搏骤停复苏后患者与传统治疗组发生相关并发症的几率无显著性差异。最常见的不良事件或并发症包括：寒战、心律失常、血流动力学不稳定、出血、肺炎、脓毒症、水电解质平衡紊乱、肾功能衰竭、非抽搐性惊厥发作、急性胰腺炎、肺水肿。

2. 治疗性低温并发症防治的策略　寒战是低温治疗过程中最常见也是危害最大的并发症。体温每降低 1℃，就会增加 30% 的寒战反应，此时的机体氧耗会增加 5 倍，导致降温困难，加重缺氧。因此，从低温诱导开始至低温治疗全程，需要给予患者充分镇静与麻醉，杜绝寒战的发生。低温可诱发代谢紊乱，包括低钾血症、低镁血症、低磷酸盐血症和高血糖症。常规检测电解质和血糖水平十分必要。白细胞减少和血小板减少症有可能发生，但通常不需要干预。在罕见的情况下，严重的血小板减少症、凝血功能障碍或胰腺炎有可能发生，发生这些事件时，合理的做法是提高温度水平，直到这些副作用消失，必要时可输注血小板处理。在低体温期间可以发生非抽搐性惊厥发作，合理的做法是进行连续脑电图监测，一旦发生则对其进行治疗。此外还应采用标准的重症监护措施来监测和处理患者的情况。如果在低温期间患者的状态变得血流动力学不稳定，复温有可能无益，可改用补液、正性肌力药物和升压药物治疗来保持血流动力学稳定。

三、治疗性低温技术的发展前瞻——希望与争议并存

随着治疗性低温被越来越广泛的应用于临床，这项新技术也不断给人们带来新的希望和信心，但对于该项治疗措施本身而言，仍然有很多问题与争议。首先，什么人适合于应用低温技术？尽管最新的指南推荐心搏骤停经复苏后成年患者均可应用该项技术，但大多数的临床证据都指向初始心律为可除颤心律的院外患者最为受益，其他类型的患者是否适用还需要大量、可靠的临床数据证明，支持。而在其他疾病领域的应用也需要更多的临床研究去探索和证实。其次，低温治疗的时间窗如何确定？大量的基础研究已经证实及早应用亚低温治疗才能使患者最大获益，因此，国外很多院前急救体系已经将复苏亚低温治疗纳入日常工作常规，一旦院外复苏成功，马上进行降温处理。更有学者建议在心肺复苏同时就应开始降温。问题接踵而至，那该采用何种方法快速降温？新的降温技术和方法学不断涌现，便捷、高效成为新技术的共同目标，而药物降温的理念和方法学再次引起大家的关注。低温治疗维持多久为最佳？不同的时间窗，不同的原因，不同的方法学，不同的患者，不同的低温诱导速度都可能影响治疗时程的确定，个性化的治疗方案确定是今后低温治疗的方向。对复温的速度仍存争议，已经有研究报道称复温的速率与患者的预后无相关性联系，但实际临床中大家仍持谨慎的态度。总之，治疗性低温技术在今后很长一段时间都会是应用研究和临床实践的热点和难点，多种低温方法学的综合应用，覆盖心肺复苏全程的低温治疗将会成为今后发展的趋势和方向。

（余 涛）

第九节 床旁快速检测技术

POCT，即时检验（point-of-care testing），指在患者旁边进行的快速临床检测／床边检测（bedside testing），通常不一定是临床检验师来进行。主要特点是操作简单并且可及时，快速得到检测结果，

POCT 不需要固定的检测场所，试剂和仪器是便携式的，不需要专门临床检测服务，无需传统的医院实验室设备，成本费用低廉，减少了患者住院的时间，采样时间，医护人员的占用时间等，可以 24 小时全方位为患者服务。

1995 年 3 月，美国实验室标准化委员会（NCCLS）发表了 AST2-P 文件，首次提出了即时检验（POCT）的概念。现在 POCT 已成为检验医学的重要组成部分，不仅提高了检验速度和方便程度，并使患者得到及早的人性化的诊疗方案。现在 POCT 已经发展到一种和其他大型检测设备一样，能进行定量分析、提供精确的数据报告等精密分析设备，定性或半定量到全定量是一个 POCT 划时代的转变，是人为估计到精密设备的转变。

传统急诊临床检验标本的采集和运输花费了大量时间，如何最大可能的缩短检验周转时间（turnaround time, TAT）成为了急诊医学快速诊断快速治疗的关键。而 POCT 检验因省去了标本复杂的预处理程序，并能即时在现场采样分析，与传统实验室检验相比极大地缩短了检验周转时间，且 POCT 具有体积小、携带方便、使用方便和报告即时等诸多优点，在急诊医学各领域的应用得到了迅猛的发展。

一、POCT 在急诊的临床应用

1. 循环系统疾病 肌酸激酶同工酶（CK-MB）及肌钙蛋白（cTnI, cTnT）是心肌损伤的"金标准"，而肌红蛋白（MYO）是诊断早期 AMI 最重要的指标，目前已有 POCT 设备可于数分钟内同时定量测定 CK-MB, cTnI, cTnT 及 MYO，而中心实验室检查常需 1 小时以上。近来研究者发现心脏型脂肪酸结合蛋白（H-FABP）对 AMI 诊断的敏感性更高，检测 H-FABP 的商业化 POCT 试纸已经问世，检测仅需 2~3 滴全血，15 分钟即可显示结果。Tanaka 等评价了该 H-FABP 试纸在诊断 AMI 中的作用，发现 H-FABP 对发病 3 小时内的超急性期心肌梗死诊断敏感性为 93.1%，但特异性仅为 64.3% 远不及 cTnT 的 100%，因而建议将 H-FABP 试纸应用于超急性期心肌梗死的筛选，但需做出排除诊断时尚需结合 cTnT 等其他检查。另一项在急诊循环系统疾病诊断中发挥重要作用的实验室指标为 BNP。研究者发现 BNP 不仅可用于 AMI 的诊断，而且可以用于心力衰竭患者的鉴别诊断，BNP 和 pro-BNP 对表现为呼吸困难的心力衰竭患者诊断敏感性分别达到了 97% 和 95%，且 POCT 仪器检测的 BNP

结果与中心实验室的检测结果相关性很好，因而通过 POCT 快速检测 BNP 水平对于鉴别急性心源性及肺源性呼吸困难有很大的临床意义。

2. **感染性疾病** POCT 诊断试纸仪器已广泛应用于细菌和病毒的检测，其敏感性特异性均远优于传统的培养法和染色法。POCT 艾滋病检测技术，可在 0.5 小时内检测患者是否携带 HIV，准确率可达 99.7%，避免了实验室检验漫长的等待，目前已广泛应用于大规模艾滋病患者的筛选工作。另外，乙肝病毒、梅毒、流感病毒及一些细菌性肺炎等都可通过 POCT 方法迅速得到检测，还有用于优生优育的 TORCH-IgM 五项快速检测卡；用于结核病耐药基因的筛查等都可以为临床提供较传统方法更为快速、灵敏的检测指标。作为急性炎性反应产物 CRP 在感染性疾病中的诊断价值已得到了临床医生的认可，CRP 作为急性炎性反应相关蛋白在各种急性炎症、组织损伤、心肌梗死、手术创伤、放射性损伤等疾病发作后数小时迅速升高，并有成倍增长之势。病变好转时，又迅速降至正常，其升高幅度与感染的程度呈正相关。可用于细菌和病毒感染的鉴别诊断，是急诊常用的检测项目。

3. **急诊常规和生化** 现代化的 POCT 仪器可用于大多数血液、尿液以及其他体液化学、细胞等成分的检测：如蛋白质、糖类、脂类、酶、电解质、非蛋白氮类、红细胞、白细胞、上皮细胞及肿瘤细胞甚至是一些血药浓度的测定，几乎覆盖了常做的临床化学相关检验项目，操作简便、快速、常用于急诊检验。可以最快速度为急诊医生提供临床资料，尤其是创伤患者，快速评估病情，并及时治疗，明显降低死亡率。

4. **凝血检查** 应用 POCT 顺磁性铁氧化物颗粒/干化学技术几分钟内就可以得到凝血酶原（PT）、部分凝血活酶时间（APTT）及溶解开始时间（lysis onset time，LOT）的结果。有助于急诊常见血栓性疾病及出血性疾病的诊断，D-二聚体对于深静脉血栓特别是肺血栓栓塞的诊断价值得到了国内外专家的认可，POCT 的 D-二聚体结果与中心实验室 ELISA 法的检测结果相关性好

5. **中毒** POCT 检测方法可同步定性检测尿液中的麻黄碱类、鸦片类、大麻酚类、安非他明类、可卡因类、苯巴比妥类、苯二氮䓬类、五氯酚类迷幻药、三环类抗抑郁药等九大类毒性药物，可用于急诊对吸毒及药物中毒患者进行初步筛选。

6. **其他** POCT 的尿妊娠试验可以快速检测妊娠，尤其在妇科急症如异位妊娠，急腹症的鉴别

诊断等方面尤为重要，胆固醇是人体内的主要指标之一。胆固醇和 HsCRP，脂蛋白 a（Lpa），同型半胱氨酸（homocysteine）等一起被视为心脏病发作的危险因素指标，利用色谱原理开发的荧光芯片，可以用来测定血清中的总胆固醇含量。该方法有操作简单，快速（8min），取样量少（5μl）的特点。

二、POCT 在急救医学其他领域应用

1. **院前急救** 为了在转运患者的同时需要完成基本医疗，院外的 POCT 应用领域更加广泛，在欧美的等发达国家已在救护车、救护直升机上广泛配置心肌标志物试纸、血糖仪、电解质及血气分析仪等多种 POCT 设备，在到达急诊中心之前能得到各种 POCT 检验结果。

2. **野外医疗** 对于军事战场、科学探测、航天航行等野外环境，因缺乏专业的医疗资源，便携 POCT 设备对其野外医疗的开展至关重要。美国空军医疗队已常规配备各种 POCT 设备，可以快速检测钠、钾、葡萄糖、红细胞比容及 pH 等指标，军队开发的远程 POCT 检测系统可以监控士兵的心率、体温、红细胞比容和氧饱和度等。

3. **灾难医学** 大规模地震、洪水等灾难暴发时，灾难的现场常与外界隔绝，生命维持线如电力、水源及氧气供给中断，通信系统、运输系统瘫痪。在灾难现场的医疗救治中，临时的、可移动的、便携式实验室成为紧急医疗的首选设备，特别是体积小便于携带的 POCT 仪器、无液体试剂分析仪器及 POCT 检验试纸条等成为最有价值的检验工具，最常检测的项目包括血糖、尿液分析、血细胞计数和血气分析、电解质等。

三、POCT 的局限性

由于 POCT 属于技术密集型的高科技产品，一般都是单个实验测试、单个项目为主，这与传统的检验科（或中心实验室）集中处理、组合处理患者样本相比，成本会高出许多。目前尚未形成严格的质量保证体系和管理规范，所以实验结果质量不易保证。POCT 的操作者应是经过培训合格的专业或非专业检验人员或非检验医务人员，但目前 POCT 操作者多是未经过技术培训的医生、护士甚至是患者、患者家属，无形中降低了 POCT 的准确性和应有的技术含量。我国 POCT 的法律法规行政管理和规章制度还不健全，但作为政府的行政监管部门对该领域考核管理仍未制定有效的措施，目前还属于自任发展的状况。同时由于 POCT 多数

采用便携式仪器分散进行,报告没有统一格式,检验结果常未纳入实验室资料管理系统或电子病理,对医院的医疗管理造成漏洞。

四、POCT 发展趋势

近年来,由于当今高新技术的发展和医学科学的进步,以及高效快节奏的工作方式,使得具有实验仪器小型化、操作简单化、报告结果即时化的POCT 越来越受到了人们的青睐。目前 POCT 几乎涉及医学的每个领域,在医院内部每个科室都可以拥有符合自己特色的 POCT,从感染科、门诊、小儿科、妇科、内分泌科等,它不仅用于疾病的诊断,还包括日常生活中的检测,因此其发展方向逐渐趋向多项目、多科室、多种疾病同时检测,POCT 设备也从最初的单一项目发展到现在的可同时检测十几个、几十个项目的检验设备。POCT 作为检验医学中具有革命性的飞速发展领域,越来越受到关注和重视。

（于学忠）

参 考 文 献

1. Berg RA, Hemphill R, Abella BS, et al. Part 5: adult basic life support: 2010 American Heart Association Guidelines for Cardiopulmonary Resuscitation and Emergency Cardiovascular Care. Circulation. 2010; 122 (18 Suppl 3): S685-705.

2. 黄子通. 急诊医学. 北京：人民卫生出版社，2008.

3. 张文武. 急诊内科学，第 3 版. 北京：人民卫生出版社，2012.

4. Murray Longmore, Ian Wilkinson, Edward Davidson, et al. Oxford handbook of clinical medicine. 8th edition. Oxford University Press; 2010.

5. Kumar PJ, Clark ML. Kumar & Clark's clinical medicine. 7th ed. Edinburgh: Saunders Elsevier, 2009.

6. Wyatt JP. Oxford handbook of emergency medicine. 4th ed. Oxford University Press, 2012.

7. 邱海波. 现代重症监护诊断与治疗. 第 3 版. 北京：人民卫生出版社，2011.

8. 陈晓松，刘建华. 现场急救学. 北京：人民卫生出版社，2009.

9. 张海涛，吕传柱. 2012 年院前急救医学进展. 中华急诊医学杂志，2013，22（1）：88-93.

10. Ye S, Weng Y, Sun S, et al. Comparison of the durations of mild therapeutic hypothermia on outcome after cardiopulmonary resuscitation in the rat. Circulation. 2012; 125(1): 123-129.

11. Roudsari BS, Nathens AB, Arreola-Risa C, et al. Emergency Medical Service (EMS) systems in developed and developing countries. Injury. 2007; 38(9): 1001-1013.

12. Neugebauer EA, Waydhas C, Lendemans S, et al. The treatment of patients with severe and multiple traumatic injuries. Dtsch Arztebl Int. 2012; 109(6): 102-108.

13. Curry N, Stanworth S, Hopewell S, et al. Trauma-induced coagulopathy--a review of the systematic reviews: is there sufficient evidence to guide clinical transfusion practice? Transfus Med Rev. 2011; 25(3): 217-231.

14. Rossaint R, Bouillon B, Cerny V, et al. Management of bleeding following major trauma: an updated European guideline. Crit Care. 2010; 14(2): R52.

15. Holcomb JB, Zarzabal LA, Michalek JE, et al. Increased platelet: RBC ratios are associated with improved survival after massive transfusion. J Trauma. 2011, 71(2 Suppl 3): S318-328.

16. Morrison JJ, DuBose JJ, Rasmussen TE, et al. Military Application of Tranexamic Acid in Trauma Emergency Resuscitation (MATTERs) Study. Arch Surg. 2012, 147 (2): 113-119.

17. Morrison CA, Carrick MM, Norman MA, et al. Hypotensive resuscitation strategy reduces transfusion requirements and severe postoperative coagulopathy in trauma patients with hemorrhagic shock: preliminary results of a randomized controlled trial. J Trauma. 2011, 70(3): 652-663.

18. 张庆红，姚咏明. 关注神经内分泌紊乱与脓毒症的关系及其防治策略. 中华烧伤杂志，2010，26：87-89.

19. Angus DC, van der Poll T. Severe sepsis and septic shock. N Engl J Med. 2013; 369(9): 840-851.

20. Annane D, Bellissant E, Bollaert PE, et al. Corticosteroids in the treatment of severe sepsis and septic shock in adults: a systematic review. JAMA, 2009, 301(22): 2362-2375.

21. Dellinger PR, Levy MM, Rhodes A, et al. Surviving sepsis campaign: international guidelines for management of severe sepsis and septic shock 2012. Crit Care Med, 2013, 41(2): 580-637.

22. Huttunen R, Aittoniemi J. New concepts in the pathogenesis, diagnosis and treatment of bacteremia and sepsis. J Infect, 2011, 63(6): 407-419.

23. Hattori Y, Takano K, Teramae H, et al. Insights into sepsis therapeutic design based on the apoptotic death pathway. J Pharmacol Sci, 2010, 114(4): 354-365.

24. Hotchkiss RS，Opal S. Immunotherapy for sepsis：a new approach against an ancient foe. N Engl J Med，2010，363（1）：87-89.

25. 中华医学会重症医学分会. 机械通气临床应用指南（2006）. 中国危重病急救医学，2007，19（2）：65-72.

26. Martin J Tobin. Principles and Practice of Mechanical Ventilation. Third Edition. USA：McGraw-Hill，2012.

27. John A. Marx. Editor-in-Chief. Rosen's Emergency Medicine，Concepts and Clinical Practice. 8th Edition. Saunders Elsevier. 2013.